創 藥 化 學

長野哲雄 · 夏苅英昭 · 原　博 編

金 熙斗 譯

월드 사이언스
www.worldscience.co.kr

創 藥 化 學

長野哲雄 · 夏苅英昭 · 原 博編

創 藥 化 學

인쇄 | 2010년 6월 20일
발행 | 2010년 6월 30일
역자 | 김희두
발행인 | 박선진
발행처 | 도서출판 월드사이언스
등록 | 1988년 2월 12일 제16-1601호
주소 | 서울특별시 서초구 방배동 864-31 월드빌딩 1층
TEL | 02) 581-5811~3
FAX | 02) 521-6418
E-mail | worldscience@hanmail.net
URL | http://www.worldscience.co.kr

정가 20,000원
ISBN 978-89-5881-146-6

이 도서의 국립중앙도서관 출판시 도서목록 (CIP)은 e-CIP 홈페이지
(http:// www.nl.go.kr/cip.php)에서 이용하실 수 있습니다.
(CIP 제어번호: 2010002229)

서 문

근래 생명과학의 장족의 발전과 더불어, 약학에서 교육하는 내용이 대폭 확충되어 오고 있으며, 이에 따라 약학부의 교육과정도 점차 개정되고 있는 실정이다. 일본약학회에서는 "약학교육커리큘럼검토위원회"를 설치해, 이와 같은 논의의 기반이 되는 약학교육모델 · 핵심커리큘럼을 작성하였다. 이 커리큘럼은 사회의 필요에 부응할 수 있는 신뢰받는 약사와 함께, 양질의 약학연구자의 육성이 중요하다는 관점에서 결론지어진 것이다. 본서는 약학연구자의 육성에 있어 중요 핵심 커리큘럼 내용인 "창약화학"에 관한 교과서로 간행되어, 유기화학, 생화학, 물리화학 등의 기초학문을 배운 학부 후기학생 혹은 대학원 전기 학생을 대상으로 한다.

이 책은 종래의 창약에 관한 서적들과 구별되는 2가지 큰 특징을 가지고 있다.

창약화학은 유기화학을 기반과학으로 하여, 약리학, 생화학, 분자생물학, 분석화학, 약물동태학, 제제학, 생명정보학 등 많은 기초과학과 관련된 총체적 학문으로, 지금부터 더욱 발전이 기대되는 21세기 학문으로 자리매김을 해가고 있다. 현재까지 창약화학에 관련된 많은 책들이 발간되었지만, 이런 책들은 주로 제약회사 연구소 등 실제로 창약연구에 임하고 있는 연구자를 위주로 쓰여진 경향이 많았다. 따라서, 기존의 책들은 약학부생에게는 내용이 광범위할 뿐만아니라, 지나치게 전문적이란 감이 없지 않았다. 예를 들면 약물동태학에 관계된 것만으로 충분히 한권의 책이 될 정도이다. 이는 창약화학이 전술한 다양한 학문을 토대로 성립된 학문이기 때문에 광범위한 범위를 다루게 되는데서 기인한 현상으로 볼 수 있다.

본서는 창약화학을 처음으로 배우는 사람에게 있어서 필수불가결한 것만을 엄선하여 기재하였다. 본서에는, 어떤 장에서도 "창약"의 관점에서 약학부생, 대학원생에 있어서 필요하다고 생각되는 내용만으로 한정해서, 각각의 분야의 전문가가 집필해 주었다. 이로 인해, 창약화학에 관한 초고를 3분의 1로 축소하여 다시 쓴 장도 있다. 이런 점이 이 책의 특징 중의 하나이다.

두번째 특징은 실제 창약연구의 현장을 중시한 점이다. 2000년에 인간게놈의 초고가 발표된 이래, 그 응용연구로서 게놈창약이 주목받고 있다. 이것은 종래의 경험적인 창약연구를 탈피하여 종합적이고도 이론적으로 신약개발이 가능해지고, 이른바 패러다임시프트가 일어난다고 여겨진다고 하는 것을 토대로 한 것이다. 확실히 제2장 "의약품연구개발의 과정"에서 보는 것처럼, 창약연구의 첫걸음은 약의 타겟(표적) 의 탐색으로, 어떤 질환을 치료할 때, 효소, 수용체, 이온채널, 트랜스포터 등 다양한 생체성분의 어떤 것을 표적으로 할 것인가에 관해서는, 질환관련 유전자군에서 예상을 할 수 있는 것도 있을 정도로 가능하게 되었다. 그렇지만, 목표물질의 설정, 리드화합물의 창제, 최적화, 후보화합물의 선정에 이르는 일련의 작업은 종래와 극단적으로 변한 것이 아니다. 최근에 이르러 combinatorial chemistry, high-throughput screening 등의 신기술과 컴퓨터지원에 의한 드럭디자인 등이 방법들이 가세되고 있다고 해도 종래의 경험적인 방법이 여전히 중요하게 사용되고 있다. 이것에 관해서 종래의 창약화학서에서는 충분히 다뤄지지 않았지만, 본서에는 제7장 "신약발견 · 발명의 방법론" 중에 "의약품설계의 실제" 로 다루어 상세히 소개했다.

마지막장(제10장)에서 일본에서 개발된 획기적의약품의 개발과정을 개발당사자에게 요청하여 집필해 주신 것이다. 개발에 건 집념 · 열의를 글에서 느껴 주었으면 좋겠다. 매일 매스컴보도에서 볼 수 있듯이, 국민은 건강한 생활을 추구해 획기적 치료약과 예방약의 개발에 큰 기대를 가지고있다. 창약화학은 도전에 가치를 두는 학문이며, 본서로 젊은 학생이 이 연구분야에 참여하는 계기가 될 수 있었으면, 바랄 나위없는 큰 기쁨이 될 것이다.

마지막으로, 편집자의 엄격한 주문에 쾌히 답해주신 집필자 선생님들께 진심으로 감사의 말씀을 올리며, 꼼꼼하게 편집해주신 동경화학동인의 幾石祐司氏, 石田勝彦氏께 깊은 감사의 말씀을 올린다.

2004년1월

長野哲雄

夏苅英昭

原　博

집필자

石黑正路　(財) 산토리 생물유기화학연구소 부장연구원, 이학박사

伊藤喬　昭和대학교 약학부 교수, 약학박사

內呂拓実　東京理科대학 약학부 교수, 이학박사

太田茂　広島대학 대학원 의치약학종합연구과 교수, 약학박사

岡田弘晃　東京薬科대학 약학부 교수, 약학박사

川崎知己　明治薬科대학 약학부 교수, 약학박사

木曽良明　京都薬科대학 약학부 교수, 약학박사

久保惠司　武田약품공업㈜ 의약연구본부 화학연구소 리서치매니저, 약학박사

根東義則　東北대학 대학원 약학연구과 교수, 약학박사

杉本八郎　京都대학 대학원 약학연구과 객원교수, 약학박사

左右田隆　武田약품공업㈜ 의약연구본부장, 이학박사

田中洋和　摂南대학교 약학부 교수, 약학박사

辻田代史雄　㈜ 사이언스인포메이션 연구정보부장, 농학박사

仲建彦　㈜武田분석연구소 대표이사, 농학박사

長尾拓　국립의약품식품위생연구소 소장, 약학박사

長野哲雄　東京대학 대학원 약학계연구과 교수, 약학박사

夏苅英昭　東京대학 대학원 약학계연구과 교수, 약학박사

早川勇夫　第一製薬㈜, 대표, 약학박사

原博　東京理科대학 약학부 교수, 약학박사

藤野政彦　전 武田약품공업㈜ 회장, 이학박사

本多利雄　星薬科대학 약학부 교수, 약학박사

増野匡彦　共立薬科대학 약학부 교수, 약학박사

宮田桂司　아스테라스製薬㈜ 쯔쿠바연구센터 약리연구소장, 수의학박사

목 차

1

창약화학이란

1·1 창약화학의 역사

창약화학은 유기화학을 기반으로 병의 치료 · 예방에 유효한 화학물질을 개발 · 창제하는 과학이다.

고대로부터 인류는 많은 병과 싸워왔다. 절대권력자였던 진시황제도 죽음의 공포를 무서워해, 불로불사의 약을 찾아 부하를 변방지역에 파견했다. 중세 유럽에서는 흑사병으로 알려진 페스트가 대유행하여 많은 희생자가 났던 일은 잘 알려져 있다. 이처럼 역병은 사람들을 공포의 도가니로 몰아넣었으나, 당시 이에 대처하는 유효한 치료법이 만들어 지지 못했다. 사람들은 병을 신의 저주 혹은 유령의 벌로 생각하여, 기도를 함으로써 병에서 벗어나고자 하였다. 주술에 의한 치유가 주된 방법이었던 한편, 예로부터 입으로 전해오는 약초나 광물을 병의 치료에 사용해왔다. 광물성 화합물은 종종 독물도 있어, 구토와 하리 등의 심각한 부작용도 있었지만, 식물에서 얻어진 성분 중에는 현재에도 유효한 약리작용을 가진 화합물도 있다. 대표적인 예로서 키니네(quinine)가 있다. 이것은 15세기경 유럽에서 유행했던 말라리아의 특효약으로 키나껍질에서 얻어졌던 것이다. 또한, 강력한 진통작용이 있어, 현재도 말기암환자의 극심한 통증을 억제하는 모르핀(morphine)이 있는데, 이것도 양귀비에서 추출되었다.

---

*집필자: 長野哲雄(1장)

약의 개발은 인체의 구조 및 병이 발생하는 메커니즘이 해명되고부터 처음 진전이 보였다. 인체의 구조에 관해서는, 해부학에 의해 각 장기의 움직임을 상세히 분석해, 심장과 폐등의 형태와 기능의 관련을 밝히게 된 것이 중요한 계기였다. 한편, 현미경에 의한 미생물의 관찰도 이루어져, 생체의 구성단위로서 세포의 존재가 밝혀지게 된 것도 의약품의 개발의 관점에서 특기할 만한 발견이다.

이들 과학을 기반으로 하여, 병의 발병원인으로서 처음 밝혀진 것이 병원성 미생물이다. 미생물에 의해 전염병이 일어난다는 생각은 창약화학연구에 있어 획기적인 일이었다. 콜레라균, 디프테리아균, 티푸스균, 파상풍균, 페스트균, 결핵균 등의 분리로, 감염증의 발병메카니즘이 차례차례로 규명되었다. 이에 관한 약의 개발에는 A. Fleming에 의한 페니실린(penicillin)의 발견이 있다. 이 발견으로 항생물질시대가 시작되어, 유사이래 인류를 괴롭혀 왔던 감염증 극복의 실마리가 되었다. 그 후, 세팔로스포린계 항생물질 · 합성항균제 등의 등장으로, 감염증 치료제의 연구가 현저하게 진전해, 현재 선진국에서는 죽음에 이르는 감염증은 거의 제압되었다.

1 · 2 창약화학연구의 현황

Morphine과 항생물질은 아주 유용한 의약품이나, 둘다 천연화합물에서 유래된 것으로, 그 개발의 단서가 되는 발견은 우연(serendipity)에 의한 것이었다. 이와 같이 천연물의 screening에 의한 신약의 개발과 달리, 인체의 메커니즘과 병의 발병기전을 토대로 한 약을 개발한 예로서, J. W. Black 등에 의한 시메티딘(cimetidine)을 들수 있다. 이것은 생체기능의 해석에 기초하여 디자인된 의약품으로, 현대의 창약화학을 여는 최초의 연구로 자리잡고 있다. 1960년대~1970년대에 이뤄진 이 시메티딘의 개발 (§10 · 4)을 시작으로, 1970년대 후반에는 M. Ondetti 등에 의한 안지오텐신 변환효소저해제인 캡토프릴(captopril)이 개발되었다 (§10 · 1). 이 의약품의리드화합물도 합리적인 분자설계에 의해 이뤄어졌다.

2000년에 이르러 인간게놈의 초고가 발표되어 게놈창약시대로 일컬어지게 되었다. 유전자를 총망라하여 조사할 수 있게 되어, 질환관련 유전자 및 그 산물인 단백질을 동정할 수 있어, 그 결과 질환치료의 타겟이 종합적으로 탐색될 수 있게 되었다. 조합화학(Combinatorial chemistry) 등의 방법을 사용하여 화합물의 공급도 대량인 동시에 계통적으로 할수 있게 되고, 또한 assay 시스템도 고효율검색(high-throughput screening)에 의해 자동화되었다. 또한 X선결정해석과 NMR 등의 분석기계 및 컴퓨터의 눈부신 발전에 의해, 단백질의 고차구조와 저분자합성화합물의 상호작용의 양식이 규명되어 가고 있어, 의약품설계에 있어서 가치있는 정보를 제공하고 있다.

이와 같이, 근래 30~40년동안의 창약화학은, 이를 지지해주는 주변과학, 예를 들면, 유기합성화학, 약리학, 분자생물학, 약물동태학, 약제학, 유전학, 생리학, 분석화학, 분광학, 구조생물학의 발전과 더불어 장족의 발전을 이루었다. 종래와 비교해 논리적으로 의약품을 개발하는 일이 가능하도록 기반이 정리되어 왔다. 그렇지만, 현재에도 완전히 이론만으로는 유효한 약리작용을 가진 의약품이 개발될 수 있는 것은 아니다. 오히려 아직도, 창약화학자의 경험과 감에 의존하는 부분이 많은 것이 현황이다. 앞서 "인류는 감염증을 제압했다" 하고 기술했다. 그러나, 내성균의 출현과 새로운 바이러스에 의한 질병이 아직까지도 인류를 괴롭히고 있다. 이외에도, 시험관내의 *in vitro*계나 동물실험에서는 아주 강력한 활성을 가지고 있음에도 불구하고, 사람에게는 효과가 없는 화합물도 다수 있다. 생체이용율(bioavailability), 부작용, 종의 차이에 의한 경우가 많으나, 이런 요인을 극복할 수 있는 보편적인 일반원리가 있을 수 없어, 현재에도 개개의 후보의약품에 대해 하나하나 검토되고 있다. 인간게놈과 분자역학 · 양자화학으로 대표되는 이론적 창약연구와 경험적 창약연구가 양바퀴가 되어 행해지고 있는 것이 현재의 창약연구의 현황이라고 할 수 있겠다.

1 · 3 창약화학연구의 장래전망

창약화학은 전인미답의 높은 봉우리를 정복하는 등산과 닮은 것이다. 바라는 목표 · 목적은 양자 다 명확하고, 전자는 병을 치료 혹은 예방하는 약을 개발 · 창제하는 일이며, 후자는 정상에 도달하는 일이다. 목표에 도달하기 위한 루트는 어떤 것도 정해져 있을 리가 없는 것이다. 등산에서 어떤 루트를 잡으면 정상을 정복할 수 있을까 확실히 정해져 있는 것이 아니다. 때로는 수백미터에 이르는 절벽도 있고, 물론 낙석도 있으며, 운 나쁘게 며칠간 악천후에 방황하는 일도 있을 것이다.

등반루트는 리드화합물을 발견해내기 위한 방법에 비유될 수 있을 지도 모르겠다. 리드화합물을 개발하는 데에는 왕도가 없다. 전혀 새로운 방법으로 리드화합물을 발견하게 된 경우는, 전인미답의 길을 개척해서 나아가는 등산과 비슷하다. 눈사태, 낙석은 부작용에 비유될 수 있을 것이다. 그러나 이것은 단순히 운이 나쁘다고 할 수 있는 문제가 아니다. 일류등산가는 처음 등반하는 산이라도 눈사태나 낙석이 쉽게 일어날 수 있는 곳과 상황을 잘 알고 있고, 그것을 피할 수 있는 루트로 가는 것을 알고 있다.

현대의 병은 과거의 병과 비교해 병의 질이 변화되었다고 말한다. 고지혈증과 당뇨병, 고혈압 등의 생활습관병이 옛날과 비교해 주목받는 병으로 부상하고 있고, 의약품개발의 중요한 타겟으로 되었다. 한편, 사회구조의 변화가 의료에 미치는 영향도 무시할 수 없다. 고령화에 따르는 질환(치매 등) 과 요실금의 치료로 대표되는 QOL(quality of life : 생활의질) 의 개선을 목적으로 한 의약품의 개발을 추구하고 있다.

다시 등산에 비유하면, 인간게놈의 규명으로 세계의 산들을 다 알 수 있게 되었다. 창약화학연구는 먼저 질병의 질적변화 및 의료의 변화에도 대응하여, 이론적 개발을 향해 더욱 가속적으로 발전하리라는 것은 의심의 여지가 없다.

의약품연구개발의 프로세스

의약품은 사람의 질병의 치료 혹은 진단·예방에 사용하는 것을 목적으로 하는 약품으로 정의된다. 의약품은 기본적성격으로서 1) 생체에 대해 유효한 생물활성("생리성"), 2) 물리적·화학적으로 규정가능한 "물질성", 3) 사회적기능을 가진 교환가치가 있는 재화로서의 "경제성"의 3가지 요소를 가진 물질로 여겨져 왔으나, 근래에는 의약품의 안전성 면이 중요시되게 되어, 생명관련물질로서 "윤리성" 이라는 제4의 요소가 더해지게 되게 되었다.

이와 같이 네가지 요소를 갖춘 의약품을 시장에 내놓기 위해서는, 화합물의 단순한 약효뿐만이 아니라, 안전성, 약물동태(흡수, 분포, 대사, 배설), 물성·안정성, 제조·공급, 더욱이 경제성, 특허성등 많은 요인을 갖추지 않으면 안된다. 창약에는 게놈과학을 비롯하여, 분자생물학, 유기합성화학, 약리학, 독성학, 약물동태학, 제제학, 정보과학이라는 여러가지 영역의 과학과 이들 학문의 유연한 연대가 필요하다. 한 알의 작은 정제속에는, 이들 연구성과가 결집되어 있어, 의약품이 지식집약의 결실이라고 말할 수가 있게 된 것이다.

의약품의 연구개발은, 표 2·1에 나타낸 것과 같이, 연구개발테마의 설정, 탐색연구(후보화합물선정), 비임상시험, 임상시험, 신청·승인·발표, 또한 시판후 조사라는, 영역이 다른 다수 부문의 협동작업 아래, 굉장히 긴

---

*집필자: 夏苅英昭 (§2·1~§2·4·2)

프로세스를 거쳐 달성된다. 현재, 신약의 연구개발은, 10년 이상의 기간과 수십조원이라는 막대한 비용을 요하며, 이를테면 10,000개의 화합물을 **스크리닝**(screening)해도 1개의 신약이 탄생되는 것도 보장되지 않는 매우 어려운 작업인 것이다. 그러나, 근래의 생명과학, 정보과학 등의 눈부신 진보로 이런 상황이 점차 개선될 것으로 기대되고 있다.

본장에서 표 2 · 1에 따라 의약품연구개발의 각 과정을 설명한다.

표 3 · 5 의약품연구개발프로세스 연구개발에는 약 10년 이상의 기간과 수조원이라는 비용이 든다.

단계	구성요소	기간
탐색연구	· 기초연구 · 연구개발테마의 설정 (질환과 약물타겟의 선택) · 리드화합물의 발견과 최적화 · 후보화합물의 선정(screening, 화합물의 합성 · 약물설계, 최적화 연구와 후보화합물의 선정, 예비적 정밀조사연구) · 특허출원 (특허기간: 20년)	2 ~ 5년
정밀조사 연구	· 비임상시험 (동물을 사용한 연구) (약효약리시험, 일반약리시험, 약물동태시험, 안전성시험) · 물성검토, 제제검토, 제조법검토	3 ~ 5년
개발	· 임상시험(사람을 대상으로 한 시험연구) (제 I 상 시험, 제 II 상 시험, 제 III 상 시험) · 화합물 제조 (파일럿생산)	3 ~ 7년
심사	· 신청 · 심사 · 승인 · 약가기준수재, 발매	1 ~ 2년
유통 · 사용	· 생산, 판매 · 시판 후 조사(제IV상 시험) (부작용보고, 재심사, 재평가) · 효능추가 · Generic 의약품 (특허받은 후발의약품) 발매	재심사 6년

2 · 1 탐색연구단계

2 · 1 · 1 연구개발테마의 설정

연구개발은 타겟 질환과 이의 치료와 관련된 작용기전, 즉 약물의 작용표적(타겟)의 선택이라는 연구개발테마의 설정에서 시작된다.

테마의 설정에는 의료수요 (질환 · 환자 수의 동향), 경쟁력 (연구개발력 · 자원, 판매력), 과학기술의 성숙도 (질환의 원인규명연구, 진단법 등), 성공확률, 나아가 타사의 연구개발동향, 경쟁품, 특허상황 등 다방면에서 분석하는 것이 필요하다. 연구개발에는 10년이상의 기간이 걸리기 때문에, 개발성공시점에서의 질병 동향과 사회상황까지도 고려하지 않으면 안된다. 현재 **블록버스터약** (blockbuster drug: 연간 매출액이 100조원이 넘는 초대형신약) 이라고 불리는 의약품에 대해서도, 연구개발시점 혹은 연구개발단계에서의 평가는 낮았던 것도 있고, 의약품의 평가예측은 곤란한 면이 있다. 테마설정에 대해서, 연구자가 스스로 조사 · 기획 · 설정하는 경우와 혹은 기획 · 조사부문이 담당하는 경우 등 여러가지 경우가 있다.

어느 질환상태에 있어서, 어떤 생체성분이 관여되어 있는가, 혹은 생체 내 정보전달계의 어떤 부분에 이상이 생겼는가를 규명하는 기초연구의 중요성은 자명할 것이다. 이러한 기초연구 중에서 약물의 표적이 결정된다. 현재까지 개발된 의약품은 생체의 효소 · 수용체 · 이온채널 · 트랜스포터 등을 타겟으로 하여 작용하고, 예를 들면 이들의 기능을 억제하는 약물 [길항제(antagonist); 차단제(blocker) 저해제 (inhibitor)]과 혹은 증가시키는 약물 [효현제 (agonist);활성화제] 등, 질환에 따라 변동하는 이들의 기능 (혹은 발현)을 조절하는 것으로 약효를 나타내는 것이 많다 (제5장).

약물표적은 주로 과학논문 · 학회보고 등의 기초연구정보를 토대로 설정된다. 물론, 기업 연구소에서도 기초적인 연구가 행해지고 있고, 그것을 발전시켜 신약개발을 목표로 하는 경우도 있다. 인간의 게놈 (전체유전자 정보) 이 규명된 현재, 게놈정보로부터 질환에 따라 변동하는 유전자를 규명하여, 그 유전자를 토대로 생합성된 단백질의 기능을 규명함으로써, 새로운 분자표적을 찾아내 약물의 타겟으로서 설정할 수 있게 되었다(§9 · 1).

약물타겟의 설정에 있어서, 생체가 여러가지 정보전달물질, 수용체, 효소등이 복잡하게 연결되어 있는 시스템이기 때문에, 그 중에서 질환의 열쇠가 되는 타겟을 선택해 내는 것이 중요하다.

2 · 1 · 2 리드화합물의 발견과 최적화연구, 후보화합물의 선정

a. screening과 리드화합물의 발견 ________ 약물 표적이 설정되면, 그것을 평가하는 *in vitro* (시험관내), *in vivo* (생체내) 에서의 시험계가 구축된다. 연구개발의 성공여부는 이들 screening계가 표적의 평가에 얼마나 적합한지에 달려있다. *in vitro* 테스트에서는 배양세포, 적출장기조직, 혹은 수용체, 효소 등이 사용된다. *in vivo* 테스트에서는 질환에 해당되는 증상을 나타내는 모델동물을 사용하여, 약물 투여에 의해 증상이 경감되는지 여부를 관찰 · 평가한다. 실험동물로서 마우스, 래트 등 작은 동물이 중심이 되지만, 자연발생 고혈압래트, 자연발생 고지혈래트, 당뇨병성 비만 래트, 노화촉진마우스 등의 병태동물, 혹은 유전자를 변형시킨 트랜스제닉 (transgenic) 동물, 녹아웃 (knockout) 동물 등도 사용된다.

초기 screening에는 여러가지 형태의 다수의 화합물을 밝혀낼 필요가 있기 때문에, 일반적으로 *in vitro* 테스트가 주가 되고, 다수의 화합물로부터

각 평가계에서 활성을 나타내는 화합물이 선별된다. 그 다음에, 이들 화합물에 대한 *in vivo* 테스트가 시행되어, 생체에서의 유효성이 확인된다. 이 때, *in vitro* 와 *in vivo*에서의 평가가 서로 상관관계가 없는 경우도 종종 있게된다. 그 원인으로서는, 약물이 생체의 타겟과 작용했지만 질환치료효과가 충분히 보이지 않았다거나 (대상질환에 있어서 질환과 생체표적과의 관련성이 적다고 하는 기본적인 문제), 약물이 표적에 도달하지 않았다거나(약물동태의 문제), 또는 *in vivo* 테스트 계에서 동물종에 따른 유효성의 차이(종차)에 의한 것 등으로 생각되어지고, 이런 것들을 검토해 나가지 않으면 안된다.

최근에는, *in vitro* screening에서 다수의 검체를 고속으로 조사할 수 있는 자동화된 **고효율스크리닝**(high-throughput screening: HTS) 계가 도입되어 있다(§7 · 3).

더욱이, 실제 화합물을 사용하여 검색하지 않고, 화합물의 구조정보와 생체활성의 정보를 바탕으로 해서, 화합물의 구조식(가상화합물) 만을 사용하여 컴퓨터상(*in silico*)에서 검색하는 일도 행해지고 있다(partial screening으로 불림. §9 · 2).

이 screening에 의해, 처음부터 의약품의 후보화합물을 찾아내는 가능성은 낮고, 우선 약한 활성을 나타내는 복수의 화합물[**씨드**(seed) 화합물, 혹은 **히트**화합물이라함]을 찾아내, 그 중에서, 선택성이 있고, 화학구조의 변환(화학수식)에 의해 활성의 개선을 보여줄 수 있는 화합물(**리드**화합물)이 선별된다(§7 · 1).

b. 화합물의 합성과 약물설계 ________ Screening에는 식물성분, 동물성분, 해양생물성분 혹은 발효생산물 등의 천연화합물, 합성화합물, 이미 약물로서 개발된 화합물, 혹은 시약 등의 시판화합물이 사용된다. 기업에서는 다수의 화합물을 라이브러리로서 보관하여, 새로운 연구 테마가 설정된 경우에 그것들을 검색하는 일이 많다. 아래에서 설명하는 바와 같이, 창약에 관련된 유기합성연구자(의약품화학연구자, 창약화학자, 메디시널케미스트)는 질환타겟을 지향해서 화합물을 디자인 · 합성해, screening하는데 제공한다.

근래, 게놈과학을 토대로하는 신약의 개발이 기대되어, **게놈창약**이라는 언어도 생겨났다(§9 · 1). 그러나 게놈창약에 있어서도, 의약품은 "물질"로서의 약물이 없으면 성립하지 않아, 그것을 창출하는 창약화학자의 담당하는 역할이 크다.

창약화학자는 타겟분자(효소, 수용체, 이온채널, 트랜스포터 등의 단백질), 그것에 결합하는 리간드의 입체구조, 또는 기존의 알려진 활성물질의 구조로부터 활성발현에 필요한 부분구조(**약리단 pharmacophore**)를 설정해 화합물을 디자인하여 합성한다. 화합물디자인에는 데이터베이스 등을 사용하면서 신약의 분자구조를 설계해, 분자화학설계와 구조활성상관 등의 방법을 사용하여 분자의 특성과 활성을 예측함으로써, 유망한 화합물을 컴퓨터 상에서 짜맞추는 방법 [**컴퓨터지원약물설계** (computer aided drug design: CADD)] 도 사용된다(§9 · 2).

화합물의 합성에는 종래의 전통적인 유기합성화학이 기본이 되지만, 최근에는 다수의 화합물을 신속히 합성하는 자동화된 **조합화학** (combinatorial chemistry: CC)]의 방법도 사용되고 있다(§7 · 3).

탐색연구단계(screening 용, 최적화검토 용)의 화합물 합성에서는 다음에 기술할 정밀조사연구이후의 화합물 제조와는 달리, 수량, 비용, 합성방법 등보다도 목적하는 화합물을 가능한 한 빠르게 제조하여 시험에 제공하는 일이 중요하다.

c. 최적화연구와 후보화합물의 선정 ________ 상기의 screening으로 찾아 낸 리드화합물을 토대로 하여 생물활성(시험관내, 생체내), 물성, 약물동태, 안전성 등을 조사하면서 화학수식을 행하여 화합물의 최적화 연구(구조활성상관연구)가 행해진다(§7 · 2). 이 과정에는 유기(합성)화학, 생물(약리), 제제연구자 등의 긴밀한 연대가 필요하다. 이렇게 해서 선정한 수개의 후보물질에 대해서, 약효 · 약리, 약물동태, 안전성 등 다음에 기술하는 정밀조사연구단계의 시험의 몇가지가 예비적(혹은 병행적)으로 행해져, 임상시험으로 갈 수 있게 정밀조사하는 후보화합물을 선정한다.

d. serendipity적인 발명 · 발견 ________ 의약품의 연구개발에는 모든 과정이 논리적으로 행해지는 것이 이상적이다. 그러나 지금까지 신약개발의 예를 보면, 많은 경우 긴 과정의 어딘가에 **세렌디피티**(serendipity: 우연과 통찰력으로 본래 추구하지 않았던 것을 발견하는 일) 적인 발명 · 발견이 있다.

페니실린(penicillin: 항생물질), 클로르디아제폭사이드(chlordiaze poxide: 벤조디아제핀계 항불안약. §5 · 6 · 3), 시스플라틴(cisplatin:항암제)이 세렌디피티의 대표적인 예로서 들 수 있다. 딜티아젬(diltiazem:고혈압치료제)은 세렌디피티적인 리드화합물의 발견과 계속된 최적화연구에 의해 창제되었다(§10 · 3). 또한, 프라바스타틴(pravastatin: 고지혈증치료제: §10 · 6)과 류프로렐린(leuprorelin: 전립선암치료제. §10 · 11)과 같이 우수한 기초연구를 토대로 이론적인 접근에 의해 개발되었다고 하는 약물에도, 그 연구과정에는 세렌디피티가 있다.

연구단계에 들어가면, 예상외의 작용이 발견되어 적응질환이 변하는 예도 있다. 대표적인 예가 실데나필(sildenafil: 발기부전치료제) 이 있는데, 이 의약품은 당초 심부전치료제로 임상시험되었던 것이다.

다만, 이러한 우연은 누구에게든지 찾아오는 것은 아니다. "관찰의 장에서는, 행운은 기다리고 준비하는 마음에게만 아군이다" (L. Pasteur) 라는 명언이 있듯이, 단순이 운이 좋았다고 하는 것뿐 아니라, 상황을 잘 파악할 수 있는 백그라운드나 통찰력이 뒷받침되는 것이 중요한 것이다.

2·1·3 특허

발명자에 대해서 발명을 게시하는 것에 대한 보상으로, 법적보호를 토대로 독점적 배타권을 인정해, 경제적으로 이익을 얻을 수 있도록 하는 것이 특허제도이다. 의약품은 본 장에서 기술하는 것처럼 막대한 프로세스와 투자의 결과로 개발되는 굉장히 부가가치가 큰 상품이다. 약의 기본적 성격 중에, 교환가치가 있는 재화인 "경제성" 의 관점에서 볼 때, 의약품 연구개발에서 특허전략도 매우 중요하다.

의약품에 관한 특허의 대상이 되는 것은, 물질자체, 제조방법, 제제와 의약품용도 등이 있다. 특허제도는 나라마다 다르지만, 특허로서 성립하는 데는, 산업상 이용분야가 있을 것, 신규일 것, 진보성이 있을 것은 공통된 기본적 요건이다. 신약에 관한 연구성과를 특허출원 전에 공표(인쇄물, 구두발표 등) 해버리면, 신규성이 상실되어 특허성이 없어지기 때문에 (특례가 일부 있음), 일반적으로 연구성과는 특허 처리가 끝난 뒤에 공표하는 것이 바람직하다.

일반적으로, 의약품의 리드화합물을 찾아내, 최적화 · 후보화합물을 창제하기까지의 시점(또한 임상시험화합물로 되는지 알수 없는 상황) 에서 특허가 출원된다. 그래서, 특허의 출원타이밍과 청구범위(특허의 권리로서 주장하는 범위)의 책정은 매우 중요하고, 발명자와 특허담당자가 고민하는 시기이다. 특허출원 후 특허청에 의해 특허성과 신청에 필요한 사항의 심사를 거쳐 처음으로 권리화된다. 신규성이라는 관점에서, 특허는 당연히 가능한 한 빨리 (다른 사람(회사)보다도 먼저) 출원할 필요가 있다. 대부분의 특허는 하나의 화합물만을 대상으로 하는 것이 아니라, 그 관련 화합물을 다 포함하는 범위를 청구한다. 특허청구범위에 대해서는, 관련 화합물 연구에 대한 타인의 침입을 막는 동시에 자신의 권리화가 확실히 되도록 효율적인 책정을 하지 않으면 안된다.

다른 발명자에 의해 독립적으로 각자 발명해 별개가 된 동일한 내용의 발명이 경합하여 특허출원되는 경우도 있다. 그럴 경우, 발명시점의 전후에 관계없이 시간적으로 먼저 특허출원한 사람을 발명자로 인정하는 "선출원주의"와, 특허출원의 전후에 관계없이 발명한 시점이 먼저인 사람을 발명자로 인정하는 "선발명주의"의 두가지 제도가 있다. 현재, 선발명주의는 미국에서만 채택되고있고, 다른 나라는 전부 선출원주의를 채택하고 있다. 선발명주의는 발명일의 확정이 곤란하다는 결점이 있다. 그러나, 미국에서는 개인발명가, 중소기업, 대학관계자에 의한 특허출원이 많아, 출원비용이 제약요인이 되지 않는 대기업에게 유리한 선원주의로 이행되는 것에 대한 반대가 심하다. 선발명주의에 있어서 발명일의 증거로, 착상과 실시내용을 기재한 메모, 실험기록, 데이터 등이 사용된다. 이런 관점에서도, 실험노트의 기재와 데이터 보존이 중요하다.

일본의 특허법에서는, 특허의 권리보유기간은 출원에서 20년이다. 다만, 의약품의 경우, 특허가 성립하고부터 의약품 승인까지의 기간에는 판매가 불가능하므로, 그 기간(5년을 한도로함)의 연장이 인정된다. 상술한 바와같이 의약품의 개발에는 10년이상의 긴 세월이 필요하므로, 권리화되었다고해도, 출시(판매)되고나서부터 권리보유기간은 일반적으로 짧다. 발매시에 **특허의약품**(proprietary drug, 선발약품) 이라도 특허기간이 지나면, **제네릭의약품**(generic drug) 혹은 후발약품이라 불리는 선발약품과 동일한 성분의 의약품이 시장에 나온다. 외국에서 처방의사가 선발약품의 상품명(brand name) 을 쓰지 않고, 일반명(generic name, §2 · 4 · 3) 을 고려하여 처방하고, 또한 제네릭 의약품 제조회사는 일반명을 강조해서 크게 표기하여 판매하는 일이 있기 때문에 제네릭의약품으로 불린다. 제네릭의약품도 다음에 기술하는 신청 · 심사 · 승인 · 약가기준수재의 과정을 거쳐 발매된다. 그러나 선발약품이 국내에 이미 발매되고 있는 경우에는, 약물의 품질, 안전성이 보증되고, 제제용출시험, 사람에서의 혈중농도(제 I 상임상시험) 등을 검사해 선발약품과 비교해 **생물학적 동등성**(bioequivalence)이 인정되면 의약품으로서 승인신청을 할 수 있게 된다. 제너릭의약품은 약가가 낮게 설정되어있고, 연구개발비가 들지 않기 때문에 이익률이 크다. 의료비억제정책의 움직임속에 제너릭의약품의 사용이 촉진되고 있다.

2 · 2 정밀연구단계

2 · 2 · 1 전임상시험

의약품은 사람의 질병치료 혹은 진단 · 예방에 사용하는 것을 목적으로 하지만, 처음부터 사람에게 시도할 수 없다. 먼저 실험동물을 이용하여, 약물의 목적으로 한 효과나 작용기전을 조사하는 "약효 · 약리시험", 생체의 각

부위에 대한 작용을 조사하는 "일반약리시험", 흡수 · 분포 · 대사 · 배설 (absorption · distribution · metabolism · excretion: ADME로 불림) 등의 체내동태를 조사하는 "약물동태시험", 안전성 · 독성을 확인하는 "안전성시험"이 행해진다. 이것을 일괄하여 **전임상시험**이라고 한다.

이 밖에, 화합물의 안정성 · 용해성 등의 "물성검토", 투여형태를 검토하는 "제제검토", 약물을 공급하기 위한 "제조법 검토" 등이 병행하여 행해진다.

이런 실험은, 실험의 신뢰성을 확보하기 위해, 의약품의 승인신청에 필요한 "의약품안전성시험실시에 관한 기준(Good Laboratory Practice: **GLP**)" 을 토대로하여 행해진다. 동물실험의 실시는 계획서를 기초로 하여, 미리 작성되어진 표준조작차례서를 따라 진행하여, 각각의 과정의 데이터가 전부 기록되는 동시에 신뢰성보증부문의 검사를 받아, 확인된 것이 아니면 신의약품의 승인신청에 사용될수 없다.

a. **약리시험** ________ (약효약리와 일반약리) 임상시험에 들어가기 전에 동물을 사용하여 대상질환의 치료에 관한 약물의 유효성을 검토한다. 동물로서는 마우스, 래트, 몰모트 등의 작은 동물 외에 필요에 따라 토끼, 개, 고양이, 원숭이 등이 쓰여질 수 있고, 성별, 연령, 계통 등을 고려하여 사용된다. 당연히 먼저 screening 혹은 최적화 연구에서 사용된 병태동물을 사용한 정밀조사연구도 행해진다. 이들 동물실험에서 투여법, 투여량 등이 검토된다. 동물에 따라 유효성이 달라지는 경우(종차)도 많고, 더욱이 동물에는 유효성이 있지만, 사람(임상시험)에게는 효과가 없어 개발을 단념하지 않으면 안되는 경우도 있다.

목적하는 질환의 치료에 관한 작용 외에, 그 약물이 가진 일반적인 약리작용을 밝혀내는 시험이 일반약리시험이다. 일반증상 및 행동시험과 중추신경계, 호흡기계, 순환기계 혹은 소화기계에서의 시험 등 여러가지 약리작용을 조사하는데, 이 시험에 의해 주로 부작용을 예측한다.

b. **약물동태시험** ________ 일반적으로 **ADME 시험**으로 불리고, 약물이 투여된 후의 체내동태, 즉 흡수 · 분포 · 대사 · 배설을 분석한다 (제8장). 이 시험에 의해 약물혈중농도, 체내분포, 표적장기로의 도달량, 대사물의 동태, 약물의 축적가능성, 효소유도 등이 밝혀진다. 방사성동위체로 표지한 약물을 사용하여 동물에서의 체내동태도 검토된다. 이와 같이 각종 동물에서의 동태를 조사함으로써, 사람에서의 약물동태를 예측하여 투여방법 등을 결정하는 지표로 한다.

투여된 약물이 생체내로 얼마 만큼의 양과 속도로 흡수 혹은 이용되는

가를 추측하는 지표로 **생체이용율** (bioavailability: BA)이란 개념이 사용된다. BA가 낮으면 약물의 치료효과를 기대할 수 없게 된다. 경구약이 체내 흡수성이 낮을 경우는 흡수성이 높은 유도체로 변환하여, 체내에 흡수되어 소화관 내 혹은 간장 중에서 본래의 활성을 가진 화합물로 변환되어 약효를 발휘할 수 있게 하는 방법이 개발되었다. 이것을 **프로드럭** (prodrug: 전구약물) 이라고 하며, 많은 약물에서 이 방법이 쓰여지고 있다.

c. 안전성시험 ________ 약이 약효를 발현하는 작용기전은 투여방법에 따라 독성의 원인이 되는 일이 있다. 또한 약물의 주작용 기전과는 무관한 일반적인 독성을 나타내는 경우도 있다.

안전성시험에는 많은 종류의 동물을 사용하여 안전성을 확인하는 것을 목적으로, 약물이 각종 장기 · 조직에 미치는 독성적 영향을 투여량과 기간을 바꿔 가면서 검토하여, 약물의 안전범위을 조사한다. 실험동물로는, 각종 데이터를 비교하는 일이 가능하고 통계적인 해석이 용이한 순수 혈통의 동물이 사용되는데, 마우스, 래트, 개, 원숭이 등이 주로 사용된다.

안전성시험에는 다수의 항목이 있다. 주요시험항목은 일반독성시험으로서 1회투여독성시험, 반복투여독성시험, 특수독성시험으로서 생식 · 발생독성시험, 변이원성시험, 암원성시험, 피부감작성시험, 피부광감작시험 등이 있다.

2·2·2 물성검토

의약품은 일정기간 안정하여 사용될 때까지 품질이 보증될 필요가 있다. 이를 위해, 의약품 본체(원약)의 물과 각종 유기용매에 대한 용해성, 다른 결정형(결정다형이라고 하며, 이로인해 용해성과 흡수성등이 변하는 경우가 많다)의 유무 등과 기본적인 물성이 검토된다. 더욱이, 원약 및 그 제제의 온도, 빛, 습도에 대한 영향을 조사하고, 약물이 어떤 형태와 조건에서 시판 · 보존하면 좋은지를 결정한다. 안정성시험 중에 생기는 분해물, 혹은 원약 중의 미량의 혼입물 (유사물질) 등은 필요에 따라 독성시험도 행하여 안전성을 확인한다.

2·2·3 제제검토

약물의 적응형태로서는 경구, 주사, 점막, 외용이 있다. 원약은 일반적으로 그 자체로는 의약품이 안되고, 여러가지 타입의 제형으로 시판된다. 예를 들면, 경구적응의 경우, 산제, 과립제, 캅셀제, 정제 등이 있고, 약물의 성질 · 목적에 적합한 제형이 검토 · 선택된다.

약물의 생체내 동태를 의도적으로 변화시켜 약물이 가진 활성을 효과적으로 발휘시킴으로써 치료효과를 극대화하고, 부작용을 경감하고 사용의 간편성을 도모하는 등의 의약학적 유용성을 높이는 투여수단으로서 **약물송달시스템(drug delivery system: DDS)** 라는 방법이 창출되었다. 몇몇 약물에서 실용화되어져 금후 발전이 기대된다.

2·2·4 제조법검토

약물 원말(벌크)의 대량제조에는 경제성, 조작성, 안전성 등을 고려한 프로세스가 검토되며, 또한 환경에 대한 배려도 필요하다. 이 프로세스는 탐색시험 단계의 화합물의 조제과정과 다른 점이 많다. 때에 따라서는 개발화합물을 선정할 때 활성의 강도 등 생물학적인 면보다 제조법의 난이도나 비용 등을 우선적으로 고려하는 경우도 있다.

약물은 항상 일정품질(성상, 순도 등)을 확보하는 것이 필요하며, 이것을 보증하기위해, 전임상시험에 사용하는 화합물은 GLP를 기준으로하고, 또한 임상시험에 사용하는 화합물은 "의약품의 제조관리 및 품질관리에 관한 규칙(Good Manufacturing Practice: **GMP**)" 을 기준으로 제조 · 공급된다.

2·3 개발단계 – 임상시험

전임상시험을 통해 실험동물로부터 약효와 안전성이 확보되면 사람에서 약의 효과와 작용을 알아보기위해 **임상시험**에 들어간다. 신약 신청을 목적으로 하는 임상시험을 **치험**(治驗)이라고 한다. 치험은 윤리성, 과학성 및 신뢰성을 확보하기 위해 "의약품의 임상시험실시에 관한 기준" (Good Clinical Practice: **GCP**)에 의거하여 행해진다. 또한 치험에서 담당의사는 피험자에게 시험약의 기대되는 효과뿐만이 아니라 예상되는 부작용 등을 설명하며, 환자는 그것을 납득하고 동의한 후에 치험에 참가한다. 이를 **인폼과 콘센트**(설명과 동의)라고 하며, 문서로 확인하는 일이 GCP에서 요구된다.

치험은 제 I 상임상시험(phase I), 제 II 상임상시험(phase II), 제III상임상시험(phase III)으로 구성되어 있다. 각 상에서의 치험의 목적은 1998년에 후생성(현 후생노동성)에서 공표된 "임상시험의 일반지침"으로 명문화되어, 각 상에서 중심이 되는 시험의 종류는 임상약리시험, 탐색적시험, 검증적시험이지만 일부의 시험은 여러 상에 걸쳐서 시행하도록 되어 있다.

2·3·1 제 I 상 임상시험

신약을 사람에게 처음 투여하는 시험단계이다. 이 단계에서는 약물의 효과를 보지않고 안전성을 확인하는 것이 주목적이며, 원칙으로서 건강한 지원자가 참가한다*. 본 시험에서는 동물실험의 결과로부터 추정되는 용량에 대해, 낮은 용량에서 점차 투여량을 높여, 임상에서 사용될 것으로 예상되는 용량을 상회할 때까지 투여하여 약물에 의한 반응성을 관찰하는 동시에, 혈액, 뇨, 변 등을 채취하여 약물동태를 조사한다. 또한, 약효의 예비적 검토가 부차적인 목적으로 이 상에서 행해지는 일도 있다.

2·3·2 제 II 상 임상시험

제 I 상시험에서 안전성이 확실해진 약물에 대해, 환자에 있어서 치료효과의 탐색을 주요 목적으로 하는 시험단계다. 본 시험에서는 대상질환을 가진 (중증이아니고 합병증도 가지지 않음) 소수의 환자에게 약물을 사용하여 약효의 유무, 안전성을 시험한다. 전기에는 적은 수의 환자에서 시험하여 용량 설정과 투여 간격을 결정하고, 후기에는 보다 넓은 층의 환자에서 최적투여량 등을 결정한다.

2·3·3 제 III 상 임상시험

제 II 상시험에서 투여량이 정해진 약물을 다수의 환자에서 신약으로서 가치가 있는지를 시험하는 단계이다. 제III상에서 실시되는 시험은 의도한 적응 및 대상환자군에, 그 치료약이 안전하고 유효하다는 제 II 상시험에서 축적된 예비적인 증거를 검증하기 위해 설계되었다. 이 시험은 승인을 얻기 위한 적절한 근거가 되는 데이터를 얻는 것을 의도하고 있다.

여기에서 **대조약**(같은 약효를 나타내는 것으로 표준적으로 사용되고 있는 시판약물) 혹은 **플라세보**(위약: 유당과 전분 등 약효가 없는 물질을 약처럼 보이게 만든 제제) 와의 비교시험과 대규모 일반임상시험 (open trial로도 불리워짐)이 행해진다. 이것에 의해 타제와의 유효성과 부작용의 출현을 비교한다. 비교시험 때에 심리적인 요소에 의한 영향을 배제하기 위해, 맹검조건, 즉 의사와 환자 중에서 환자만이 실제 투여되는 약물의 성질을 모르는 단일맹검법(single blind study), 또한 의사와 환자 양방 모두에게 알리지 않는 이중맹검법(double blind test) 등이 사용된다.

---

* 종래에는 원칙적으로 건강한 남성지원자에게 실시되었으나 1998년에 나온 "임상시험의 일반지침"에서 남성이라는 언급이 없어지고 "건강한 지원자 또는 특정타입의 환자 예를 들면 가벼운 고혈압환자에서 실시된다"로 되어 있다. 그러나, 여성은 생리주기에 따라 영향을 받는 경우가 있고, 그것과 투약에 따른 영향과 판정하기 어려운 점이 있기 때문에 일반적으로 남성에서 제 I 상 임상시험이 행해지는 실정이다.

2·3·4 브릿징시험

세계적으로 한정된 의료자원을 유효하게 활용하여, 우수한 신약을 환자에게 국경을 초월하여 빠르게 사용할 수 있게 하는 것을 목적으로, 일반적으로 **ICH**(International Conference on Harmonization of Technical Requirements for Registration of Pharmaceuticals for Human Use)로 불리는 의약품승인심사 국제회의가 일본 · 미국 · EU(유럽연합)을 중심으로 개최되고 있다. 이 회의에서 임상시험데이터의 국제적인 상호수입이 합의되어, 외국에서 실시된 임상시험데이터를 어떤 나라(신지역) 에서 신약의 승인신청자료로서 이용하는 일이 가능하게 되었다. 그러나, 약물의 유효성, 안전성 및 용법 · 용량은 인종과 민족적인 차이에 의해 영향을 받을 가능성이 있어, 치험약의 외국임상데이터를 신지역의 주민집단에 사용하기 위해서 임상시험이 필요하다. 이것을 **브릿징시험**(bridging study) 이라 한다. 예를 들면, 외국의 제III상시험데이터를 일본인 자료에 넣기 위해서는, 일본의 제II상후기의 용량 · 반응시험 데이터가 필요하다. 최근 제약회사는 브릿징시험을 적극적으로 채택하는 움직임이 있어, 이를 전제로 하여 임상시험 디자인을 짜는 일이 많다.

2·4 심사단계

2·4·1 신청 · 심사 · 승인

일본의 경우 전임상시험, 임상시험의 결과를 보고서에 정리해 요약한 개요서를 작성하여 2004년 4월에 종래의 조직을 통합 · 개조하여 발족한 독립행정법인인 의약품의료기기총합기구에 제조판매승인신청 수속을 하여 심사를 받는다. 심사는 최초에는 자료의 신뢰성 조사(원래 데이터로부터의 검증), GLP 및 GCP 적합성 조사가 시행되고, 이것이 확인되면 영역별 전문팀에 의해 과학적인 면에서부터 상세한 조사가 시행된다. 이 심사결과는 후생노동성에 보고되어 후생노동장관의 자문기관인 약사 · 식품위생심의회로부터 자문을 받아 조사 · 심의와 답신을 얻어, 신의약품으로서 후생노동장관(국가)으로부터 승인을 받는다.

2·4·2 약가기준수재와 발표

이 과정을 거쳐 새롭게 제조판매승인을 받은 의약품은 약가기준신청을 하고, 약가산정조직으로부터 심의를 받아 후생노동장관의 고시에 따라 정해진 약가기준에 수재되어 발매가 된다. 약가기준은 일본고유의 제도로, 의료

보험이 적용되는 치료에 사용할 수 있는 의약품의 범위와 그 가격을 정한 것이다. 그래서, 여기에 수재되어 있지 않은 의약품은 사실상 의료기관에서 사용할 수 없다.

신약의 약가는 유사약효 비교방식 혹은 원가 계산방식에 따라 산정된다. 유사약효 비교방식은 임상시험 결과로부터 기존약과 비교해 동량에서 동등한 효과가 있으면 기존약과 유사한 가격으로 하는 것이다. 기존약과 비교해 특별히 유용성이 있는 경우, 그 유용성을 고려하여 가산된 약가를 설정한다. 반면, 신약의 특허기간이 지나 제너릭의약품이 시장에 나오는 경우에는 약가가 인하된다.

2·4·3 약의 이름*

많은 의약품을 판별, 이해, 기억, 검색하기 위해서는 계통적인 명명에 의해 정리할 필요가 있다. 이를 위해, 의약품의 명칭에는 ①화학명, ②일반명, ③상품명 등이 사용된다. 일례로서 항불안약인 디아제팜의 명칭을 그림 2 · 1에 나타낸다.

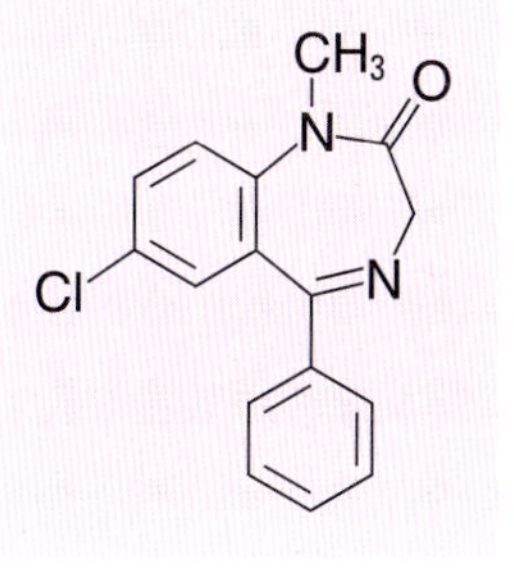

그림 2 · 1 약의 명칭의 예
화학명:7-chloro-1,3-dihydro-1-methyl-5-phenyl-*2H*-1,4-benzodiazepine-2-one
일반명: diazepam
상품명: valium

a. **화학명** ________ 약물의 화학구조식을 토대로 체계화된 계통적인 명칭이다. 화학명으로서는 **IUPAC**(International Union for Pure and Applied Chemistry) 에서 정해진 규칙에 따라 명명되는 IUPAC명, 혹은 IUPAC명에 근거해서 **CAS**(Chemical Abstract Service) 에 의해 명명된 CA 색인명이 사용되지만, 의약품으로서 신청할 때에는 전자가 사용된다. 화학명은 화합물의 구조표기를 정확히 나타내는 것은 가능하지만, 약리작용등의 정보는 나타나 있지 않다[참조:IUPAC 홈페이지(http://www.acdlabs.com/iupac/nomenclature)].

b. **일반명** ________ 세계보건기구(World Health Organization: WHO) 는 일반명칭의 국제기준을 정해, 국제일반명(International

*집필자: 川﨑知己 (§2 · 4 · 3)

Nonproprietary Name: INN)을 사용하도록 지시하고 있으며, 일본의 일반명(Japanese Accepted Name: JAN) 도 이 기준을 따르고 있다. 미국에서의 일반명(United States Adopted Name: USAN) 은 별도로 명명된다. 또한 일본약국방(Japanese Pharmacopoeia:JP) 에서 의약품명의 대부분이 INN의 규칙에 따라 번역한 것이 사용되고 있다. 일반명은 의약품의 승인신청 시점에서 필요한 것이기 때문에 개발단계에서 명명할 필요가 있다.

일반명은 화학명을 토대로 명명되는 경우가 많은데, 예를 들면 "chlordiazepoxide"는 화학명 7-*chloro*-2-methylamino-5-phenyl-3*H*-1,4-benzo*diazepin*-4-*oxide*에 바탕을 둔 것이다. 또한 구조식과 약리작용이 유사한 경우, 공통어간을 써서 분류된다. 예를 들면, 벤조디아제핀계 항불안약에서는 diazepam, clonazepam의 "-zepam", 또는, estazolam, oxazolam, haloxazolam의 "-zolam", 코카인계 국소마취제에서는 procaine, lidocaine, dibucaine의 "-caine", 교감신경 β- 수용체 차단제에서는, propranolol, pindolol, carteolol의 "-lol"과 같이 공통접미어를 사용한다. 또한 접두어의 "레보(levo-)는 좌선성을 나타내는 의약품, levodopa, levofloxacin과 같은 경우에 사용되고, "덱스트로(dextro-)"는 우선성을 나타내는 의약품, dextromethorphan과 같은 경우에 사용된다. 이처럼 일반명은 명명에 규칙성이 있어 약리활성, 용도의 특징을 나타낸다. 반면 상품명(상표)은 달라서 누구나 다르게 사용할 수 있다 [참조: 일반명검색 홈페이지(http://www.nihs.go.kr/tipdb/seibum.querry.html)].

c. 상품명 ________ 의약품은 제품으로서 이름이 있고, 명명하는 데에 규제가 없다. 상표이기 때문에 등록한 의약품제조 · 판매자에 한정해서 사용되고, 타인(회사)은 허가없이 사용할 수 없다. 상품명에는 명칭의 오른쪽 위에 상표임을 나타내는 R(registered) 혹은 TM(trade mark) 을 붙인다. 동일 성분이더라도 여러 회사가 다른 이름으로 판매할 경우가 있다. 예를 들면, 항불안약인 디아제팜은 일본에서 상품명으로 세레신, 세레나민, 세렌진, 소나콘, 호리존 등이 사용되고 있다. 판매, 선전, 처방전에는 이처럼 개성적인 상품명을 사용함으로써, 의약품의 효능 등을 상상하기 쉽도록 한 것이다.

그러나, 약효가 전혀 다른 의약품인데 상품명이 유사한 것이 있으므로 신중하게 다루지 않으면 안된다. 예를 들면, 액티린(일반명: oxaprozin, 해열진통소염제) 과 액티빈(일반명: thiamine disulfide, 비타민 B1), 인트로논(일반명: trichlorthiazide, 이뇨제)과 인프로논(일반명: bromperidol, 항통합실조증제), 우테메린(일반명 : ritodrine, 자궁확장제) 과 메테나린(일

반명: methylergometrine, 자궁수축제) 등이 있다. 또한 둘다 항암제이면서 효과(투여량)가 다른 택솔(일반명: paclitaxel)과 택소텔(일반명: docetaxel) 도 틀리기 쉬운 예이다.

2·5 유통 · 사용단계-시판후조사*

신약으로서 시장에 나오게 되었어도 연구개발이 종료된 것이 아니다. 신약으로서 승인받은 후 일정기간(보통 6년간) 동안 기업이 책임지고 유효성과 사용성적, 부작용의 발현상황 등의 조사가 행해진다. 이것을 **시판후 조사**(Post Marketing Surveillance: **PMS**) 라고 하며, 제IV상시험이라고도 한다. 신약의 승인신청을 위해 시행된 치험의 데이터 수는 적게는 수백, 많아도 1000정도이며, 더욱이 사용기간도 짧기 때문에 약물의 유효성, 부작용을 조사하는 데에 한도가 있으므로, 이를 보충하기 위해 PMS가 시행된다. PMS의 신뢰성을 확보하기위해 "의약품의 시판후 조사에 관한 기준(Good PMS Practice: **GPMSP**)"으로 정해져있고, 이를 기준으로 실시된다. PMS는 다음 세가지 제도로 성립되어 있다.

2·5·1 부작용보고제도

일본에는 1960년대에 탈리도마이드 (thalidomide: 진정최면제) 복용에 의해 임산부는 해표지증 (phocomelia)이라는 기형아를 출산하게 되었고, 키노포름(chinoform: 장관감염증치료제) 에 의한 스몬병(SMON, subacute myelo-optico neuropathy 아급성 척수 시신경염)의 발병이라는 큰 약화사고가 일어났다. 최근에도, 소리부딘(soribudine: 항바이러스제) 의 플루오로우라실계 항암제와의 병용에 의한 심각한 혈액장해의 부작용, 또한 비가열 혈액제제에 의한 에이즈의 감염도 일어나고, 혈우병 환자의 에이즈감염은 약화사건으로 소송까지도 일어났다.

약화사고의 원점이라고도 불리는 탈리도마이드 사건은 발매된 당시 의약품의 안전성에 관한 인식이 현재의 상식과 비교할 때 지극히 낮아서 안전성 시험이 충분하지 못했던 점을 부인할 수없다. 더욱이, 개발한 기업이 불리한 정보를 은폐한 일, 또한 정보수집과 전달이 원활히 행해지지 못했던 것 등에 의해 피해가 확대되었던 사고이다.

이와 같은 약화사고의 발생을 방지하기 위해, 의약품 연구개발에 있어 여러가지 법제제 (GLP, GCP, GMP, GPMSP 등) 가 정해져 있는 것은 위에

---

*집필자: 夏苅英昭 (§2·5)

서 기술한 바와 같다.

의약품시판 후의 부작용에 관한 정보의 수집, 해석, 전달을 위해 부작용 보고 제도가 만들어져 있다. 이 제도에 의해 의료기관과 약국 혹은 제약회사로부터의 부작용정보가 의약품의료기기총합기구에 보고되어, 같은 기구에서 조사 · 분석된다. 그 결과는 후생노동성에 보고 · 접수되어 의약품의 첨부문서에 기재되어 있는 의사용 "사용상의 주의사항"에 추가하거나 개정하게 된다. 특히 부작용 피해의 확대를 방지하기 위해 의료기관에 긴급 정보를 전달하는 것이 필요하다고 인정되는 경우, "긴급 안전성 정보"가 제약기업에서 의료기관에 배포되어, 부작용정보가 제공된다. 부작용의 발현상황에 따라서, 방대한 시간과 투자를 해서 개발된 신약도 시장에서 회수되어 판매가 정지된다.

2 · 5 · 2 재심사제도

신의약품의 제조승인 후 일정기간(보통 6년간), 시판 후 사용성적 등에 관한 조사와 재심사 신청에 대해서 제조업자에게 의무적으로 하게 하고, 그 결과를 바탕으로 유효성 및 안전성에 관한 재확인을 하는 제도다.

2 · 5 · 3 재평가제도

신의약품으로서 재심사를 한 후 5년간 경과한 시점에서 다시 한번 의약품으로서의 타당성을 보는 것으로, 이후 5년간 반복조사한다. 이들 재심사 · 재평가제도에 의해 거의 유효성이 없다고 평가되는 경우에는 승인취소나 승인사항의 변경 등이 이루어진다.

3

생체분자와 약

3 · 1 세포의 구조*

사람의 몸전체의 크기와 비교해 투여되는 의약품의 양은 극히 소량이다. 그럼에도 불구하고, 비교적 단순한 구조를 가진 화학물질이 인체와 같이 복잡하고 거대한 구조에 대해서 현저한 작용을 나타낸다. 이와 같은 현상은 인체가 기능하는 메커니즘을 배우게 되면 이해할 수 있다. 인체 속을 분자 레벨로 생각하면, 동시에 많은 연속 화학반응이 일어나, 그것에 의해서 몸이 기능하여 건강이 유지되고 있다. 많은 병에서 증상이 나타나는 원인은 이들 생체내 화학반응에 의해 생성되는 미량의 화학물질의 밸런스가 깨진 것이다. 그래서, 의약품의 주요 역할은 이들 밸런스를 원래로 되돌리는 것으로 아주 적은 투여량에서도 유효성을 나타내는 경우가 많다. 즉, 의약품은 생체에 새로운 기능을 추가하는 것이 아니라, 건강한 상태로 되돌리는 일을 한다.

많은 경우, 의약품의 작용이 특이적으로 일어난다고 하는 것은 작용이 어떤 특정부위에서 일어난다는 것을 의미한다. 그러면, 의약품은 체내의 어떤 부위에 작용하는 것 일까.

의약품은 분자레벨로서 생체와 상호작용한다. 생체는 **세포**로 이루어져 있어서, 의약품은 세포에 작용하는 경우가 많다. 전형적인 진핵세포의 구조를 그림 3 · 1에 나타내었다.

---

*집필자: 伊藤 喬 (§3 · 1~§3 · 5)

사람의 체내에 함유된 모든 세포는, **세포막**이라 불리는 경계면을 갖고 있다. 세포막은 세포의 내용물, 즉 **세포질**을 둘러쌓는 두께 7~8 nm 정도의 층이다. 세포막은 2개의 층으로 되어있고, 각층은 인지질이 정연하게 배열되어 형성된다(§3 · 2). 세포막의 형태를 만드는 것은 인지질이지만, 막안과 막표면에는 많은 단백질이 존재한다. 단백질과 지질의 양적인 비율은 막이 가진 기능에 따라 달라지나, 단백질이 50%이상의 중량을 차지할 때도 많다.

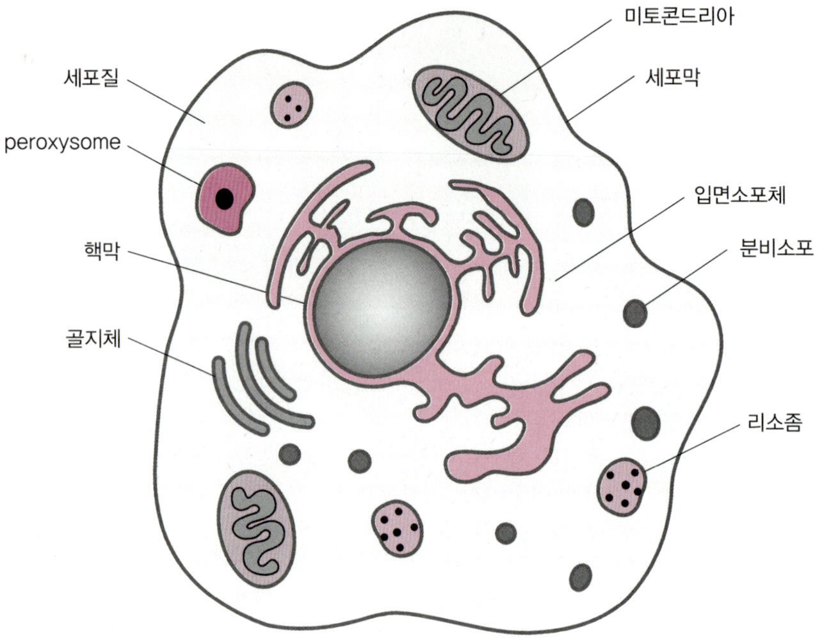

그림 3 · 1 기본적인 진핵세포의 구조

세포내에는 몇 개의 부분구조가 있고, 그중 하나가 **핵**이다. 핵은 유전정보인 **DNA**를 가지고 있고, 세포 중의 모든 단백질을 합성하는 설계도를 함유하고 있다. 세포에는 이 이외에도 **미토콘드리아**와 **골지체**, **소포체** 등 막으로 둘러싸인 많은 구조가 있다. 이들 세포내 소기관을 둘러싸는 막(세포내막)도, 기본구조는 모두 지질 이중층으로부터 생성된 것이나, 막단백질의 종류나 양은 각각의 막에 따라 다르다. 세포내에서 막으로 구분되어 있지 않은 나머지 부분을 세포질로 부르며, 이것은 다수의 효소가 존재하는 주요한 대사화학 반응의 장이며, 세포질의 총중량 중 30%가 단백질이다.

혈류 중에 들어간 의약품은 체내에 퍼져 있는 모세혈관으로 운반되어, 혈관벽에 있는 직경 9~15 nm의 세공에서 유출되어, 세포에 근접한다. 그래서 우선 세포막과 상호작용하는 것이다. 그러므로, 세포막의 성질을 아는 것이 의약품과 생체와의 상호작용을 이해하는 중요한 포인트가 된다.

3 · 2 세포막의 구조

포유류의 세포막구조를 형성하는 것은 대부분 **지질**이며(§3 · 3 · 1), 그 중 가장 함량이 많은 것이 **인지질**과 **콜레스테롤**이다. 인지질은 인산의 diester이다 (그림 3 · 2).

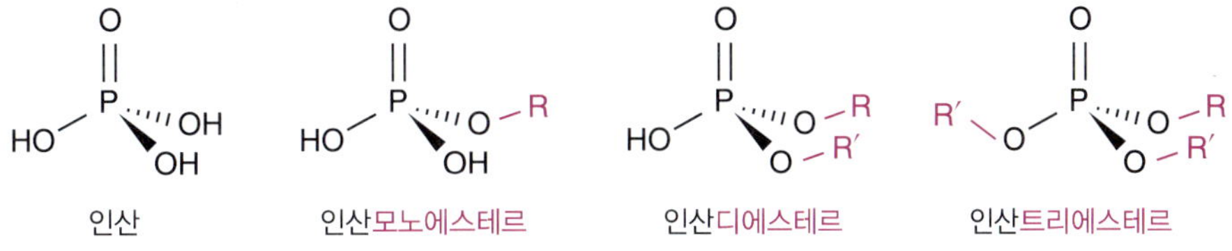

그림 3 · 2 인산 및 인산에스테르류의 구조

인지질은 다시 **글리세로인지질**(glycerophospholipid)과 **스핑고인지질**(sphingophosphopid)로 분류된다. 글리세로인지질은 1종의 인산 유도체 및 2종의 지방산이 글리세롤에 에스테르결합한 구조를 가지고 있고, 대표적인 글리세로인지질의 구조를 그림 3 · 3에 나타내었다. 지방산은 주로 탄소수 16~20개의 물질로 구성되고, C1에 결합하는 물질은 탄소수 16 또는 18의 포화지방산, C2에 결합하는 물질은 탄소수 16, 18 또는 20의 불포화지방산인 것이 많다. 함유된 이중결합은 모두 시스(*cis*)이다. 지방산에서 유래된 긴 탄화수소부분이 소수성 꼬리부분을 형성하고, 글리세롤 및 인산에서 유래된 부분은 친수성 머리부분을 형성한다. 글리세롤의 C1위치의 하이드록시기와 C3위치의 하이드록시기에 다른 기가 결합하기 때문에 C2위치가 비대칭 중심(chiral center)이며, 천연의 물질은 *R*의 절대배열(absolute configuration)을 가지고 있다.

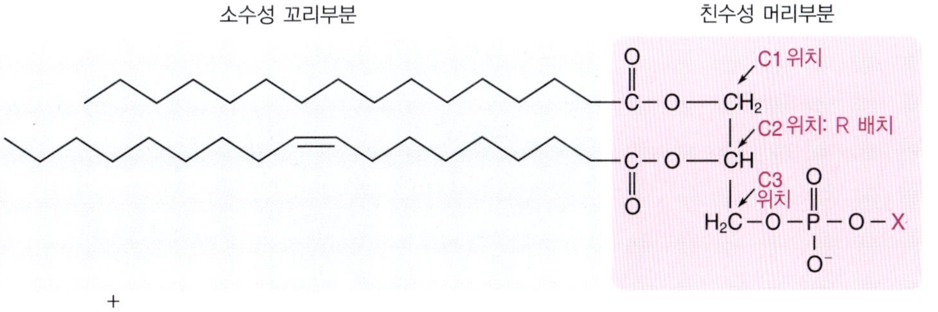

$X = -CH_2CH_2\overset{+}{N}H_3$ 포스파티딜에탄올아민

$X = -CH_2CH_2\overset{+}{N}(CH_3)_3$ 포스파티딜콜린(레시틴)

$X = -CH_2CH(\overset{+}{N}H_3)COO^-$ 포스파티딜세린

그림 3 · 3 글리세로인지질(glycerophospholipid)의 예

인지질의 제2그룹은 글리세롤골격을 가지지 않는 스핑고인지질이다. 글리세롤 대신에, 스핑고신을 골격으로 갖고 있고, 특히 뇌나 신경조직에 많이 존재한다(그림 3 · 4). 스핑고인지질도 글리세로인지질과 같은 양상으로, 친수성 머리부분과 소수성 꼬리부분을 가지고 있다.

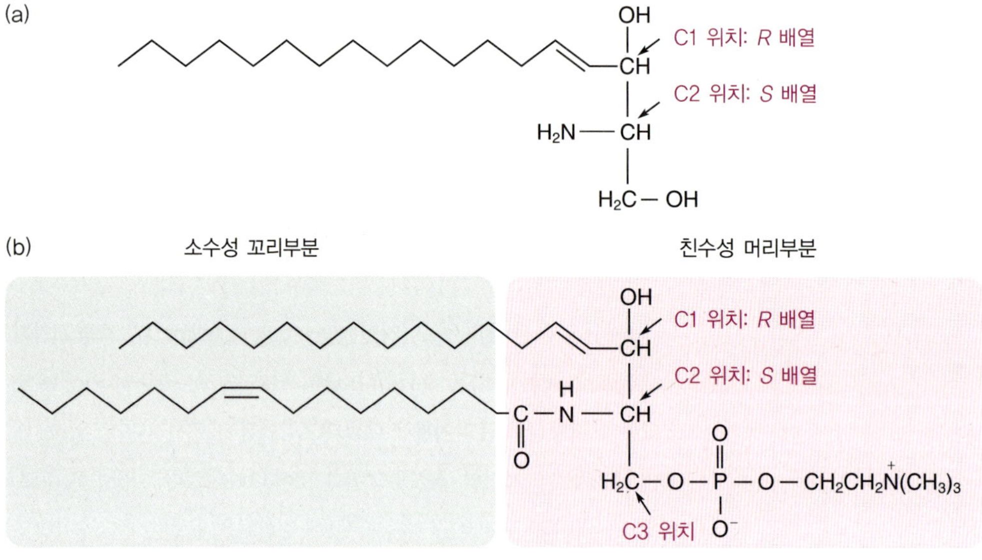

그림 3 · 4 (a) 스핑고신, (b) 스핑고인지질의 예(스핑고미엘린; sphingomyelin)

세포막 중에는, 인지질의 소수성 측쇄부분이 서로 바라보면서 결합되어 지용성의 이중층을 형성하고, 친수성 머리부분은 내측 및 외측의 막표면에 배열되어 있다(그림 3 · 5). 친수성 머리부분이 세포의 내부 및 외부에서 수용액과 접촉하고, 소수성 꼬리부분은 상호간 반데르 바알스(van der Waals)결합력이 최대한 작용하도록 근접하고 있고, 물을 함유한 환경으로

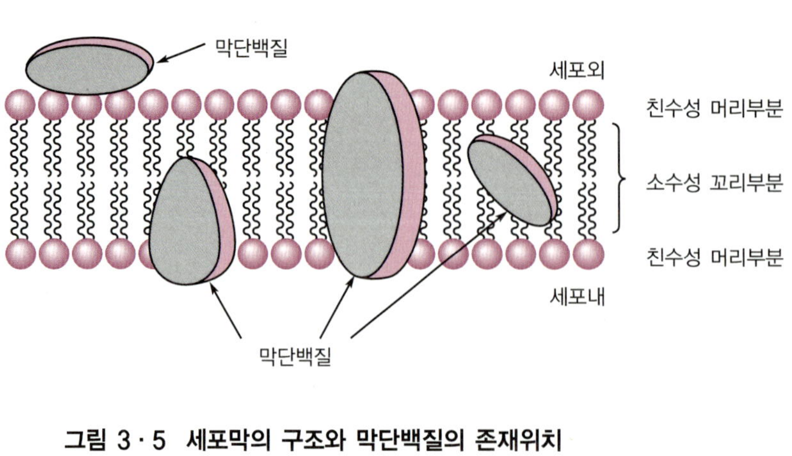

그림 3 · 5 세포막의 구조와 막단백질의 존재위치

부터 격리되어 있어서, 이 이층구조는 인지질과 물이 공존하도록 하기 위한 가장 안정된 구조이다. 이 구조에 의해 세포내와 주위 사이에 지용성 경계면이 형성된다.

이미 기술한 바와 같이, 세포막 중에는 많은 단백질이 존재하고 있다(그림 3 · 5). 어떤 단백질은 막표면에 존재하고, 또 어떤 것은 막을 관통하여 세포내외 양쪽에 돌출되어 있다. 세포막 중의 단백질의 존재양식은, 단백질 중의 아미노산 조성에 따라 결정된다. 즉, 단백질 중에 소수성 아미노산(§3 · 3 · 3)을 많이 함유한 부분이 지질의 소수성 부분과 상호작용하기 쉽게 세포막 중에 매립되어 있고, 친수성 아미노산(§3 · 3 · 3)이 많은 부분이 막외로 노출되어 있다. 표면단백질은 대부분 짧은 탄수화물 사슬을 가지고 있고, **당단백질**로 불린다. 탄수화물 구조는 세포인식을 하는데 중요한 역할을 담당한다(§3 · 3 · 2).

인지질 이외에 지질로서 막에 함유된 콜레스테롤은 인지질의 소수성 꼬리 부분에 파묻혀서 평행하게 나란히 존재한다. 인지질의 탄화수소부분이 자유도가 높은 구조인데 비해, 콜레스테롤분자는 자유도가 낮아 평평한 분자이다. 콜레스테롤분자의 하이드록시기가 인지질의 에스테르 부분과 수

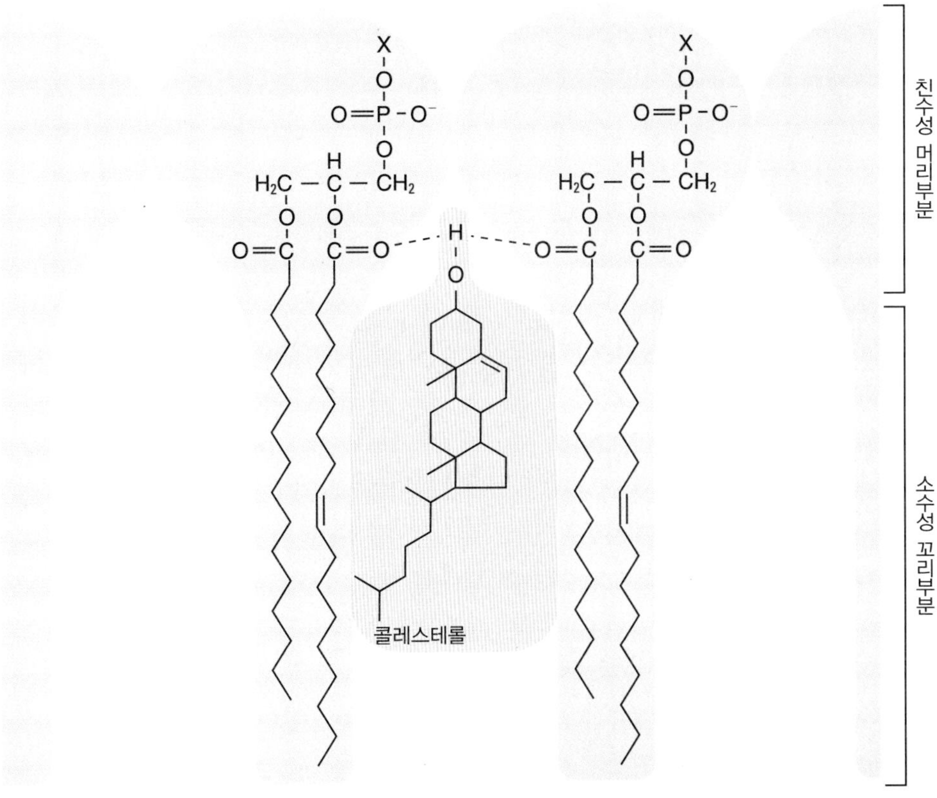

그림 3 · 6 세포막의 인지질 중에서의 콜레스테롤의 존재양식

소결합을 이뤄 막구조에 덧붙여져, 근접한 인지질구조의 자유도도 낮아져 막이 보다 견고하게 된다(그림 3 · 6).

의약품에는 세포표면에 존재하는 수용체나 이온채널 등과 반응하는 것과 세포내의 작용점과 반응하는 것이 있는데, 후자의 경우에는 세포막을 통과하는 것이 필요하다. 막의 내부가 지용성이므로, 극성이 낮은 의약품이 막내에 확산되기 쉽다. 그러나, 먼저 막 안으로 흡수되기 위해, 어느 정도의 극성이 없으면 친수성 머리부분에서 튕겨져나와 버린다. 그러므로, 트랜스포터에 의한 능동수송을 받지 않는 경우에는 적당한 극성을 가진 의약품만이 막을 효과적으로 통과한다.

3 · 3 생체내 성분

다음은 생체를 구성하는 대표적인 분자의 구조, 화학적 성질 및 의약품과의 상호작용에 관해 기술한다.

3 · 3 · 1 지질

지질이란 세포와 조직에서 클로로포름 등의 비극성 유기용매로 추출된 천연 유기화합물 분자 들을 총칭한다. 따라서 지질이란 명칭은 특정 구조를 가진 분자에 적용되는 것이 아니라, 용해도라는 하나의 물리적 성질에 의해 정의되었다. 유지, 비타민, 여러 종류의 호르몬, 생체막 중에 단백질을 제외한 많은 부분을 지질이라 한다.

지질은 체내에 광범위하게 존재하므로 의약품의 선택적 표적으로 되기 어렵다. 그렇기 때문에, 직접 상호작용하는 유효 의약품의 수는 비교적 적고, 일반적으로 이런 의약품은 세포막의 구조를 파괴하는 작용을 한다. 즉, 이와 같은 작용을 가진 의약품은 사람의 세포막을 표적으로 하는 것이 아니라, 사람에게 감염된 세균 등의 세포막을 타겟으로 한다. 예를 들면, 항진균제인 그라미시딘A (gramicidin A)는 소수성 아미노산(§3 · 3 · 3) 15개와 말단의 친수성 아미노에탄올로 구성된 펩타이드계 항생물질이다(그림 3 · 7a). 소수성 아미노산부분이 α-헬릭스 구조를 취하면서 막에 들어가, 헬릭스 내를 이온이 투과하게 하여 세포의 기능을 상실시킨다.

또한, 항진균제인 암포테리신 B(amphotericin B, 그림 3 · 7b)는, 진균 세포막 중의 지질과 상호작용하여 막에 터널을 만든다. 암포테리신 B는 구조의 반부분이 연속 이중결합으로 지용성, 나머지 부분이 연속 하이드록시기를 가진 수용성으로 되어 있기 때문에, 몇 개의 암포테리신 B분자가 알켄체인을 외측에 향해 집합해, 진균세포막 중의 에르고스테롤(ergosterol)

과 상호작용한다. 암포테리신 B분자의 집합체의 내측에 터널이 형성되어, 터널내부는 하이드록시기가 나란히 배열되어 친수성으로 된다. 그 결과, 극성을 가진 세포 내의 분자가 외부에 유출되어 세포가 죽게 된다. 암포테리신B와 유사한 구조를 가진 나이스타틴, 트리코마이신 등의 polyene계 항생물질은 모두 다 동일한 메커니즘에 의해 항진균제로서 작용을 나타내지만, 동물의 세포막에도 에르고스테롤과 유사한 구조를 가진 콜레스테롤이 함유되어 있어, 이들 2종류의 분자에 대한 상기 의약품의 선택성은 충분하지 않다.

(a) Val-Gly-Ala-Leu-Ala-Val-Val-Val-Trp-Leu-Trp-Leu-Trp-Leu-Trp-NH-CH_2-CH_2-OH

소수성 아미노산 친수성 아미노에탄올

(b)

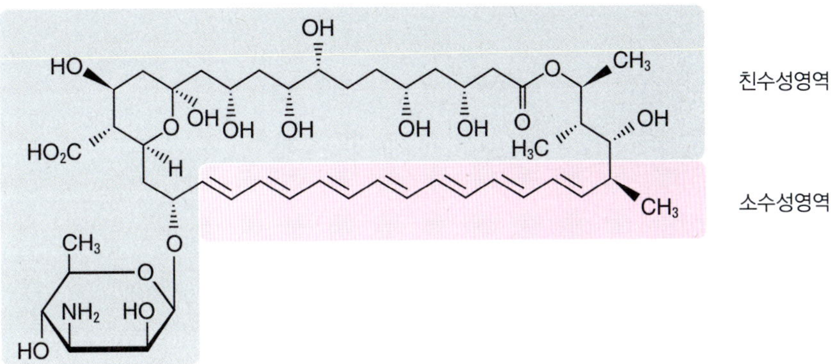

그림 3 · 7 (a) 그라미시딘(gramicidin) A의 구조, (b) 암포테리신(Amphotericin) B의 구조

3 · 3 · 2 당류

탄수화물(탄소원자에 대해 동일한 몰수의 물(H_2O)이 부가된 분자식을 가지고 있어서 이같이 불림)은 많은 하이드록시기를 가지며, 이들 대부분이 일반식으로 $C_nH_{2n}O_n$으로 표시될 수 있다. **글루코오스** 및 핵산을 구성하는 단당류인 **리보오스**, **데옥시리보오스**의 구조를 그림 3 · 8에 나타내었다. 글루코오스는 그 자체가 서로 결합하여 천연고분자인 글리코겐, 셀룰로오스(그림 3 · 8d) 와 전분을 형성한다. 글루코오스 등의 분자는 보다 복잡한 고분자의 탄수화물을 생성하기 위한 단량체로 보여지기 때문에 **단당류**로 불린다.

근래에 이르기 까지, 세포 중에 있는 탄수화물의 주요한 역할은 에너지의 축적(글리코겐) 이나 구조의 유지(셀룰로오스) 등으로 생각되어왔기 때문에, 탄수화물은 의약품의 유효한 표적으로는 여겨지지 않았다. 그러나,

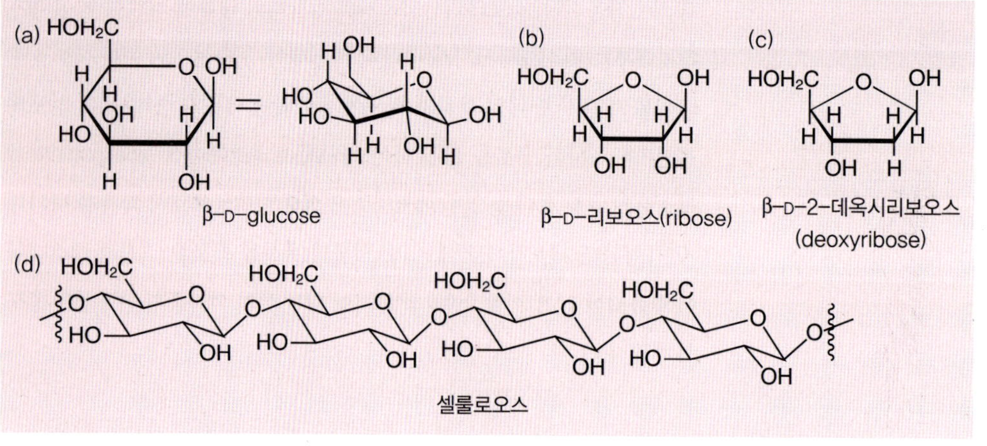

그림 3 · 8 당의 구조식 (a), (b), (c) 기본적인 단당, (d) 다당(셀룰로오스)

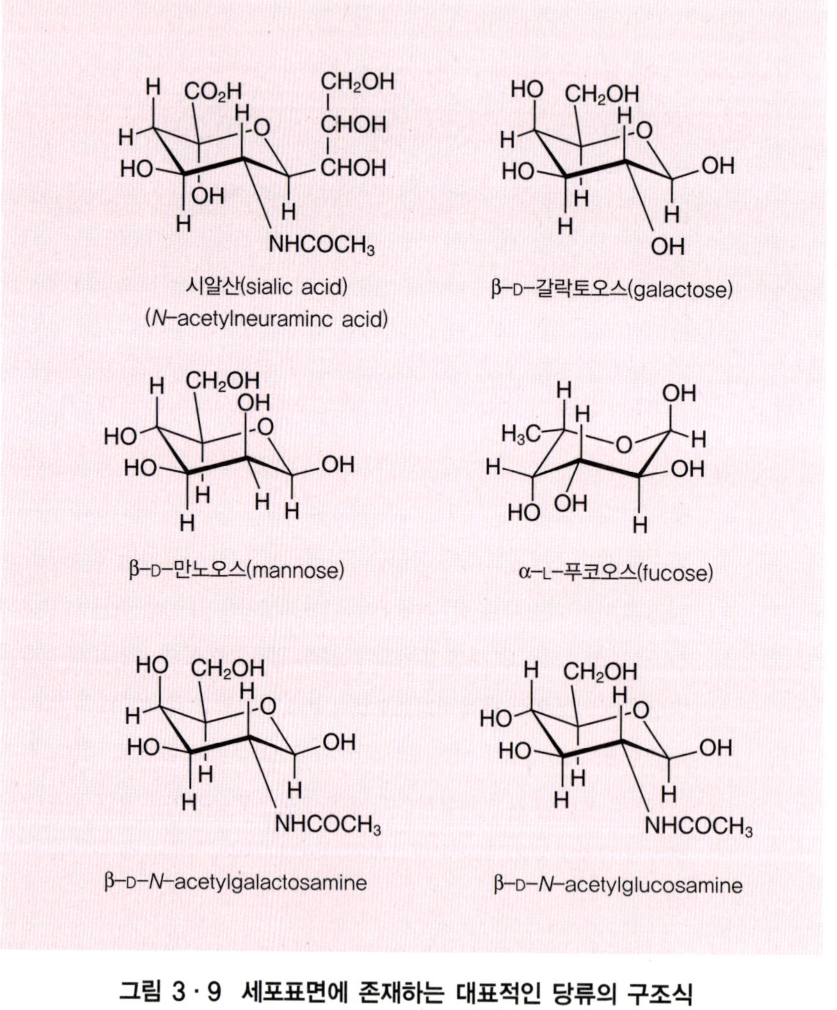

그림 3 · 9 세포표면에 존재하는 대표적인 당류의 구조식

세포막과 세포내막에 상당한 양의 당류가 결합되어 있고, 각종 세포기능에 관해 중요한 역할을 담당하고 있는 것이 밝혀지게 됨에 따라서, 그 상황은 크게 변화되어 왔다. 예를 들면 당류는 각종 바이러스의 수용체로서 기능하거나, 세포간 상호작용과 조직 면역수용체의 조절에 관여하기도 한다. 자기면역성 질환과 암의 경우에, 세포표면의 당류의 구조가 변화되어 있는 것도 발견되었다. 탄수화물이 어떻게 하여 세포인식과 제어에 관계하고 있는가를 이해함으로써, 이들 질환을 치료하기 위한 새로운 약물을 디자인할 수 있는 가능성이 있다.

세포표면에 존재하는 당류에는, 시알산(sialic acid), 갈락토오스, 만노오스, 푸코오스, *N*-아세틸갈락토사민, *N*-아세틸글루코사민 등이 있다(그림 3 · 9).

그러나, 탄수화물이 관여하는 세포인식은 단순한 당류만으로 일어나는 것이 아니라, 단백질 혹은 지질에 결합한 탄수화물에 의해 일어난다. 이들은 **당단백질**(§3 · 3 · 3) 및 **당지질**로 불리고, 이들을 총칭하여 **복합지질**이라 한다. 이들 분자에는 지질과 단백질의 소수성 부분이 세포막 중에 존재하고, 다른 친수성의 당부분은 세포막의 바깥으로 나와 있다. 이 자유도가 높은 당부분이 세포 표면을 인지하고, 다른 물질이 구별할 수 있게 분자인식의 역할을 담당하고 있다.

가장 중요한 복합당질은 **스핑고당지질**(sphingoglycolipid)로 불리는 일군의 화합물이다(그림 3 · 10). 이 분자는 세포증식의 제어에 중요하고,

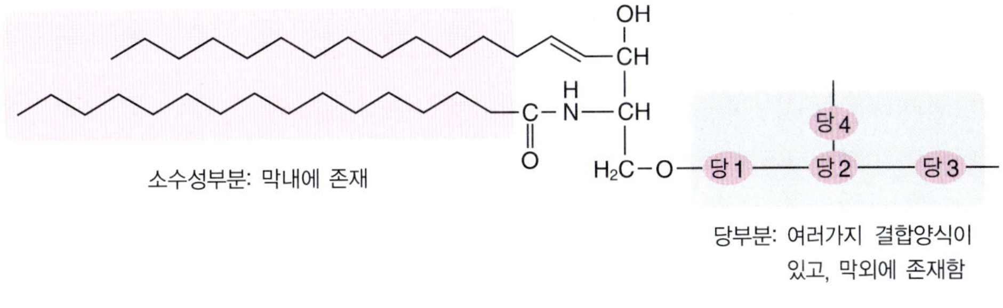

그림 3 · 10 스핑고당지질의 일반식

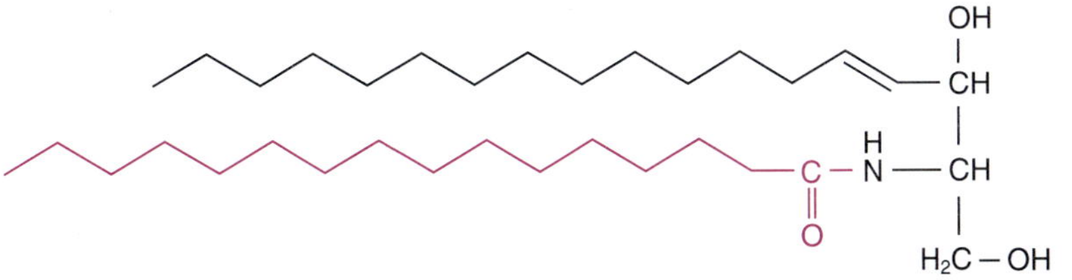

그림 3 · 11 세라마이드 팔미틴산이 결합된 물질을 나타내는 예.

결과로서 암과 같은 질환에 직접적인 관계가 있는 것으로 여겨지고 있다. 스핑고당지질은 적혈구를 동정하는 역할을 하고 있고, ABO식 혈액형의 결정에 관여한다. 이 분자는 3가지 구성요소로 되어있다. 즉, 높은 자유도가 있으면서도 복잡한 탄수화물부분, 스핑고신 및 지방산이다. 스핑고신의 아미노기와 지방산이 amide 결합한 부분을 **세라마이드**(ceramide)라 한다(그림 3 · 11).

분자 중의 세라마이드 부분은 소수성으로 세포막 중에 존재한다. 그리고 극성이 높은 탄수화물부분을 지지해주는 닻의 역할을 한다. 당부분은 세포막 바깥에 나와있어, 세포를 인식하기 위한 표지로서 기능을 한다.

당류는 다른 생체구성분자와 비교해 서로 결합할 수 있는 반응점이 다수 있기 때문에, 같은 당의 조합을 사용해도 생성할 수 있는 구조가 많다. 예를 들면 2개의 글루코오스분자로부터 생성되는 2당류로는 11종류가 나올 가능성이 있다. 그러나, 아미노산류에서는 예를들면 2개의 알라닌 분자로부터 가능한 dipeptide는 1종류 밖에 없다. 요컨대, 당류를 사용하면, 당의 종류는 한정되어 있어도 굉장히 많은 다른 세포 표지(marker)를 만들 수가 있는 것이다.

탄수화물은 새로운 의약품 혹은 의약품의 표적으로서 무한한 가능성이 존재하는 분자군이다. 그러나, 유기화합물로서 취급이 어렵기 때문에, 이들을 의약품 혹은 의약품의 타겟으로 하는 연구는 핵산, 아미노산 등과 비교해 그다지 진전되어 있지 않다. 예를 들면, D-글루코오스는 5개의 하이드록시기와 5개의 비대칭 중심을 가진 고리 화합물이며, 특정한 1개의 하이드록시기를 화학반응에 사용하려고 하는 경우, 다른 4개의 하이드록시기가 반응하지 않도록 보호기 등을 적절히 사용하면서 변환시키지 않으면 안된다. 또한 비대칭 중심의 라세미화를 피하기 위해, 반응을 완화한 조건에서 시행하지 않으면 안된다. 따라서, 탄수화물의 고체상 합성법(solid-phase synthesis)이나 많은 탄수화물구조를 효율적으로 합성하기 위한 combinatorial 합성법도 실용화되어 있지 않다. 그러나 현재, 당류의 유기화학은 급속히 진보하고 있어, 가까운 장래 이 영역에서 새로운 의약품이 많이 탄생할 가능성이 있다.

3 · 3 · 3 단백질

단백질은 생물계에 보편적으로 존재하는 생체 고분자이다. 이것은 많은 생체기능을 담당하고 있고, 의약품의 표적의 대부분을 차지한다. 분자의 종류 및 기능은 정말 다양하지만, 모든 단백질은 20가지 종류의 아미노산이 기본단위로 되어 있고, 이들이 공통의 결합양식에 의해 연결된 물질이다. 1개의 탄소원자(α 탄소)에 카르복실기, 아미노기, 수소 및 측쇄 (R로 표기) 가 결합되어 있다(그림 3 · 12). 글리신(R=H)의 경우를 제외하고, α탄소는 비대칭 중심이다. 천연에 존재하는 아미노산의 절대배열이 전부 거울상 이성체의 한쪽만 있고, *S* 형(시스테인의 경우만 치환기의 우선순위의 관계로부터 *R* 형)이다. 일반식에서 벗어난 유일한 아미노산이 프롤린이며, 고리구조를 갖고 있다. 그러나, 비대칭 중심의 절대배열이 *S* 형으로 동일하다.

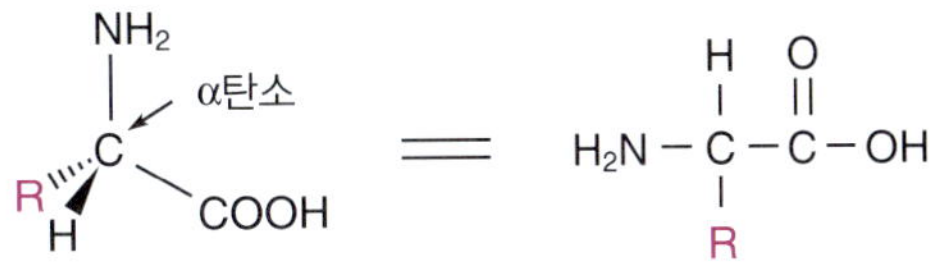

그림 3 · 12 아미노산의 구조식

아미노산은 측쇄의 종류에 따라, 비극성 측쇄 아미노산(소수성 아미노산), 극성무전하측쇄 아미노산, 극성전하측쇄 아미노산(친수성 아미노산)으로 분류된다(그림 3 · 13). 아미노산은 3문자 기호로 표시된다. 또한 결

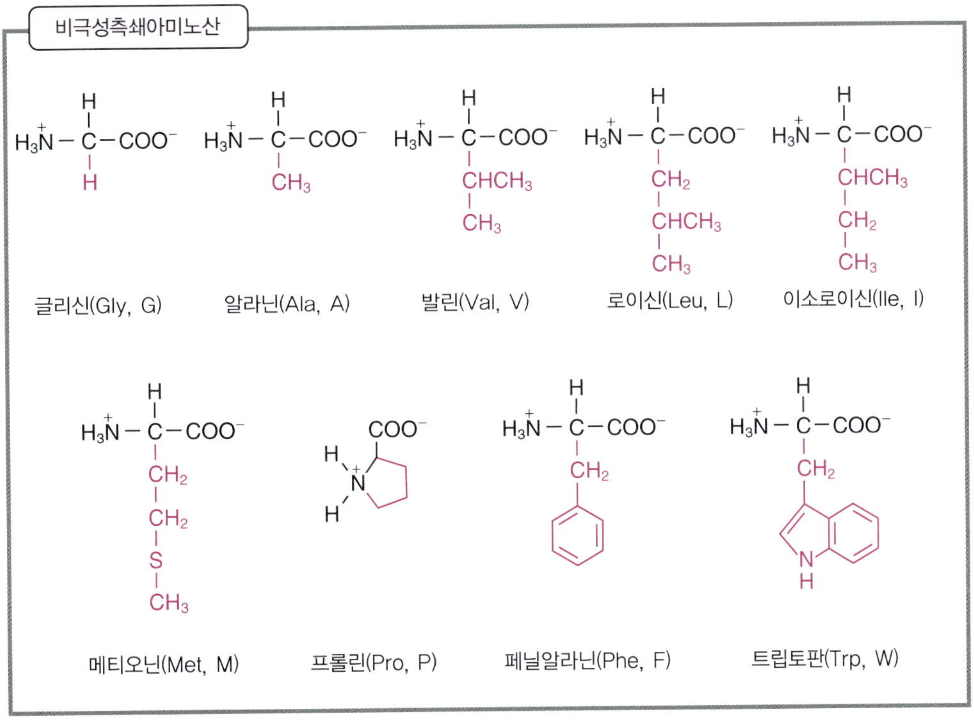

그림 3 · 13 아미노산의 구조 약호(3문자, 1문자) **및 성질에 따른 분류**

합하는 아미노산 수가 많은 경우에는 1문자 기호도 사용되고 있다. 이들 기호에 대해서도 그림 중에 표시하였다.

생체내 pH인 7.3에서는, 아스파라긴산과 글루타민산의 측쇄의 카르복실기가 해리하여 이온으로 존재한다. 또한, 같은 pH에서 라이신과 아르기

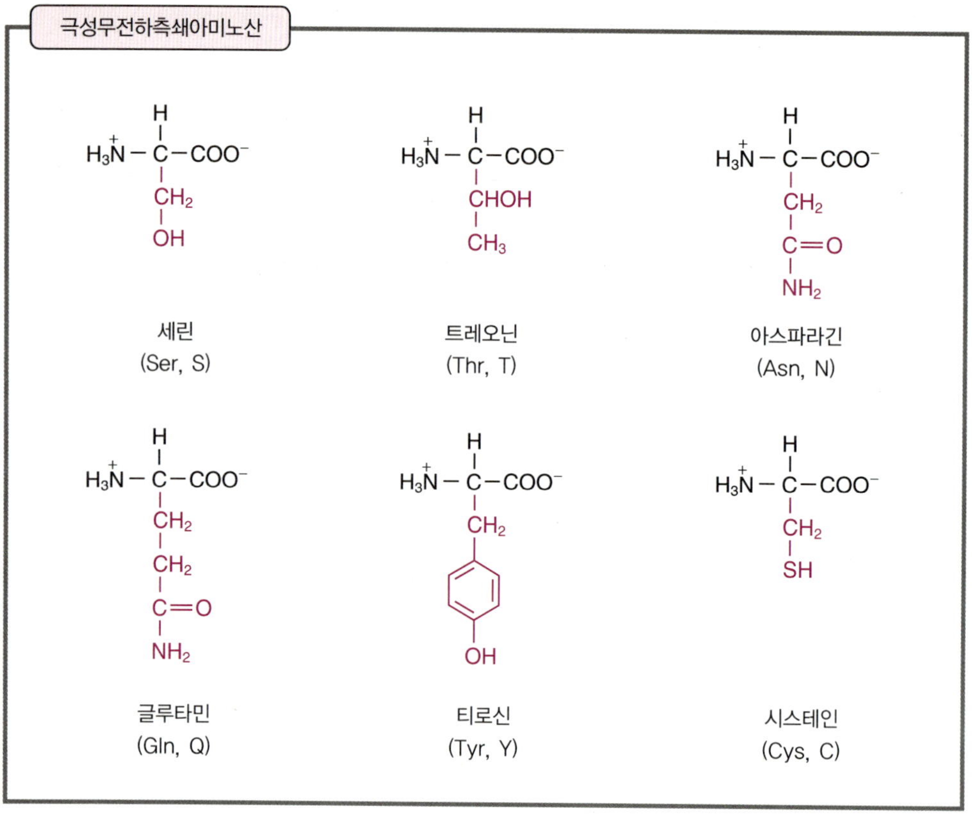

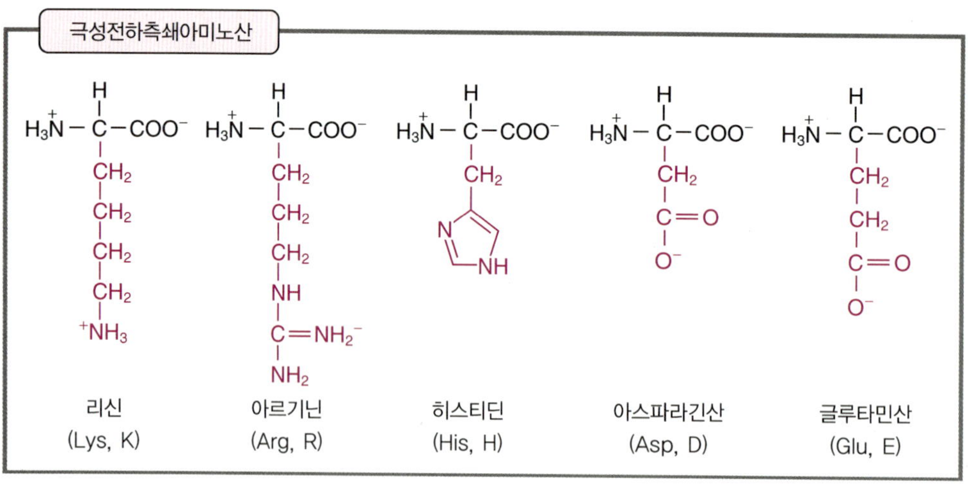

그림 3 · 13 (계속)

닌의 염기성 측쇄의 질소는 프로톤화되어, 암모니움이온으로 존재한다. 히스티딘은 측쇄에 이미다졸 환을 가지고 있어, 이것은 아르기닌과 라이신과 비교하면 약한 염기성을 나타내고, 생리적 조건하에서는 10%정도 환내 질소가 프로톤화되어 있다(그림 3 · 14).

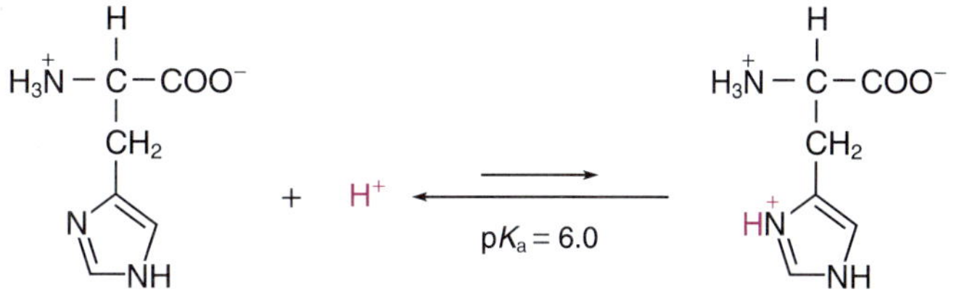

그림 3 · 14 히스티딘의 이미다졸환내질소의 염기성

펩타이드와 단백질은 아미노산이 amide결합으로 결합된 물질이다. 이들의 경계는 명확하지 않으나, 일반적으로 분자량 1만 이상의 물질을 단백질, 그 이하의 물질을 펩타이드라고 한다. 예를 들면, 알라닐발린은 알라닌의 카르복실기와 발린의 아미노기와의 사이에 amide결합(아미노산들 사이에 가능한 amide결합은 특히 **펩타이드결합**이라 한다)이 생성하여 생긴 펩타이드이다(그림 3 · 15a). 2개의 아미노산이 결합할 때, 카르복실기와 아미노기의 조합이 2가지 방법이 있고, 알라닐발린 이외에 발릴알라닌이 있을 수 있다(그림 3 · 15b). 펩타이드에서는 N 말단 아미노산(아미노기가

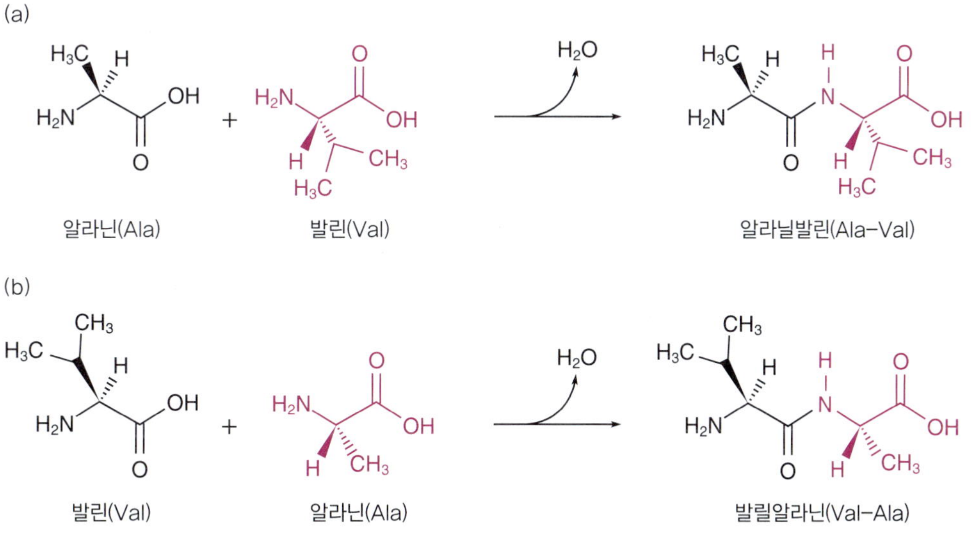

그림 3 · 15 알라닌과 발린의 결합양식 (a) 알리닐발린의 생성, (b) 발린알라닌의 생성

그대로 남아있는 물질)을 좌측에, C 말단 아미노산(카르복실기가 그대로 남아있는 물질)을 우측에 쓰도록 정해져 있다. 따라서, 3문자표기를 사용할 때, 알라닐발린은 Ala-Val, 발릴알라닌은 Val-Ala로 써서 구별한다.

아미노산 종류들끼리 생성된 amide(펩타이드) 결합은 특유의 입체구조를 가진다. 즉, 질소원자상의 비공유 전자쌍이 보다 전기음성도가 높은 카르보닐 산소상에 비국재화되어 있어, C-N 단일결합은 이중결합성을 갖고 있다. 이 때문에, C–N 결합의 자유회전이 속박되어 있어 amide결합은 평면이 된다. 이 경우, N–H 결합과 C=O 결합은 서로 180°각도를 하고 있다(트랜스형) (그림 3 · 16).

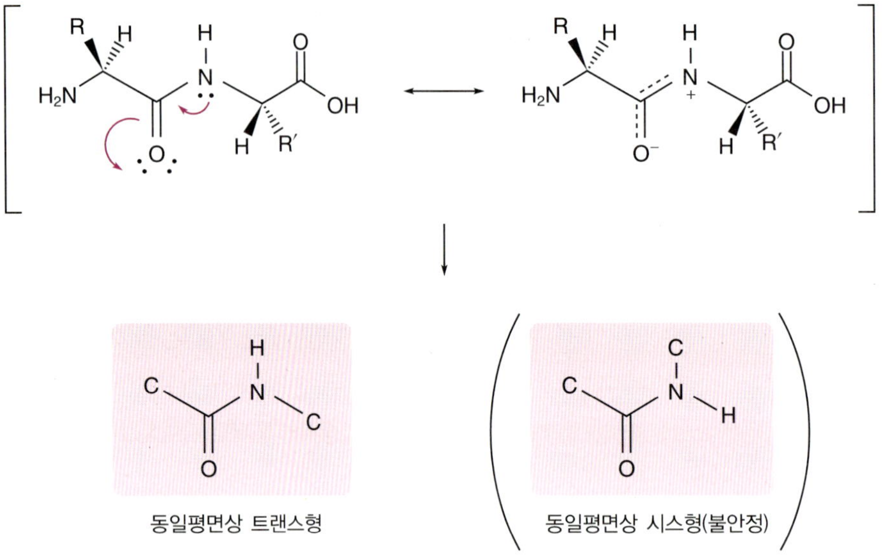

그림 3 · 16 amide(펩타이드)결합의 평면성

평면형 amide에는 트랜스형과 시스형을 고려할 수 있으나, 시스형은 입체장애 때문에 약 8 kJ mol^{-1} 정도 불안정해, 거의 대부분 트랜스형을 가지고 있다. 프롤린의 경우만 시스와 트랜스의 에너지차가 적어, 약 10%가 시스형을 가진다.

단백질 중에 있는 펩타이드결합이외의 공유결합으로서, 2개의 시스테인 잔기 간에 생성된 **디설파이드결합**이 있다(그림 3 · 17). 티올기(–SH)는 완화한 산화조건에서 디설파이드결합으로 변환된다. 또한, 생성된 디설파이드도 환원에 의해 원래의 티올기로 재변환될 수 있다.

시스테인 잔기가 많이 함유되어 있는 펩타이드 체인에, 디설파이드결합

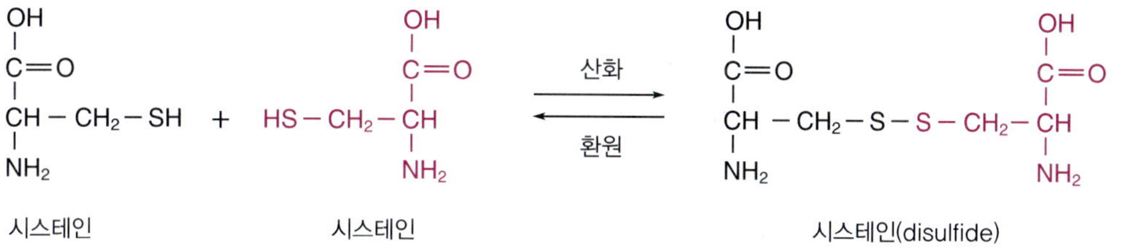

그림 3 · 17 시스테인의 disulfide 결합

의 생성으로 입체구조가 더 크게 변화하여 고리분자가 된다. 또한, 각각 다른 펩타이드체인에 포함된 같은 시스테인끼리의 디설파이드결합에 의해 복수의 펩타이드 체인을 하나의 분자중에 조립하는 일이 가능하다.

위에서 기술한 아미노산 및 펩타이드의 성질이 단백질의 입체구조에 영향을 주는 것에 대해서는 §3 · 4에서 기술한다.

한편, 진핵세포에 있는 분비단백질과 막단백질의 많은 부분이 당과 결합되어 있다. 이 때 결합양식은 *N* - 또는 *O* - 글리코사이드결합이다. ***N*-글리코사이드결합**의 경우, 그 양식이 엄밀히 정해져 있고, *N* -아세틸글리코사민이 펩타이드 중의 Asn-X-Ser 또는Asn-X-Thr 배열 (X는 Pro, Asp 이외의 아미노산)의 Asn 의 amide질소에 β형으로 결합되어 있다(그림 3 · 18).

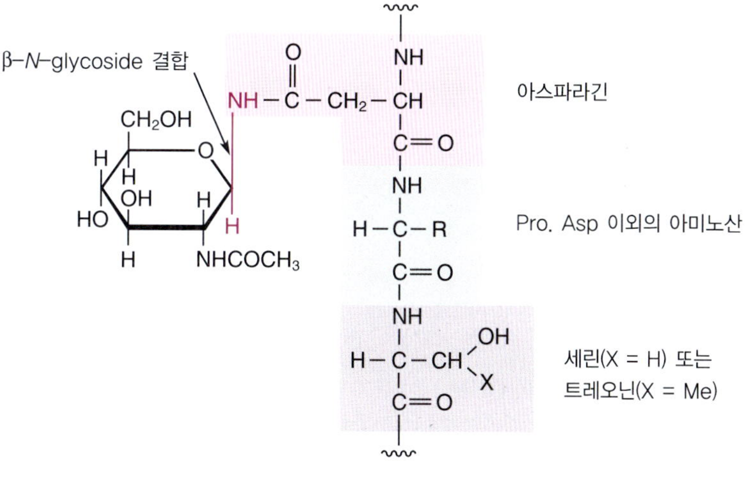

그림 3 · 18 단백질로의 당의 결합양식 (*N*-glycoside 결합)

N -아세틸글루코사민의 하이드록시기에 다시 당이 결합되는 것에 따라 다양한 당단백질이 생성된다.

***O*-글리코사이드결합**의 경우, 대부분 이당류의 β-갈락토실-(1 → 3)-α-*N*-아세틸갈락토사민이 Ser 또는 Thr 의 하이드록시기에 α형으로 결합되어 있다(그림 3 · 19).

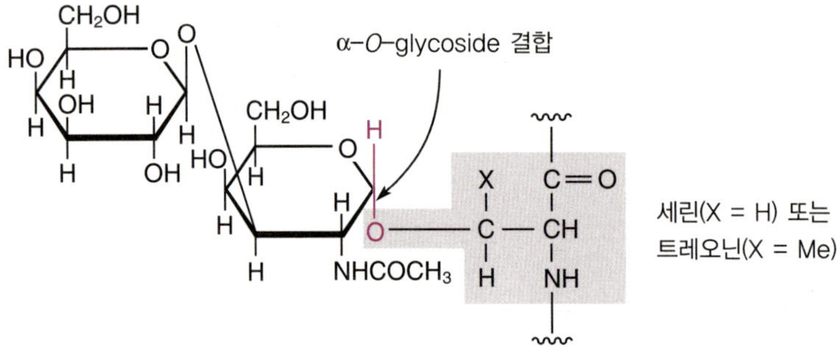

그림 3 · 19 단백질로의 당의 결합양식 (*O*-glycoside 결합)

이 이외에, 갈락토오스, 만노오스, xylose 등이 Ser 또는 Thr 와 *α*-D-글리코사이드결합되어 있는 경우도 있다. 결합된 당류는 단당의 갈락토오스(콜라겐)에서, 수 천개(프로테오글리칸)에 이르는 여러가지의 종류가 있다.

당단백질의 당 부분은 당의 친수성을 고려하면 당연하나, 단백질의 내부가 아닌 외측에 위치하는 것으로 생각된다. 따라서, §3 · 4에서 기술하는 단백질의 고차구조에 대한 당의 영향은 적다.

당단백질의 당쇄 부분은 세포간의 인식과정에 중요하며, 세포분화, 세포의 집합에 의한 기관형성, 세포의 세균과 바이러스감염 시에 기능하고 있다. 따라서, 항종양제, 항바이러스제등의 표적으로 대단히 중요하다.

3 · 3 · 4 핵산

많은 의약품은 단백질 분자에 작용하나, 핵산에 직접 작용하여 복제, 전사, 번역 등의 과정을 저해하는 중요한 의약품이 몇가지 있다. 핵산에는 **데옥시리보핵산(DNA)**과 **리보핵산(RNA)** 2종류가 존재한다. 핵산의 구성단위는 핵산염기, 5탄당인 deoxyribose (DNA) 또는 ribose (RNA) 및 인산이다. 핵산에 함유된 헤테로고리 염기로서 DNA에는 아데닌, 구아닌, 사이토신, thymine으로 구성되고, RNA에는 thymine 대신 우라실로 구성된다(그림 3 · 20). 이들은 2종의 질소함유 헤테로고리화합물인 퓨린(purine) 및 피리미딘(pyrimidine)을 모핵으로 포함하고 있다. 퓨린 골격의 위치번호는 특수한 붙임법을 사용하므로 주의가 필요하다.

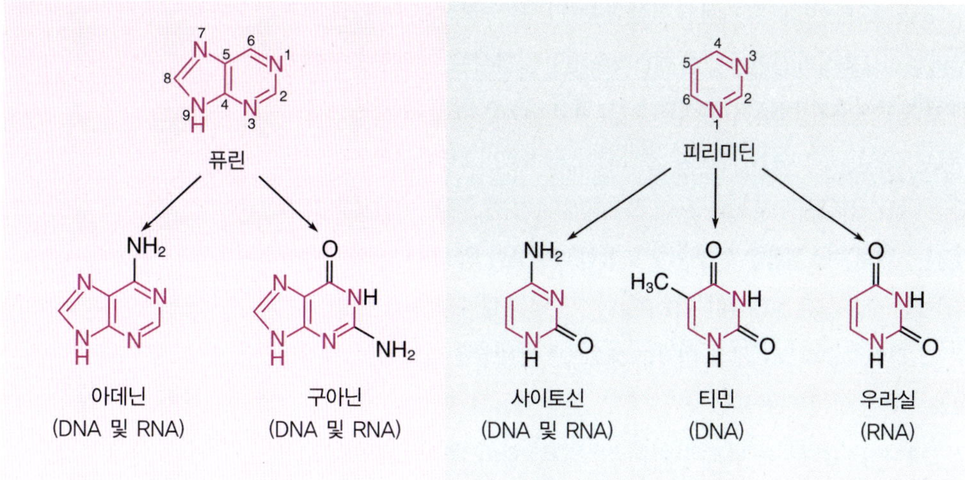

그림 3 · 20 핵산염기의 구조식 및 그 기본골격

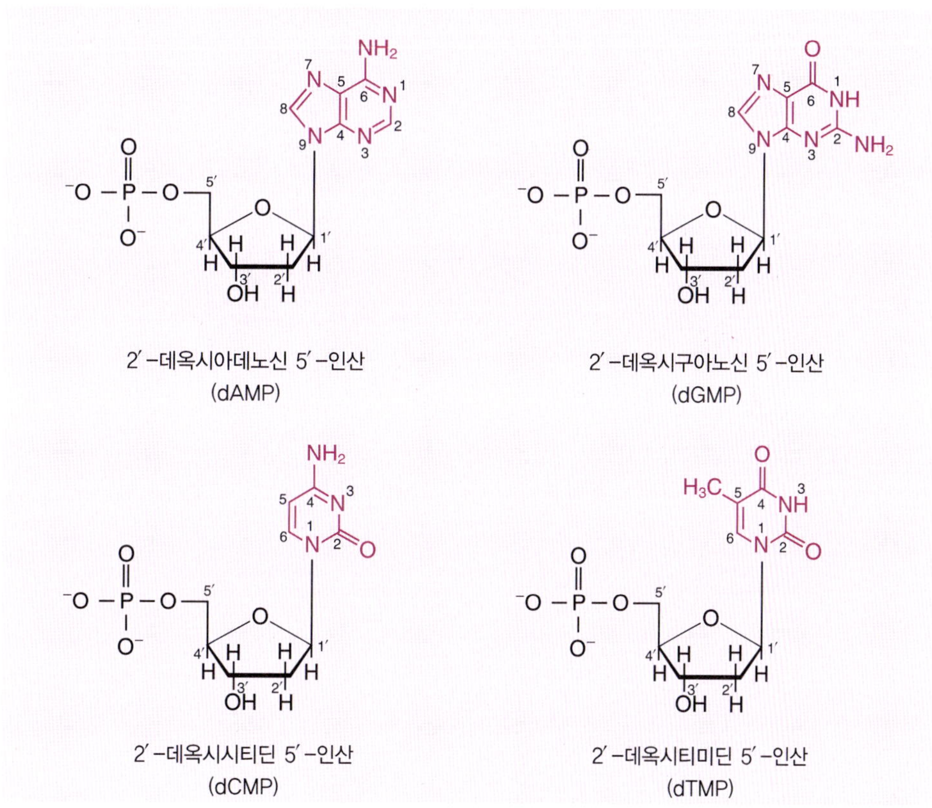

그림 3 · 21 Nucleotide의 구조식

a. DNA의 구조 ________ DNA의 구성요소인 **뉴클레오타이드**(염기와 데옥시리보오스, 인산이 결합한 화합물)을 그림 3 · 21에 나타내었다.

뉴클레오타이드의 5′위치의 인산 부분과 다른 뉴클레오타이드의 3′위치의 하이드록시기 사이에 인산 에스테르 결합을 형성해, 이 결합을 차례차례 반복함으로써 DNA가 생성된다 (그림 3 · 22a). 보통의 경우, 2줄의 DNA 사슬은 서로 수소결합으로 결합되어, 규칙적인 **2중나선구조**를 갖는다. 이 때, 알라닌(A)과 thymine(T)은 2개의, 또한 구아닌(G)과 시토신(C)는 3개의 **수소결합**을 형성한다. 조합이 다른 A와 G, A와 C, T와 G, T와 C간에는 이와 같은 효과적인 수소결합이 가능하지 않다(그림 3 · 22b).

그 결과, 2줄의 DNA중의 염기는 상호보충적 배열을 갖고 있고, 유전정보를 전하는 일이 가능하다.

2중나선구조에서는 비교적 소수성인 염기부분이 내측에 배열되고, 친수성인 데옥시리보오스 및 인산부분은 외부에 노출되어 있다.

RNA의 구조는 DNA와 유사하나, thymine염기 대신에 우라실이, 또한 데옥시리보오스 대신에 리보오스가 쓰여진다. RNA에도 DNA와 유사한 수소결합으로 염기쌍 (A와 U, C와 G)을 만들지만, DNA 처럼 전체가 2중나선 구조가 아니고, 여러가지 입체구조를 띠고 있다.

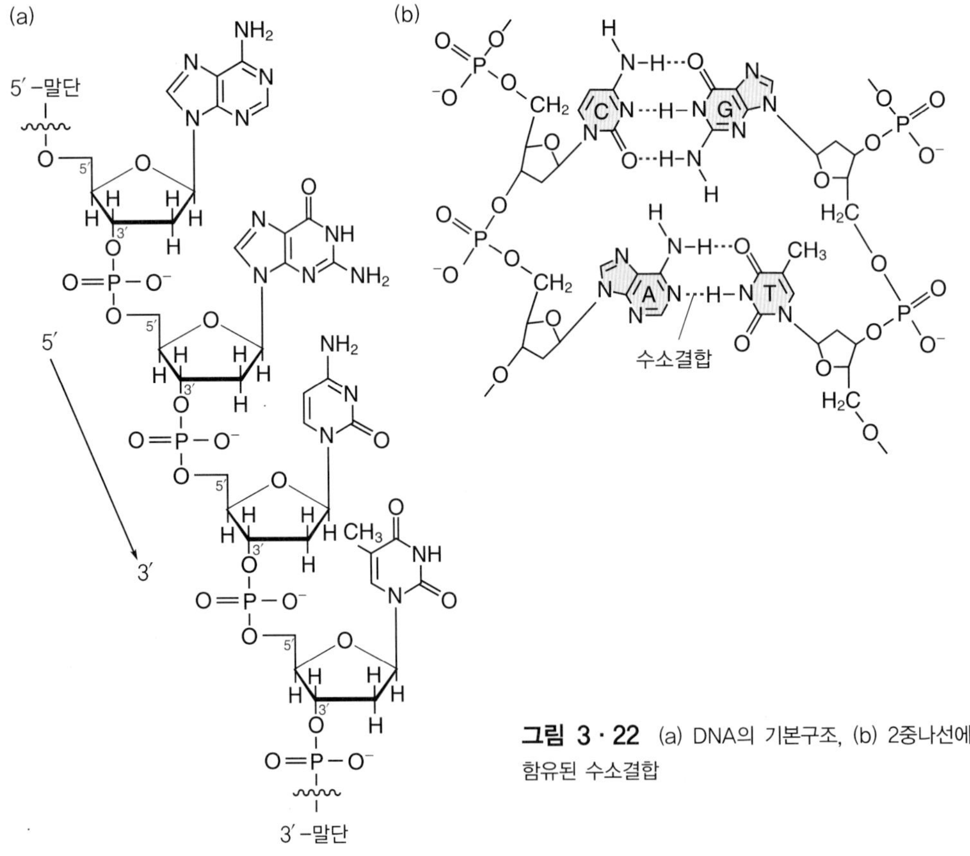

그림 3 · 22 (a) DNA의 기본구조, (b) 2중나선에 함유된 수소결합

핵산분자를 타겟으로 하는 의약품은 알킬화제, DNA intercalator, 사슬 절단약(DNA cleaving agent)으로 크게 구분된다(제 6장 참조). 핵산이 생명활동에 필수한 분자이며, 정상적인 핵산과 의약품의 타겟으로서의 핵산과의 사이의 차이도 극히 적기 때문에, 핵산에 작용하는 의약품은 일반적으로 독성이 크다. 따라서 이들을 직접 타겟으로 하는 의약품은 암과 바이러스감 염 등 생명을 위협하는 것과 같은 질환에 한해 사용된다.

3 · 4 단백질의 구조

단백질은 대부분 효소 또는 수용체로서 의약품의 작용을 받는 생체물질의 주역을 담당한다. 단백질과 의약품의 상호작용을 통일적으로 이해하기 위해서는, 단백질의 입체구조를 아는 것이 필요하다. 단백질의 구조는 그 레벨에 따라 1차, 2차, 3차, 4차구조로 불린다.

3 · 4 · 1 1차구조

1차구조는 펩타이드결합을 통해 개개의 아미노산이 단백질을 만들어 내는 결합순서을 나타내고 있다. 결합에 사용되는 아미노산은 이미 그림 3 · 13에 나타내었다.

3 · 4 · 2 2차구조

단백질의 **2차구조**는 펩타이드체인 중의 규칙적인 입체구조를 일컫는다. 즉, α **나선**(α-helix)과 β **병풍**(β-sheet) 구조이다. 이것들은 모두 펩타이드 결합을 만드는 수소결합에 의해 형성된다.

α 헬릭스는 펩타이드 체인을 형성하는 펩타이드 결합체끼리 서로가 수소결합이 가능하게 돌아 말리면서 생긴다. 이들 수소결합은 그림 3 · 23에 나타낸 것과 같이, 나선구조가 계속되는 축방향으로 꼬이면서 생성되어 있다. 구성성분인 아미노산의 측쇄가 입체반발을 피하기 위해 나선에서 직각방향으로 돌출되어 있어, 구조를 보다 안정되게 하고 있다.

β 병풍구조에서는 펩타이드체인이 층을 이루고 있어, 2줄의 펩타이드 체인이 역평행으로 겹쳐져 있다. 이 경우에도 2줄의 펩타이드 체인은 수소결합에 의해 결합되어 있고, 아미노산측쇄는 역시 입체장해를 피하기 위해 쉬트에 대해서 직각으로 위치하고 있다(그림 3 · 24).

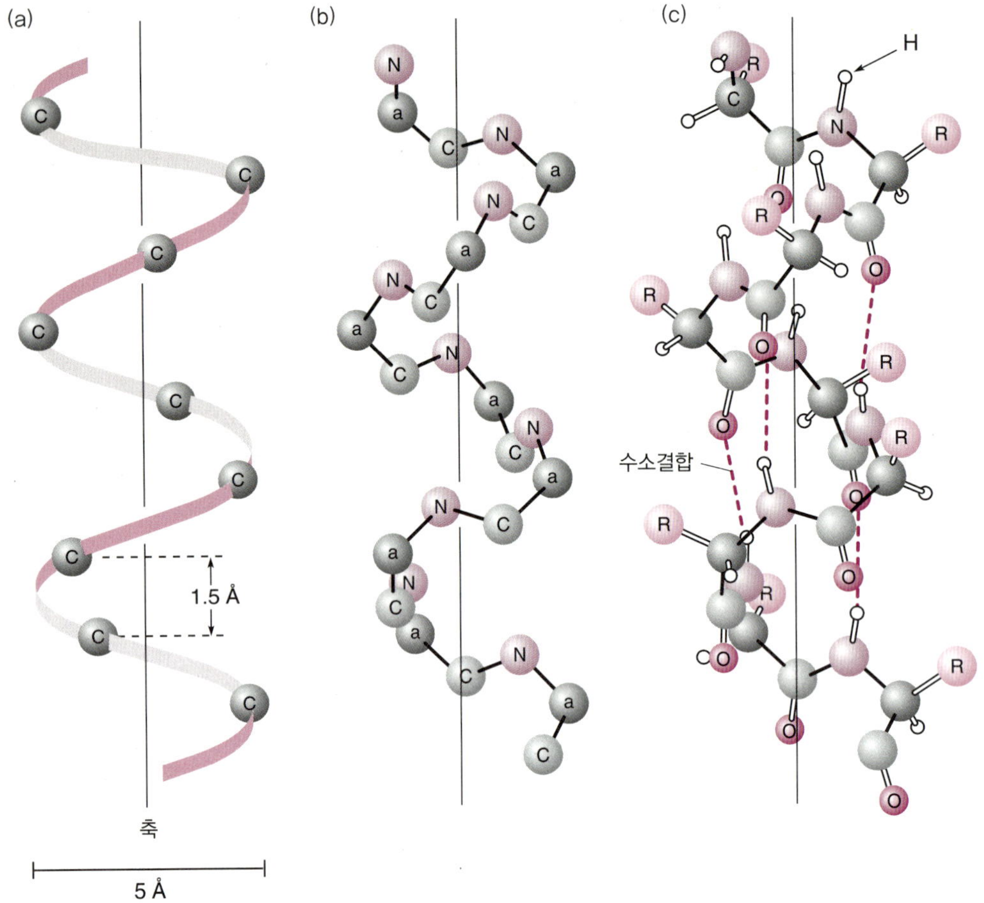

그림 3 · 23 우회전 α 헬릭스의 모델 (a) 나선을 리본으로 표시해, α탄소 원자만을 표시함, (b) 골격의 질소원자(N), α탄소원자(α), 카보닐 탄소원자(c)만을 표시함, (c) 헬릭스의 전체상, NH 기와 CO기의 사이에 생겨난 수소결합(적색 파선으로 표시)이 헬릭스를 안정화함

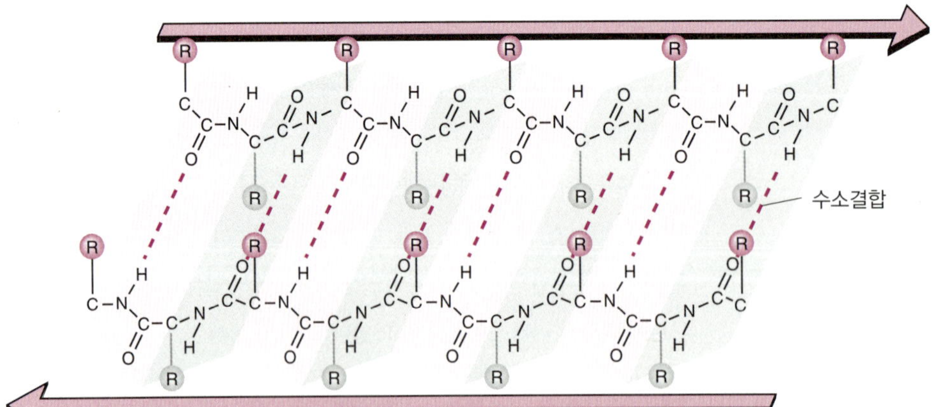

그림 3 · 24 역평행 β쉬트구조

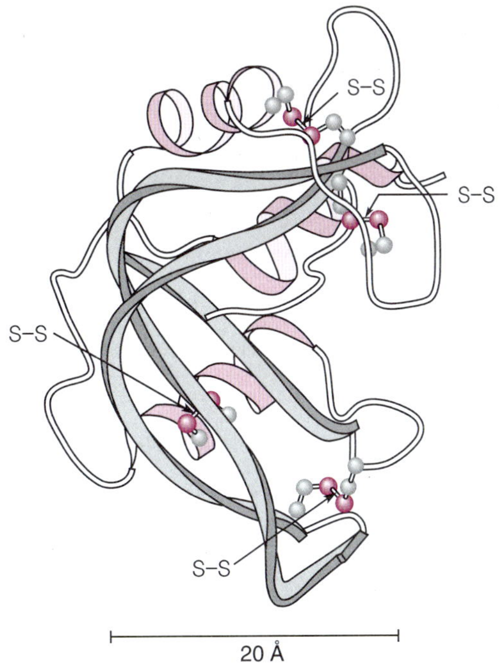

그림 3 · 25 Ribonuclease A의 구조 [A. Wlodawer, N. Borrakoti, D.S. Moss, B. Howlin, *Acta. Crysta.*, **42B**, 379 (1986)]

3 · 4 · 3 3차구조

단백질의 **3차구조**는 분자전체로서의 입체구조를 일컫는다. 구조단백질의 경우, 분자는 정연하게 규칙적인 형태를 띠고 있으나, 효소와 수용체와 같은 단백질은 펩타이드체인이 굴절되어 보다 복잡한 구조를 띠고 있다. 한 예로서 리보뉴클리아제 A의 구조를 그림 3 · 25에 나타낸다.

효소와 수용체로서 기능하는 펩타이드의 1차구조는 처음보면 아미노산의 불규칙한 중합체로 되어 있지만, 여기에서 생성된 단백질의 입체구조는 재현성이 있는 정확한 구조이며, 그 구조를 만드는 데는 외부로부터 어떤 제어나 힘도 가해지지 않는다. 즉, 단백질의 1차구조에 의존하여 자발적으로 3차구조가 가능하다.

단백질은 리보소옴 상에서 합성될 때, 아미노산이 차례차례로 결합하여 펩타이드체인으로 성장되면, 그것이 자동적으로 3차구조로 접혀들어가고, 단백질의 합성이 종료되어 리보소옴에서 유리될 때에는 단백질의 3차구조가 전부 완성되게 된다. 이와 같은 이유는, 펩타이드체인의 아미노산잔기에 다종류의 치환기가 결합되어 있기 때문이다. 이들 치환기는 선호하는 상호작용을 최대로, 선호하지 않는 상호작용을 최소로 하는 구조로 변화시켜,

최대로 안정된 구조를 만들어낸다.

일반적으로, 비극성측쇄를 가진 아미노산(Val, Leu, Ile, Met, Phe 등)은 단백질분자의 내부에 존재한다. 여기 작용하는 것은 소수성 상호작용이며, 물에 접촉하는 것보다 같은 비극성기쪽에 안정하게 상호작용가능하기 때문이다. 이것이 단백질의 3차구조를 결정하는 가장 큰 힘이 된다.

극성전하측쇄를 가진 아미노산(Arg, His, Lys, Asp, Glu)은 그들의 대부분이 단백질분자의 표면에 노출되어 있어, 이온부분이 물에 의해 용매화되어 있다. 이들 이온부분이 단백질내부에 들어가면 수화에 의해 안정화에너지를 잃어버리기 때문에 불리하다.

극성무전하측쇄를 가진 아미노산(Ser, Thr, Asn, Gln, Tyr 등)은 보통 단백질 분자 표면에 존재하고 있지만, 내부에 들어가 있는 경우도 상당히 많다. 내부에 들어가 있는 경우는, 반드시 다른 아미노산잔기와 수소결합하고 있다.

이외에, 분자내에 Cys가 복수 존재하면 2개의 Cys잔기가 근접해 산화반응이 진행하여 유황원자간에 공유결합이 생성한다. 그 결과, 펩타이드체인이 2개의 다른 장소에서 공유결합성의 가교(디설파이드결합)가 생성된다. 그러나, 세포내는 환원적인 환경이기 때문에, 디설파이드결합은 세포외 산화적조건하에서 존재하는 단백질에서 중요하다.

대부분의 단백질에 있어서, **3차구조에서 가장 중요한 결합성 상호작용은 결합력자체는 대단히 약한 반델바알스상호작용과 수소결합이다**(§3 · 5 · 3, §3 · 5 · 5). 그 이유는 대부분의 단백질에 있어서, 반델 바알스상호작용과 수소결합을 형성하려는 부분구조 쪽이 공유결합과 이온결합이 가능한 부분구조보다도 훨씬 많이 존재하기 때문이다. 더욱이, 단백질은 물에 둘러싸여 있기 때문에, 단백질표면의 아미노산잔기 중 수소결합하려는 기가 물과 수소결합하여, 이온성 잔기는 물에 용매화되어 있다. 따라서 가장 안정한 단백질의 3차구조는 친수성 치환기가 물과 상호작용할 수 있게 가능한 많이 단백질표면에 존재하는 한편, 소수성치환기는 물과의 상호작용을 피해 그들끼리 상호작용이 가능하도록 가능한 한 내부에 존재한다. 즉, 입체구조를 유지하기 위해서 단백질분자내는 소수성측쇄간의 반델 바알스 상호작용이 중요한 역할을 담당하고 있는 것이다.

3 · 4 · 4 4차구조

4차구조는 몇 개의 단백질분자의 subunit가 회합한 구조이다. 예를 들면, 헤모글로빈은 4개의 단백질분자, 즉 α subunit 2개와 β subunit 2개로 생성된다. 헤모글로빈의 4차구조는 이들 4개의 subunit가 회합할 때의 양식을 가르킨다.

4차구조는 단백질의 외부표면끼리의 상호작용으로 형성되므로, 이온간 상호작용이 중요할 것 같지만, 여기에서도 실제로는 소수성 반델 바알스 상호작용이 큰 역할을 하고 있다. 즉, 1개의 단백질 subunit가 3차구조를 떨 때, 소수성기 전부가 내부로 향하는 것이 불가능하기 때문에, 몇 개의 잔존한 외측의 소수기가 단백질표면상에서 소수성의 작은 영역을 형성해, 2개의 단백질이 소수성 영역을 서로 접촉하여 2배의 양이 된다. 소수성영역을 물에 접촉시킨 상태보다 이 편이 안정하기 때문이다.

3 · 5 단백질과 의약품이 결합할 때 작용하는 힘

단백질은 의약품의 주요한 작용점이며, 의약품과 각종 분자간 힘에 의해 상호작용한다. 이 경우에도 공유결합(100~500kJ mol^{-1} 정도의 결합에너지)은 일부의 효소에 대한 의약품을 제외하면 중요하지 않다. 지금까지의 기술에서 이미 논한 것도 포함되어 있지만, 이들 분자간 힘에 대해서 아래에 정리하여 기술한다.

3 · 5 · 1 이온결합

역부호의 전하를 띠는 분자들끼리의 쿨롱(coulomb)인력에 의한 결합력이다. 본래의 결합력은 상당히 강하지만(무려 600~2000kJ/mol), 수중에서 각각 이온이 수화되기 때문에 전하가 부분적으로 중화되어, 결합에너지는 약 20kJ mol^{-1} 로 약해진다. 쿨롱인력은 거리의 제곱에 반비례하지만, 아래에서 기술하는 상호작용과 비교하면 보다 먼곳까지 그 작용이 미친다. 따라서 2개의 분자를 끌어 당기기 위한 중요한 힘이다.

3 · 5 · 2 이온–쌍극자상호작용 및 쌍극자–쌍극자 상호작용

탄소원자가 전기음성도가 보다 큰 산소, 질소, 할로겐등이 결합하면, 전기음성도의 차로 인해 탄소는 부분전하 δ^{+}를 가지고, 한편 상대측의 원자는 부분전하 δ^{-}를 가진다. 이 현상을 **편극**(분극)이라 하는데, 그 결과 생성된 구조를 **쌍극자**(dipole, 이중극자)라 한다. 의약품분자중에 이러한 쌍극자가 존재하면, 결합 부위에 있어서 이온 혹은 다른 쌍극자와 상호작용하는 것이 가능하다. 상호작용에 의한 안정화는 4~30kJmol^{-1} 정도이다. 쌍극자의 전하는 이온과 비교할 때 적기 때문에, 쌍극자-쌍극자상호작용의 편이 이온-쌍극자상호작용보다 약하다. 이들의 작용 모습을 모식적으로 그림 3 · 26에 나타낸다.

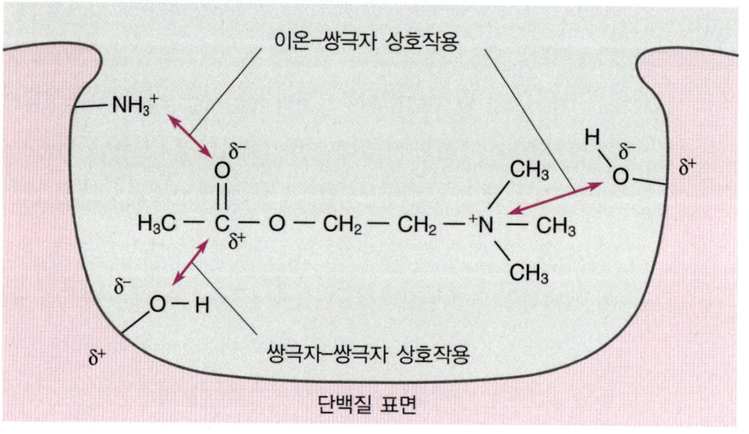

그림 3 · 26 이온–쌍극자 및 쌍극자–쌍극자 상호작용의 예

3 · 5 · 3 수소결합

쌍극자- 쌍극자 상호작용의 일종으로, 전기음성도가 큰 질소, 또는 산소와 결합한 수소가, 다른 질소 또는 산소와 상호작용하면서 생긴다. 이 경우의 수소는 부분전하 δ^+를 가지고, 이것이 다른 원자의 비공유전자쌍을 끌어 당겨 합쳐진다(그림 3 · 27). 수소결합은 보통 점선으로 표시되고, 가까운 거리(보통 3Å 이내) 와 한정된 각도내에서만 형성된다. 결합에너지는 4~20 kJ mol^{-1} 정도이다.

3 · 5 · 4 소수성 상호작용

소수성분자 혹은 분자의 소수성부분이 수중에 들어가면, 이들은 물과 상호작용할 수 없다. 이 때문에 주변의 물은 물끼리만 수소결합을 형성하여, 이들 분자를 에워싼다. 즉 물만 있을 때보다 규칙성이 높은 구조를 가지지 않을 수가 없어, 전체로 보면 불안정화된다. 물분자로 둘러싸인 의약품의 소수성부분과 단백질의 소수성부분이 근접하면, 주위의 물분자는 상호작용할 수 있게 무질서상태가 된다. 그 결과 엔트로피가 증대되고 자유에너지가 감소하여, 소수성부분의 상호작용은 에너지적으로 유리하다. 따라서, 이들은 2개의 비극성기끼리 끌어 당기는 힘이라고 말하는 것보다, 오히려 2개가 근접함으로써 주위의 물의 엔트로피증대에 의한 자유에너지의 감소과정이다(그림 3 · 28). 1개의 메틸렌($-CH_2^-$) 기끼리의 소수성 상호작용에 의해 3kJ mol^{-1} 정도의 자유에너지의 방출이 관찰된다.

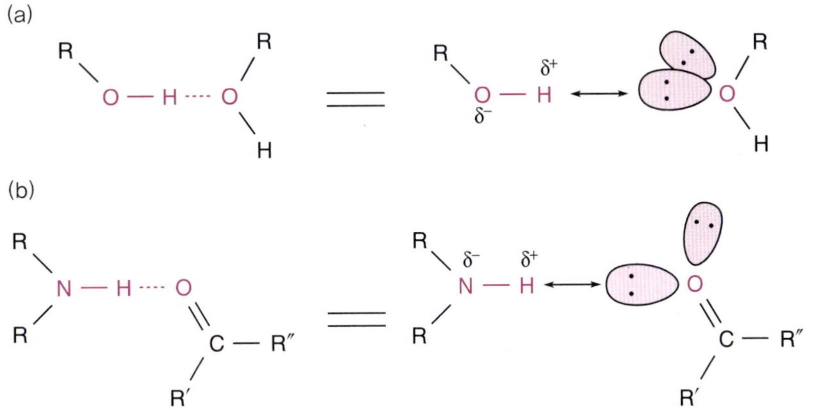

그림 3 · 27 수소결합의 예 (a) 하이드록시기끼리, (b) 아미노기와 carbonyl기. 결합에 관여하는 3원자가 직선상에 있을때, 비공유전자쌍과의 겹침이 가장 효과적으로 일어나, 강한 수소결합이 됨.

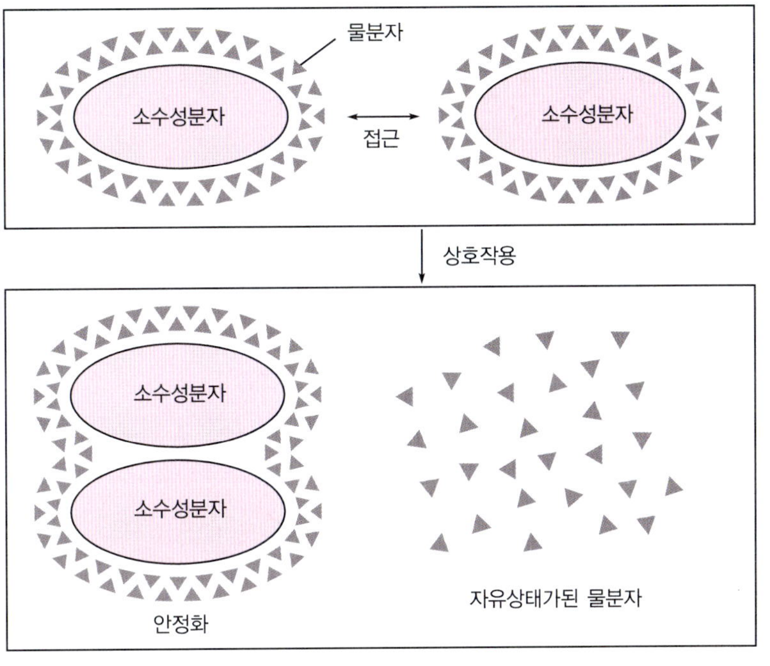

그림 3 · 28 소수성상호작용 소수성분자끼리의 접근에 의해, 물분자의 일부가 자유도를 증가시켜 안정화함.

3 · 5 · 5 반델바알스 상호작용

비극성 분자라도 분자중의 전자는 항상 움직이고 있으므로, 일시적으로 비대칭한 전하분포를 가져 쌍극자로 되는 경우가 있다. 의약품과 단백질의 비극성부분이 접근하면, 한쪽의 일과성 쌍극자가 다른 쪽 분자에 역방향의 쌍극자를 유도한다. 그 결과, 분자간에 반델바알스 상호작용이라고 불리는 결합력이 발생한다(그림 3 · 29). 이 힘은 분자표면끼리 가깝게 근접했을 때에만 유효하게 작용하고, 상호작용에 의한 안정화는 약 2 kJ mol^{-1} 이다.

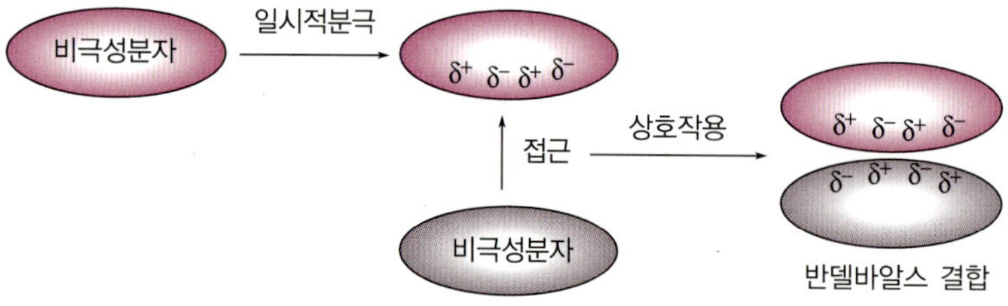

그림 3 · 29 반델바알스상호작용 일시적인 분극에 의해 생긴 부분전하가 타분자에도 분극을 유도하여 서로 끌어당겨 합해짐.

§3 · 5 · 1에서 §3 · 5 · 5까지의 상호작용 하나하나는 약한 것이지만, 이들이 복수존재하면 작용을 나타내는데 충분한 결합강도를 얻을 수 있게 된다.

3 · 6 내인성 리간드*

3 · 6 · 1 내인성 리간드란

생체의 항상성을 유지하기 위해, 외적 변화에 대응하는 기능과 세포간의 커뮤니케이션등에 생체정보전달물질이 **내인성리간드**로서 작용하고 있다. 이와 같은 세포간의 정보전달에 관여하는 **퍼스트메신저**는 작용범위와 작용시간등에 따라,

① 신경계에서 정보를 전달하는 **신경전달물질**

② 내분비선에서 생산, 분비, 체순환되어 특정 표적기관에 정보전달하는 **호르몬**

③ 작용범위가 한정되어 국소적으로 생성, 방출되는 **오타고이드**(autacoid)

④ 국소적으로 작용하는 단백질 **사이토카인**(cytokine)으로 분류된다.

그러나, 1개의 정보전달물질이 하나의 분류에 한정되는 것이 아니다. 예를 들면, 에피네프린(아드레날린)은 부신수질에서 분비되는 호르몬으로서, 글리코겐의 분해와 뇌하수체전엽으로부터 부신피질자극 호르몬(ACTH)의 분비를 촉진하는 동시에, 신경전달물질로서 교감신경계에서 혈

*집필자: 長野哲雄, 増野匡彦, 川﨑知己 (§3 · 6)

관수축작용등을 나타낸다(표 3 · 1). 즉, 같은 화합물이라도 호르몬과 신경전달물질 양쪽의 기능을 가진 물질이다.

신경전달물질과 펩타이드성호르몬 등 친수성물질은 지질이중층의 세포막을 통과하기 위해, 세포막의 수용체와 결합해 그 정보를 세포에 전달한다. 한편, 소수성물질의 스테로이드성 호르몬, 갑상선호르몬과 일산화질소(NO) 등은 세포막을 통과할 수 있어, 세포내 혹은 핵내에 존재하는 수용체 혹은 효소와 결합가능하다.

3 · 6 · 2 신경전달물질

신경계는 기능에 따라 감각계(외부자극을 중추까지 전달하는 계), 운동계(외부자극에 대응하여 신체를 움직이는 계), 자율신경계(내장기능을 제어하는 계), 제어계(본능 · 정동행동을 제어하는 계), 고차기능조절계(기억, 판단, 의식, 수면 등의 조절계) 등으로 분류할 수 있다.

신경세포는 핵과 미토콘드리아를 포함하는 세포체와 거기에서 뻗어나온 1줄의 긴 신경섬유(축색돌기, axon)로 되어 있다(그림 6 · 3). 정보는 이 긴 신경섬유를 활동전위라고 하는 형태로 전달되고, 신경은 수용체세포에 직접으로 결합되는 것이 아니라, 신경세포와 신경세포의 사이 또는 신경세포와 근육등의 효과기(effector) 사이에는 **시냅스**라 불리는 접합부위가 존재한다. 예를 들면, 자율신경계에는 중추에서 뻗어나온 신경세포는 시냅스전뉴런과 시냅스후뉴런으로 갈라지고, 양신경접합부에있는 시냅스에서 자율신경의 출력이 확대된다. 그래서 신경절의 흥분, 즉 정보의 전달이 전기적으로 행해지는 경우와 화학물질에 의한 경우가 있는데, 여기에서 사용되는 화학물질을 **신경전달물질**이라 한다. 즉, 신경전달물질이라는 것은 신경섬유를 통해 전파된 자극에 반응해 신경세포말단에서 시냅스간극에 방출되어 표적수용체에 선택적으로 작용하는 화학물질이다

신경전달물질은 뉴런말단내의 시냅스소포에 저장되어 있어 활동전위에 반응하여 일시적으로 방출된다. 시냅스간극은 좁기 때문에 신경전달물질이 미량으로 효과가 있어 순환혈류중까지 방출되는 일은 거의 없다. 그래서, 다음 신경세포등에 흥분성 또는 제어성의 시냅스전위를 유발하지만, 신경전달물질은 재흡수와 분해에 의해 재빨리 불활성화되어 멀리 있는 수용체에 작용하는 일은 없다. 시냅스에 있는 신경전달기구 중에 의약품의 표적으로 되는 것은 수용체만이 아니라, 신경전달물질의 생합성, 저류, 방출, 재흡수, 분해의 과정에도 있다.

현재까지 신경전달물질은 펩타이드도 포함해 40종 이상이 동정되어 있

으나, 주요한 물질로서, 아민계 전달물질의 카테콜아민(도파민, 노르아드레날린, 아드레날린), 아세틸콜린, γ-aminobutylic acid (GABA), 세로토닌, 히스타민등 외에 펩타이드성 전달물질의 엔케팔린, 소마토스타틴, substance P가 알려져 있다(표 3 · 1).

표 3 · 1 대표적신경전달물질의 구조, 작용부위, 생리활성

신경전달물질	구조식	주요 작용부위	주요생리활성
Dopamine	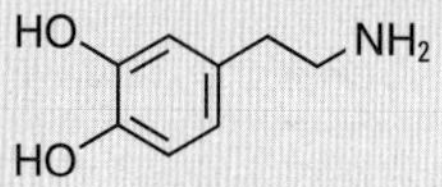	중추, 말초신경	
Noradrenaline	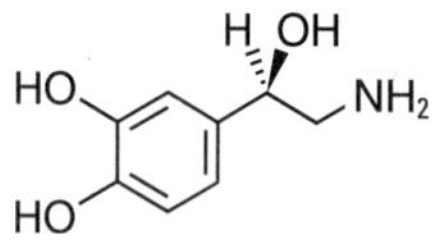	중추, 교감신경	
Adrenaline[†1]	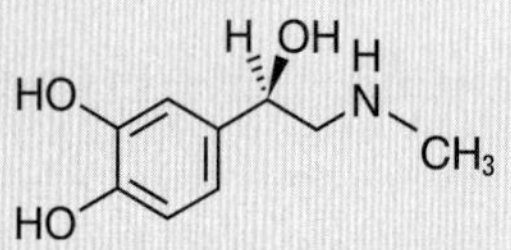	교감신경, 간장, 내분비	혈관수축, 혈당치상승, 펩타이드호르몬분비
Acetylcholine	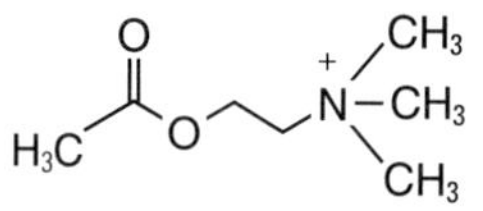	교감, 부교감신경	
GABA	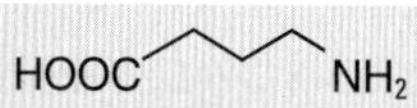	중추신경	
Serotonin[†2]	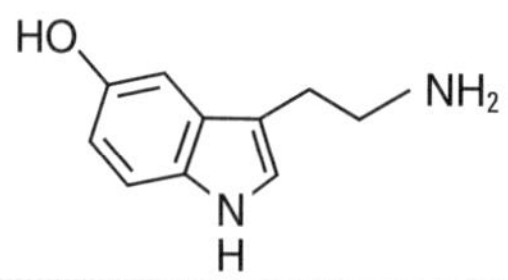	중추신경, 혈소판, 소화관, 기관지	지혈, 평활근수축
Histamine	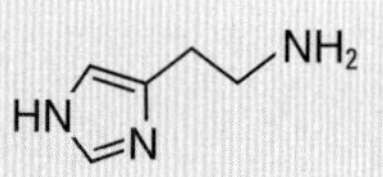	중추신경, 폐, 피부, 소화관	최면, 기관지수축, 가려움, 위산분비
Enkephalin[†3]	Tyr–Gly–Gly–Phe–X (x: Met 또는 Leu)	뇌, 부신수질, 소화관	모르핀형작용
Somatostatin[†4]	H–Ala–Gly–Cys–Lys–Asn– Phe–Trp–Lys–Thr–Phe– Thr–Ser–Cys–COOH	시상하부, 소화관	성장호르몬인자
Substance P[†4]	H–Arg–Pro–Lys–Pro–Gln– Gln–Phe–Phe–Gly–Leu–Met– NH_2	연수, 시상하부, 소화관	혈관확장,타액선분비, 내장평활근수축

†1 부신수질에서 분비되어, 호르몬으로도 분류된다.

†2 오타코이드로도 분류된다.

†3 뇌하수체중엽 · 전엽에서 분비되어, 호르몬으로도 분류된다.

†4 시상하부에서 분비되어, 호르몬으로도 분류된다.

3 · 6 · 3 호르몬

일반적으로 **호르몬**은 내분비계기관에서 생산, 저장되어 자극에 의해 분비된다. 그후, 정맥혈로 방출되어, 심장을 경유하여 동맥혈에서 생체내의 원격부위에 존재하는 표적기관의 특정한 수용체에 작용한다. 다시 체내를 재순환하기 위해 수명을 연장하여, 곧 불활성화되지 않고 작용할 수 있는 범

표 3 · 2 대표적호르몬의 생산 · 분비장기와 생리활성

종류	대표예	아미노산	생산 · 분비장기	주요 생리활성
펩타이드성	황체자극호르몬(LH)	198	뇌하수체전엽	유즙분비촉진
	난포자극호르몬(FSH)		뇌하수체전엽	난포육성, LH와 함께 배란촉진
	갑상선자극호르몬(TSH)	α(96) – β(113)	뇌하수체전엽	갑상선호르몬 분비촉진
	부신피질자극호르몬 (ACTH)	39	뇌하수체중엽 · 전엽	당질코티코이드의 생산 · 분비촉진
	oxytocin	9	뇌하수체후엽	자궁수축, 유즙분비 촉진
	vasopressin	9	뇌하수체후엽	항이뇨, 혈압상승
	갑상선자극호르몬방출호르몬 (TRH)	3	시상하부	갑상선에서 TSH 분비촉진
	성선자극호르몬방출호르몬 (LH-RH/FGH-RH)	10	시상하부	호르몬 LH와 FSH의 분비촉진
	인슐린	α(21)– β(30)	췌장 란게르한스섬 β세포	글리코겐합성촉진, 혈당감소
	glucagon	29	췌장 란게르한스섬 α세포	간에서 글리코겐 분해촉진, 혈당증대
	calcitonin	32	갑상선	혈중Ca^{2+}농도저하, 골형성촉진
	gastrin	17	위유문 전정부	위산분비촉진
아미노산성	tyroxine		갑상선	대사촉진
스테로이드성	aldosterone(mineralcorticoid)		부신피질	전해질대사
	hydrocortisone (glucocorticoid)		부신피질	당질의 대사 · 저장 조절, 염증의 억제
	estradiol(난포호르몬:estrogen)		난소	여성성기발육 · 성숙
	progesterone (황체호르몬:progesterone)		배란후의 난소 황체 · 태반	임신상태유지
	testosterone (남성호르몬:androgen)		정소	남성이차성징, 단백질동화

위도 넓다. 호르몬은 펩타이드성, 아미노산성, 스테로이드성으로 분류되지만, 수용체로서는 G단백질에 공역한 막결합형 혹은 핵내 수용체이다. 펩타이드, 단백질 등 생체막을 투과하기 어려운 호르몬의 수용체는 전자에 속하고, 스테로이드, 갑상선 호르몬과 같은 지용성이 커서 용이하게 세포내로 들어가는 호르몬에 대해서는 후자의 핵수용체가 대응한다(표 3 · 2).

3 · 6 · 4 오타코이드(Autacoid)

오타코이드는 국소호르몬으로도 불리워지고 분비된 주변에서 확산, 작용 발현하는 저분자물질로서, 작용범위, 작용시간등에 있어서 신경전달물질과 호르몬의 중간에 위치한다. 즉 혈류중에 들어가지 않으나, 들어갔다 하더라도 재순환되는 양은 적다.

예를들면, 1) 아미노계신경전달물질인 히스타민과 세로토닌(표 3 · 1), 2) 아라키돈산에서 유도된 에이코사노이드의 프로스타글란딘과 루코트리엔 (leukotriene) (그림 3 · 30), 3) 인지질의 혈소판활성화인자(PAF, 그림 3 · 31), 4) 혈관내피세포유래 혈관이완인자인 일산화질소(NO, 그림 3 · 32), 5) 펩타이드성물질의 안지오텐신과 브래디키닌이 알려져 있다. 신경전달물질과 같이 저류되어 있다가 자극에 의해 방출되는 물질(히스타민, 세로토닌등)과 필요에 의해 생합성된 호르몬형 물질(프로스타글란딘류, 안지오텐신등)로 분류가능하다(표 3 · 3).

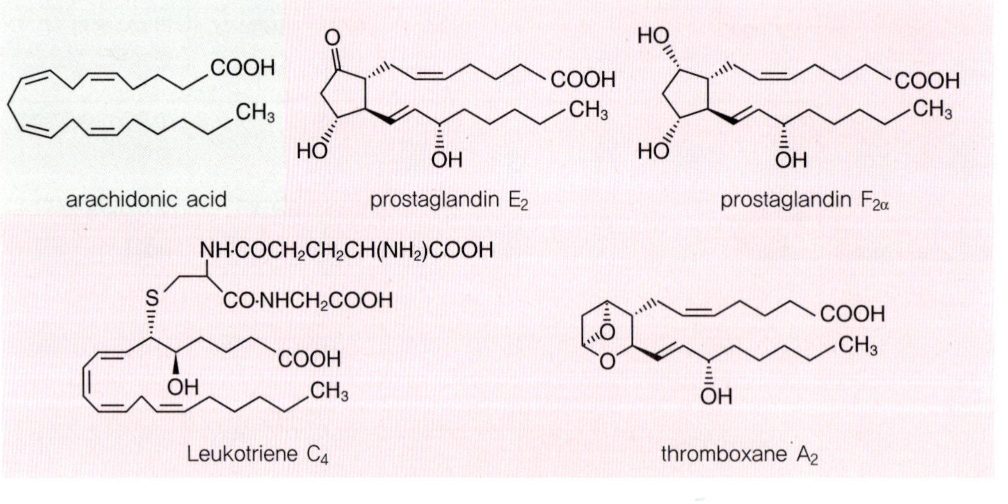

그림 3 · 30 Arachidonic acid와 대표적 eicosanoid

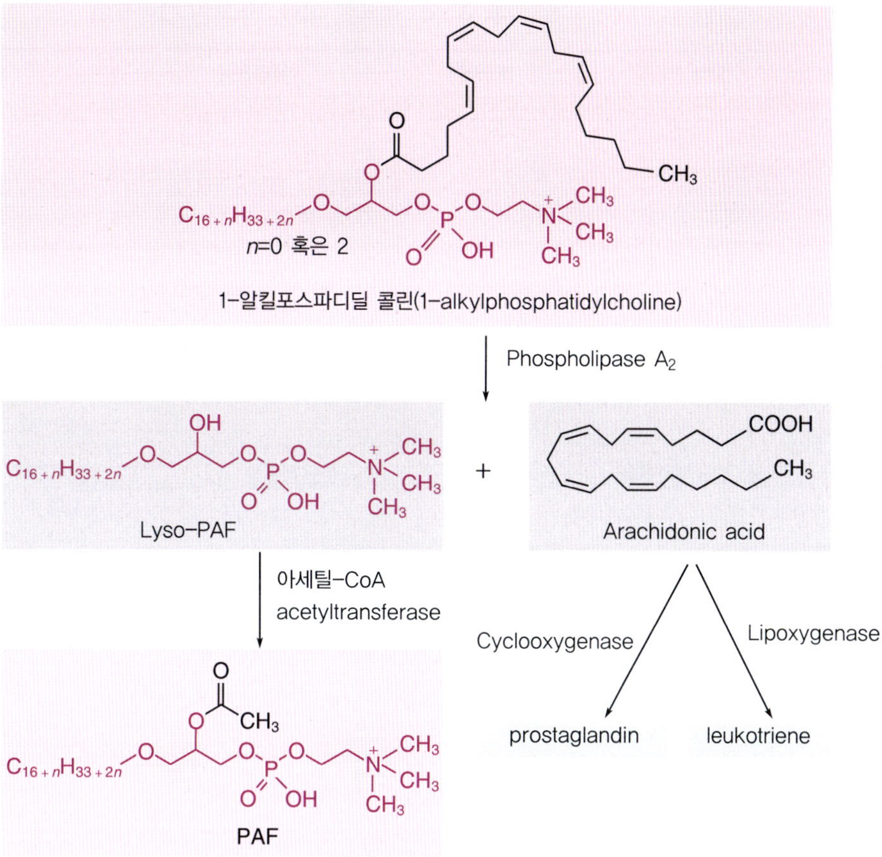

그림 3 · 31 인지질에서 eicosanoid와 PAF의 생성

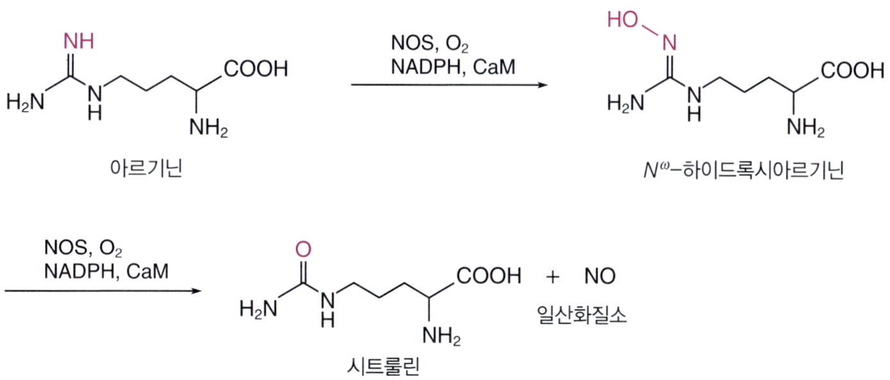

그림 3 · 32 일산화질소의 생성 NOS(일산화질소합성효소)에 있어서 효소분자, NADPH, CaM(calmodulin)이 관여하는 아르기닌의 산화 반응은 하이드록시 아르기닌 중간체를 생성하고, 다시 이것이 산화되어 일산화질소를 방출함.

표 3 · 3 대표적 오타고이드의 생리활성

오타고이드	대표예	생리활성	비 고
eicosanoid	prostaglandin (PG) E_2 $PGF_{2\alpha}$	혈압강하, 혈관 · 기관지 · 자궁이완 혈압상승, 혈관 · 기관지 · 자궁수축	세포막의 인지질에서 phospholipase A_2에 의해 아라키돈산이 유리되어, 이것으로부터 cyclooxygenase에 의해 생성(그림 3 · 31)
	eukotriene (LT)C_4	기관지 · 자궁수축, 염증야기	아라키돈산에서 lipoxygenase에 의해 생성(그림 3 · 31)
	thromboxane (TX) A_2	혈관수축, 혈소판응집	아라키돈산에서 PGG_2와 PGH_2를 경유하여 생성
혈소판활성화인자 (PAF)	왼쪽과 동일	혈소판응집활성	인지질에서 phospholipase A_2에 의해 아라키돈산과 함께 lyso-glycerophospholipid가 생산되어, 이것이 아세틸화되어 생성(그림 3 · 31)
일산화질소(NO)	왼쪽과 동일	혈압강하, 평활근이완	혈관내피세포등에서NOS등에 의해 아르기닌에서 생산(그림 3 · 32), 세포막을 통과해 세포내표적부위에 작용
angiotensin	angiotensin II	혈압상승, 혈관수축	혈청의 angiotensinogen에서 renin, angiotensin변환효소에 의해 생성
kynin	bradykinin	혈압강하, 혈관이완, 장 · 자궁 · 기관지평활근수축	혈장 α_2-globulin 분획의 kininogen에서 단백질분해효소 kallikrein에 의해 생성

3 · 6 · 5 사이토카인(Cytokine)

사이토카인은 세포에서 방출되어, 면역반응의 제어, 항바이러스, 세포분화 조절작용 등에 기능하는 항체이외의 펩타이드로, 염증, 면역, 조혈 등 생체 방어계에 관여한다. 사이토카인도 특정의 수용체와 결합하여 작용을 발현하여, 1) 인터루킨(IL; interleukin), 2) 인터페론, 3) 콜로니자극인자(colony stimulating factor), 4) 종양괴사인자(TNF; tumor necrosis factor), 5) 성장인자(growth factor)로 분류된다. 특히, 백혈구의 유주활성(chemotactic activity)이 강한 사이토카인을 케모카인이라고도 부른다(표 3 · 4).

표 3 · 4 대표적 cytokine의 생리활성

cytokine	대표예	생리활성 · 기능	비 고
interlukin(IL)	IL-1	내인성발열인자	단구/macrophage등에서 생산
	IL-2	헬파- T세포증식인자, natural killer-(NK) 세포의 활성촉진	T 임파구등에서 생산 장기이식시의 거부반응 cyclosporine에 의해 생산 억제
	IL-6	B세포분화인자	각종세포가 생산
	IL-8	호중구를 유주, 백혈구 유인인자	단구, macrophage, 표피세포, 혈관내피세포, 섬유아세포가 생산 chemokine의 일종
인터페론 (IFN)	IFN-α	항 바이러스 작용, 항암작용	호중구와 macrophage가 생산, IFN-α,β와 HBV와 HCV치료
	IFN-γ	killer-T세포유도, macrophage 활성화등 면역조절	T 세포와 NK세포가 생산
colony자극인자 (CSF)	macrophage -CSF(M-CSF)	단구/ macrophage분화, 증식을 촉진	T 세포와 섬유아세포가 생산
	erythropoietin (EPO)	적혈구의 분화, 증식을 촉진하는 조혈인자	신장에서 생산
종양괴사인자 (TNF)	TNF-α	IL-1과 IL-6과의 유사활성, 항종양작용	macrophage가 생산
성장인자 (GF)	NGF	신경섬유의 성장촉진	

3 · 7 작용부위*

생체의 항상성 기능유지에 있어 내인성물질(내인성리간드)의 작용부위와 역할(생리적반응)을 먼저 이해하고, 약물(외인성 리간드)의 약리활성과 그 작용부위와의 연관성을 찾아내어 분류하는 일은 어떤 작용부위를 표적으로 해서 신약을 개발할 것인가하는 기본적인 지침을 만들어 낼 수있다. 즉, 기능밸런스가 붕괴된 병태생리를 개선하기 위해, 특정 약물을 사용하여, 특정 작용부위를 타겟으로 하여, 밸런스의 붕괴를 개선하는데 있다. 사람의 병태생리적기능뿐만이 아니라, 내인성 병변세포와 외래성 바이러스, 미생물 등도 표적이 된다. 여기에 대해 내인성 리간드가 작용하는 부위, 즉 효소, 수용체, 이온채널 등은 약물의 중요한 표적작용부위이며, 최근 개발된 신약의 대부분이 이들 작용부위를 표적으로 하고 있다(표 3 · 5, 그림 3

*집필자: 川崎知己 (§3 · 7, §3 · 8)

표 3·5 2002년 세계매상최상위 24의약품과 작용타겟 유명회사의 조사를 토대로 개정·추가. 세계매상이 20억달러이상의 의약품.

순위	일반명	상품명	약효·약리	작용타겟
1	atrovastatin	리피토®	고지혈증약/ 스타틴계	효소
2	Epoetin-α	Epogen® /Procrit® /Espo®	신장성 빈혈치료제	(호르몬제제)
3	simvastatin	조코®	고지혈증약 /스타틴계	효소
4	lansoprazole	프레바시드® /란스톤®	항궤양제/PPI†2	효소
5	omeprazole	로섹®	항궤양제/PPI†2	효소
6	amlodipine	노바스크® /암로디핀®	항고혈압제 /Ca길항제	이온채널
7	pravastatin	메바로틴® /프라바콜®	고지혈증약 /스타틴계	효소
8	olanzapine	자이프렉사®	통합실조증제	수용체
9	paroxetine	팍실® /세로자트®	항우울제/SSRI†2	트랜스포터
10	cerecoxib	세레브렉스®	항염증약 /COX2†2 저해	효소
11	clipidogrel	플라빅스®	항혈소판약	수용체
12	sertraline	졸로프트®	항우울제/SSRI†	트랜스포터
13	interferon α_{2b}	인터론A® /페그인터론®	C형간염치료제외	(당·단백질제제)
14	salmeterol +flutigasone	세레타이드®	천식치료제	(수용체 +스테로이드제제)
15	rofecoxib†1	바이옥스®	항염증약 /COX2†2저해	효소
16	citalopram	Cipramil® Celexa®	항우울제/SSRI†2	트랜스포터
17	alendronate	포사맥스®	골다공증약	효소
18	gabapentin	뉴론틴®	간질치료제	(GABA 동족체)
19	pantoprazole	판토졸® /판토록®	항궤양약/PPI†2	효소
20	losartan	코자®	항고혈압제/AIIRB†2	수용체
21	risperidone	리스페달®	통합실조증약	수용체
22	fexofenadine	알레그라®	항알레르기약	수용체
23	venlafaxine	이펙사XR®	항우울제/SNRI†2	트랜스포터
24	cetirizine	지르텍®	항알레르기약	수용체

†1 로페코시브(rofecoxib)는 시판후 임상시험에서 심혈관상의 부작용이 밝혀져서, 2004년 9월에 판매가 중지되었다.

†2 PPI: 프로톤펌프저해제 ; SSRI: 선택적 세로토닌재흡수 저해제 ; COX2: 2형cyclooxygenase 약 ; SNRI: 세로토닌-노르에피네프린 선택적저해제 ; AIIRB: 안지오텐신II 수용체길항제

· 33). 그림 3 · 33에 저분자 의약품의 표적 부위 별비율을 나타내었다.

표 3 · 5에는 2002년 전세계매상고가 20억달러이상의 대형의약품(24제품) 을 매출순으로 해서 작용표적을 나타내었다. 이들 24품목 가운데 만성질환을 대상으로 한 의약품이 다수를 차지하는 점, 또한 일본에서 미발매된 의약품이 9품목이 있어, 일본은 구미시장과 조금 다른 점도 의문점이다. 주요한 표적작용부위인 효소, 수용체 및 이온채널 · 트랜스포터 · 핵산에 대해서 각각 제4장, 제5장 및 제6장에서 상세히 기술한다.

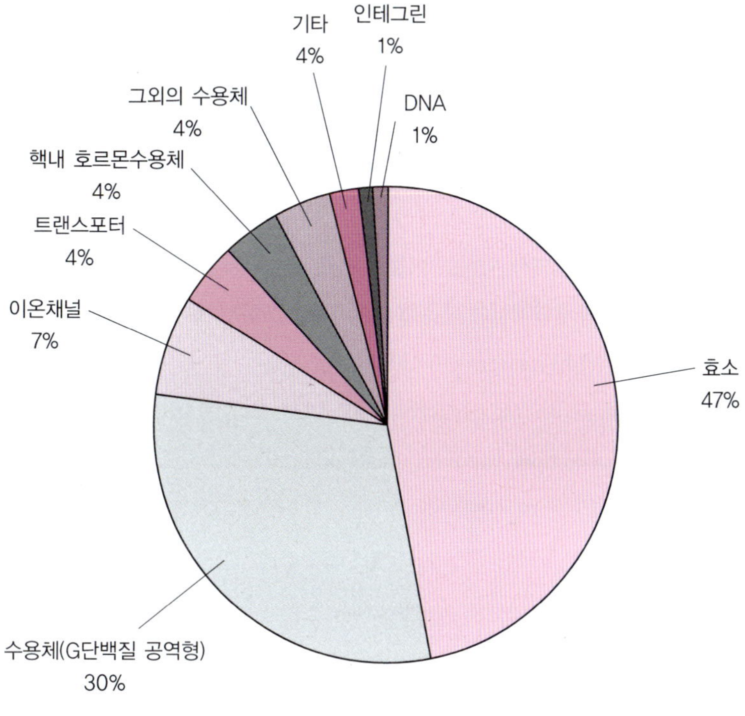

그림 3 · 33 저분자 의약품의 타겟 [A. L. Hopkins, C. R. Groom, *Nature Rev. Drug Discovery*, **1**, 727 (2002)]

3 · 8 약의 분류법

세계보건기구(WHO)는 질병을 생리학적으로 분류하여, 이것을 토대로 17개의 작용기관(예를 들면, 정신장해, 신경계 및 감각기, 순환기계, 호흡기계, 소화기계등)으로 약물을 분류했다. 이 분류는 조금 복잡하기 때문에, 약의 약효를 해부학적 분류에 의해 체내기능계를 14개 항목(예를 들면, 소화관과 대사, 혈액 · 조혈기관, 심혈관계, 중추신경계, 호흡기계 등)으로 나누어 분류했다. 그러나, 창약에서는 또다시 간편하고 실용적인 분류법으로 약효를 기준하여, 1) 중추신경계작용약, 2) 약역학적작용약, 3) 화학요법제, 4) 기타 약으로 크게 나누었다 (표 3 · 6).

표 3 · 6 창약의 관점에서 본 약물의 약효에 의한 분류와 작용부위

분류	작용기관 · 부위	약 효
중추신경작용제	뇌, 척수	향정신제[†1]: 항우울제, 항불안제, 항정신병제 신경질환치료제[†2]: 수면제, 진통제, 항경련제, 파킨슨병치료제
약역학적작용제	심혈관계, 신장 · 비뇨기계, 위장계, 호흡기계	항부정맥제, 혈관확장제, 항고혈압제, 이뇨제, 알레르기치료제
화학요법제	미생물, 바이러스, 암	항균제, 항암제
기타 약	대사, 내분비	항염증제, 고지혈증치료제

†1 정신기능이상에 작용하는 약물
†2 생리적기능이상에 작용하는 약물

또한, 의약품 종사자인 의사, 약사는 이들과 다른 생리학적분류를 이용하고 있다. 이 분류, 검색에 관해서는 다음 홈페이지를 참조하면 좋다.

http://202.214.127.149/yakuzai/cgi/YKI011

http://mid.cc.kumamoto-u.ac.jp/yakkou.html

http://www.nihs.go.jp/tipdb/yakukou_query_ad.html

4 효소와 약

4 · 1 효소란

4 · 1 · 1 촉매

화학반응은 **전이상태**를 경유하여 일어난다. 반응의 전이상태는 상호작용하는 분자의 고에너지상태의 활성착체이며, 분자의 충돌에 의해 이 상태가 일어나면 반응이 진행한다. 전이상태에 도달하는데 필요한 최소에너지를 **활성화자유에너지**(free energy of activation)라고 하고, 반응온도를 상승시키면 분자집단의 평균열(역학에너지)을 증가시키므로, 전이상태를 끌어내는 충돌횟수가 증가하게 된다. 따라서, 온도상승에 비례하여 반응속도가 가속되게 된다. 이를 다음 식에 나타내었다.

$$k = \frac{k_{\mathrm{B}}T}{h} \cdot \exp - \left(- \frac{\Delta \mathrm{G}^{\ddagger}}{RT} \right)$$

k는 반응속도정수, k_B는 볼츠만상수, T는 절대온도, h는 프랑크상수, R은 기체상수, $\Delta G^{\ddagger}$ 활성화자유에너지이며, 전이상태의 자유에너지와 출발물질의 자유에너지의 차이다.

$$\Delta G^{\ddagger} = \Delta H^{\ddagger} - \mathrm{T}\,\Delta S^{\ddagger}$$

이므로,

---

*집필자: 原 博, 長野哲雄 (4장)

$$k = \frac{k_B T}{h} \cdot \exp\left(\frac{\Delta S^{\ddagger}}{R}\right) \cdot \exp\left(-\frac{\Delta H^{\ddagger}}{RT}\right)$$

로 변형가능하다. $\Delta H^{\ddagger}$는 전이상태를 형성하는 때의 반응계의 흡열량이며, $\Delta S^{\ddagger}$는 전이상태형성시의 계의 자유도의 감소에 대응한다. $\exp(-\Delta H^{\ddagger}/RT)$의 온도의존성과 비교할 때, $k_B T/h \cdot \exp(\Delta S^{\ddagger}/R)$의 온도의존성이 작으므로 이 항을 빈도인자A로 해서 정리하면 다음식으로 변환될 수 있다. 단, ΔE_a는 $\Delta H^{\ddagger}/R$이다.

$$\ln k = A - \frac{\Delta E_a}{T}$$

이 식을 **아레니우스플롯**이라고 하고, ΔE_a는 $\Delta G^{\ddagger}$와 $\Delta H^{\ddagger}$에 관련된 값으로 **활성화에너지**라 불린다. 이 식에서 반응속도상수 k의 대수를 절대온도 T의 역수에 대해 플롯하여, 얻어지는 직선의 기울기와 y 절편에서 활성화에너지 ΔE_a와 빈도인자 A가 결정될 수 있다. 반응온도가 높아짐에 따라, 반응속도가 증대되는 것을 아레니우스식에서 알수 있다.

화학반응에 있어서 촉매는 반응속도를 가속시키고, 또한 낮은 온도에서 반응을 진행시킬 수 있다. 이것은 촉매가 전이상태의 활성화에너지($\Delta G^{\ddagger}_1$)를 적게 해주기 때문이다. 촉매가 존재하지 않는 계에서는 반응이 실질상 진행되지 않거나, 굉장히 느린 경우가 많다. 이것은 에너지그림(그림 4 · 1)의 반응물과 전이상태의 에너지차인 활성화자유에너지($\Delta G^{\ddagger}_2$)가 큰 것에 기인한다.

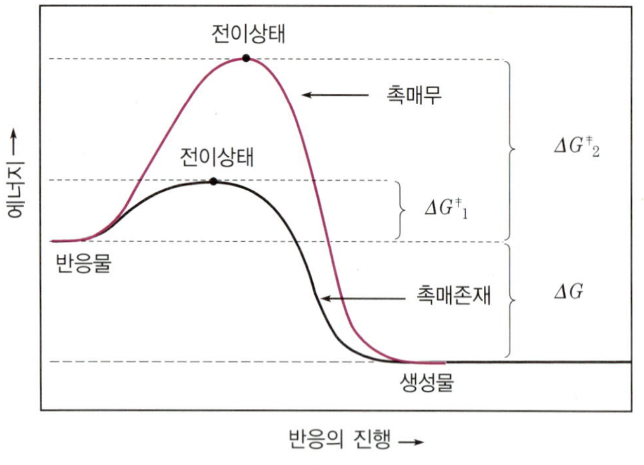

그림 4 · 1 반응의 포텐셜에너지 그림

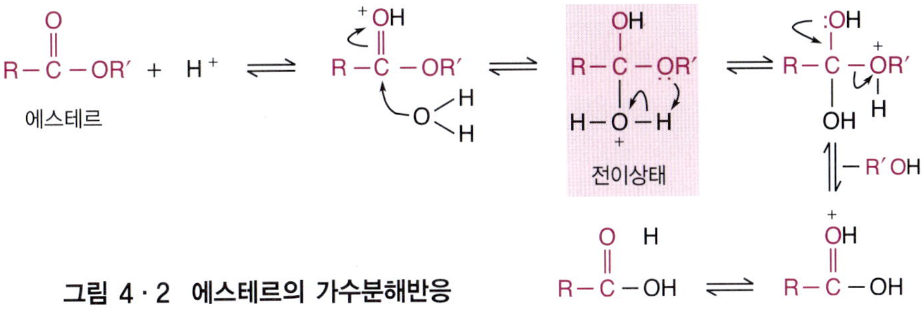

그림 4 · 2 에스테르의 가수분해반응

예를 들면, 에스테르의 가수분해반응(그림 4 · 2)에 있어서, 에스테르에 물을 가해도 반응은 현저히 느리다. 그러나, 여기에 황산과 같은 산을 가하면, 반응은 용이하게 진행한다. 이것은 산의 첨가로 carbonyl기가 쉽게 편극해, 이 탄소에 물의 산소원자가 구핵적으로 공격하여, 전이상태의 사면체구조를 가지기 쉽게 하기 때문이다. 이 경우, 산이 촉매로 작용한 것이다.

한편, 이미다졸의 경우는 염기촉매로서 작용한다(그림 4 · 3). 이미다졸은 물보다도 구핵성이 강해, 이미다졸의 질소가 carbonyl탄소를 공격하여, 사면체구조의 전이상태를 구축하여, 반응을 진행시킨다. 여기에서 생성된 amide는 물에 의해 쉽게 가수분해되고, 이미다졸은 재생된다. 이와 같이 에스테르의 가수분해반응에 있어서 산과 이미다졸은, 반응온도를 낮춰, 반응속도상수를 크게 함으로써 반응을 가속시킨다.

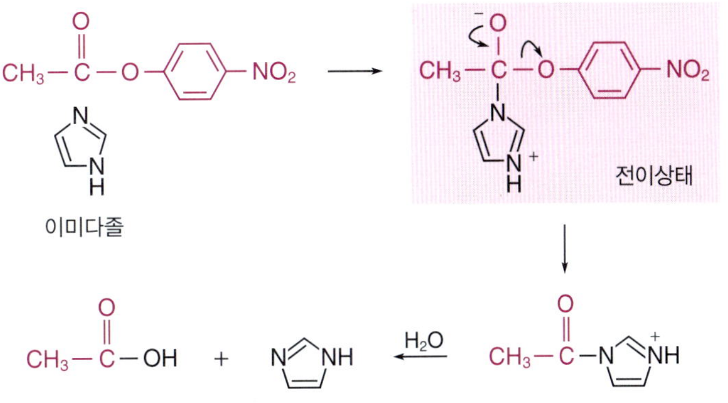

그림 4 · 3 이미다졸의 가수분해반응

알켄의 수소부가반응은, 가수분해반응과 반응양식이 다르지만, 촉매작용의 관점에서는 같은 것으로 생각할 수 있다. 알켄에 수소가스를 통과시켜도 반응은 진행하지 않는다. 이 반응에서 팔라디움이 촉매로서 큰 역할을 하는데 다음과 같이 설명할 수 있다. 촉매의 표면에 근접한 수소분자는 결합이 약해져서, 최종적으로 결합이 깨져, 수소원자가 팔라디움에 결합한다. 한편, π 전자를 가진 알켄은 팔라디움의 표면에 접근하기 쉬워, 상호작용에 의해 알켄분자의 π 결합이 약해진다. 가까이 존재하는 수소원자가 팔라디움에서 알켄의 탄소에 이동해 결합한다. 알칸으로 변화하면, 드디어 팔라디움과의 상호작용이 약해져 촉매면에서 떨어진다. 따라서, 촉매는 원래 형태 그대로 된다. 이와 같이, 팔라디움은 기질인 알켄과 수소분자를 끌어당겨, 양자가 접근상태에서, 나아가, 그것들을 보다 반응하기 쉬운 상태로 변하게 할 수 있다. 반응후 촉매는 반응전과 변하지 않는 상태로 되돌아간다(그림 4 · 4). 촉매는 화학반응의 속도를 가속시키지만, 자신은 소비되지 않는다.

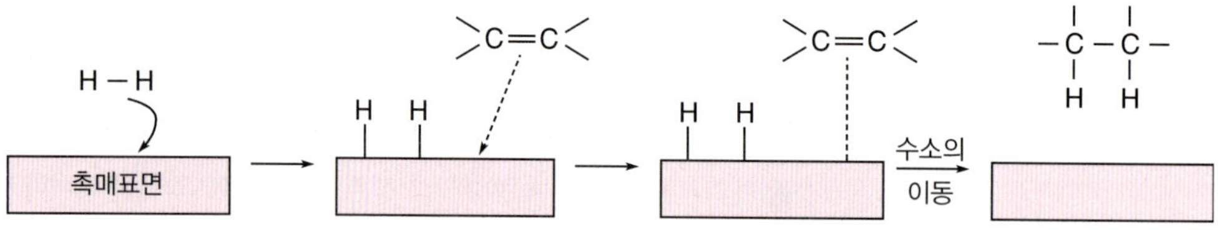

그림 4 · 4 알켄의 수소부가반응

팔라디움은 산과 이미다졸과 동일하게, 반응을 촉진시킴과 동시에, 또한 반응의 장을 제공하고 있다. 이것은 수소부가가 syn이성체부가에서 진행하고, *cis*체가 생성되는 것으로도 쉽게 이해할 수있다.

이와 같이 촉매는 반응의 열쇠가 되는 전이상태의 에너지를 저하시킴으로써 반응속도를 증대시킨다.

4 · 1 · 2 효소와 생체반응의 촉매

효소도 화학반응의 촉매와 동일하게 생각할 수 있다. 사람의 체내에는 체온(36~37°C)에서 각종 생체반응이 신속하게 진행된다. 이것은 효소가 관여하고 있기 때문이다. 효소인 단백질은 복잡한 구조를 가지고 있으나, 그 일부에 기질을 끌어당기고, 반응하기 쉬운 위치에 집어넣고, 반응하기 쉬운 형으로 변하게 하는 공간을 가지고, 반응이 용이하게 진행하게 하도록 아미노산 잔기가 교묘하게 배열되어 있다. 여기에서 반응이 일어나면, 생성물은 효소에 대해 친화력이 약해져 효소에서 떨어져 나오고, 효소는 최초형태로 되돌아 간다. 따라서, 효소는 반응 전후에 conformation이 변하지 않는다. 변화하면 제2의 기질과 반응할 수 없게 되어, 촉매로서 기능하지 못하게 된다. 즉, 효소가 생체내 반응에 있어서 촉매로서 기능하는 이유인 것이다.

생체반응의 촉매인 효소의 기능을 정리하면 다음과 같다.

• 효소는 생체반응의 장을 제공한다.

• 효소는 기질을 끌어당기고, 반응하기 쉬운 위치에 삽입, 반응하기 쉬운 형태(conformation)로 변화시킨다.
• 효소는 기질과 상호작용하여 기질을 활성화시켜, 그 결과 활성화에너지를 감소시킨다.

효소는 화학반응의 촉매와 비교할 때, 그 구조가 단백질을 기반으로 하고 있기 때문에 복잡하고, 보다 고도로 반응을 제어하고 있다. 상기 3가지 기능을 토대로, 효소반응은 효율적으로 굉장히 높은 기질 · 입체선택성을 가진다.

이와 같이 화학반응에서의 촉매와 생체반응에서의 효소는 현저하게 많이 닮아 있다. 많은 경우, 양자 모두 가역반응이며 평형반응이다. 반응을 보다 낮은 에너지상태에서 진행시켜, 평형에 도달할 때까지의 속도를 가속시킨다(그림 4 · 5).

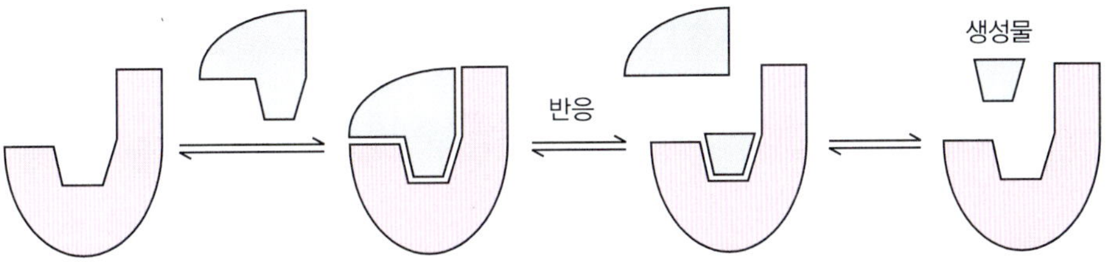

그림 4 · 5 효소반응의 모식도

4 · 2 효소의 활성부위

4 · 2 · 1 효소의 3차구조의 구축과 활성부위

많은 효소는 단백질에서 생겨났고 3차원의 복잡한 구조를 갖고 있다(§3 · 4 · 3). 기질을 섭취해 반응이 일어나는 특정장소가 있는데, 이런 장소를 **활성부위**라고 한다. 단백질을 실에 비유해보자. 긴 실을 손바닥으로 둘둘 말아 던지면, 매번 말때마다 다른 형태(3차구조)가 되지만, 단백질의 경우는 특수한 예를 제외하고는 몇번을 반복해도 같은 3차구조가 재현된다. 즉, 1차구조에 의존하여 자발적으로 3차구조가 구축된다. 실제로, 생체내 아미노산이 펩타이드결합해 단백질이 생합성된다. 1차구조가 같으면 몇번 만들어져도 3차구조는 동일한 구조를 가지게 된다. 이것은 1차구조상의 아미노산 체인의 성질에 의해, 일반적으로 친수성 아미노산은 효소를 둘러에워싼 물과 상호작용하여 바깥쪽에 분포하고, 소수성 아미노산은 안쪽에 위치하도록 3차구조가 구축된다. 또한, 복수의 아미노산 체인이 상호작용에 의해 근접하는 것도, 입체구조을 결정하는 힘이 된다. 따라서, 1차구조에서 서로 멀리 위치한 2개의 아미노산 잔기가 생각지도 않게 가까이 존재하는 경우가 있어도 이상한 것이 아니다(그림 4 · 6). 1개의 아미노산 잔기로는 효소반응이 일어나지 않으나, 적절하게 복수의 아미노산 잔기가 모인 공간이 있으면, 협력하여 기질을 집어 삼켜, 반응을 촉진시킬 수가 있다. 이와 같이, 활성부위에 존재하는 아미노산 잔기의 하나하나는 기질을 섭취하는 역할 혹은 반응을 촉진시키는 역할을 담당한다. 아미노산 잔기의 종류와 그것들이 만들어 내는 공간에 따라, 어떠한 효소반응이 일어날 것인가가 결정된다.

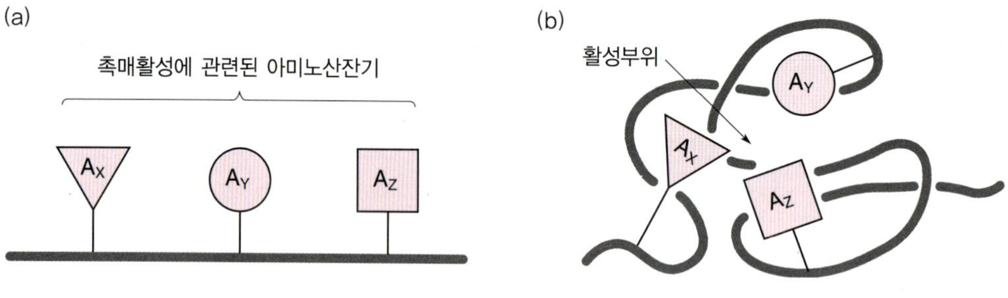

그림 4 · 6 단백질의 구조모식도 (a) 1차구조, (b) 3차구조

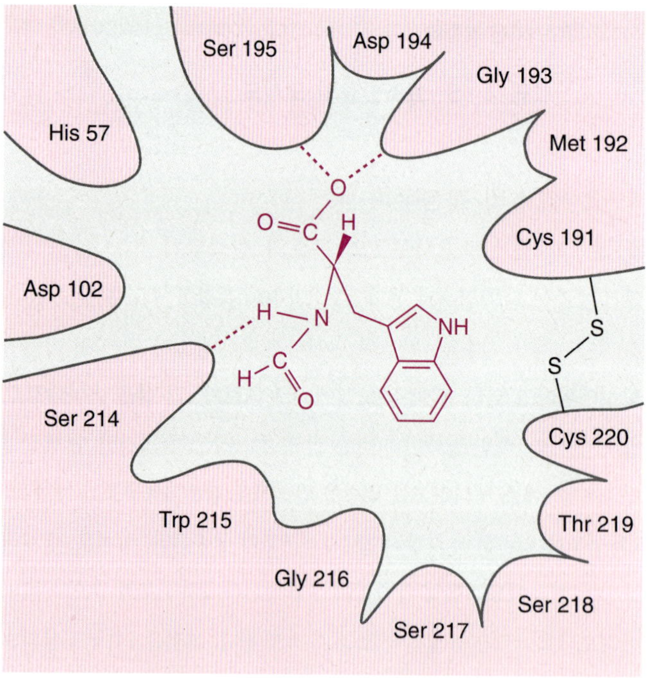

그림 4 · 7 Chymotrypsin 효소의 활성부위 whole meal 트립토판이 상호작용한 상태 예

방향족 아미노산 잔기에 인접한 펩타이드결합을 특이적으로 절단하는 키모트립신 효소를 예로 든다(그림 4 · 7). 키모트립신은 중앙부분에 활성부위가 있는 빈 구멍이 있다. 그 크기는 11Å × 6Å × 4Å이다. 이 내부에는 다른 펩티다제와 비교할 때, 크고 또한 소수성 사슬에 둘러싸여 있어 대단히 소수적이다. 그 결과 방향환이 이 타겟에 섭취되기 쉽다. 또한 214번의 세린의 carbonyl산소가 섭취된 펩타이드의 amide의 NH 수소와 수소결합하는데 아주 좋은 위치에 존재한다. 이와 같이, 키모트립신에서 기질의 인식에 반델바알스상호작용과 수소결합이 강하게 작용하고 있다.

키모트립신과 유사한 다른 펩티다아제로는 에라스타아제(elastase)와 트립신이 있으나, 에라스타아제는 로이신과 발린과 같은 비교적 작은 아미노산 사슬에 인접한 결합을 선택적으로 절단한다. 이것은 활성부위의 공간이 키모트립신에 비해 작기 때문이다. 실제, 에라스타아제에는 키모트립신의 활성부위 공간을 형성하고 있는 아미노산 중에, 216번 글리신이 발린으로, 226번의 글리신이 트레오닌으로 치환되어 있다. 그 결과, 포켓이 작아서 방향환 등이 섭취될 수 없다. 한편, 키모트립신의 포켓의 일번환인 189번의 세린이 트립신에는 아스파라긴산으로 치환되어 있다. 따라서 거기에는 carboxylate 이온사슬이 있어서, 라이신과 아르기닌과 같은 암모니움 이온을 가진 아미노산사슬이 이온결합에 의해 섭취되어, 그 부근의 펩타이드결합이 절단된다. 이와 같이 효소는 활성부위의 아미노산사슬의 성질에 따라 기질 특이성이 발휘된다(그림 4 · 8).

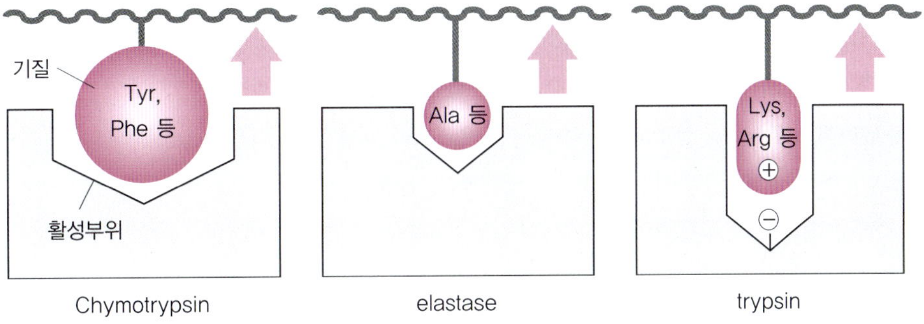

그림 4 · 8 효소의 기질 특이성 화살표는 절단부위

위에서 기술한 바와 같이, 효소가 3차구조를 형성할 때, 많은 경우, 소수성 상호작용에 의해 소수성 아미노산 잔기가 모여 활성부위가 있는 빈 구멍을 구축한다. 물론, 그 안에는 하이드록시기, 티올, 아미노기, 카르복실기도 적절이 배열되어, 기질의 선택적 인식과 반응을 촉진하는 역할을 갖고 있다. 기질을 인식하고, 그것을 섭취하여 기질과 효소복합체를 형성하는 힘은

대부분 이온결합, 수소결합, 소수성 상호작용, 반델바알스상호작용, 이온-쌍극자 상호작용, 쌍극자-쌍극자 상호작용에 의한 것이다. 이 모식도를 그림 4 · 9에 나타낸다.

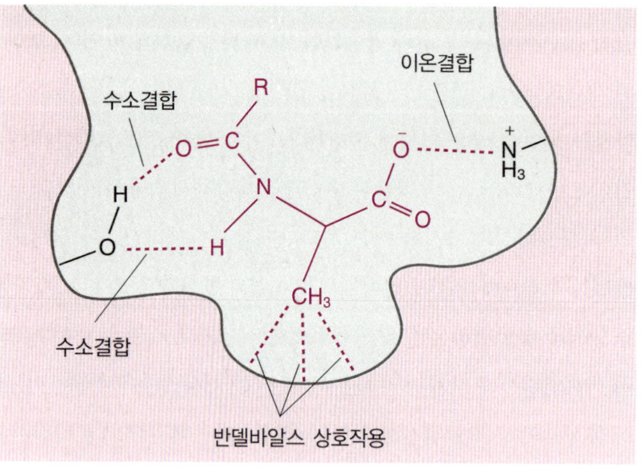

그림 4 · 9 효소-기질복합체를 형성하는 상호작용

이와 같이 기질과 효소의 각종 상호작용은 개개의 아미노산의 특성에 의존한다. 20종인 표준 아미노산은 그림 3 · 14에 나타나있는 것처럼 보통 사슬의 극성으로 다음 3종류로 나뉘어 진다.

① 비극성사슬을 가진 아미노산(Gly, Ala, Val, Leu, Ile, Met, Pro, Phe, Trp)

② 극성무전하사슬을 가진 아미노산(Ser, Thr, Asn, Gln, Tyr, Cys)

③ 극성전하사슬을 가진 아미노산(Lys, Arg, His, Asp, Glu)

기질과 효소의 상호작용에 관해서, 상기와 동일한 분류에 드는 아미노산은 일반적으로 유사한 상호작용을 하지만, 예외도 있다. 예를 들면, 이온결합은 "③극성전하사슬을 가진 아미노산"이 대부분 관여하지만, His는 오히려 Trp(①)과 같이 수소결합이 관계하는 상호작용을 나타낸다. 수소결합에 의한 상호작용은 "②극성무전하사슬을 가진 아미노산"이 담당하고, 소수성 상호작용은 "①비극성사슬을 가진 아미노산(소수성아미노산)"이 관계되는 일이 많다. 상기이외의 상호작용으로서, 이온-쌍극자 상호작용, 쌍극자-쌍극자 상호작용, 반델바알스 상호작용등이 알려져 있으나, 어떤 경우에서도 효소의 활성중심은 기질에 대해 상보적이며, 효소-기질 상호작용에 의해 얻어지는 결합에너지가 효소에 의한 활성화에너지를 저하시키는 요인의 하나로 되고 있다. 보통, 세포내에서 1차반응을 10배촉진시키는데 에너지는 약 6kJ mol^{-1} 의 유리에너지를 필요로 하지만, 하나의 상호작용에 가능한 에너지는 2~40kJ mol^{-1} 로 되어 있다(이온결합: 20~40kJ mol^{-1}, 수소결합: 4~20kJ mol^{-1}, 이온-쌍극자상호작용: 4~30kJ mol^{-1}, 쌍극자-쌍극자 상호작용: 4~30kJ mol^{-1}, 반데바알스상호작용: 2~5k $Jmol^{-1}$).

4 · 2 · 2 열쇠와 열쇠구멍

효소의 활성부위가 기질을 섭취하는 기전은 **열쇠와 열쇠구멍**, **유도적합** (induced fit) 2가지의 이해방법이 있다. "열쇠와 열쇠구멍" 은 효소의 결합부위에 기질이 집어 삼켜지는 기전을 설명하는데 알기 쉬운 방법이다. 기질(열쇠)이 효소의 결합부위(열쇠구멍)에 적합한가에 따라, 효소반응의 기질 특이성과 반응의 입체 선택성이 설명될수 있는 이해방법이다(그림 4 · 10). 실제로는 "열쇠구멍" 의 크기만이 아니라, 적절한 위치에 기질인식과 반응에 관여하는 아미노산잔기가 배치되어 있는 것에 의해 "열쇠 " 를 인식한다.

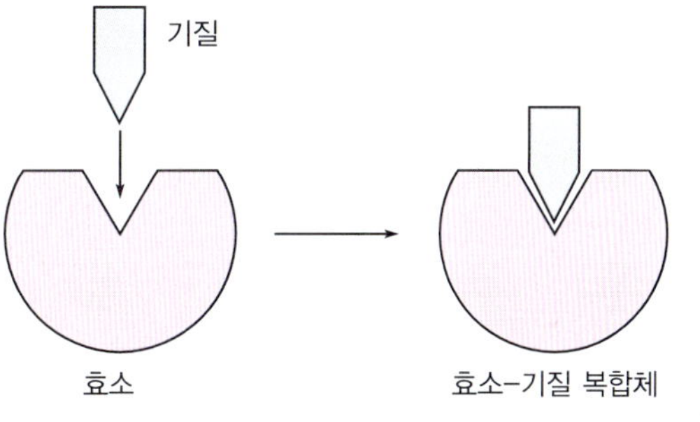

그림 4 · 10 열쇠와 열쇠구멍설

그렇지만, 어떤 종류의 효소는 다른 기질의 반응을 촉매할 수 있다. 이 사실은 상기 효소반응의 열쇠와 열쇠구멍설과 같이 견고하게 고정된 효소 활성부위로서는 설명할 수 없다.

한편, 노벨상학자 L. Pauling은 효소와 항체의 차이가 어디에 있을까를 생각했다. 항체는 항원을 특이적으로 인식한다. 그러나 항체 자신은 화학반응을 일으키는 일이 없다. 효소는 기질을 특이적으로 인식하여 반응을 진행시킨다. 분자의 특이적 인식이라는 점에서는 양자는 차이가 없다. 반응을 진행시킬 수 있는지 여부에 달려있다. Pauling은 아래와 같이 생각했다. 효소는 기질을 활성부위에서 집어 삼키는 동시에, 반응의 전이상태를 인식한다. 그러나, 반응생성물에 대해서는 거의 친화성을 나타내지 않고, 효소의 활성부위에서 유리시킨다. 효소는 기질을 집어삼키는 동시에 전이상태에 대해 높은 친화성을 나타내는 유연하고 다이내믹한 구조를 가지고 있다고 생각할 수 있다. 사실, adenosine deaminase의 전이상태저해제로

coformycin (그림 4 · 11)이 알려져 있고, 가수분해효소의 저해제에는 전이상태와 유사한 구조의 인산에스테르류가 자주 발견된다. 이들 전이상태 유사화합물이 효소에 집어삼켜지나, 가수분해반응이 진행되지 않으므로, 저해제로서 작용하게 되는 것이다. 항체에 효소의 촉매기능을 부여하는 연구로서 항체촉매가 있는데, 이것도 상기의 가설을 지지하고 있는 것이다.

여기서 볼 수 있듯이, 효소는 경직화된 활성부위를 가진 것뿐만 아니라 기질을 선택적으로 활성부위에 섭취하는 동시에 전이상태에 높은 친화성을 나타내고, 이것을 안정화시켜, 반응의 활성화에너지를 저하시키므로써 생체반응을 촉매하고 있다. 현재는 기질과 효소의 관계를 열쇠와 열쇠구멍만으로는 설명할 수 없다고 생각되고 있다.

(a)

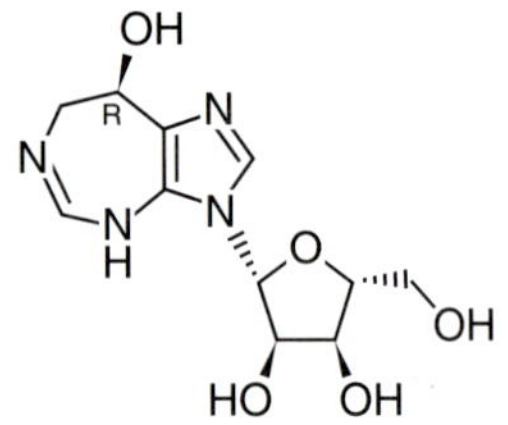

(b)

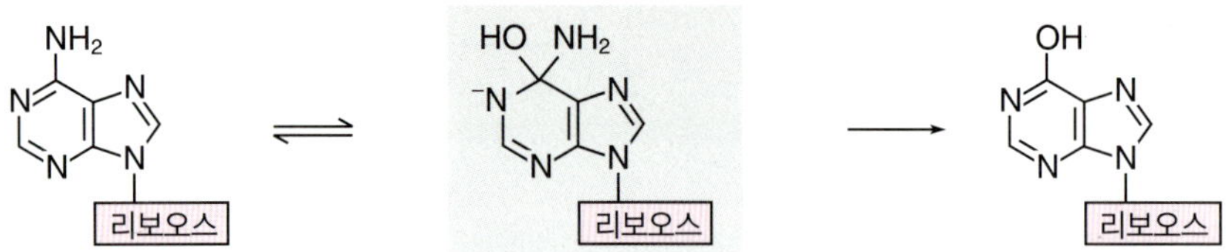

아데노신 adenosine deaminase의 존재하에서의 전이상태 이노신

그림 4 · 11 (a) 코포르마이신(coformycin), (b) adenosine deaminase의 전이상태

4 · 2 · 3 유도적합

경직화된 열쇠와 열쇠구멍의 개념으로는, 키모트립신의 경우와 같이 사슬에 벤젠 혹은 인돌과 같은 방향환을 가진 아미노산 잔기가 있으면, 인접한 펩타이드결합을 절단하는 것이 가능하다는 실험사실을 설명하기 힘들다. 많은 효소의 구조가 처음부터 고정되어 있는 것이 아니라, 어느 정도 여유가 있어, 결합부위(열쇠 구멍)는 기질(열쇠)의 구조와 맞도록 자기의 구조(conformation)를 변화시키는 일이 가능하다. 이런 생각은 D. Koshland에 의해 제안되어, 유도적합이라고 불린다(그림 4 · 12).

이것의 좋은 예로, 카르복시펩티다아제 A (carboxypeptidase A)가 있다. 가수분해효소인 카르복시펩티다아제 A는 C말단의 amide결합을 선택적으로 가수분해한다. 이와 같이 펩타이드사슬의 말단의 amide결합을 절단하는 효소를 exopeptidase로 부르며, 상기 기술한 키모트립신처럼 단백질의 중간정도에 있는 amide결합을 절단하는 효소를 endopeptidase라고 부른다.

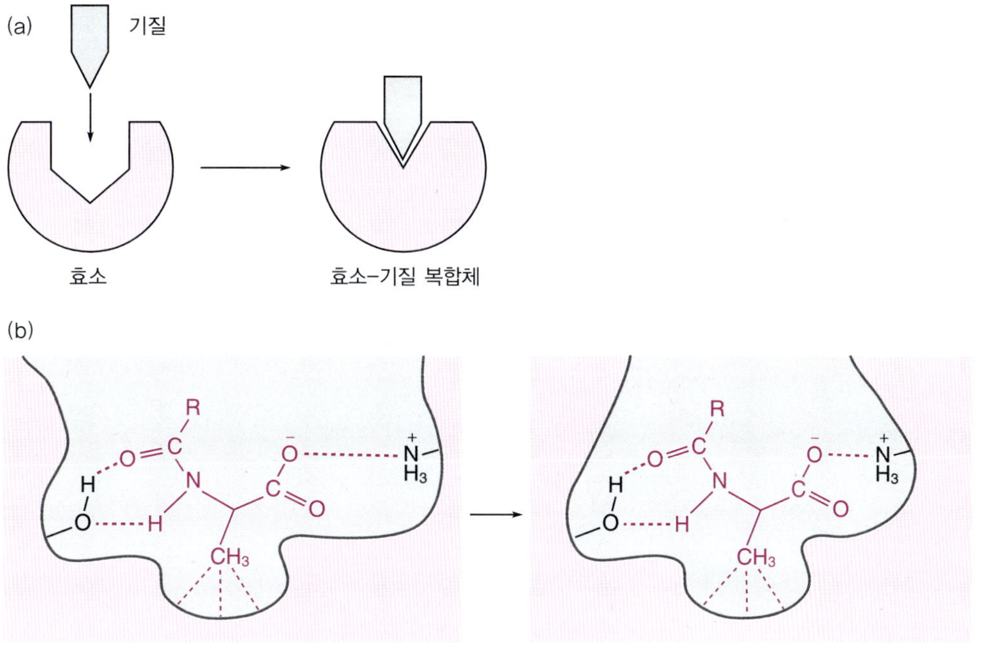

그림 4 · 12 유도적합 (a) 모식도, (b) 이온결합의 힘에 의해, 활성부위와 기질이 보다 밀접하게 접근해서, 실제로는 활성부위도 기질도 다 conformation이 변화해, 반응이 보다 일어나기 쉽게 함

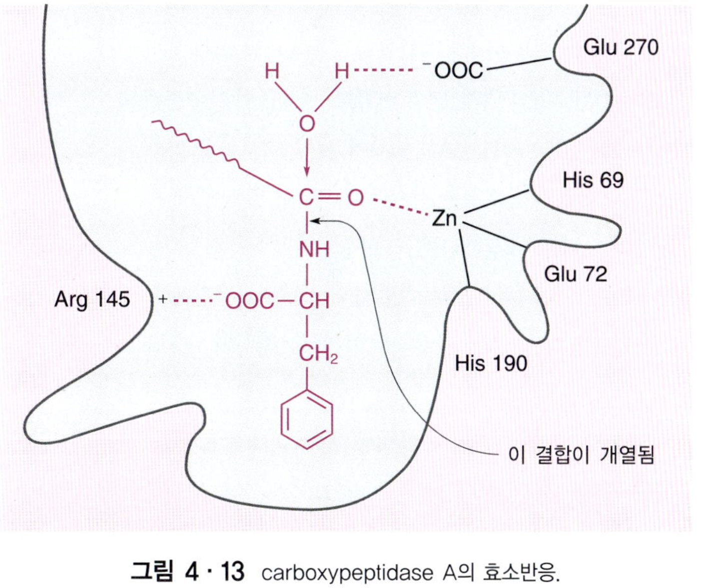

그림 4 · 13 carboxypeptidase A의 효소반응.

이 엑소펩티다아제효소는 기질과 결합할 때 자신의 구조를 크게 변화시킨다. 기질과 결합하기 전에 효소활성에 관계된 145번 아르기닌, 270번 글루타민산은 어느 정도 떨어져 있지만, 기질과 결합할 때는 이들 2개의 사슬이 기질 쪽에 가까이 온다. 효소의 활성부위가 고정되어 있는 것이 아니라, 기질에 맞춰 그 구조를 변화시킨다. 이 유도적합에 의해 기질과의 결합을 보다 강하게 할 수 있고, 촉매작용을 발휘할 수 있는 것이다(그림 4 · 13).

4 · 3 효소반응의 기전

키모트립신을 예로 효소가 촉매로서 어떻게 반응을 촉진시키는가를 아래에 기술한다. amide결합은 에스테르결합 보다도 안정해 가수분해되기 힘들다. 따라서, 단순히 물이 존재하는 것만으로는 가수분해가 일어나지 않는다. 소수공간인 활성부위에 기질이 유도적합하면, 그곳에 존재하는 물이 유출된다. 기질의 근방에 효소의 세린, 히스티딘, 아스파라긴산이 적절한 배치를 하고 있어, 이들이 가수분해반응의 촉매기능을 나타낸다. 기질의 amide결합의 carbonyl 탄소에 세린의 산소원자가 공격한 전이상태 A (그림 4 · 14)로 유도되지만, 바로 가깝게 양쪽이 위치하고 있어도 알코올산소의 구핵성이 약해서, 이것만으로는 가수분해반응이 진행되지 않는다. 세린 근방의 히스티딘의 이미다졸기가 세린의 하이드록시기의 수소와 수소결합을 한다. 또한 아스파라긴산의 carboxylate 이온이 이미다졸의 수소원자를 공격하여, 결과로 알코올산소의 구핵성이 높아진다. 이와 같이 하여, 결과적으로 세린이 아실화되면, 절단된 펩타이드의 아민부분이 활성부위에서 떨어져나가고, 이 공간에 가수분해에 필요한 물이 들어오게되면, 그림 4 · 14에 나타난 바와 같이 히스티딘과 아스파라긴산의 공동효과에 의해 물이 세린 에스테르의 carbonyl탄소를 공격해, 전이상태B를 경유하여 가수분해가 종료된다. 이와 같이, 기질의 amide결합의 주위에, 세린, 히스티딘, 아스파라긴산의 3가지 아미노산잔기가 적절한 위치에 배치되어 있는 것에 의해, 수중에서 안전한 amide결합이 2단계(세린의 아실화와 탈아실화)로 용이하게 가수분해를 받는다. 기질의 선택성은 이 3종의 아미노산잔기에 의한 것만이 아니라, 다른 아미노산잔기가 기질측의 아미노산잔기의 사슬을 인식하는 것에 의해 일어난다.

효소의 기능을 반응기전 측면에서 정리하면 아래의 4가지가 중요하다.

- 각종 상호작용을 토대로 한 기질의 인식기능
- 산 또는 염기로서의 기능
- 구핵성 작용기로서의 기능

- 금속이온과 조효소로 불리는 저분자유기화합물(NAD+ 혹은 FAD 등)의 보조인자기능(금속이온등의 보조인자에 관해서는 §4 · 5 · 2 참조)

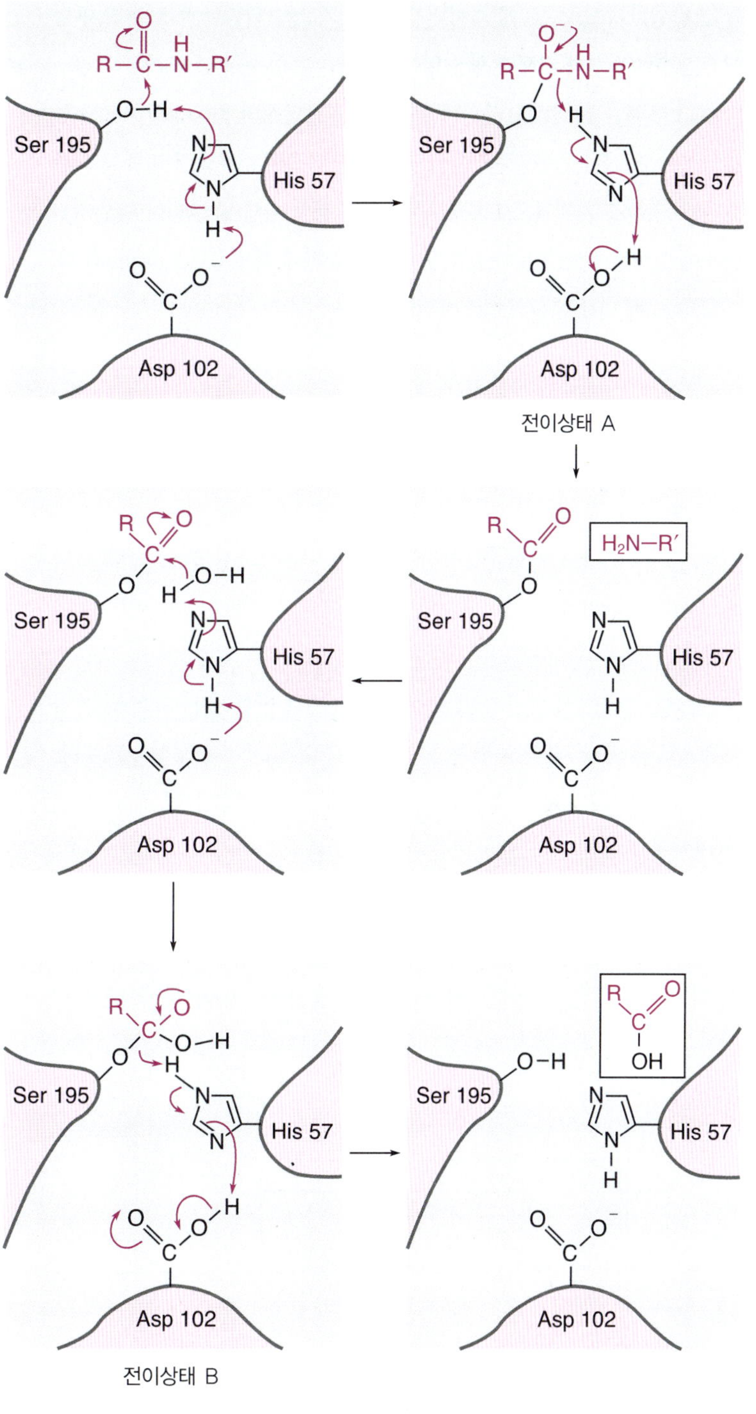

그림 4 · 14 chymotrysin의 효소반응기전

4 · 4 효소반응속도론

일반적으로 효소반응에는 최적 pH가 있어, 각각 효소에 의해 달라지고, 그 범위는 보통 효소가 존재하는 환경의 pH에 대응한다. 이 범위 외에는 효소가 비가역적 변성에 의해 불활성화되는 일이 많다. 또한 온도에 대해서도 민감해, 일반적으로 온도를 높이면 반응속도가 상승되지만, 어느 온도를 넘어가면 결국 변성에 의해 활성을 잃어버린다.

효소촉매반응은 보통 다단계 반응이며, 각 단계의 반응속도는 효소농도, 기질농도, 온도, 화학종의 용해도, 효소단백질의 이온화상태 등에 의존한다. 이것들을 기전적으로 해석 하는 것은 정말 어렵다. 그러나 단일기질 반응에 있어서, 기질농도가 효소에 미치는 효과에 대해 L. Michaelis 와 M. L. Menten에 의해 이론식으로 기술되었다.

4 · 4 · 1 Michaelis-Menten 식과 Lineweaver-Burk plot

a. Michaelis-Menten식 ________ 아주 과량 존재하는 기질을 포함한 효소 촉매반응에 대해서, 기질의 처음 농도에 대해 처음 속도를 플롯하면 그림 4 · 15에 나타낸 쌍곡선이 얻어진다. 이 속도론적 움직임으로부터 Michaelis와 Menten은 효소활성을 설명하는 Michaelis-Menten이론을 유도했다.

아래의 반응에서 단일기질(S)은 생성물(P)로 변환된다. 효소(E)는 가역적으로 기질 (S)와 반응하여, [효소(E)-기질(S)]착체를 형성하고, 다음 단계에서 이 복합착체는 효소(E)와 생성물(P)로 분해된다. 보통, 제2단계는 비가역적이다.

$$E + S \rightleftharpoons ES \rightarrow E + P$$

많은 경우, 단일기질의 효소반응의 속도는 기질의 농도가 낮은 범위에서 그 농도에 의존하지만(1차반응), 농도가 증가함에 따라 기질의 농도의 영향을 받지 않게 된다(0차반응). 그래서, 기질농도와 반응속도의 관계는

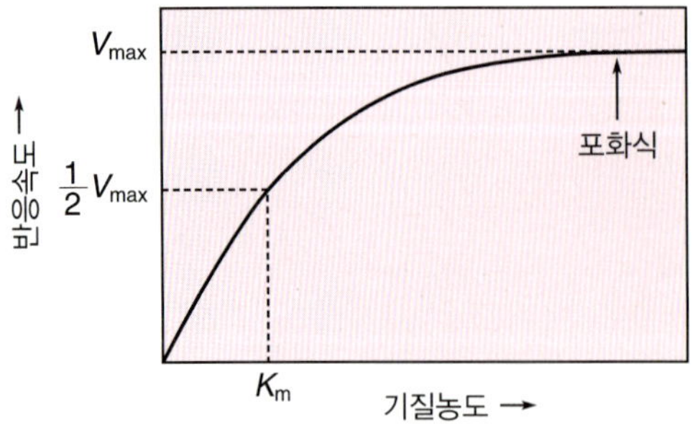

그림 4 · 15 기질농도와 반응속도의 관계

쌍곡선으로 표시된다(그림 4 · 15). 이것을 수식화한 것이 Micaelis-Menten식(4 · 1)이다.

$$V = \frac{V_{max}[S]}{K_m + [S]} \tag{4 · 1}$$

V는 반응속도, [S]는 기질농도, V_{max}는 기질농도가 무한에 달했을때의 반응속도이며, K_m은 Michaelis정수라고 불리는 수치이다. 수식에 의해, $V = V_{max}/2$일 때 K_m = [S]가 되므로, 정수의 값은 반응속도가 $V_{max}/2$가 될 때의 기질농도이다.

K_m과 V_{max} 2개의 속도론 barometer는 속도식을 정의하는데 중요하다. [기질-효소]착체가 형성될 때 속도는 K_m에 반영되고, [기질-효소]착체가 개열되어 생성물이 생기는 속도는 V_{max}에 반영된다. K_m과 V_{max}를 구하기 위해, Lineweaver-Burk식(4 · 2)이 사용된다. Lineweaver-Burk식은 식(4 · 1)에서 유도된다.

$$\frac{1}{\upsilon_0} = \frac{K_m}{V_{max}} \cdot \frac{1}{[S]_0} + \frac{1}{V_{max}} \tag{4 · 2}$$

υ_0는 처음 속도, $[S]_0$ 는 기질의 처음 농도를 나타낸다.

b. Lineweaver-Burk plot ________ $1/[S]_0$에 대해 $1/V_0$을 플롯한 것이 그림 4 · 16이다. x절편과 y절편으로 K_m과 V_{max}를 구하는 것이 가능하다. V_{max}는 효소가 기질에 의해 포화될 때의 극한의 최대속도로 이론적으로 확실히 정의된 값이다. 한편, K_m은 효소에 대한 기질친화성의 지표가 되지만, 앞에서 말한 바와 같이 특정의 반응조건하에서 최대속도의 1/2의 속도가 되기 위해 필요한 기질농도이며, 기질간의 상대적평가에 있어서 처음으로 의미가 있는 값이다.

Michaelis정수(K_m)을 키모트립신과 각종 기질을 예로 아래에 표시한다.

기질	K_m[mM]
acetyl-L- tryptophanamide	5
N-acetyltyrosineamide	32
glycyltyrosineamide	122

Michaelis-Menten 평형과정이 모든 경우에 다 들어 맞는 것은 아니다. 예를 들면 feedback inhibition (후술하는 allosteric inhibition과 동일) 되는 효소의 촉매반응속도에 미치는 기질농도의 영향은 시그모이드 곡선이 된다. 또한 단일기질이 아닌 2개 이상의 기질을 포함한 효소반응은 이것처럼 단순하지 않다. 또한, Lineweaver-Burk plot은 아래 기술하는 저해양식

(§4 · 4 · 2, §4 · 4 · 3 참조)을 이해하는데 도움이 되지만, 실제로는, 기울기와 절편의 오차의 범위가 농도에 의해 크게 달라지므로, V_{max}와 K_m값을 구할 때 현재는 컴퓨터로 Michaelis-Menten곡선을 fitting하는 일이 많다.

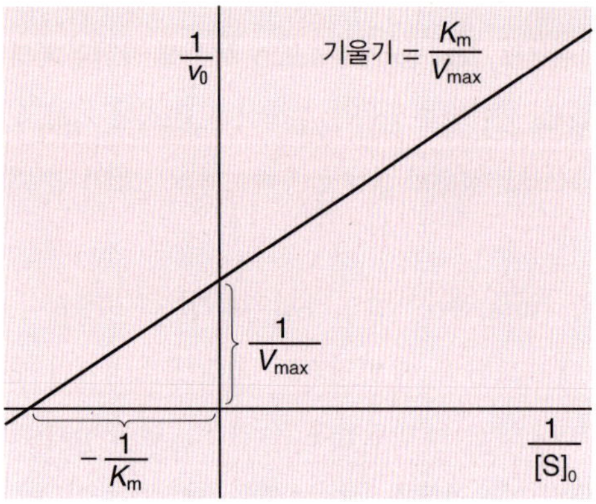

그림 4 · 16 Lineweaver-Burk plot

4 · 4 · 2 가역적저해

약이 효소에 미치는 영향을 분류하면, 1) 효소반응을 촉진하는 약, 2) 효소반응을저해하는 약으로 나눠지지만, 의약품으로서 후자타입이 압도적으로 많다.

효소저해제에는 가역적 혹은 비가역적으로 작용하는 것이 있다. 가역적 효소저해제는 효소와 약한 결합(이온결합, 수소결합, 소수성 상호작용, 반델바알스 상호작용 등)이 관여하고 있어서, 결합과 해리의 평형상태이다. 이 때문에, 가역적저해제는 시간에 의존적이다. 가역적저해에는 경쟁적저해, 비경쟁적저해, allosteric저해, 불경쟁적저해 4종류가 있다.

a. **경쟁적저해** ________ 경쟁적저해에서 저해제는 기질과 같은 효소

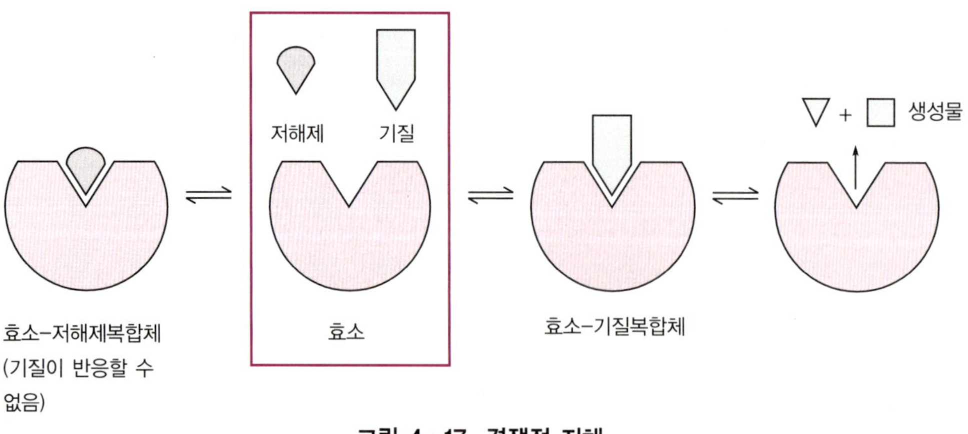

그림 4 · 17 경쟁적 저해

활성부위에 경합한다. 기질과 저해제가 효소와 결합에 있어서 평형상태이며, 저해제의 농도가 높으면 평형이 〔효소-저해제〕 착체 쪽으로 기울어져, 기질의 반응이 저해된다(그림 4 · 17).

아주 높은 기질농도에서 저해효과가 완전히 억제될 때까지, 효소반응속도는 기질농도가 증가함에 따라 감소한다. 앞에서 기술한 Michaelis-Menten반응속도를 나타내는 과정에 있어서, Lineweaver-Burk plot은 특징적인 직선의 변화를 나타낸다(그림 4 · 18a). 즉 V_{max}는 저해제 존재하

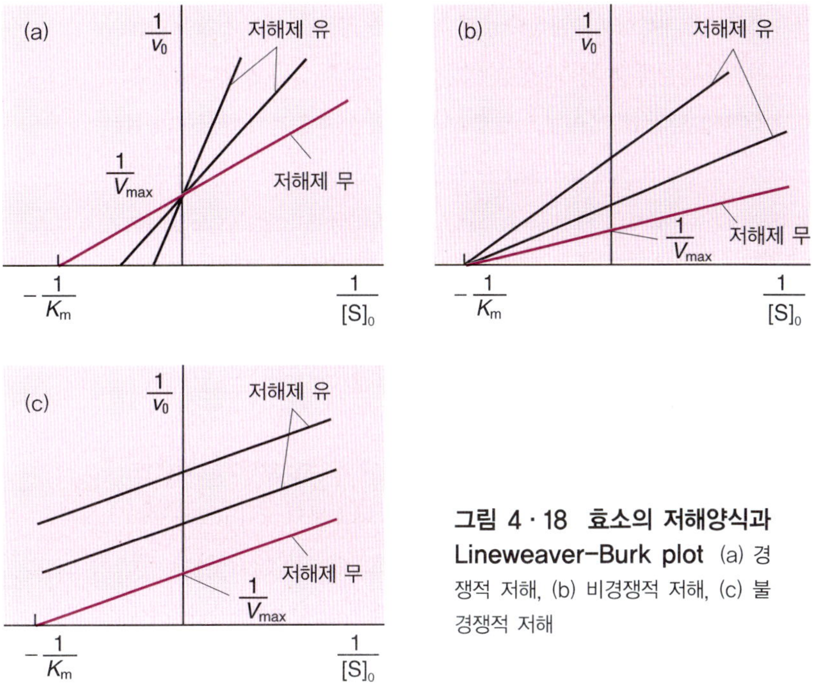

그림 4 · 18 효소의 저해양식과 Lineweaver-Burk plot (a) 경쟁적 저해, (b) 비경쟁적 저해, (c) 불경쟁적 저해

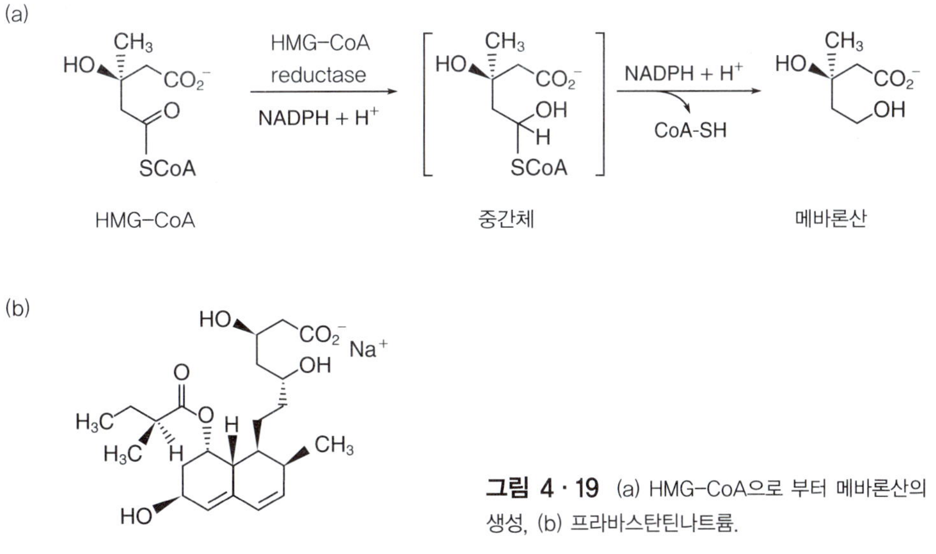

그림 4 · 19 (a) HMG-CoA으로 부터 메바론산의 생성, (b) 프라바스탄틴나트륨.

에서 변화가 없으나, K_m은 영향을 받는다.

같은 반응활성부위에서 결합하기 때문에, 저해제는 기질과 그 구조가 유사한 것이 많다. 예를 들면, 3-하이드록시-3-메틸글루타릴 CoA (HMG-CoA)에서 mevalonic acid를 생산하는 효소 HMG-CoA reductase를 경합적으로 저해하는 pravastatin은, 콜레스테롤의 합성의 합성중간체인 HMG-CoA와 유사한 부분구조를 가진다(그림 4 · 19)

b. 비경쟁적 저해 ________ 비경쟁적 효소저해제는 기질의 반응부위 이외에 작용하여 저해효과를 나타낸다. 완전한 비경쟁저해에는 기질과 효소의 친화력은 저해제의 존재하에서 영향을 받지 않고, 저해제에 대한 친화력도 기질과의 착형성에 의해 영향을 받지 않는다. V_{max}는 변화가 있으나, K_m은 영향을 받지 않고, 이것은 경쟁저해와는 반대의 결과가 된다(그림 4 · 18b). 이 타입의 저해제는 효소와 결합함으로써, 생성물이 생기기 어렵게 된다. 즉, 2자착체〔저해제(I)-효소(E)〕에 기질(S)이 결합되어 생성되는 3자착체〔저해제(I)-효소(E)-기질(S)〕에서 생성물이 생기지 않는 경우에 저해효과가 나타난다. 이 저해는 가역적이므로, 효과적인 저해를 위해서는 저해제농도를 효소농도 혹은 기질농도보다 상대적으로 고농도로 유지하는 것이 필요하다.

c. Allosteric 저해 ________ 그러나 상기와 같이 단순한 비경쟁적저해는 아주 드물고, 일반적으로 저해제의 결합에 의해 효소의 고차구조가 변화하여, 기질에 대한 친화성도 변화하여 기질이 효소와 결합할 수 없게 되는 예가 많다. 이와 같이 반응부위 이외 (allosteric부위)에 작용하여, 본래의 반응부위의 입체구조를 변화시키는 작용을 allosteric제어라고 부른다. 이

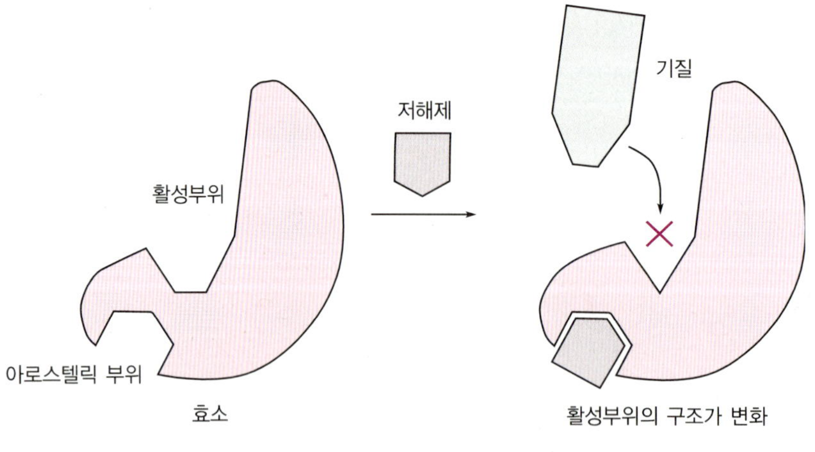

그림 4 · 20 아로스텔릭 저해의 모식도

작용에 의해 기질의 결합이 저해되지만, 또한 기질이 결합해도 반응이 진행되기 어려워 효소기능이 상실된다(allosteric저해, 그림 4 · 20). 경쟁적저해제의 경우와 달리, 비경쟁적저해 및 allosteric저해에 있어서 저해제와 기질의 구조가 유사할 필요가 없다. 이 때문에 이 저해양식의 약을 설계할 경우에 기질의 구조를 리드화합물의 골격으로 하는 것이 불가능하고, 기질은 약을 설계하는데 참고가 되지 않는다.

상술한 Lineweaver-Burk plot은 저해양식을 결정하는데 유용하며, 경쟁저해와 단순한 비경쟁적저해를 구별하는 일이 용이하다. allosteric저해를 비경쟁저해에 포함해서 논하는 일이 많으나, allosteric저해의 경우 V_{max}값 및 K_m값도 동시에 변화하여, 저해양식을 논하는데 있어 해석해야 할 효소과정이 단일기질이라해도 신중을 요한다.

또한, 효소반응에 있어서, 말단의 생성물이 효소활성을 제어하는 경우가 있다. 이와 같은 allosteric제어의 예로서 콜레스테롤이 알려져 있다. 생체내에서 콜레스테롤의 생산이 과다하게 되면 피드백이 일어나, 상기의 HMG-CoA reductase를 비경쟁적으로 저해한다. 이것은 allosteric제어의 전형적인 형태이다. 생성물이 피드백에 의해 allosteric제어를 나타내는 효소에는 Lineweaver-Burk plot을 적용할 수 없다.

d. 불경쟁적저해 ________ 비경쟁적저해는 저해제(I)가 효소(E)와 결합하여 〔저해제(I)-효소(E)〕착체를 형성하는 것에 대해, 이 불경쟁저해에는 저해제(I)는 〔기질(S)-효소(E)〕 착체와만 착체를 형성한다. 즉, 3자착체 〔기질(S)-효소(E)-저해제(I)〕 이다. 이와 같은 저해제는 단일기질의 효소에 있어서는 예가 적지만, Lineweaver-Burk plot의 기울기는 변화하지 않고 저해제의 농도가 증가함에 따라 plot이 좌로 이동하는 특징을 나타낸다(그림 4 · 18c).

4 · 4 · 3 비가역적저해

비가역적효소저해제는 효소와 공유결합 혹은 강한 비공유결합이 형성되어, 효소가 원래 상태로 되돌아가지 못하게 되어, 이 저해제의 경우에는 기질농도를 높여도 저해제를 활성부위에서 내쫓는 것이 불가능하다. 단백질

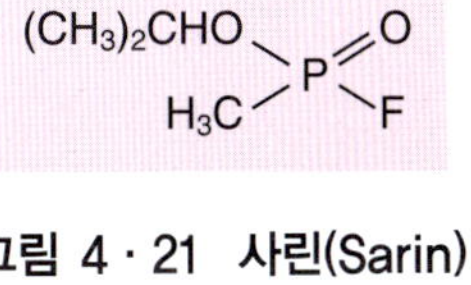

그림 4 · 21 사린(Sarin)

효소의 아미노산부위에 공유결합함으로서 이 비가역적저해를 일으키는 예가 많다. 아세틸콜린에스테라아제저해활성으로 강력한 신경독성을 일으키는 Sarin(그림 4 · 21)은 세린잔기를 비가역적으로 인산화하는 것으로 치사작용을 나타낸다.

또한 어떤 효소는 자신이 만들어낸 생성물에 의해 활성부위에 존재하는 작용기(대부분 구핵적작용기)가 비가역적으로 화학수식(대부분 알킬화반응)되는 일이 있다. 이러한 작용을 가진 기질을 **자살억제제**(suicide substrate, suicide inhibitor)이라 부른다.

4 · 5 효소의 종류

4 · 5 · 1 반응양식에 따른 분류

효소를 반응양식에 따라 크게 구별하면 하기와 같은 6개의 타입이 있다(그림 4 · 22).

- **산화환원효소**(oxidoreductase)
- **탈리효소**(lyase)

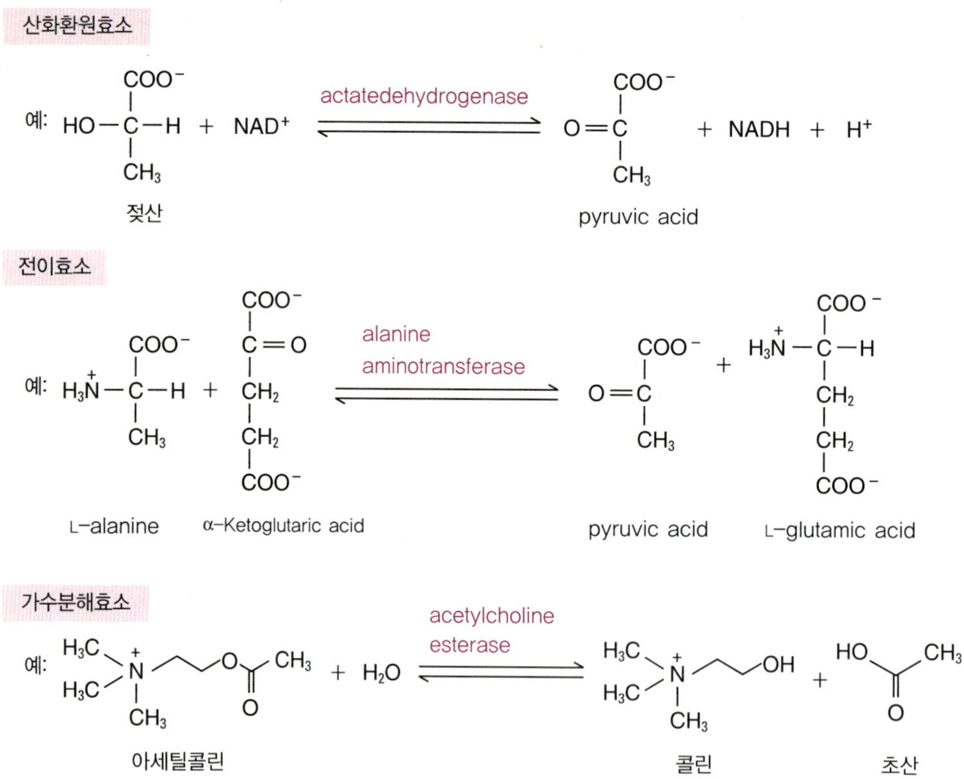

그림 4 · 22 효소의 반응양식에 의한 분류

탈리효소

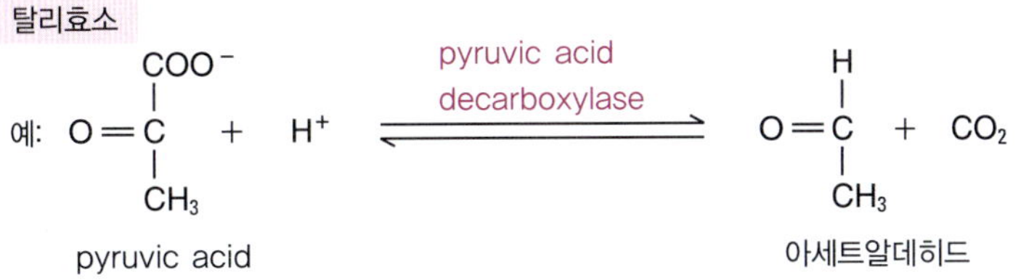

이성화효소

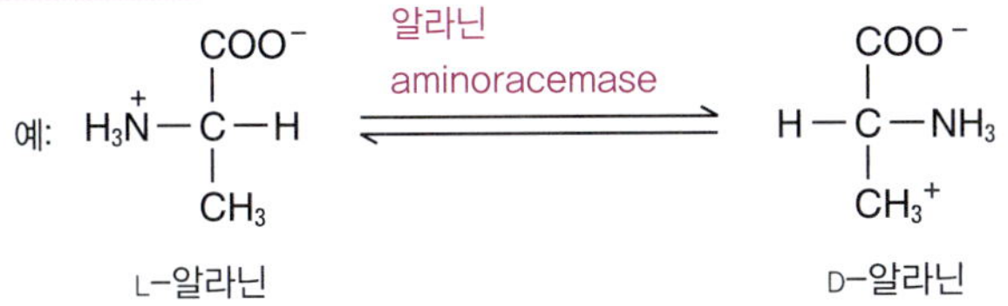

합성효소

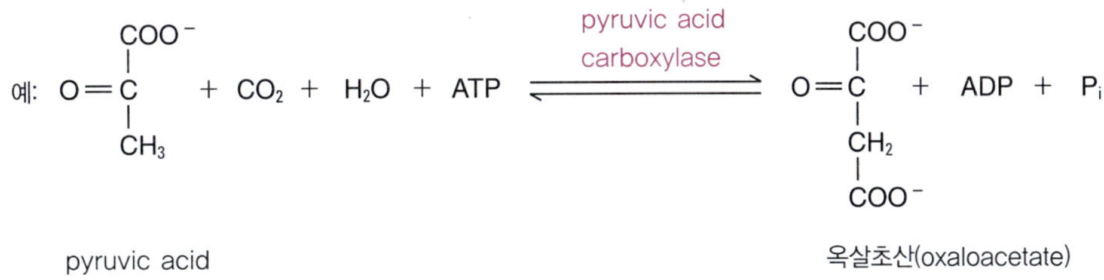

그림 4 · 22 (계속)

- **전이효소**(transferase)
- **이성화효소**(isomerase)
- **가수분해효소**(hydrolase)
- **합성효소**(ligase, synthetase)

산화환원효소에는 산화효소, 산소첨가효소, 탈수소효소, 환원효소가 있으나, 탈수반응도 포함된다. 전이효소는 기의 전이를 일으키는 반응에 관여한다. 가수분해효소는 전이하는 기가 물의 경우로 전이효소의 일종으로 보는 것이 가능하다. 탈리효소는 기질의 가수분해와 산화반응을 포함하지 않는 탈리반응과 부가반응을 일으키고, 이성화효소는 모든 이성체를 가역적으로 변환한다. 합성효소는 2개의 기질을 공유결합으로 연결하는 반응을 촉매한다.

4 · 5 · 2 효소의 특성에 따른 분류

효소는 금속을 효소내에 가지고 있는 **금속함유효소**(metalloenzyme)와 금속을 가지지 않은 효소로 분류될 수도 있다.

금속함유효소의 예로서 carboxypeptidase A를 들수 있다(그림 4 · 13). Carboxypeptidase A는 금속이온으로 아연(II)이온을 1개 함유한다. 일반적으로 금속함유효소에서 금속이온을 제거하면 활성이 없어진다. 아연(II)이온은 섭취한 기질의 C말단 아미노산 잔기의 가까이에 위치하여, amide카르보닐과 배위함으로써 기질을 고정시키고, 다시 carbonyl기를 편극시켜, 가수분해반응을 일어나기 쉽게 하는 역할을 한다.

금속함유효소에는, 이 밖에도 의약품의 산화적 대사에 깊이 관여하는 cytochrome P450이 있다. Cytochrome P450은 활성부위에 porphyrin과 철과의 착체를 가진 **heme단백질**로 불리는 구조를 가진다(그림 4 · 23). 활성부위에 섭취된 기질은 산화반응의 활성종인 heme iron-oxo species에 의해 산화되어 체외로 배설되기 쉬운 수용성의 구조로 변화된다. 이 산화반응으로 보통 산화반응에는 불활성인 알칸탄소 등도 산화된다. 또한, 활성부위의 입체구조에 지배되고 입체특이적, 위치선택적인 반응이 진행되는 일이 많다.

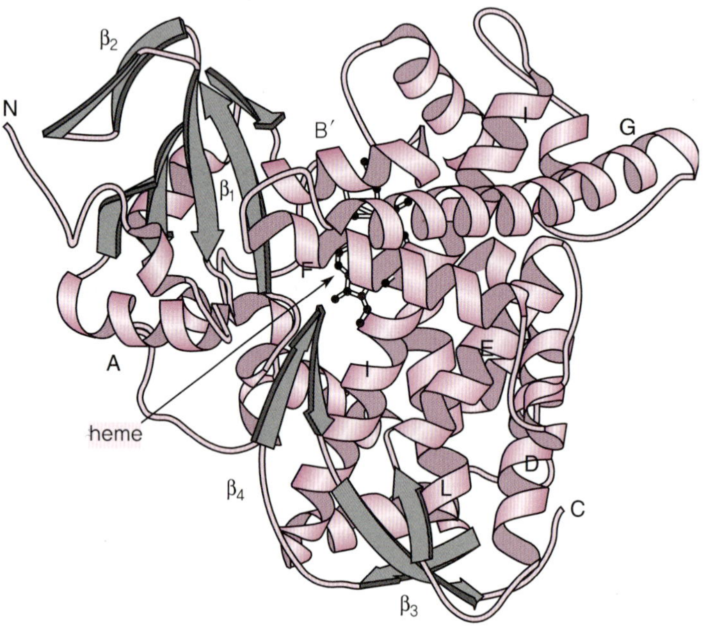

그림 4 · 23 cytochrome P450의 결정구조 [S. Graham, J. Peterson, *Arch. Biochem. Biophys.*, **369**, 24~29 (1999)를 참고하여 일부수정]

여기서 금속이온의 생체 중 작용을 크게 구분해보자. 일반적으로 아연이온은 생체내에서 가수의 변화를 수반하지 않으므로, 효소의 3차구조를 유지 또는 가수분해반응에 관여하는 효소에 함유되어 있다. 3차구조를 유지하는 효소로서 전사인자로 중요한 zinc finger가 알려져 있다. 한편, 철이온과 구리이온을 함유한 효소는 가수의 변화가 쉽게 일어나므로, 산화환원

반응 또는 전자 전달기능, 효소운반기능등의 효소에 함유되어 있다. 호흡체인에서 철 이온을 함유한 헴단백질이 많이 기능하고 있다.

상기의 비단백질성물질로서 금속이온이외에 조효소로 불리는 NAD^+, $NADP^+$ 등의 저분자유기화합물이 있다. 조효소 또는 금속이온과 무기화합물의 보조인자가 빠진 효소를 **apoenzyme**이라 부른다. NAD^+ 등을 함유한 효소는 산화환원반응을 촉매하는 기능을 가진다. 효소는 이와 같은 보조인자함유효소와 비함유효소로 나눠지기도 한다.

4 · 5 · 3 아이소자임(동질효소)

자연계에는 구조가 다른 효소가 유사한 반응을 촉매하는 경우가 있다. 이와 같은 효소를 **아이소자임**(isozyme) 또는 **동질효소**라고 하며, 이들 다른 효소는 보통 다른 조직에 존재하지만, 동일한 조직에서 발견되는 경우도 있다. 또한, 구조가 다른 경우에도, 같은 단백질 subunit을 함유하고, 그 순서와 비율이 다른 경우가 있다. 예를 들면, 젖산에서 pyruvic acid으로의 가역적 산화환원반응에 관여하는 lactate dehydrogenase(LDH) 는 4개의 subunit으로 생성되는데, subunit의 종류로서는 H형(심근유래), M형(골격근유래) 의 2종류로, 이들 2종의 subunit조합으로 5종류의 아이소자임이 존재한다. 아이소자임에 함유된 2종류의 subunit의 비율은 장기에 따라 다르다. 간장과 골격근유래의 LDH에는 대부분 M형 subunit인 한편, 심장유래의 LDH에는 H형 subunit가 많이 함유되어 있다.

프로스타글란딘의 생합성에 관여하고 있는 cyclooxygenase (COX)에도 COX1과 COX2의 2가지 아이소자임이 있다. 항염증제로서 COX저해를 생각할 때, 이들 2가지의 아이소자임에 대한 선택성 지향이 아주 중요하다. 왜냐하면, COX1은 건강상태에서 생체에 필요한 프로스타글란딘의 생성에 관여하고 있고, 한편, COX2는 염증이 일어났을 때 유도되어, 과다한 염증성 프로스타글란딘의 생성에 관여한다. 따라서, COX2의 선택적 저해가 의약품으로서 항염증제의 개발과 연결된다.

최근 의료현장에서 맞춤(tailor-made)의약의 중요성이 거론되게 되었다. 이것은 환자개인에 맞는 약을 처방하는 일이 중심적 과제인데, 그 중에서도 여러 종의 P450 아이소자임의 효소활성이 인종과 성별, 연령 또는 개인에 따라 다른 것으로 밝혀진 것에 기인한다. 약을 대사하는 능력이 다르면, 약의 작용이 달라지는 것은 당연한 일이며, 아이소자임의 활성의 차이를 유전자 차원에서 조사하는 연구가 진행중이다.

4 · 6 효소에 작용하는 약

4 · 6 · 1 질환의 원인물질의 생성을 저해하는 약

생체내 물질이 정상수치 이상으로 존재해 질환을 일으키는 경우, 이 생체내 물질의 생합성에 관계된 효소의 작용을 저해하면, 결과로 질환을 치료개선하는 일이 가능하다. 그러나, 효소저해제가 치료약이 되기 위해서는, 특정의 효소에 선택적이지 않으면 안된다.

대사물의 대량 이상 생산이 병의 원인이기 때문에, 그 대사물을 생산하는 효소반응을 저해하는 것에 의해 원인물질을 적게 하고, 병을 개선하는 일이 가능하다. 예를 들면, 프라바스타틴(항고지혈증제, §4 · 4 · 2a, §10 · 6)은 메바론산의 생성을 저해하는 것에 의해, 결과적으로 메바론산에서 다단계를 거쳐 생성된 콜레스테롤의 합성을 억제, 고지혈증의 치료약이 된다. 통풍의 원인물질인 요산은 hypoxanthine을 산화하는 xanthine oxidase의

표 4 · 1 효소의 작용부위와 대표적 저해제

효소의 종류	효소	효소의 작용기질	저해제	약효
산화환원효소	xanthine oxidase	xanthine, hypoxanthine	allopurinol	통풍치료제[‡1]
	cyclo oxygenase	arachidonic acid	aspirin	진통소염제[‡2]
	dihydrofolate reductase	dihydrofolate	methotrexate	항암제[‡3]
	HMG-CoA reductase	HMG-CoA	pravastatin	고지혈증치료제[‡4]
가수분해효소	choline esterase	acetylcholine	donepezil	알츠하이머 개선약[‡5]
			pyridostigmine	중증근무력증 치료제[‡5]
	phospholipase A_2	phospholipid	hydrocortisone	소염제[‡6]
	angiotensin 변환효소	angiotensin I	captopril	고혈압치료제[‡7]
합성효소	thymidylate synthase	deoxyuridine -monophosphate	5-fluorouracil	항암제[‡3]
	transpeptidase	peptideglycan	penicillin	항균제[‡8]

‡1 요산생성억제. ‡2 프로스타글란딘(PG)E_2 생성억제. ‡3 뉴클레오타이드, DNA의 합성저해. ‡4 메바로틴산생성억제에 의해 콜레스테롤생합성을 저해. ‡5 가수분해의 억제에 의해 아세틸콜린작용지속. ‡6 아라키돈산유리억제에 의해 PG생산저해. ‡7 강한 혈관수축작용을가진 안지오텐신 II 생성억제. ‡8 β-락탐류에 의해 세균의 세포벽합성저해.

작용으로 만들어 진다. 이 효소를 저해하는 약물을 이용하면, 요산의 생성이 억제되어, 증상을 억제할 수 있게 된다. 이 저해제로 hypoxanthine과 유사한 구조를 가진 allopurinol이 있다(표 4 · 1, 그림 4 · 24).

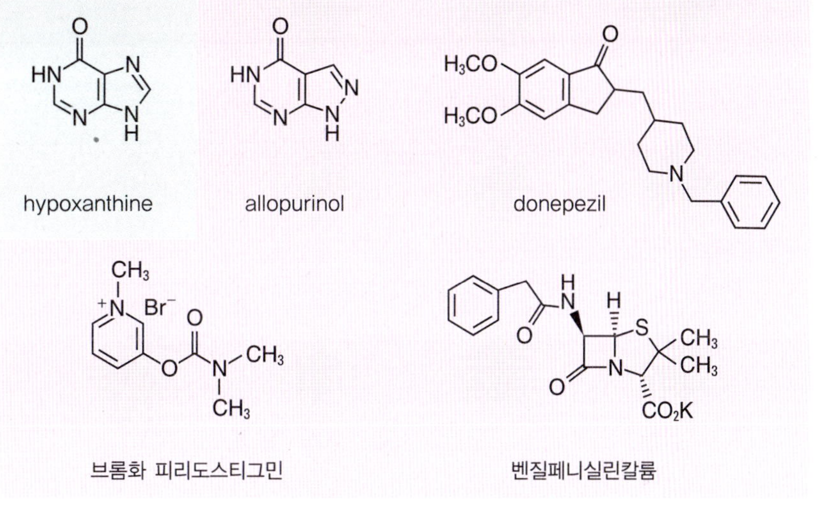

그림 4 · 24 hypoxanthine과 효소저해제

4 · 6 · 2 생리활성물질의 감소를 억제하는약

역으로 생리활성물질이 이상 감소하는 것이 원인이면, 그 작용물질의 분해효소를 저해함으로써 작용물질의 농도를 높여주는 것이 가능해, 증상을 개선할 수 있다. 예를 들면, 알츠하이머병 환자의 뇌내에는 신경전달물질인 아세틸콜린이 적다. 따라서, 아세틸콜린을 가수분해하는 콜린에스테라아제를 저해하는 것에 의해 아세틸콜린의 양을 증가시켜, 그 결과 뇌내 (중추계) 콜린작동정신계가 부활하는 것에 의해 증상을 개선시킬 수가 있다. 이 같은 저해제로 donepezil이 유명하다(표 4 · 1, 그림 4 · 24). 이것에 대해서는 §10 · 8에서 상세히 기술한다.

또한, 말초신경계 병인 중증근무력증 치료에 말초계 아세틸콜린을 보충하기 위해 pyridostigmine bromide(표 4 · 1, 그림 4 · 24)가 사용된다.

4 · 6 · 3 세균, 바이러스 등에 작용하는 약

세균, 바이러스 등이 병인인 경우에도, 이들이 생존하는데 필요한 필수 효소를 저해함으로써 사멸시키는 것이 가능하다.

a. **항균제** ________ 감염증에 대한 의약품은 숙주인 사람의 세포에는 친화성이 없고, 병원미생물에 높은 친화성을 가진 것으로, 선택적으로 병원미생물을 사멸시키는 성질을 갖고 있다. 병원미생물에 대해 얼마만큼 선택성을 높이는 가에 따라, 몇개로 분류될 수 있다.

i) Sulfonamide계 항균제

현재에는 sulfonamide계 항균제의 사용범위가 제한되어 있지만, 페니실린이 출현할 때까지 널리 사용되어왔다.

그 중에서 G. Domagk에 의해 합성된 prontosil로 불리는 항균제는 그 자체로는 항균활성을 가지지 않고, 대사되어 항균활성을 나타내어, 결과적으로 prodrug의 첫 사례로 유명하다(그림 4 · 25, §8 · 3 · 1).

활성체인 *p*-aminobenzenesulfonamide를 리드화합물로 하여 수많은 sulfonamide계 항균제가 합성되었다. 이들 화합물군은 *p*-aminobenzoic acid의 구조유사체로서 세균에 인식되어, 결과로 tetrahydrofolic acid의 합성을 저지한다. 한편, 사람은 tetrahydrofolic acid을 합성하는 효소를 원래부터 갖고 있지 않고, tetrahydrofolic acid을 비타민으로서 식물에서 섭취

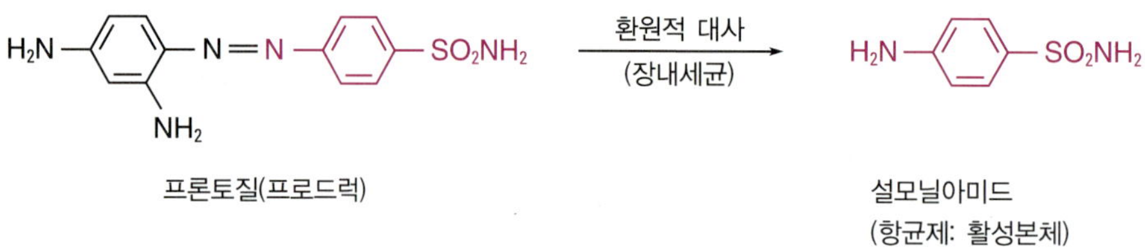

그림 4 · 25 프론토질의 대사활성화

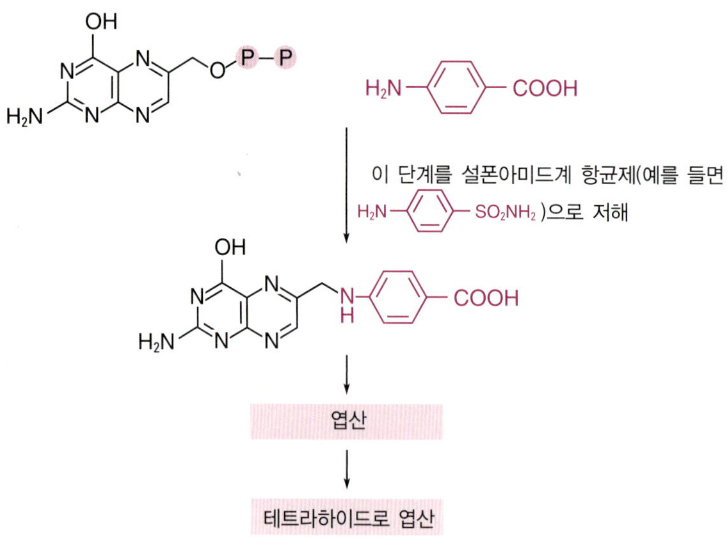

그림 4 · 26 설폰아미드계 향균약의 작용

하기 때문에 tetrahydrofolic acid 합성저해제는 사람에는 효과가 없고, 세균에 대해 선택독성이 발휘된다(그림 4 · 26).

ii) β-락탐계 항균제

세균의 세포벽합성효소를 비가역적으로 저해하여, 균의 증식을 억제하는 의약품으로 페니실린계, 세팔로스포린계 항생물질이 있다. 이들은 β-락탐계 항균제로 불리워지며, 기본이 되는 **페니실린**(penicillin, 그림 4 · 24)은 A. Fleming에 의해 발견되어, 그 후 세계적으로 사용된 20세기를 대표하는 의약품이다. 포유동물과 달리, 세균에는 세포벽이 존재하고, 세포벽은 당쇄와 펩타이드로 생성된 peptidoglycan에 의해 망목구조로 짜여진다. 벽을 짜는 공정을 그림 4 · 27에 나타낸다. L-Lysine에 연결된 C말단의 D-알라닌-D-알라닌의 amide결합이 펩타이드전이효소에 의해 절단되어, 효소의

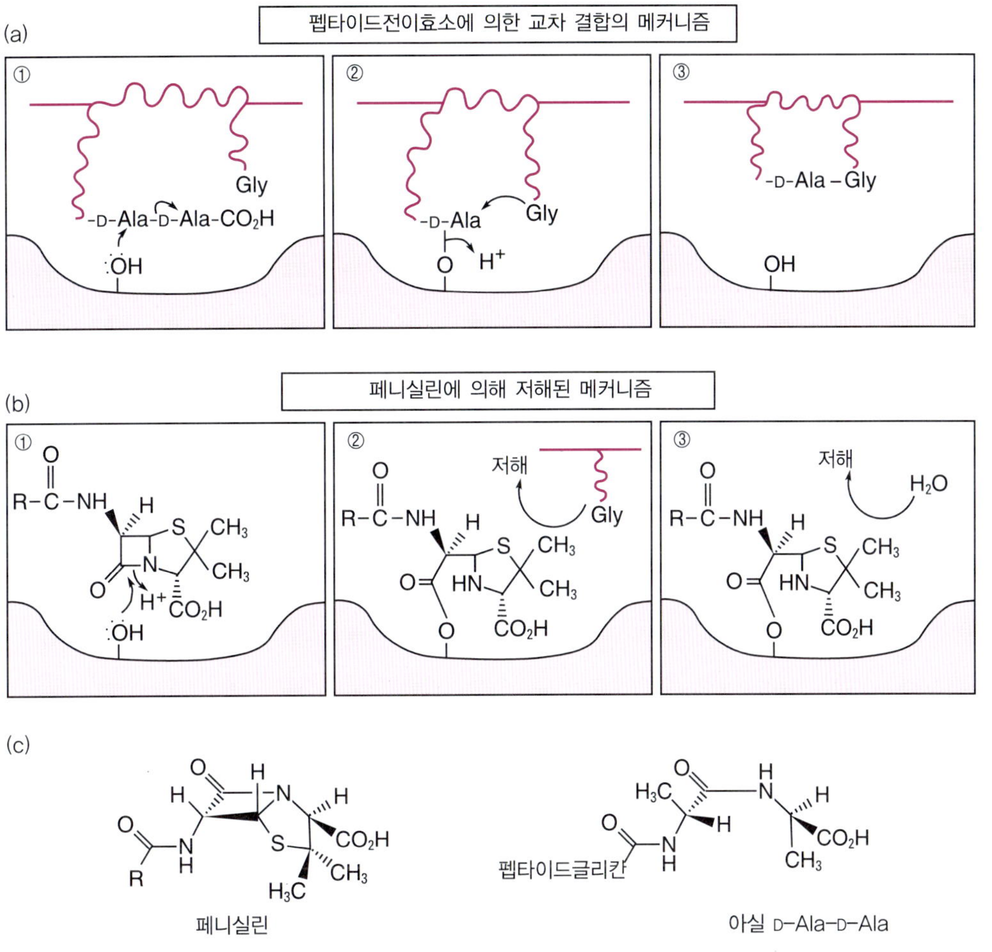

그림 4 · 27 (a) 세포벽의 망목구조의 생성, (b) 세포벽 합성효소저해의 모식도, (c) 페니실린과 아실 D-Ala-D-Ala.

세린 잔기가 아실화된다. 다음에, 이 활성화된 에스테르가 라이신의 측쇄측에 연결된 글리신 사슬의 N말단의 글리신의 아미노기에 의해 공격받아, amide 결합을 형성하는 동시에 망목구조를 구축한다. 이 효소는 D-알라닌-D-알라닌 구조를 인식하여 결합해, 교차결합의 형성을 촉매한다. D-알라닌-D-알라닌과 유사한 β-락탐구조를 가진 페니실린이 이 효소에 결합하면 β-락탐환이 열려지는 동시에, 효소의 세린측쇄와 에스테르 결합을 형성한다. 정상 메커니즘에서는 절단된 1개의 D-알라닌이 효소의 포켓에서 이탈되지만, 페니실린의 경우는 그 공간을 점유한 그대로 남게 된다. 따라서, 한쪽의 활성화된 D-알라닌에스테르가 존재하지 않아서 글리신사슬은 벽을 짤 수

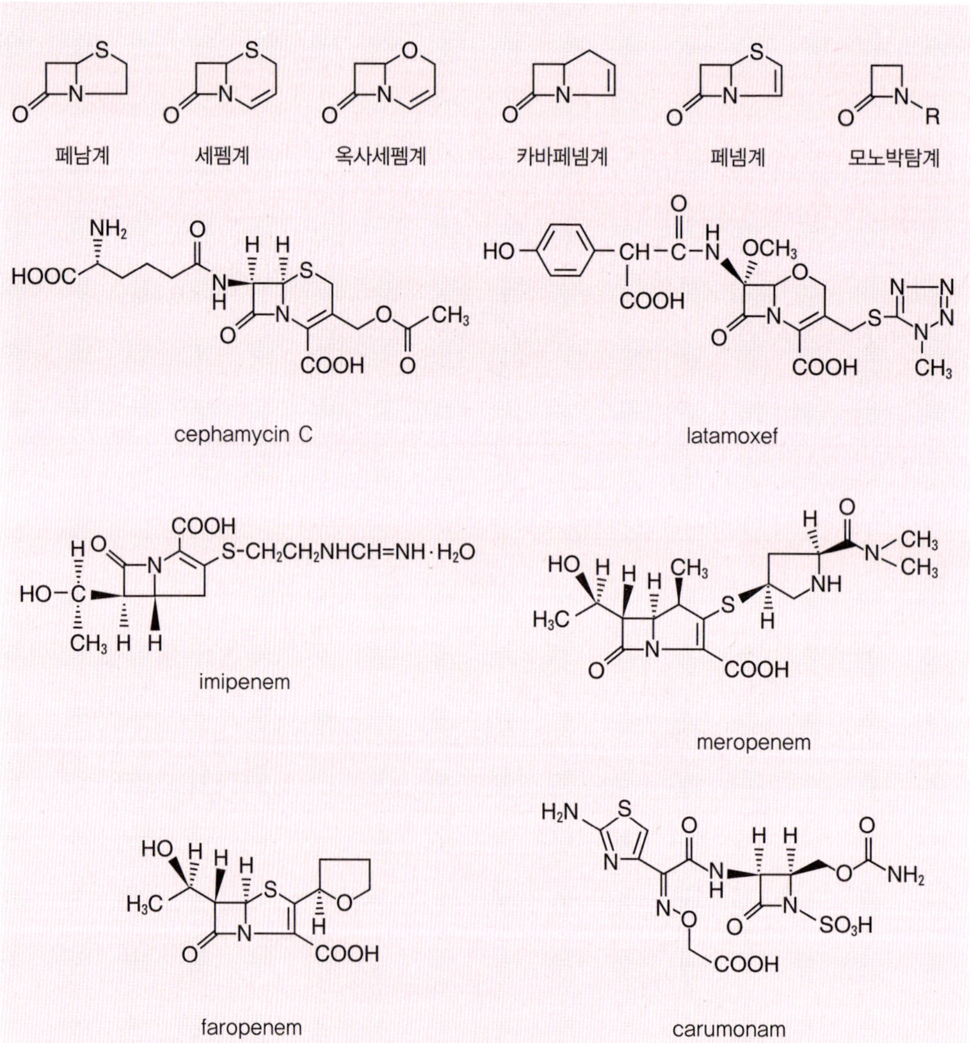

그림 4 · 28 β-락탐계 항균제

가 없게 되는 것이다. 세포벽을 만들수 없게 된 세균은 죽게 된다.

β-락탐계 항균제의 기본모핵과 대표적 항균제를 그림 4 · 28에 표시했다.

iii) 퀴놀론계 항균제

1962년에 개발된 합성 항균제인 nalidixic acid가 출발점이 되어, 많은 퀴놀론계 항균제가 개발되었다. 현재 뉴퀴놀론계로 불리는 일군의 약제가 항균제로서 β-락탐계 항균제를 이길 만큼의 위치를 점하고 있다. 이들은 세균의 DNA gyrase를 저해하는 것으로 항균활성을 발현한다(제10장 참조). DNA gyrase는 세균의 DNA 복제에 필수로, 사람에 존재하지 않는다. DNA gyrase 효소의 작용 기전은 ATP와 Mg^{2+}를 이용하여 이완한 폐환형 DNA (relaxed form)를 고도로 꼬인 초나선구조(supercoiled form)로 변환시키는 것으로 생각되고 있다. ATP가 적은 상태에서는 역반응이 행해진다. DNA gyrase는 균체내에 긴 끈모양 DNA를 세포질에 수납하여, DNA복제를 효율적으로 행할 수 있도록 DNA 고차구조를 변화시켜 만들거나, DNA 복제 후기의 2배체의 분리에 관여하고 있다. 퀴놀론카르본산은 DNA, DNA gyrase와 삼자복합체를 형성하여 gyrase의 효소활성을 저해하고 있는것으로 생각되고 있다.

b. 항HIV약 ________ 항HIV약으로서 사용되고 있는 zidovudine (azidothymidine:AZT)은 azido기를 가진 thymidine 유도체이다. zidovudine은 생체내에서 인산화되어 삼인산이 된다. 이것은 에이즈바이러스의 역전사효소를 저해하여, DNA의 생합성을 저지한다. DNA의 신장에 다른 뉴클레오티드와 같은 양식으로 관여하면, 그것은 하이드록시기를

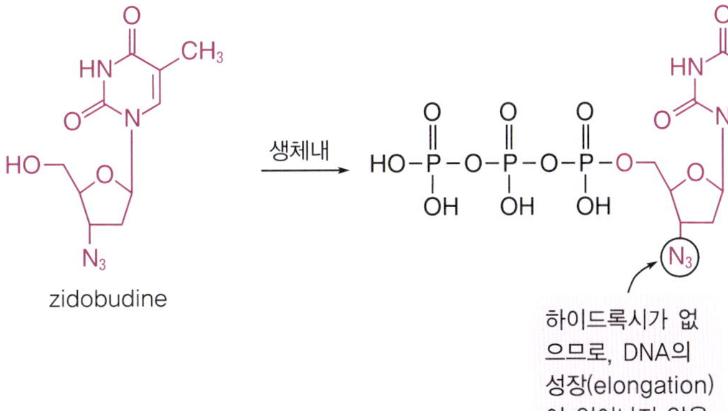

그림 4 · 29 Zidobudine의 DNA 성장의 저해

가지지 않기 때문에 성장될 수 없다. 따라서, 에이즈바이러스의 증식을 저지하게 되는 것이다(그림 4 · 29).

4 · 6 · 4 암에 작용하는 약

항암제로 유명한 5-fluorouracil (그림 4 · 30)은 비가역적저해제이다. 이것은 DNA합성에 필요한 thymidine의 생합성에 관여하는 thymidylate

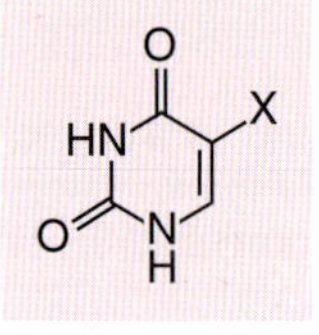

그림 4 · 30 5-플루오로우라실(X=F)**과 우라실**(X=H)

synthetase를 저해한다. 보통의 생합성과정에서는, 2′-deoxyuridylate가 thymidylate synthetase의 173번 시스테인의 −SH기의 부가를 받는 동시에, tetrahydrofolic acid에서 생합성된 3환체의 화합물(A)에 환개열을 수반하여 메틸렌탄소에 구핵적으로 치환하여, 중간체 B가 생성된다. B는 시스테인 잔기를 탈리함과 동시에 uracil환을 환원하여 화합물 C가 되고, 효소도 또한 재생된다. 화합물C의 tetrahydropteridine 환이 디하이드로환(디하이드로엽산)이 되는 동시에, uracil환에 메틸기가 도입되어 deoxythymidylate 5-phosphate가 생성된다. 그러나, 5-fluorouracil(X=F)이 우라실(X=H)에 대신하여 반응에 관여되면, B에서 C로 이탈이 진행되지 않는다.

이것은 불소가 proton처럼 양이온으로 탄소에서 떨어지지 않기 때문이다. 이와 같이 해서, 효소가 시스테인의 S원자를 중개로 엽산유도체와 공유결합된 그대로 있어, 본래의 생합성이 저해되어, 암세포의 세포분열이 정지된다(그림 4 · 31).

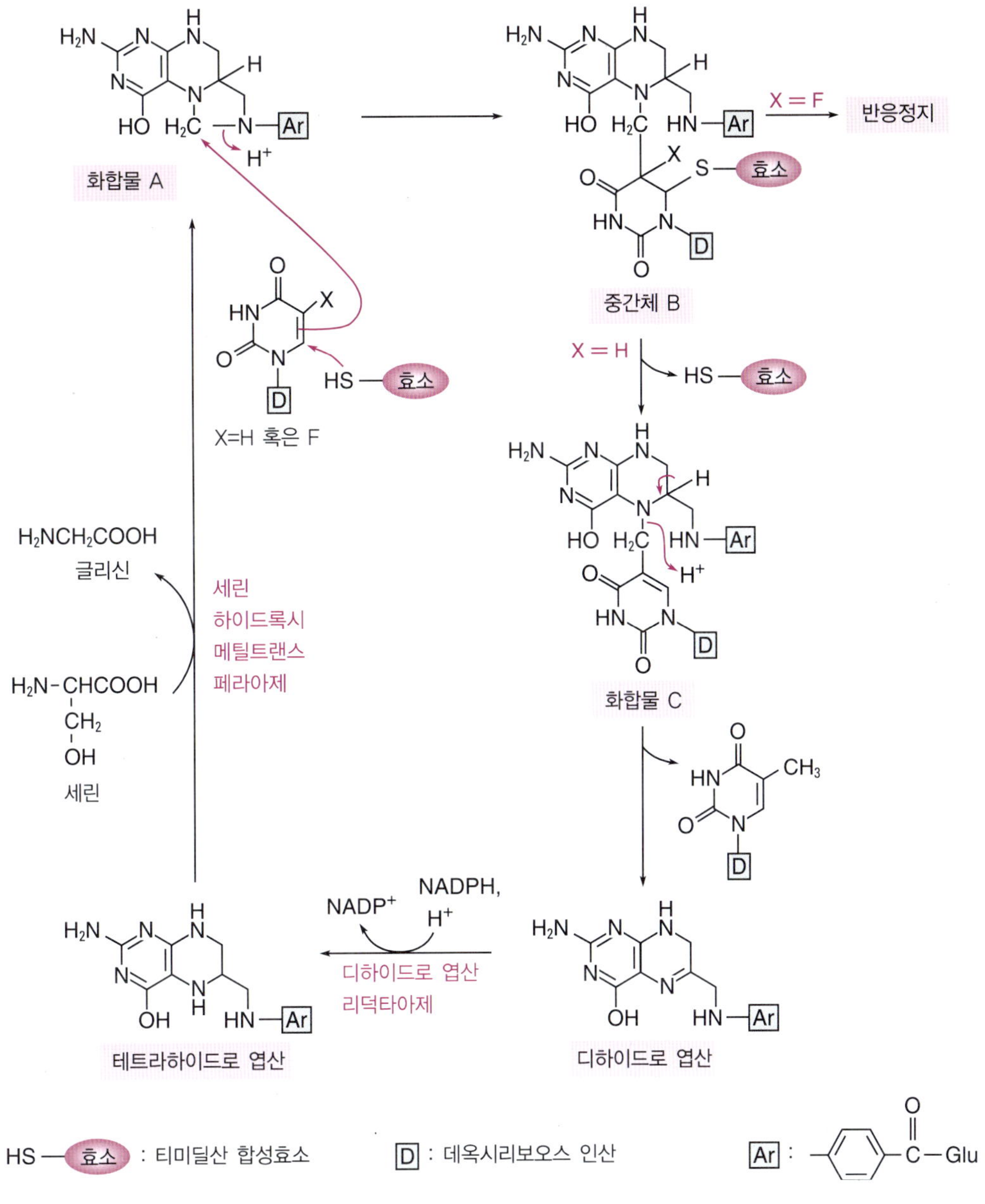

그림 4 · 31 항암제(5-플루오로우라실)의 작용기전

5

수용체와 약

5 · 1 수용체*

수용체란 세포에 존재하여, 각종 생리활성물질을 특이적으로 인식하여, 그 작용을 전달해 발현하는 생체에 있어서 필수단백질이다. 대다수의 수용체는 세포막에 존재하고, 세포막외와 세포막내 각각에 부분적으로 돌출되어 있는 형태를 띠고 있다. 세포막외의 영역에는 결합부위가 존재하고, 내인성 리간드가 효소와 기질의 상호작용과 같은 양식으로 결합부위에 결합한다. 내인성 리간드와의 상호작용에 의해 결합부위의 입체구조가 변화해, 보다 강한 상호작용을 가능하게 한다(유도적합: induced fit). 그러나, 효소의 경우와는 달리 화학반응은 일어나지 않고, 내인성리간드는 잠시동안 결합한 후에, 변화하는 일 없이 수용체에서 이탈한다. 그러나, 결합했을 때 구조의 변화가 세포내에 노출된 부분을 비롯해 정보로서 세포내에 전달된다. 즉, 대부분 내인성 리간드는 세포내에 들어가지 않고 내부에 정보를 전달해, 세포막을 횡단하는 이온의 흐름을 일으키거나, 혹은 세포내의 효소를 활성화 한다. 의약품이 수용체의 결합을 매개로 작용을 발현하는 **수용체설**은 19세기부터 존재하였다. 그 후, 1930년대에는 약리학적 개념이 확립되었다. 즉, 약과 특이적으로 결합하는 부위가 생체쪽에 존재하여, 그것을 약물수용체로 생각했다. 그래서, 어떤 화합물이 작용을 발휘하기 위해서는 여기에 결

---

*집필자: 增野匡彦(§5 · 1)

합할 필요가 있다고 여겨졌다. 그 후, 1970년대부터 수용체 단백질의 분리 정제가 이루어지게 되었다. 더욱이, 수용체-리간드 결합후의 반응으로서 G 단백질과 protein kinase 등의 연구가 진행되고 있다. [G단백질은 구아닌뉴클레오타이드결합조절단백질로서 구아노신 3인산(GTP) 혹은 구아노신 5′-2인산(GDP)과 결합함으로써 정보전달의 조절기능을 가지는 단백질이며, protein kinase는 ATP의 인산을 단백질의 하이드록시기에 전이해, 인산화단백질을 생성하는 효소로 전이효소(§4 · 5 · 1)의 일종으며, 단백질 인산화효소라고도 함. Kinase는 기질을 활성화하는 효소의 의미임.]

게놈해석이 진행된 현재는, 유전자배열로부터 신규수용체 단백질의 존재를 명확하게 해 크로닝하는 일도 가능하게 되었지만, 여기에서의 과제는 내인성 리간드의 동정과 그 생리적기능의 해명이라 할 수 있다.

다세포이며 여러가지 장기로 이루어진 생체가, 변화하는 환경에 적응하여 항상성를 유지하기 위해서는 모든 장기 · 세포가 협조성을 가지고 기능하는 것이 필요하다. 이 목적을 위해서 세포정보전달계로서 신경계, 내분비계, 오타고이드계, 면역계, 감각수용기계, 세포증식계가 존재한다. 그래서, 이들 사이에 구체적으로 정보(지령)를 전달하는 물질이 **내인성리간드 (first messenger)** 이며, 이를 받아들여서 세포내 정보전달계를 시동시키는 것이 수용체이다. 내인성리간드는 신경전달물질, 호르몬, 오타고이드, 사이토카인등으로 분류된다. 내인성리간드의 세포막외 정보전달물질이 수용체에 결합함으로써, 세포내에 새롭게 생성된 다른 종류의 세포내 정보전달물질을 **second messenger**라 한다.

5 · 2 수용체의 구조와 신호전달*

수용체는 단백질과 당단백질로 구성되어 있지만, 생체막에 존재해 세포외 리간드와 결합하는 것과, 세포내에 존재해서 생체막을 투과해 세포내에 들어가는 지용성이 높은 리간드와 결합하는 것으로 크게 분류된다. 전자는 다시 3개의 타입으로 분류되는데, 아래에 나타내는 것처럼 모두 4종의 슈퍼패밀리로 나눠진다.

1) 이온채널과 직접결합하여, 채널의 개폐를 실행한다(“이온채널형”, 슈퍼패밀리-1)
2) G단백질과 같이 작용하여 생화학적 반응을 일으킨다(“G단백질 공역형”, 슈퍼패밀리-2)

---

*집필자: 增野匡彦, 川﨑知己, 伊藤 喬 (§5 · 2)

표 5·1 세포막상의 대표적수용체와 내인성리간드(화학전달물질)의 미세분류와 기능

패밀리	내인성리간드	수용체 서브타입	이온채널†	세포내정보전달계
이온채널형	acetylcholine	니코틴성	Na^+	——
	γ-aminobutyric acid(GABA)	$GABA_A$	Cl^-	——
	serotonin	$5\text{-}HT_3$	K^+,Na^+	——
G-단백질 공역형	acetylcholine	무스카린성M_1	——	phospholipase(PI) 대사회전-Ca^{2+} 동원계
		무스카린성M_2	K^+	adenylate cyclase→ c-AMP
		무스카린성M_3		PI대사회전~Ca^{2+}동원계
	GABA	$GABA_B$	K^+,Ca^{2+}	adenylate cyclase→ c-AMP
	serotonin	$5\text{-}HT_1$	——	adenylate cyclase→ c-AMP
	adrenaline	adrenaline α_1	(Ca^{2+})	PI대사회전~Ca^{2+} 동원계
		adrenaline α_2	Ca^{2+}	adenylate cyclase→ c-AMP
		adrenaline β_1	Ca^{2+}	adenylate cyclase→ c-AMP
		adrenaline β_2	——	adenylate cyclase→ c-AMP
		adrenaline β_3	——	adenylate cyclase→ c-AMP NO합성효소→ cGMP
	dopamine	D_1	——	adenylate cyclase→ c-AMP
		D_2	K^+,Ca^{2+}	adenylate cyclase→ c-AMP
	prostaglandin(PG)E_2	EP_1	Ca^{2+}	——
		EP_2	——	adenylate cyclase→ c-AMP
	angiotensin II	AT_1	——	PI대사회전~Ca^{2+}동원계
tyrosine kinase형	EGF, 인슐린	——	——	tyrosinekinase→ 단백질의 인산화

† 이온채널형수용체는 이온채널과 직접결합하고 있고, 리간드의 결합에 의해 개폐를 함. 또한, G단백질공역형수용체도 이온채널에 관계하고 있는 경우가 있는데, 2가지 타입이 있음. 하나는 이펙터를 매개로 세컨드메신져의 작용으로 이온채널의 개폐에 관여하는 경우이고, 다른 하나는, 이펙터 그 자체가 이온채널(K^+ , Ca^{2+})이 되는 경우임

3) 직접 단백질의 인산화 등을 매개로 생화학적 반응을 일으킨다 ("tyrosine kinase형", 슈퍼패밀리-3)

일반적으로 2), 3)은 second messenger를 매개로 하는 반응이다.

4) 세포내에 존재하는 수용체의 대부분이 핵내에 있는 가용성 단백질 수용체로, 리간드가 결합함으로써 전사가 활성화한다. 현재 발견된 핵내 수용체는 모두 징크핑거이다("핵내 · 세포질형", 슈퍼패밀리-4)

같은 수퍼패밀리에 속한 수용체는 공통성이 높은 아미노산 배열부위를 가지고, 고차구조와 기능도 유사하지만, 특정영역의 배열이 다르기 때문에 다른 리간드와 결합한다. 수용체의 분류는 수용체와 결합하는 내인성리간드(화학전달물질), 다시 수용체서브타입으로 세분화되어 분류된다(표 5 · 1).

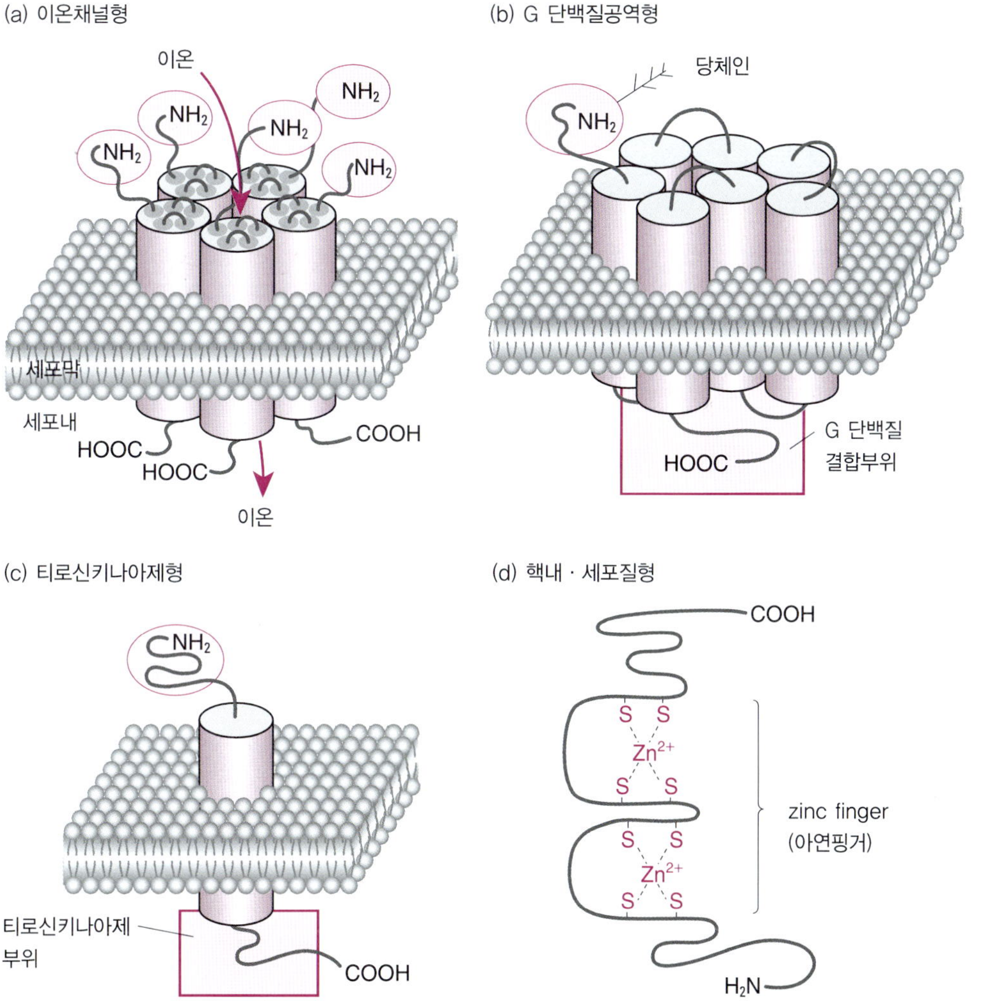

그림 5 · 1 수용체의 구조 붉은 통부분은 막관통부위에 해당하는 α 헬릭스 구조를 나타냄. (a)~(c)에서는 N 말단체인이 세포의 바깥쪽에 있음.

그림 5 · 1에 각각의 구조를 모식적으로 나타내었는데, 이들의 구조와 정보전달기전에 관해서 개설한다.

5 · 2 · 1 이온채널형(수퍼패밀리–1)

4개 아니면 5개의 subunit로 구성되어, 회합상태의 중앙에 이온이 통과하는 채널이 형성되어 있다(그림 5 · 1a). 한 개의 subunit는 3~5개의 막관통 영역이 있고, N 말단측이 세포막외로 향해져 있어서 리간드결합부위는 N 말단측에 있다. 막관통 영역은 20~25개의 아미노산이 α 헬릭스를 형성하고 있으나, 아미노산배열의 동종성(homology)이 높다. 일반적으로 1개의 수용체에 리간드결합부위를 가진 subunit가 2개 존재하여, 양쪽이 리간드에 의해 점유되어 채널이 열린다. 리간드의 결합이 직접 채널의 상태를 변화시키므로, 빠른 반응이 가능하다. 니코틴성 아세틸콜린수용체, $GABA_A$ 수용체, 글루타민산수용체, NMDA 수용체, AMPA 수용체 등이 있다.

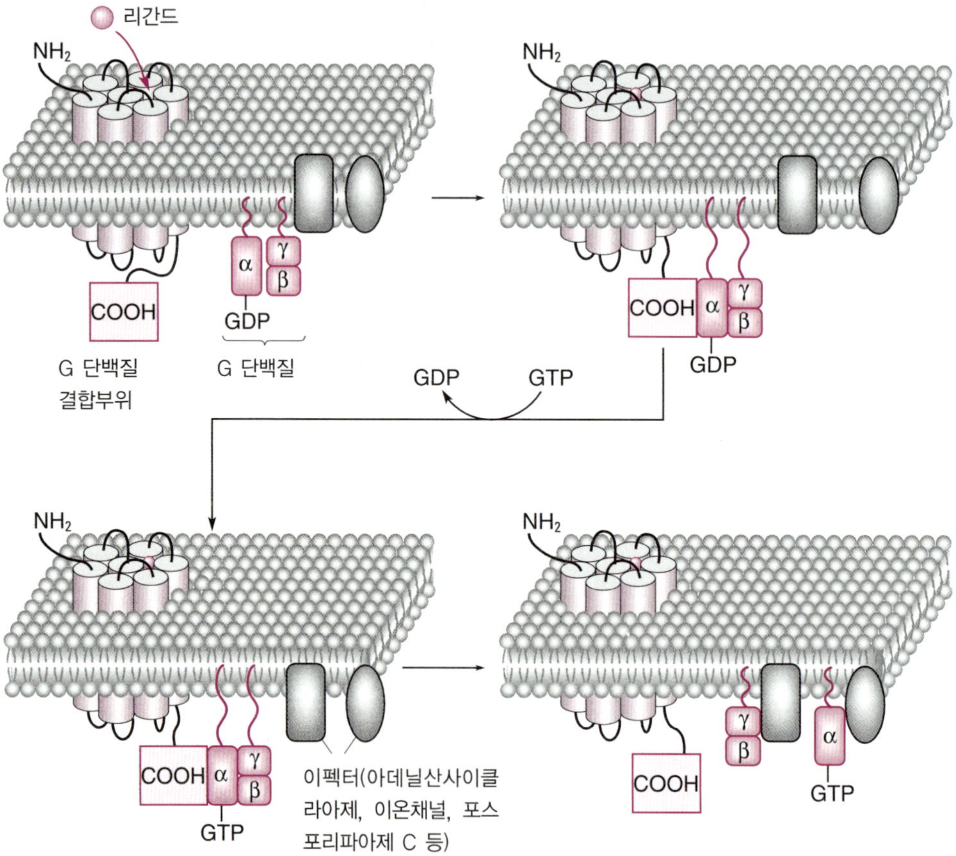

그림 5 · 2 G 단백질공역형수용체의 기전

5 · 2 · 2 G단백질공역형(수퍼패밀리-2)

400~500개의 아미노산으로 생성된 단백질로 막관통 부위를 7개 가진다(그림 5 · 1b). N말단측이 세포외에 있어 당체인과 결합되어 있다. 한편, 리간드결합부위는 막관통 부위에 존재하고, G단백질과 공역하고 있다. 이것은 다시 effector를 조절하여 second messenger의 반응으로 연결된다 (그림 5 · 2). G단백질은 α, β, γ의 subunit로 이루어지고, α subunit는 GTP결합능력을 가진다. 수용체와 리간드가 복합체를 형성하면, α subunit상의 GDP는 GTP로 치환된다. 그래서, GTP결합 α subunit는 다른 subunit로부터 해리되어 효과인자(effector)와 결합하여 활성화 혹은 불활성화된다. G단백질은 현재 3종이상 동정되어 있고, effector로서는 adenylcyclase와 phospholipase C, 또한 Ca^{2+}, K^{+}의 이온채널이 알려져 있다. 아데닐산사이클라아제는 ATP로 부터 second messenger인 cAMP를 생성하는데, cAMP는 여러가지 단백질 kinase를 활성화함으로써 생리학적 반응으로 연결된다. 포스포리파아제C는 생체막에 존재하는 phosphatidylinositol을 분해하여 이노시톨 3-인산과 diacylglycerol을 생성시킨다. 이들도 second messenger로서 여러가지 기능을 가진다. 이들 반응은 G단백질과 effector 자체 성질에 의존한다. 예를 들면, 아드레날린 β수용체는 아데닐산사이클라제를 활성화하는 G단백질과 공역하지만, opioid수용체는 역으로 불활성화하는 G단백질과 공역한다. 이외에도 아드레날린 α수용체, 무스카린성 아세틸콜린수용체, 엔도세린수용체 등이 이 슈퍼패밀리에 속한다.

5 · 2 · 3 Tyrosine kinase형(슈퍼패밀리-3)

세포막관통부위를 1개 가진 한 개의 사슬로 된 펩타이드로, 세포내부위는 tyrosine kinase 활성을 가진다(그림 5 · 1c). 이 수용체는 리간드와 결합하여 이량체를 형성하여, 특정 단백질을 인산화 하거나 탈인산화를 촉진시켜 단백질의 기능을 제어한다. Tyrosine kinase활성을 가진 부위의 아미노산 배열은 비교적 유사하지만, 리간드결합 부위는 각각의 수용체에서 특이적이다. 인슐린수용체, 사이토카인수용체 등이 있다.

5 · 2 · 4 핵내 · 세포질형(슈퍼패밀리-4)

각종 스테로이드, 갑상선호르몬, 레티노인산, 비타민D(그림 5 · 3)등의 수용체가 이 슈퍼패밀리에 속해 있다. 400~1000개 아미노산으로 생성된 큰 단백질로, 리간드결합부위와 DNA결합부위로 구성된다. DNA결합부위에는 4개의 시스테인 잔기에 아연이온이 배위된 징크핑거로 불리는 구조가

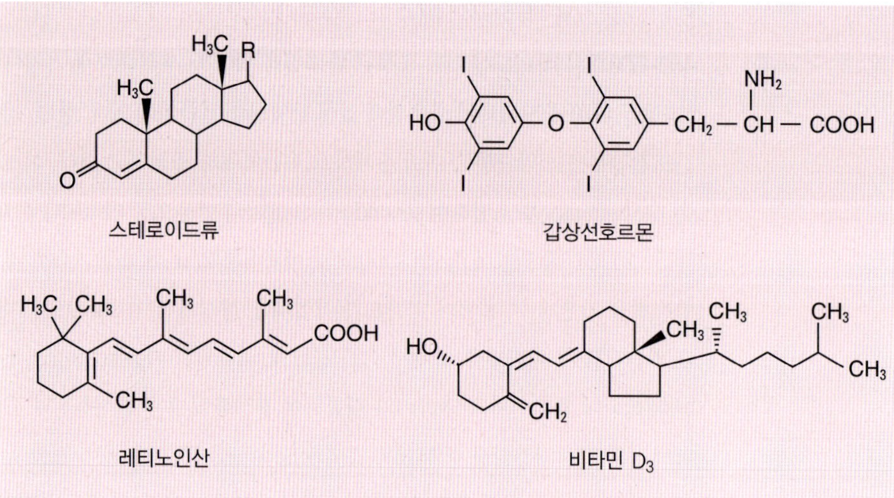

그림 5·3 핵내·세포질형 수용체의 내인성리간드

존재한다(그림 5·1d). 이 수용체는 핵내에 존재하는 물질이 대부분이다. 세포질에 존재하는 물질도 리간드와 결합후, 핵내로 이행하여 특정의 DNA 부위와 결합하여 mRNA합성을 촉진시킴으로써 특정 단백질을 유도한다.

이온채널형의 반응과는 다르게 G단백질공역형, tyrosine kinase형, 핵내·세포질형의 반응은 직접적인 것이 아니라 second messenger와 단백질합성을 매개로 하기 때문에 시간이 걸리는 경우가 많다.

5·3 수용체와 리간드*

수용체와 리간드의 결합양식은 효소와 기질이 복합체를 형성하는 것과 동일하고, 리간드측의 pharmacophore(§7·2)와 수용체측의 작용기와의 사이에서의 결합(분자상호작용)이 중요하다. 그래서 리간드의 pharma cophore의 3차원적 형태 등도 수용체와의 결합의 강도를 결정하는 요인이 된다. 효소는 기질과의 반응의 전이상태에 높은 친화성을 나타내고, 반응 활성화에너지를 저하시켜, 생성물에 대해서 거의 친화성을 나타내지 않음으로써 반응을 진행시킨다. 한편, 수용체는 효소와 달라, 리간드는 화학적으로 변환되는 일이 없고, 일반적으로 비결합형과 결합형의 사이에 단순한 평형상태로 된다(일부 비가역적길항제도 있음). 수용체에 대한 리간드의 친화성을 나타내는 지표로 K_d값([수용체-리간드복합체] $\rightleftharpoons$ [비결합형수용체] + [비결합형수용체]의 평형상태에서의 수용체-리간드복합체의 해리상수)이 있는데, 이것은 효소의 K_m값에 상응한다. 실제로는 그림 5·4에

*집필자: 増野匡彦 (§5·3)

나타낸 Scatchard plot에 의해 K_d가 구해진다. 또한, 길항제의 강도를 나타내는 지표로서 IC_{50}(내인성리간드에 대한 반응을 50%로 하거나, 혹은 내인성리간드와 수용체의 결합을 50%로 감소시키는 리간드농도)가 있다. K_d값과 IC_{50}값은 의약품개발 때에 (상대적) 효과를 비교하는데 사용되는데, 낮을수록 수용체와의 결합력이 강한 리간드이다.

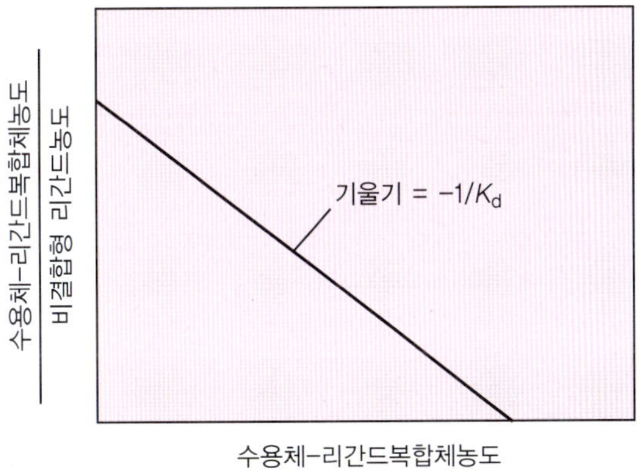

그림 5·4 리간드농도–수용체응답(Scatchard plot) 수용체 농도가 일정조건에서 리간드 농도를 변화시켜 수용체결합형 리간드농도(수용체–리간드복합체농도)와 수용체 비결합형 리간드 농도를 측정하여, 각각을 그림과 같이 plot하여, 근사직선의 기울기로부터 K_d값이 구해짐.

5·4 수용체의 서브타입*

같은 슈퍼패밀리에 속한 수용체는 결합하는 내인성 리간드에 의해 구별된다. 예를 들면 자율신경계에서는 아세틸콜린에 결합하는 수용체는 전부 콜린수용체이며, 아드레날린, 노르아드레날린에 결합하는 것은 아드레날린 수용체라고 한다. 이것들은 다시 서브타입으로 분류되는데, 이 때는 외인성 리간드와의 반응의 차이, 리간드결합 후의 작용의 차이, 또한 아미노산배열 등이 기준이 된다. 예를 들면, 콜린수용체에는 외인성 리간드인 무스카린 혹은 니코틴과 결합하는 것이 존재하며, 각각 무스카린성 콜린수용체와 니코틴성 콜린수용체가 된다. 또한 이들도 아미노산배열로 세분화되는 것으로 밝혀졌다.

1개의 내인성 리간드가 다른 수용체 서브타입과 결합하는 일이 가능한 것을 어떻게 이해하면 좋을까? S. Archer 등은 그림 5·5의 트로판 유도체 중에 (a)는 무스카린성 콜린수용체와 결합하고, (b)는 니코틴성 콜린수용체와 결합하는 것을 나타내었다. (a)는 아세틸콜린이 취하는 여러가지 형

*집필자: 增野匡彦 (§5·4)

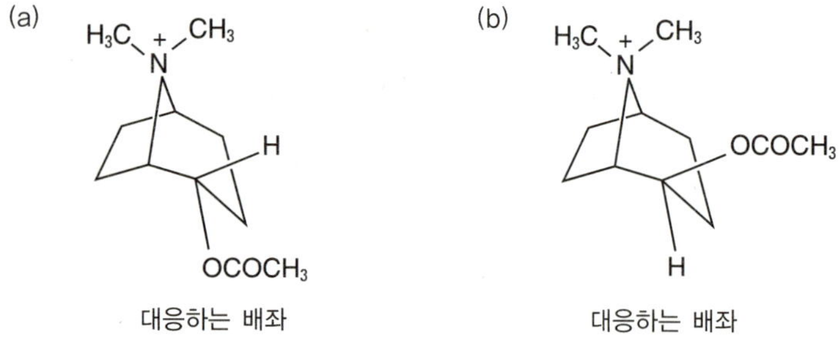

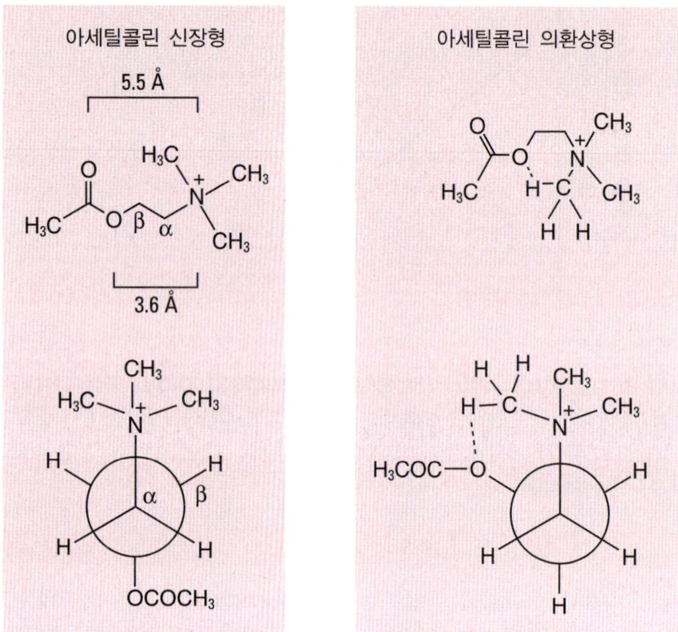

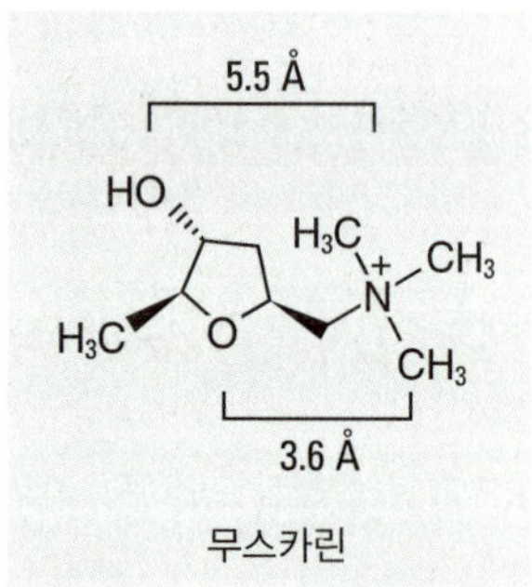

그림 5 · 5 아세틸콜린의 conformation 과 그 유도체 (a) 무스카린성 콜린수용체와 결합, (b) 니코틴성 콜린수용체와 결합

태 중 anti conformation에 대응하고, 아세틸콜린이 무스카린성 콜린수용체와 결합할 때 이 형태를 띠는 것을 나타내고 있다. 한편, (b)는 아세틸콜린의 gauche conformation, 혹은 eclipsed conformation에 대응한다 (그림 5 · 5에 gauche conformation을 나타내었다). 이 gauche 형태에서는

N-메틸기의 C–H와 에스테르 산소의 비공유 전자쌍 사이의 수소결합에 의한 고리구조를 형성하고 있어, 이 형태로 니코틴성 콜린수용체와 결합한다. anti형태에는 cation성 N원자와 2개의 산소원자의 거리가 각각 5.5Å과 3.6Å으로, 거의 무스카린과 동등하다. 화합물의 최적 안정구조(형태)는 주위의 상황에 따라 변화하기 때문에, 이와 같이 수용체의 구조에 의존하여 리간드의 형태가 변화하여, 가장 안정된 복합체를 형성한다. 무스카린은 아세틸콜린이 고리로 고정된 구조로 볼 수 있다.

이와 같이 내인성리간드는 다른 복수의 수용체 서브타입과 결합하기도 하지만, 생체가 정상적일 경우에는, 이런 일로 생체기능이 혼란에 빠지는 일은 없다. 이것은 내인성 리간드가 특정 부위에 국소적으로 생성되기 때문에 생체기능에 혼란을 주지않고 제어될 수 있지만, 의약품으로서의 외인성 리간드는 부작용 경감의 관점에서 특정의 수용체에만 작용하는 일이 바람직하다.

수용체 서브타입의 존재가 나타나, 각각에 대해 특이성이 높은 길항제가 설계됨으로써 부작용이 적은 의약품이 개발된 예를 들어보자. 히스타민은 알레르기반응과 아나필락시스(즉시형 알레르기로 생기는 중대한 증상)의 원인성물질로 여겨지는 것과 동시에, 위산분비작용 등도 있는 것으로 알려져 있다. 항알레르기제로서 히스타민의 작용을 제어하는 의약품을 연구하던 중, 평활근수축에 대해서 길항하지만 위산분비작용에는 효과가 낮은

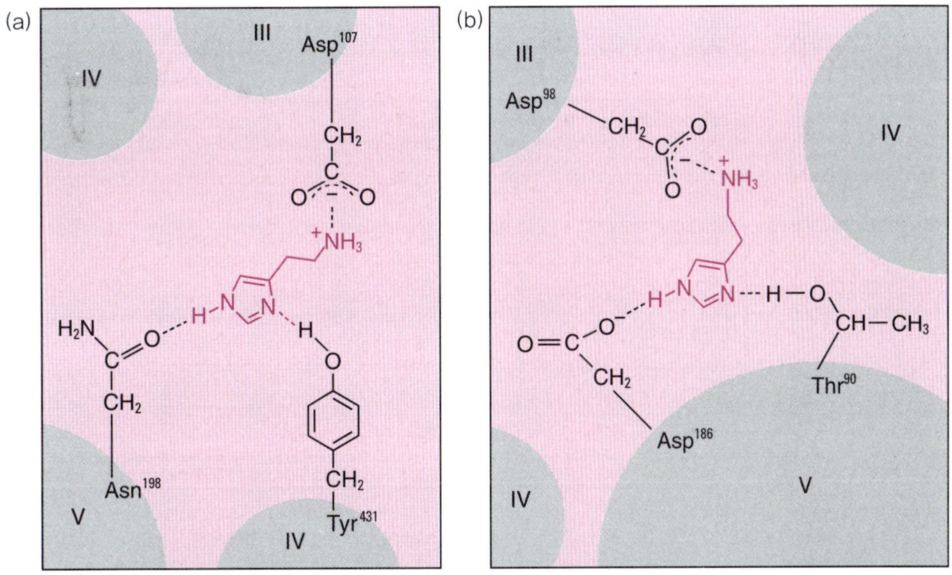

그림 5·6 (a) 히스타민 H_1 수용체와 히스타민의 복합체 형성, (b) 히스타민 H_2 수용체와 히스타민의 복합체 형성, III~V는 수용체의 막관통 도메인의 번호를 표시함.

화합물(디펜히드라민등)이 발견되었다. 이것이 계기가 되어, 히스타민수용체에는 H_1, H_2 서브타입이 존재하는 것이 밝혀졌다. 히스타민 수용체 H_1, H_2 둘다 막관통 영역을 7개 가진 G단백질공역형이며 구조 등이 유사하지만, 그 후 히스타민 과 각각의 수용체와의 결합양식 등에 관한 연구가 진행되어(그림 5 · 6), 현재에는 H_1선택적 길항제로 부작용(졸음 등)이 적은 항알레르기제와, H_2선택적 길항작용을 토대로 한 항궤양제(§10 · 4참조)가 개발되어 있다.

그러나, 일반적으로는 서브타입이 달라도 원래 동일한 내인성리간드에

표 5 · 2 내인성리간드수용체의 서브타입에 대한 대표적 효현약과 길항약

내인성리간드	수용체서브타입	효현약	길항약
acethylcholine	니코틴성	nicotine	tubocurarine (근이완제)
	무스카린성M_1	pilocarpine(항녹내장)	pirenzepine (항궤양)
	무스카린성M_2	bethanechol	metoclamine
	무스카린성M_3		hexahydrosiladiphenidol
noradrenaline	adrenaline α_1	phenyleprine (산동)	prazosin (고혈압치료제)
	adrenaline α_2	clonidine (고혈압치료제)	yohimbine
	adrenaline β_1	dobutamine (강심)	atenolol (고혈압치료제)
	adrenaline β_2	salbutamol (기관지천식)	butoxamine
γ-amino butyricacid(GABA)	$GABA_A$	mucimol	bicuculline
	$GABA_B$	baclofen (항뇌혈관장해)	phaclofen
histamine	H_1	2-methylhistamine	promethazine (항알레르기)
	H_2	4-methylhistamine	cimetidine(항궤양)
dopamine	D_1	SKF38393	flupenthixol (항통합실조증)
	D_2	bromocriptine mesilate (항파킨슨씨병)	haloperidol (항통합실조증)

결합하므로 서브타입 선택적인 효현제 혹은 길항제를 디자인하는 것이 쉬운 일이 아니다.

또한, 내인성리간드가 여러개의 다른 수용체 서브타입과 결합하기 때문에 내인성 리간드 자체를 의약품으로 하는 것이 곤란하다.

5 · 5 효현제(효능제) · 길항제*

수용체에 친화성을 가진 물질을 리간드로 부르는데, 수용체에 내인성 리간드가 결합하면, 수용체는 구조변화를 일으킨다. 이것이 이온채널의 입구를 여는 것과 G단백질공역효소의 활성화 등의 방아쇠가 되어, 생화학적 반응에 연속해 세포 · 조직의 생리학적 반응을 발현한다. 수용체에 작용하는 리간드는 내인성 이외에 외인성의 **효현제(효능제, agonist)**와 **길항제(antagonist)**가 있다. 효현제는 수용체와 결합해서, 내인성 리간드와 같은 생리학적 반응을 일으키는 외인성 리간드를 말한다. 한편, 수용체와 결합하지만, 대응하는 생리학적 반응을 일으키지 않고, 내인성 리간드와 효현제의 작용을 저해하는 외인성 리간드를 길항제로 부른다. 내인성 리간드, 효현제와 길항제의 대표 예를 표 5 · 2에 정리하였다.

5 · 5 · 1 길항제

길항제는 내인성 리간드가 수용체와 결합하는 것을 가역적 혹은 비가역적으로 경쟁저해하는 경우와 비경쟁저해하는 경우가 있다. 가역적 경쟁저해에서는 수용체부위와 적당한 결합력으로 내인성리간드와 길항제가 결합하고, 이 평형반응 중에, 활성형 수용체 농도가 높아지면 생리적 반응이 강하게 된다(그림 5 · 7b). 수용체와 공유결합으로 결합하는 비가역적 저해에는, 길항제 결합형 수용체가 포화상태가 되면 내인성 리간드 농도가 높은 경우에도, 활성이 발현되지 않는다(그림 5 · 7c).

내인성 혹은 외인성 리간드(효현제)와 길항제가 공존하는 경우를 생각해 보자. 가역적 경쟁저해에는 길항제는 효현제가 수용체와 결합하는 것을 저해하지만, 효현제의 농도를 높이면, 증가된 효현제에 의해 길항제는 수용체에서 쫓겨나 효현제의 활성을 회복한다. 바꿔말하면, 고농도의 길항제가 존재할 때, 활성(반응)을 발현하기위해 대량의 효현제가 필요하다(그림 5 · 8a). 한편, 비경쟁적 저해에 있어서 길항제는 효현제의 농도를 높여도, 효현제 활성은 크게 발현되지 않는다(그림 5 · 8b). 길항제가 수용체의 결합

---

*집필자: 川崎知己 (§5 · 5)

부위에 경쟁적으로 결합하는 것이 아니라, allosteric 부위에 결합하여, 수용체구조를 변화시켜 외인성 리간드의 결합저해와 공역효소의 활성저하를 일으킨다.

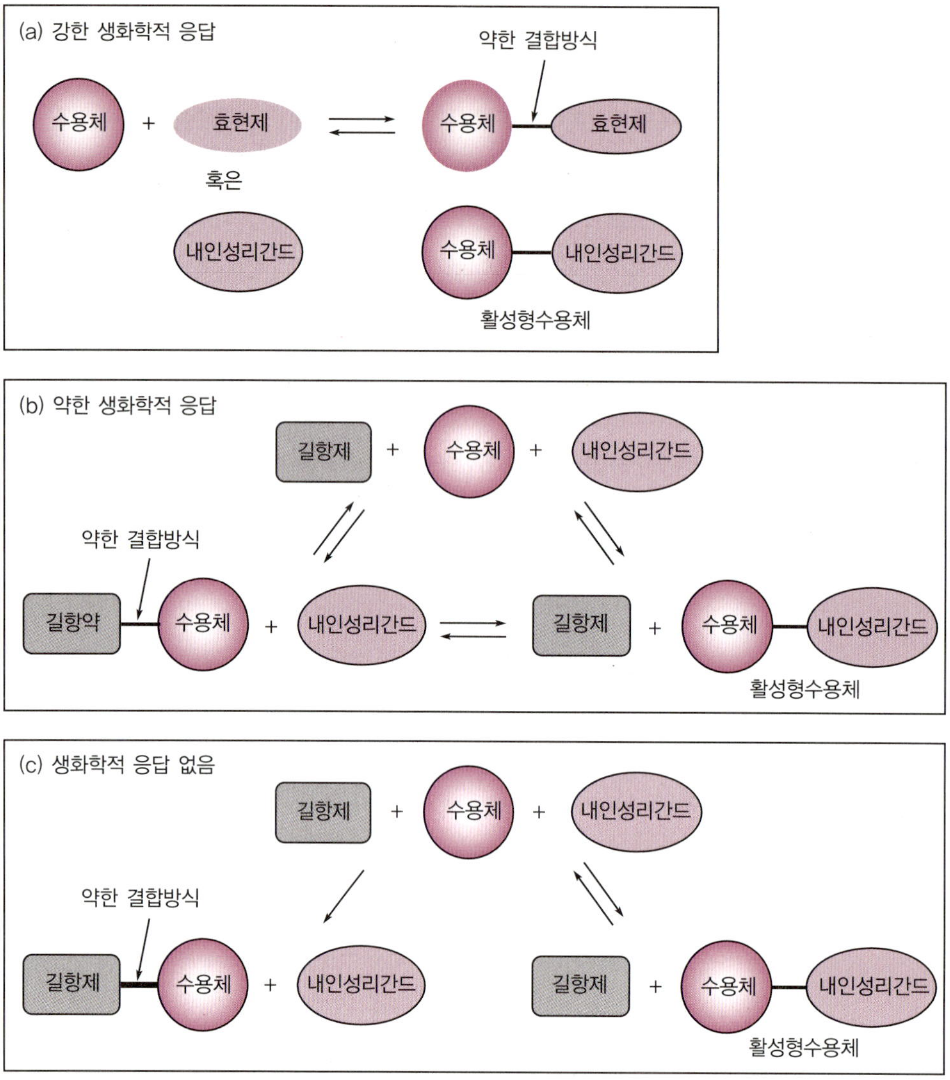

그림 5·7 가역적 경쟁적 길항제와 불가역적 길항제의 작용개요 (a) 길항제가 존재하지 않을때, 평형이 활성형수용체에 기울면 생화학적 응답이 강함. (b) 가역적 길항제가 존재하면, 활성형수용체로의 평형이 감소해 생화학적 응답이 약하게 됨. (c) 불가역적 길항제에서는 활성형수용체와의 평형이 없어져 생화학적 응답을 발현하지 않음.

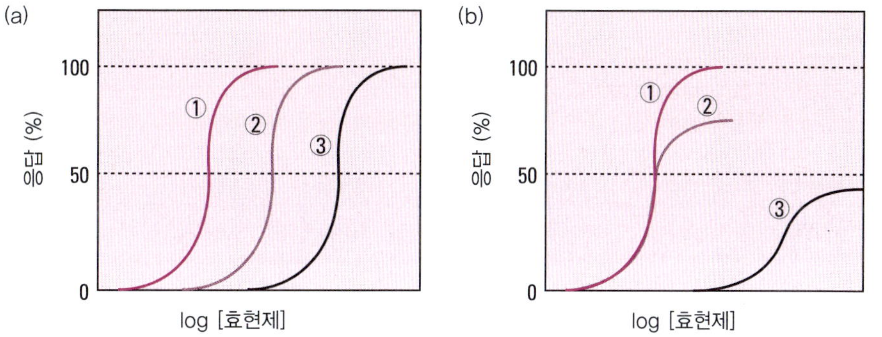

그림 5 · 8 경쟁적 및 비경쟁적 길항제의 작용에 대한 효현제의 용량과 생화학적응답
(a) 경쟁적 길항제의 작용, (b) 비경쟁적 길항제의 작용. ① 길항제가 존재하지 않을 때의 효현제의 응답, ② 길항제가 존재할때의 응답, ③ ②보다 길항제의 농도가 높을 때의 응답

5 · 5 · 2 역효현제, 부분효현제 및 allosteric 부위결합에 의한 길항제

수용체에는 내인성 혹은 외인성 리간드(효현제)가 존재하지 않을 때에도 어느 정도의 활성(내인성활성)을 가진 물질이 있다. 이것은 수용체가 고정화된 단일 conformation으로 존재하는 것이 아니고, 그림 5 · 9(a)에 나타낸 것과 같이 활성인 conformation (활성형)과 불활성conformation(불활성형)의 평형상태에 있는 것을 나타낸다(화살표의 길이는 평형의 기울기를 나타낸다). 내인성리간드 혹은 효현제의 양쪽이 없는 경우에는, 대부분 수용체의 평형이 불활성형에 기울어져 있다. 내인성리간드 혹은 효현제가 존재하면, 이들 리간드는 불활성형 보다 활성형에 친화성이 있어, 활성 conformation을 안정화시켜 평형을 활성형으로 기울게 한다(그림 5 · 9b). **경쟁적길항제**는 활성형과 불활성형의 양쪽에 다 친화성이 있어, 평형상태는 변화되지 않는다. 그러나, 리간드결합부위가 점유되어 있기 때문에 내인성리간드 혹은 효현제에 의한 활성발현은 저해된다(그림 5 · 9c). 이것은 길항제 존재하에서도 내인성 활성은 저해되지 않는다는 것을 나타낸다.

Inverse agonist(역효현제)는 불활성형에만 선택적으로 결합하여, 불활성형을 안정화시켜 평형상태를 불활성형으로 크게 기울인다. 그 결과, 내인성리간드와 효현제에 의한 작용발현이 나타나지 않을 뿐만 아니라, 수용체의 내재성 활성도 억제된다. 역효현제는 효현제결합부위와 다른 부위와 결합하므로, 내인성리간드 혹은 효현제와 화학구조상의 유사성이 없는 경우가 많다(그림 5 · 9d). 이 작용은 앞에서 말한 allosteric부위로의 결합에 의한 비경쟁적길항제와 유사하다(그림 5 · 9e). Allosteric저해에 의한 비

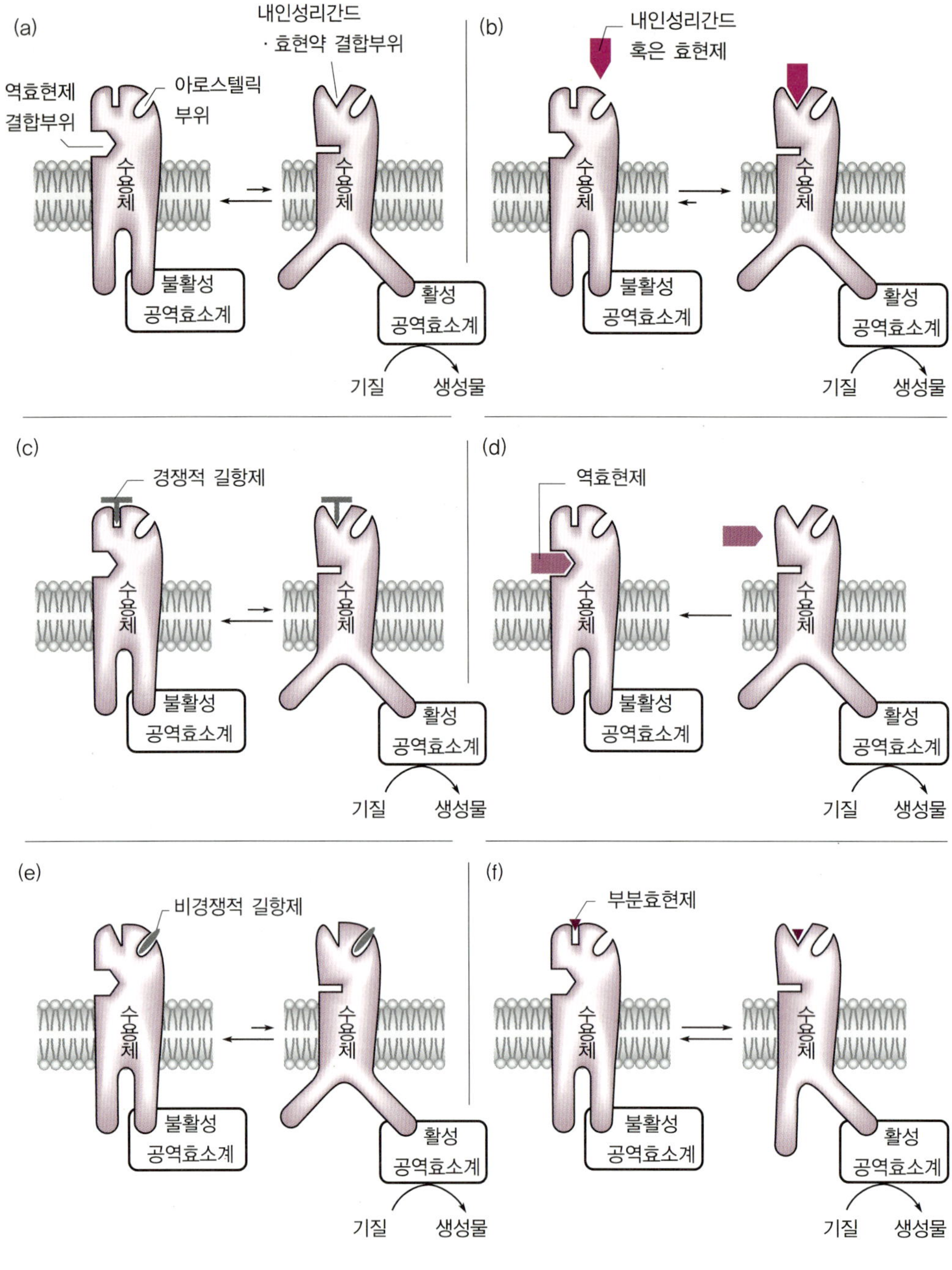

그림 5·9 수용체와 리간드의 평형 (a) 내인성리간드, 효현제, 길항제가 존재하지 않을 경우, (b) 내인성리간드 혹은 효현제가 존재할 경우, (c) 경쟁적 길항제가 존재할 경우, (d) 역효현제가 존재할 경우, (e) 비경쟁적 길항제가 존재할 경우, (f) 부분 효현제가 존재할 경우 전부 왼쪽이 공역효소계가 불활성인 conformation, 오른쪽이 공역효소계가 활성인 conformation.

경쟁적 길항제의 작용부위는, 역효현제와 같이 효현제와 다른 부위에 친화성을 가지고, 수용체활성을 저해하지만, 비경쟁적길항제의 경우 활성형과 불활성형의 평형상태를 변화시키는 것이 아니라, 효현제결합부위의 입체구조를 변화시켜 효현제의 수용체에 대한 친화성을 저해시킨다. 그 결과, 효현제에 의한 수용체의 활성발현을 억제한다. 그러나 내재성활성에 대해서는 영향을 주지 않는다.

내인성리간드의 구조를 약간 변화시키므로써, 그 화합물이 약한 효현제 활성을 나타내는 일이 종종 있다. 이와 같은 화합물을 **partial agonist(부분효현제)**로 부르는데, 왜 이와 같은 활성을 나타내는가에 대해서는 여러가지 경우를 고려해 볼 수 있다(그림 5 · 9f). 1) 부분효현제가 활성형만이 아니라 불활성형에도 어느 정도 친화성을 나타내, 활성형과 불활성형의 평형을 내인성리간드처럼 활성형에 크게 기울지 않는 경우, 2)강한 효현제활성을 나타내는 내인성리간드와 비교해, 부분효현제와 결합한 활성형 conformation구조가 완전한 것이 아니고 공역하는 효소활성이 약한 경우, 3)부분효현제가 효현제활성과 길항제활성 양쪽 모두 가져, 양자의 밸런스에 의해 약한 효현제활성을 나타내는 경우, 4)부분효현제가 수용체의 서브타입에 선택적으로 작용해, 서브타입에 따라 작용이 다른 경우등, 여러가지 경우를 생각할 수 있다. 그림 5 · 9(f)에 부분효현제의 작용기구를 모식적으로 표시했는데, 위 본문은 1)의 경우에 대해 설명한 것이다.

5 · 5 · 3 효현제와 길항제의 구조

효현제는 내인성 리간드와 입체구조가 유사한 경우가 많다. 이것은 의약품 개발에 있어 내인성리간드의 구조를 조금씩 변화시켜, 목적하는 활성을 발현하는 약물을 탐색하여 왔기 때문이다. 내인성 리간드가 여러 수용체 서브타입과 결합해 다양한 생리학적 반응을 발현하는 경우와 내인성리간드가 화학적으로 불안정할 경우, 내인성 리간드자체를 의약품으로 사용하는 것이 곤란하다. 여기서 내인성리간드의 구조를 변화시켜, 수용체 선택성과 화학적 안정성을 높이는 노력이 행해져왔다. 수용체 선택성에 관한 예로, 2개의 수용체 서브타입과 결합하는 내인성리간드인 아세틸콜린이 있다. 아세틸콜린은 니코틴성작용과 무스카린성작용을 발현하지만, 이것은 각각의 수용체에 결합할 때의 아세틸콜린의 2가지 종류의 conformation에 의한 것으로 밝혀져 있다. 이것은 수용체에 결합하는 리간드의 약리단 (**pharmacophore**, §7 · 2)의 3차원적 위치관계가 중요하다는 것을 나타내는 것으로, 아세틸콜린의 한쪽 conformation을 고정시켜 1개의 수용체 서브타입에 선택적으로 작용하게 하는 것이 가능하게 되었다. 아세틸콜린의 2종류의 conformation이 다른 작용을 나타내는 것에 대해서는 §5 · 4에서 상세히 기술하였다.

화학적으로 불안정한 내인성리간드를 화학수식하여, 안정성을 높인 예로 아세틸콜린효현제 bethanechol 을 들 수 있다(그림 5 · 10). 이것은 choline esterase에 의해 가수분해되기 쉬운 아세틸콜린의 아세틸기를 carbamoyl기(전자적효과)로 변환하고, 다시 메틸기(입체효과)를 도입하여 가수분해에 대한 저항성을 높였다. 이외에, 아세틸콜린의 효현제로 pilocarpine이 있다(그림 5 · 10).

한편, 길항제의 구조는 내인성리간드와 크게 다른 것들이 많다(표 5 · 2, 그림 5 · 10). 예를 들면, 아세틸콜린의 니코틴성수용체 길항제로 화살독 curare alkaloid인 tubocurarine이 유명하다. 무스카린성 수용체 길항제로 벨라돈나 알카로이드인 atropine과 아세틸콜린의 아세틸기 대신 부피를 크게 한 화합물 propantheline 등이 대표적이다. 아세틸콜린과 유사해도 아

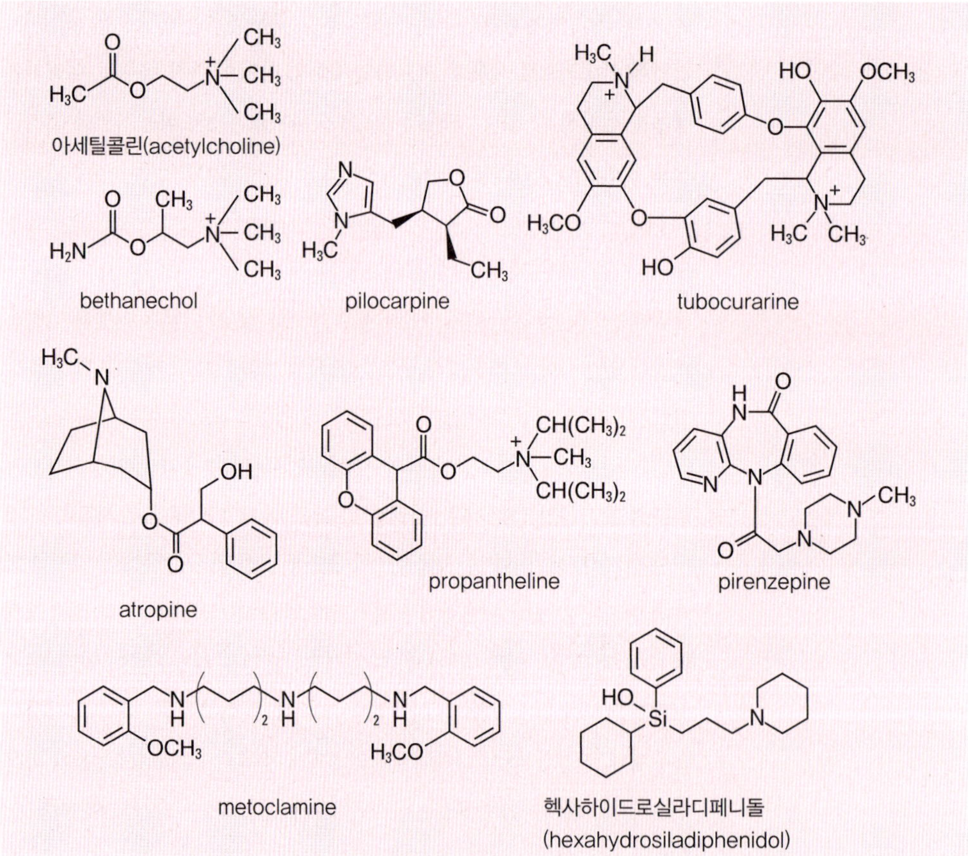

그림 5 · 10 아세틸콜린과 아세틸콜린의 대표적 효현제와 길항제

주 유사하지 않은 구조의 무스카린성 수용체에 대한 선택적 길항약에 pirenzepine(M_1수용체선택적), metoclamine (M_2수용체선택적), hexahydrosiladiphenidol (M_3수용체선택적)이 알려져 있다.

5 · 6 수용체에 작용하는 약*

의약품의 타겟으로 효소, 수용체, 이온채널, 핵산 등 여러가지 있다. angiotensin 수용체 길항제, 히스타민H_2 수용체 길항제, LH-RH 수용체 super-agonist등에 대해서 10장을 참조하기 바란다.

5 · 6 · 1 Opioid수용체에 작용하는 약

양귀비의 미숙과실에서 얻어진 수지(아편)에 진통작용이 있는 것이 기원전 4000년의 옛날부터 알려져왔고, 이것의 주성분이 morphine(그림 5 ·

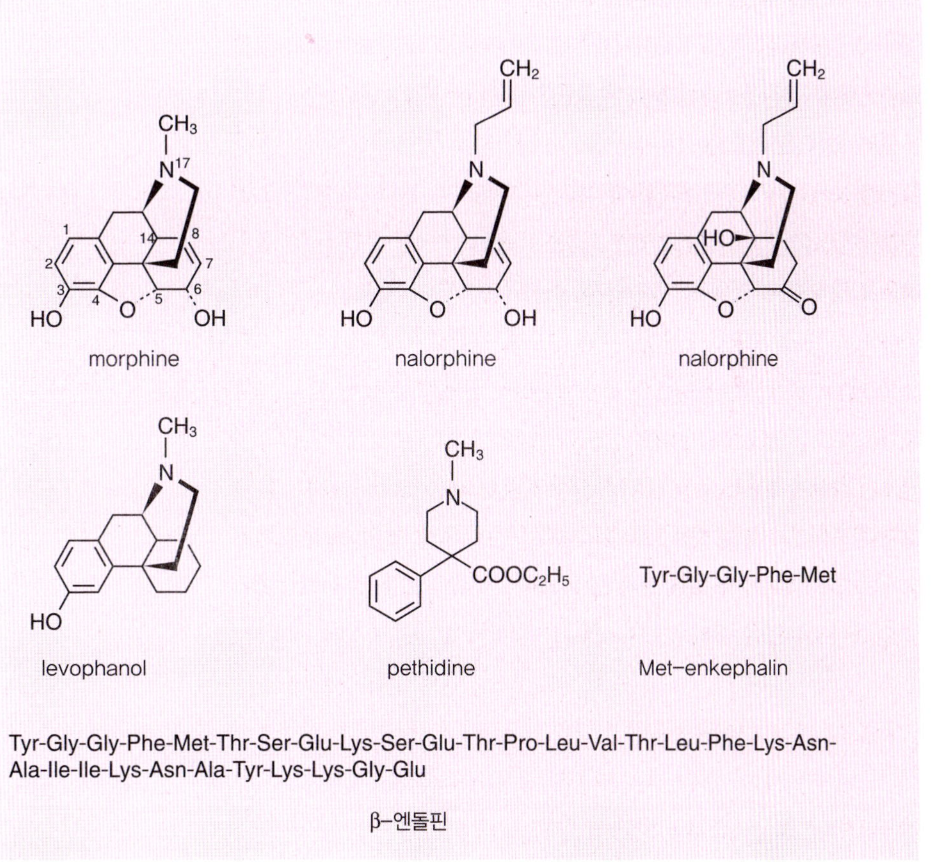

그림 5 · 11 Morphine과 그 유도체

*집필자: 增野匡彦 (§5 · 6)

11)으로 밝혀진 것은 19세기 초이다. 그래서 1970년대 전반부터 방사성표지화 morphine을 이용한 수용체의 연구가 진행되어, 현재에는 m, k, d 의 3종의 서브타입이 있는 것으로 밝혀졌다. 모두 G단백질 공역형에 속하는 수용체로 **opioid수용체**로 불린다. Morphine과 그 유도체는 당연히 생체내에 존재하는 내인성물질이 아니기 때문에, 내인성리간드에 대한 탐색이 진행되어, J. Hughes등에 의해 진통작용을 가진 펩타이드, 엔케팔린(enkephalin)이 분리정제되었다.

Morphine 유도체의 구조활성상관 연구에서 수용체와의 결합에 중요한 pharmacophore로서 17번 질소, 벤젠환(페놀환)을 들 수 있다. 3, 6위치의 하이드록시기를 아세틸화하면 활성이 증강되어, 헤로인은 morphine보다 강한 진통효과를 나타낸다. 또한, 질소의 치환기로서는 메틸기가 가장 효과적이지만, allye기를 가진 화합물 naloxone, nalorphine은 morphine에 대해 길항작용을 나타낸다(naloxone은 진통작용을 가지지 않고 길항작용만 있으나, nalorphine은 morphine과 동등의 진통작용을 가짐). 4위치-5위치의 사이의 에테르결합과, 7, 8위치의 이중결합은 불필요하여 levorphanol(모르피난계 화합물)은 morphine보다 강한 진통활성을 가진다.

Morphine은 환구조를 많이 가지고 있어 견고한 conformation을 가진다. 이 conformation이 수용체와의 결합에는 적합하지만, 보다 유연성이 있는 화합물인 pethidine 등 피페리딘계 화합물도 opioid수용체에 결합하여 진통작용을 발휘한다. 이것은 피페리딘계 화합물인데도 morphine과 동등의 conformation을 가져 수용체와 강하게 결합하기 때문이다(그림 5 · 12).

아미노산 5개로 이루어진 진통성 펩타이드인 엔케팔린류에 이어, 보다 큰 펩타이드인 엔돌핀(endorphin)류와 다이놀핀류도 내인성 리간드로서 구조가 밝혀져 있다. 또한, 여러가지 합성 펩타이드의 opioid수용체 결합 활성이 검토되었는데, 활성인 펩타이드의 대부분이 N말단에 tyrosine을 가지고 있는 것이 밝혀졌다. 이들도 그림 5 · 12에 나타낸 것과 같이 morphine과 동등한 conformation을 가져 opioid수용체와 결합한다. Tyrosine에서

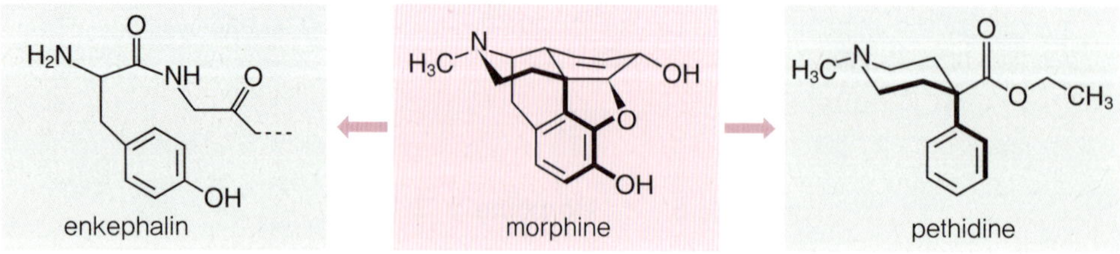

그림 5 · 12 morphine 유도체의 수용체 결합 conformation

계속되는 아미노산배열은 conformation의 안정화와, 수용체의 리간드결합부위로의 진입에 관여하고 있다.

Morphine계 진통제는 말기암의 통증치료등에 이용되고 있으나, 이들 최대 결점은 의존성이다. 내인성리간드의 펩타이드도 의존성이 보여지고 있어 진통활성과 의존성의 분리가 최대과제가 되어 있다.

5 · 6 · 2 $GABA_A$ 수용체에 작용하는 약

GABA(gamma aminobutyric acid)는 중추계에서 주요한 억제성 신경전달물질이며, 이것에 대한 수용체로서는 $GABA_A$와 $GABA_B$ 2종류가 있다. $GABA_A$수용체에는 염소이온채널과 직결된 이온채널형성형에 속한 수용체로, GABA와의 결합에 의해 채널이 열려, 염소이온의 투과성이 상승하여 신경세포막전위가 변화하기 어려워져 활동전위의 발생이 억제된다. 유명한 독소인 피크로톡신은 $GABA_A$수용체 염소이온채널 차단효과를 가지고 있어 중추흥분작용에 의해 경련을 일으킨다. 한편, $GABA_B$수용체는 G단백질 공역형이며, 효현제로서 바클로펜(baclofen: 근이완제, 항경련제)등이 알려져 있다. 여기에서 중추억제효과에서 수면진정제, 항불안제등으로서 광범위하게 이용되고 있는 벤조디아제핀계 약물을 들 수 있다. 구조가 다르지만, barbituric acid계 약물도 $GABA_A$작용을 증강시킨다. 이 기전은 $GABA_A$수용체의 피크로톡신결합부위에서 작용하는 것을 토대로 한다. 한편, 구조상의 유사점이 있는 칼슘길항제인 diltiazem의 작용은 벤조디아제핀의 작용과 전혀 다르다(10장).

a. 벤조디아제핀계 약물 ________ $GABA_A$ 수용체에 있어서 벤조디아제핀계 약물의 결합부위는 GABA결합부위와 다르고, allosteric효과에 의해 염소이온채널의 개구빈도를 높여 GABA의 작용을 증강시킨다.

벤조디아제핀계 약물의 개발과정은 serendipity적 발견 · 발명(§2 · 1 참조)의 대표 예로 들 수 있다. 즉, 미국의 Roche사 그룹에서 1954년에 향정신약의 개발 프로젝트를 개시하여, 아미노치환기를 가진 신규 벤즈옥사디아제핀계화합물을 합성타겟으로서 선택했다(그림 5 · 13). 최초에 합성된 일련의 화합물에는 활성이 확인되지 않아, 프로젝트는 축소, 종식하게 되었는데, 화합물을 정리하는 단계에서 최후에 생물시험에 제출한 결정이 놀랍게도 흥미있는 진정 · 항불안작용을 나타내었다. 이 화합물이 최초의 벤조디아제핀계 약물 chlordiazepoxide이다(1960년 미국에서 시판).이 화합물은 그림 5 · 13에 표시된 것처럼 화학적으로도 흥미있는 고리확대(ring expansion)반응을 거쳐 생성된다. 그 후, 세계 제약기업에서 격렬한 연구개발 경쟁이 펼쳐져, 여러가지 타입의 벤조디아제핀계 약물이 개발되었다.

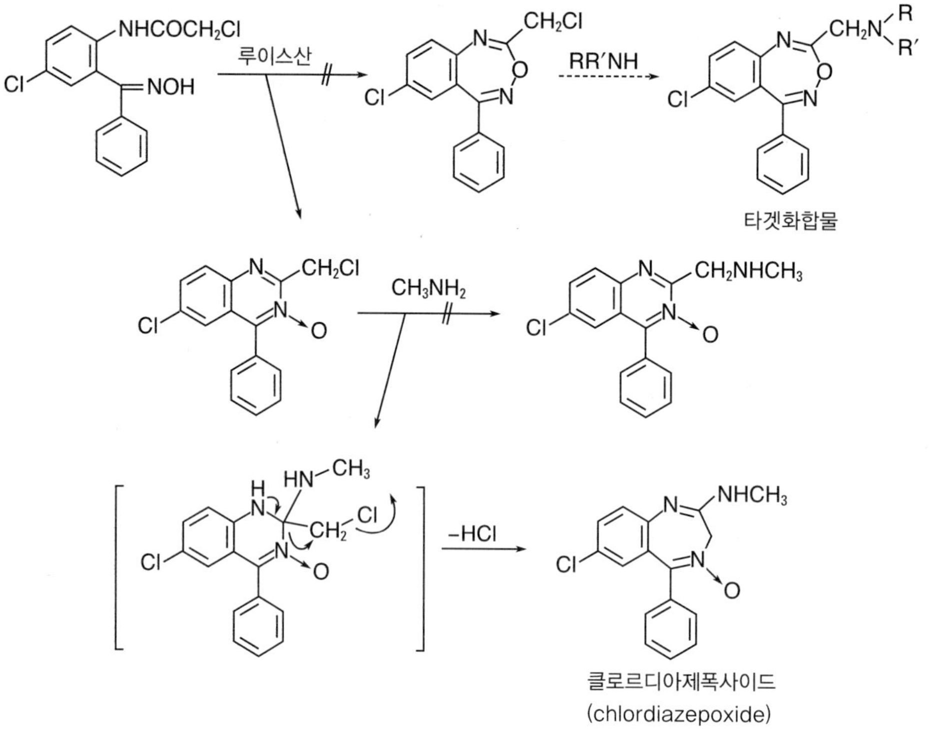

그림 5 · 13 3가지 예상외의 반응에 의한 클로르디아제폭사이드의 생성

벤조디아제핀의 기본골격은 방향환과 축합된 7원환으로, 1,4위치에 질소원자를 가지고 있다(그림 5 · 14). 많은 구조활성상관의 연구에서, 대체로 아래와 같은 결론이 얻어졌다. 5위치의 방향환이 중요해, 여기의 ortho 위치(R^3)에 전자끄는 기(electron withdrawing group)가 있으면 활성이 높다. 7위치(R^4)도 전자끄는 기로 활성이 상승된다. R^1에는 메틸기 보다 부피가 큰 것은 활성이 저하한다. 2위치는 carbonyl기가 바람직하지만 메틸아미노기도 유효하다. 그림 5 · 14에 대표적인 벤조디아제핀류를 나타냈는데, 벤젠환 이외의 방향환으로서 티오펜이 축합된 것(clotiazepam)과, 1,2위치에 헤테로환을 축합시킨 zolam계도 유효하다. 티오펜은 벤젠환과 비교할 때 둘다 방향환이며, 탄소- 탄소 이중결합이 유황원자로 치환되어 있다. 유황원자는 탄소원자보다 큰 분자량으로 32이며 −CH=CH−의 26에 거의 상당하는 것이고, 또한 탄소-탄소이중결합의 p전자에 상당하는 비공유전자쌍을 가지고 있어서 티오펜은 벤젠과 생동등체(bioisostere, §7 · 2)로 생각할 수 있다. Clotiazepam은 bioisosterism이 성공한 예라고 할 수 있다.

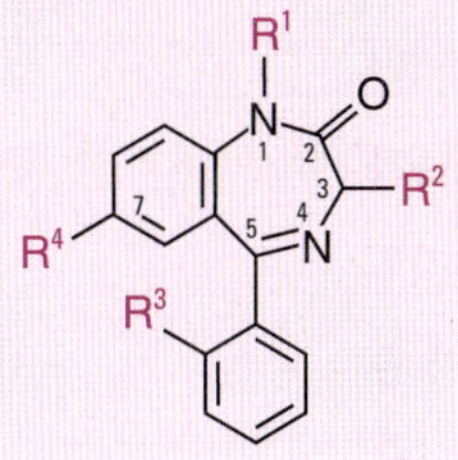

Benzodiazepine골격

대표적 의약품	R[1]	R[2]	R[3]	R[4]
diazepam	$-CH_3$	$-H$	$-H$	$-Cl$
nitrazepam	$-H$	$-H$	$-H$	$-NO_2$
fludiazepam	$-CH_3$	$-H$	$-F$	$-Cl$
lorazepam	$-H$	$-OH$	$-Cl$	$-Cl$

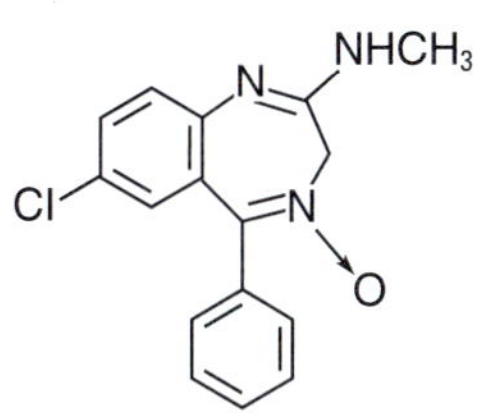

chlordiazepoxide

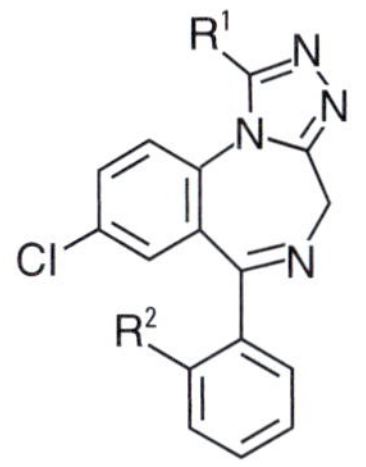

estazolam: R[1] = H, R[2] = H
triazolam: R[1] = CH_3, R[2] = Cl

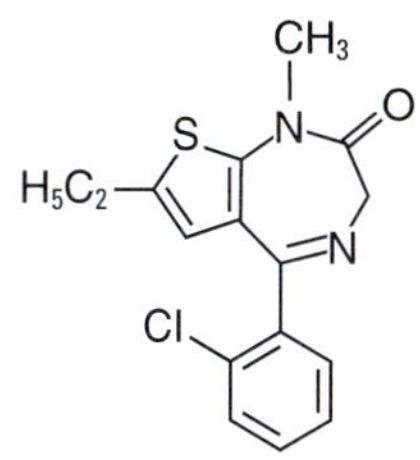

clotiazepam

그림 5 · 14 Benzodiazepine골격과 대표적 의약품

5 · 6 · 3 스테로이드호르몬 수용체에 작용하는 약

모든 스테로이드 호르몬은 콜레스테롤에서 체인절단과 산화과정을 거쳐 생합성된다. 이들은 대부분 부신에서 생합성되는 코티졸(글루코코르티코이드, 당질코르티코이드), 알도스테론(미네랄코르티코이드, 광질코르티코이드)과 대부분 생식선 등에서 합성되는 안드로겐(남성호르몬), 에스트로겐(여성호르몬), 프로게스테론(황체호르몬)으로 분류되고, 각각에 대응하는 수용체가 존재한다. 그러나, 이들 수용체사이에 아미노산배열의 동종성이 비교적 높아, 스테로이드 호르몬 수용체는 전부 핵내 · 세포질형에 속해, 리간드와 복합체를 형성한 후, 전사조절인자로서 기능한다.

스테로이드골격과 그 입체구조를 그림 5 · 15에 나타낸다. 스테로이드골격(5a-스테로이드, 그림 5 · 15a)은 A~D의 4개의 환이 trans형으로 결합된 견고한 구조를 가진다. 그래서 A~C의 육원환이 기본적으로 chair형

conformation 을 가지고 있다. 이 때문에 스테로이드 골격은 전체로 볼 때 거의 평면이라고 말할 수 있다(그림 5 · 15b). 그러나 A환이 불포화화되면 활처럼 구부러지게 된다. 예로서 그림 5 · 15(c) 에 prednisone골격을 나타내었다. 스테로이드치환기는 스테로이드골격을 그림 5 · 15(a)처럼 지면에 그릴 때 밑으로 향한 쪽을 α 배위(그림 5 · 15b, ● 로 표시), 위로 향한 쪽을 β 배위(그림 5 · 15b, ● 로 표시)라 한다. 이 α, β 배위는 axial, equatorial의 분류와는 다르다.

또한, 식물중에 존재하는 5β-스테로이드는 A환과 B환이 *cis*형으로 크게 굴절되어 있다(그림 5 · 15d). 이들은 강심작용을 가진 화합물인데, Na^+/K^+ ATPase 저해가 작용기전이며 스테로이드수용체에는 결합하지 않는다.

안드로겐 효현제는 근육증강제로서, 프로게스테론 효현제는 경구피임제로서 주목받지만, 여기에서 내분비교란물질(endocrine disruptor)과의 연관에서도 주목받고 있는 에스트로겐 수용체를 들 수 있다.

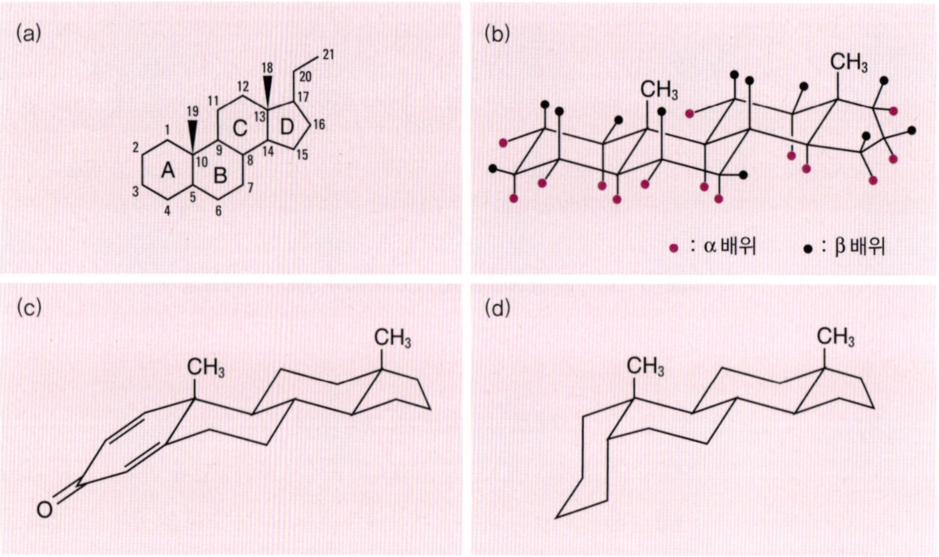

그림 5 · 15 스테로이드 골격과 그 입체구조 (a), (b) 스테로이드 골격, (c) prednisone 골격, (d) 5β–스테로이드.

a. Estrogen ________ **에스트로겐**은 스테로이드호르몬 가운데 가장 산화가 진행된 화합물이며, 스테로이드호르몬 생합성의 최종산물이다. 에스트로겐의 구조상의 특징은 A환이 페놀이며, 10위치에 메틸기가 없고, 17~20위치 사이의 탄소-탄소결합이 개열되어 있다는 것이다. 생체내 에스트로겐은 그림 5 · 16의 상단에 나타내었는데, 이들은 난소에서 분비되어, 제2차 성징의 발현, 유선의 발달등의 작용이 있다. 임신중에는 태반에서 평

상시의 100배까지 생합성된다. 그림 5 · 16이외에도 B환이 탈수소화된 화합물도 생체에서 발견되어지고 있다.

이들 에스트로겐은 경구투여하면 소화기계의 미생물에 의해 분해되고 간장에서 빨리 대사되어 작용이 약하다. 그 결점을 해결하기 위해, 17위치에 ethinyl기를 도입하거나 하이드록시기의 에스테르화가 행해졌다(그림 5 · 16하단). 이 에스테르는 체내에서 분해되어 활성체로 되기 때문에, **prodrug**(§8 · 3 · 1)이라 할 수 있다.

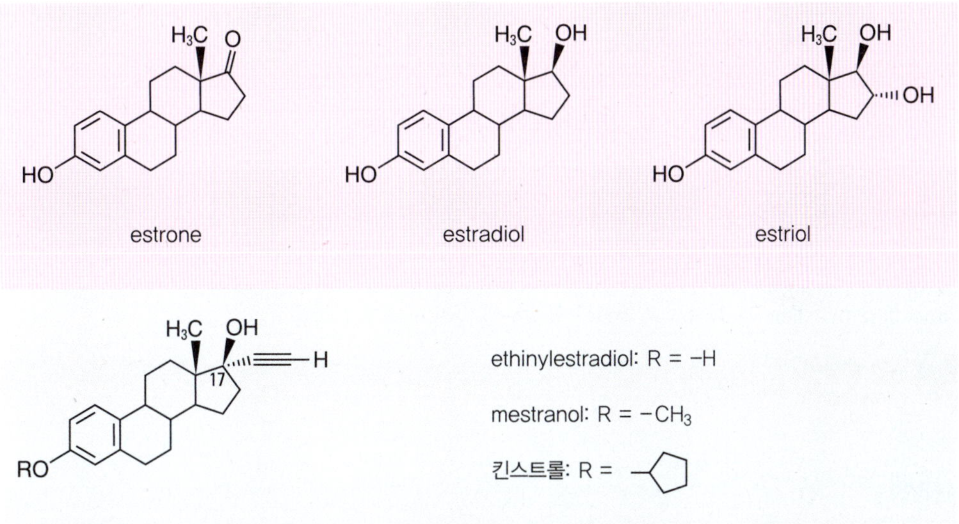

그림 5 · 16 estrogen

최근에는 비스테로이드계 에스트로겐이 내분비교란물질로서 문제시되고 있다(그림 5 · 17). Bisphenol류와 *p*-alkylphenol류는 인공화합물이지만, 여러가지 이유로 환경 중에 존재해 일상생활중에 인류가 섭취해 버리고 있다. 이들 화합물의 구조상의 특징은 페놀환을 가지고 있다는 것, 지용성이 높은 어느 정도 평면구조를 띠고 있다는 것이다.

Diethylstilbestrol(그림 5 · 17)도 에스트로겐 수용체와 결합하여, 이전에는 합성 에스트로겐으로서 사용되어 왔으나, 이 후 독성이 판명되어 사용금지가 되어 있다. 이 화합물에는 2개의 페놀환이 30도 정도 비틀려져 있는데, 이것은 에스트라디올의 골격도 완전히 평면이 아닌 것에 대응하는 것으로 여겨진다. 또한 식물중에 함유된 이소플라본계 화합물(daidzein) 중에도 에스트로겐작용을 가진 물질이 있다.

에스트로겐 수용체의 경쟁적 길항제는 유방암 등에 유효한데, 이들을 그림 5 · 18에 나타내었다. 그러나, 자궁암의 발생률이 높아지는 등의 결점

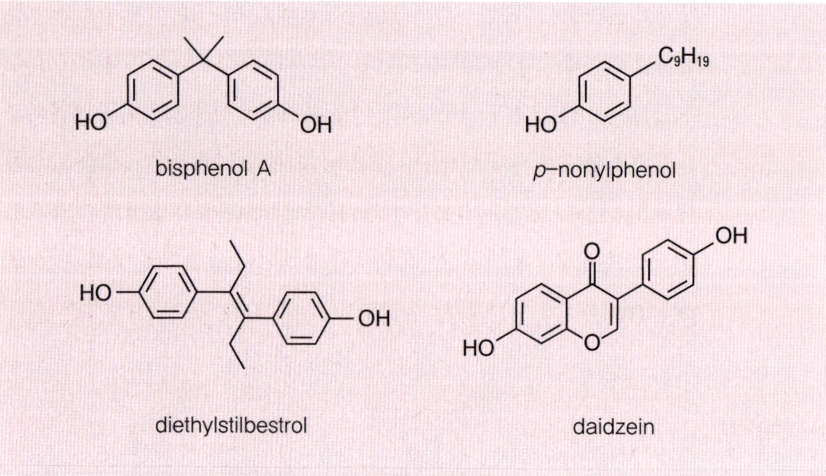

그림 5 · 17 비스테로이드계 estrogen

이 지적되고 있다. 이들 모두 효현제와 구조상 유사한 부분이 있다. 최근 이들 길항제의 연구에서 에스트로겐 수용체는 다른 리간드, 즉 에스트로겐, tamoxifen, raloxifene과 각각의 복합체를 형성하면 다른 유전자에 작용하는 것으로 판명되었다.

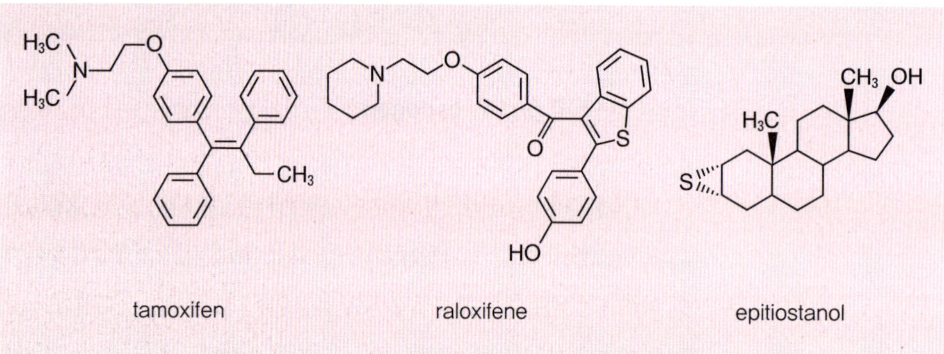

그림 5 · 18 estrogen 수용체 경쟁적 길항제

수용체기능은 생체의 항상성을 유지하는 이상으로 굉장히 중요하고, 이 수용체에 결합하는 리간드가 수많은 의약품으로 사용되고 있다. 수용체는 리간드와 복합체를 형성하여 고차구조가 변화해 생화학적 반응이 시작되지만, 처음 복합체를 형성하는 데에는 리간드의 입체구조와, 리간드-수용체간의 여러가지 화학결합이 복잡하게 연관되어 있다. 이 복합체 해석은 부작용이 없는 유효한 의약품개발에 중요하며, 유기화학이 의약품개발에 공헌할 수 있는 하나의 분야이다.

이온채널과 약 및 기타 약

6 · 1 이온채널의 역할*

이온이생체막을 효율적으로 통과하는 기구로서 이온채널의 존재가 알려져 있다. **이온채널**은 세포가 세포내외에서 전하물질을 교환하기 위한 수송로의 하나로, 이온채널을 통해 특정의 이온이 세포내외로 이행하는 일은 생리학적 반응에 중요한 역할을 하고 있다. 이온채널은 막을 관통하는 단백질에 의해 세공 모양의 구조를 하고 있어, 선택적인 이온만 통과하도록 기능을

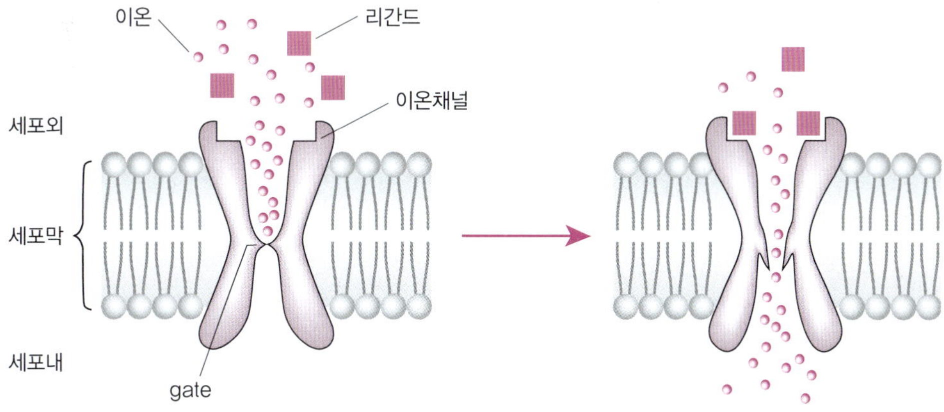

그림 6 · 1 이온채널의 모식도 리간드-수용체결합의존형 이온채널을 예로 듦. 이온채널에 리간드가 결합하면 gate가 열려 이온이 통과할 수 있게 됨.

*집필자: 太田 茂, 川﨑知己 (§6 · 1)

하고 있다(그림 6 · 1). 채널은 일과성으로 개폐되고, gate에 의해 제어되고 있다. 이 gate에는 여러가지 종류의 단백질이 관여하고 있어, 이 단백질의 conformation변화에 의해 이온의 통로의 개폐가 제어된다. 이온채널은 보통 닫힌 상태로 되어 있고, 시그널이 수용체에 전달됐을 때만 구조를 변화시켜, 이온이 통과하도록 한다. 수용체는 이온채널의 일부로 포함되어 있기 때문에, 정보전달물질이 결합한 후 빠르게 이온이 통과할 수 있게 한다. 따라서, 이와 같은 정보전달방식은, 신경에 있어서 시그널 전달과 같이 빠른 반응이 필수인 경우에 사용되고 있다. 채널개폐 기전은 2가지로 크게 구분되며, 리간드-수용체 결합의존형(니코틴성 아세틸콜린수용체와 GABA수용체 등) 과 전위의존형(Na^+, K^+, Ca^{2+}, Cl^- 이온채널 등)이 있다. 리간드-수용체 결합의존형 이온채널에는 특정의 분자(리간드)가 수용체에 결합함에 따라 채널을 개방한다. 전위의존형 이온채널에는, 세포막내외의 이온농도가 변화함에 따라 막전위의 변화가 생겨, 채널의 개폐를 일으킨다. 예를 들면, Na^+ 이온채널은 각기 6회의 막관통 α헬릭스구조를 가진 subunit 4개로 구성되어 있다. 막관통부위의 5번째와 6번째가 각각 바싹 달라붙어 이온채널을 형성한다(그림 6 · 2). Ca^{2+}이온채널에는 단백질구조의 차이에 의해 몇 개의 서브타입이 존재하는지 알 수 있다.

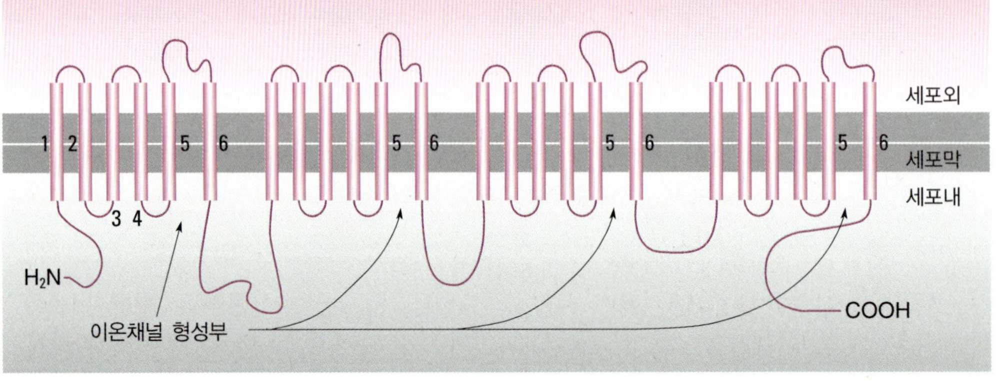

그림 6 · 2 전위의존형 Na^+ 이온채널의 막관통구조 막관통부위의 5번째와 6번째가 바싹 달라붙어 이온채널을 형성함.

이들 2종류의 이온채널의 역할에 대해, 2개의 뉴런사이에 있어서 시그널의 이동을 예로 하여 설명한다. 시냅스전의 뉴런의 막은 내측이 음전하를 띄도록 편극되어 있다. 이 뉴런으로의 자극이 axon에 전해질 때, 전위의존형 Na^+ 이온채널이 작동하여 막의 내측으로 정전하를 운반시켜, 이것이 차례차례로 이온채널에 전달되어 결과로 활동전위가 이동된다. Axon의 선단에 도달하면, 전위의존형 Ca^{2+}이온채널이 열려져, 내부로 Ca^{2+}이 유입된다. Ca^{2+}농도상승에 의해 신경전달물질인 아세틸콜린이 시냅스간극으로 방출된다. 방출된 아세틸콜린은 시냅스후의 뉴런에 존재하는 아세틸콜린에 특이적인 리간드-수용체결합의존형 이온채널과 결합한다. 이온채널은 세포외의 Na^+와 K^+의 내부유입을 일으키고, 시냅스후 뉴런은 정전하를 띠게 된다. 이 일련의 과정을 반복하여 전기적 시그널이 전달된다(그림 6 · 3).

이와 같이 이온채널은 신경전달에 있어 굉장히 본질적인 역할을 담당하고 있다. 약물이 이 이온의 이행에 영향을 줌으로써, 생명기능을 제어하는 일이 가능하다.

6 · 2 이온채널에 작용하는 약*

앞절에서 기술한 바와 같이 신경전달에 있어 이온채널은 중요한 역할을 담

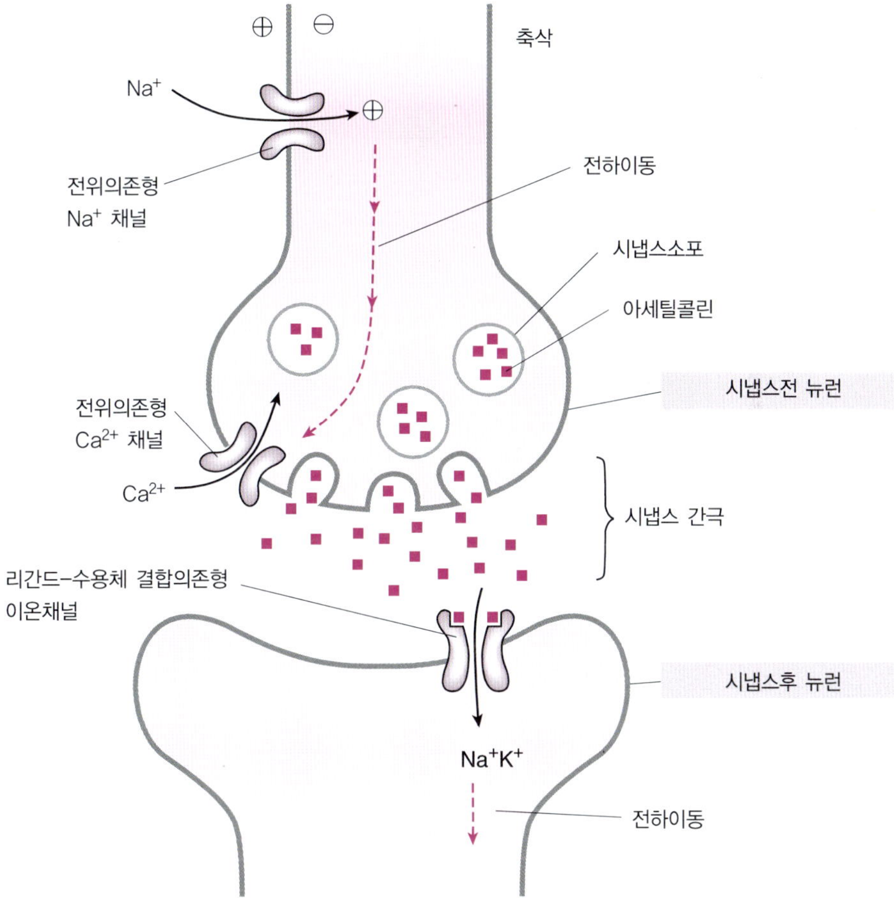

그림 6 · 3 뉴런사이에 있는 시그널이행에서의 이온채널의 역할

---
*집필자: 太田 茂 (§6 · 2)

당하고 있기 때문에, 이 시스템이 무너지면 여러가지 질병을 초래한다. 현재, 많은 이온채널이 신약개발의 타겟으로 되어 있는데, 여기서 대표적인 이온채널에 대한 의약품을 소개한다.

6·2·1 항부정맥제

심장의 흥분은 보통 동방결절(sinoauricular node)에서 생기지만, 이 이외의 부위에서도 생기거나, 정상의 흥분전파가 장해를 받는 심박의 경우를 부정맥이라고 한다,

항부정맥제는 심근에서 전도이상을 억제하여 정상의 조율로 되돌리는 작용을 한다. 현재에는 클래스 I 군에서 IV군까지 4군으로 분류되는데, class II군만 아드레날린β 수용체 차단제에 속하고, 다른 것은 전부 이온채널 길항제다.

a. Class I **군**(Na^+ 이온채널길항제) ________ 그림 6 · 4에 나타낸 것은 class I 군으로 분류되는 것들로, 부정맥발생의 원인인 흥분전도의 이상을 개선한다.

리도카인(lidocaine)과 알카로이드인 quinidine이 리드화합물이 되어, 많은 의약품이 개발되어 있다.

b. Class III**군**(K^+ 이온채널길항제) ________ 그림 6 · 5에 표시된 것

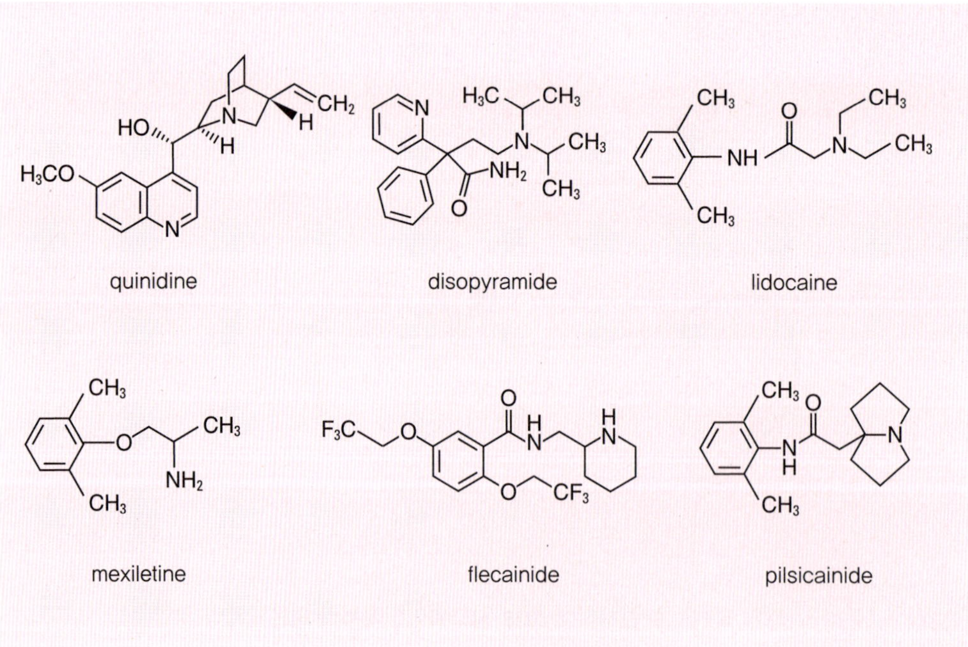

그림 6 · 4 Class I군의 항부정맥제

은 ClassIII군에 분류되어, 특히 활동전위를 연장하고, 불응기를 연장함으로써 부정맥을 개선한다.

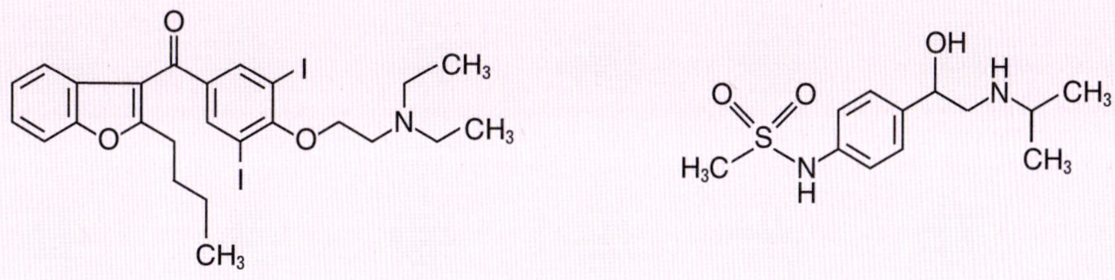

그림 6 · 5 Class III군의 항부정맥제

c. Class IV군(Ca^{2+} 이온채널길항제) ________ 그림 6 · 6에 표시된 것은 classIV군으로 분류되어, 이상흥분상태인 방실전도를 억제함으로써 심방의 근육이 정상의 5배이상 속도로 빠르게 되는 심방세동 등을 감소시킨다.

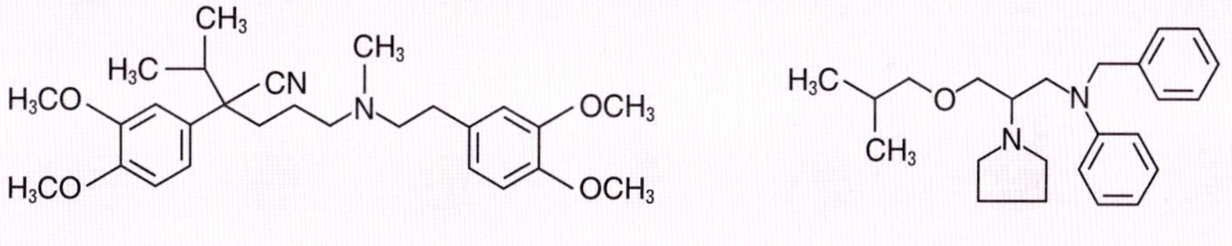

그림 6 · 6 Class IV군의 항부정맥제

6 · 2 · 2 항협심증제

심근의 일부가 일과성으로 산소결핍(허혈)이 됐을 때 일어나는 질환이 협심증이다. 칼슘길항제라 불리는 의약품이 이온채널을 타겟으로 한 본 질환의 치료약이다. 이들 의약품은 Ca^{2+}의 세포내 유입을 저지하는 작용을 가지고 있는 것이 특징이다. 칼슘길항제는 구조에 의해 3종으로 분류된다.

디하이드로피리딘계, 딜티아젬계, 페닐알킬아민계가 있다(그림 6 · 7). 이 중에 디하이드로피리딘계 칼슘길항제는 고혈압치료제로서 사용되고 있고, verapamil은 class Ⅳ군의 항부정맥제로 주로 사용되고 있다.

또한 §10 · 3에 칼슘길항제로서 diltiazem에 대해 상세한 해설이 되어 있으므로 그 장을 참조하기 바란다.

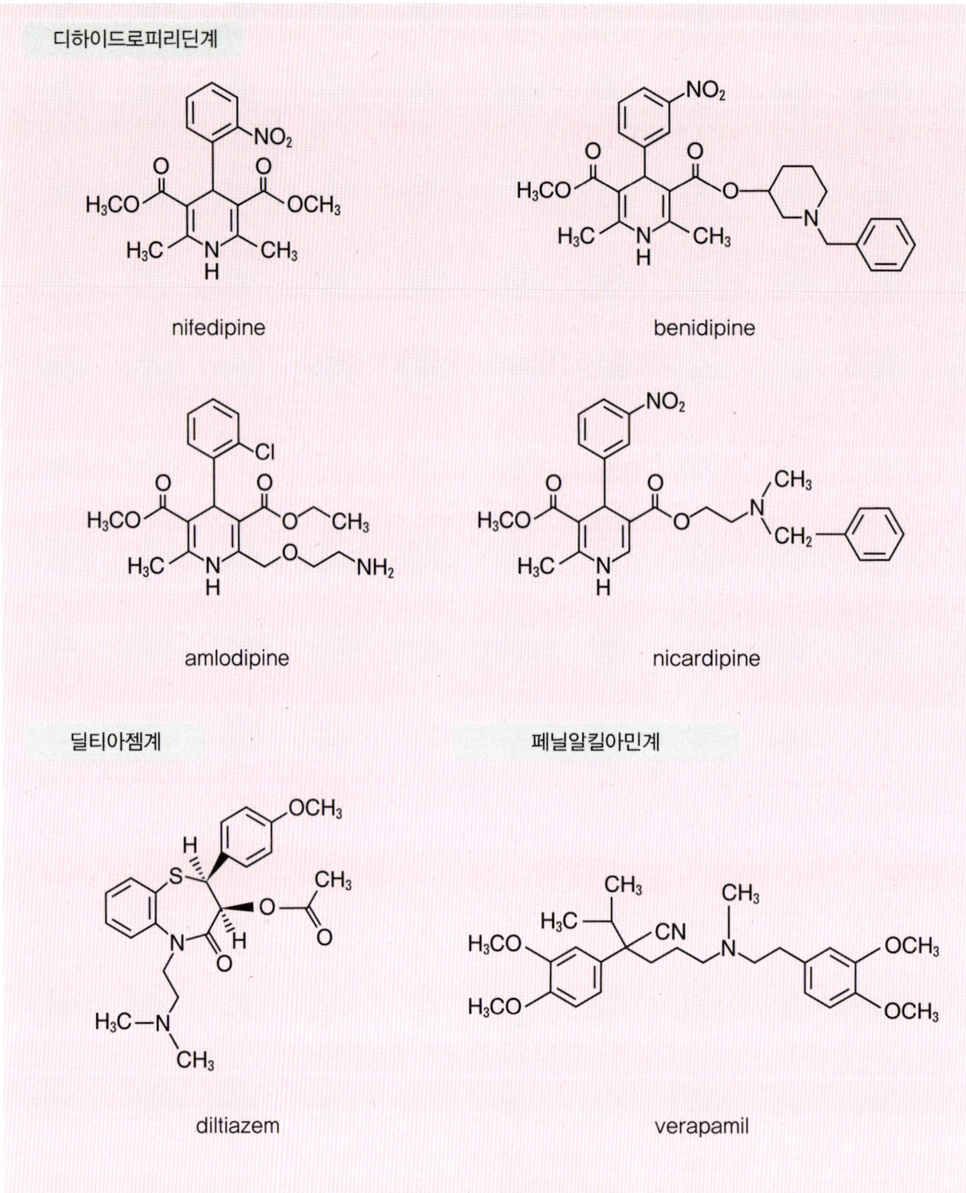

그림 6 · 7 칼슘길항제

6 · 2 · 3 국소마취제

국소마취제는 Na^{+}이온채널에 결합하여 나트륨이온의 세포내 유입을 저지하고, 활동전위의 발생을 억제하여 지각신경의 전달을 차단함으로써, 통증을 억제한다. 이와 같은 약효를 가진 의약품으로서 최초로 사용된 것은 알카로이드인 코카인(cocaine)이다. 코카인은 Na^+이온채널길항작용 이외에 모노아민트랜스포터 저해작용도 가지고 있어 마약으로 지정되어, 취급이 엄격히 관리되지 않으면 안 된다. 코카인의 방향환 부분이 활성발현에 중요하다는 것이 밝혀져, 현재는 수종의 합성국소마취제가 만들어져 있다. 그림 6 · 8에 대표적 의약품을 나타낸다.

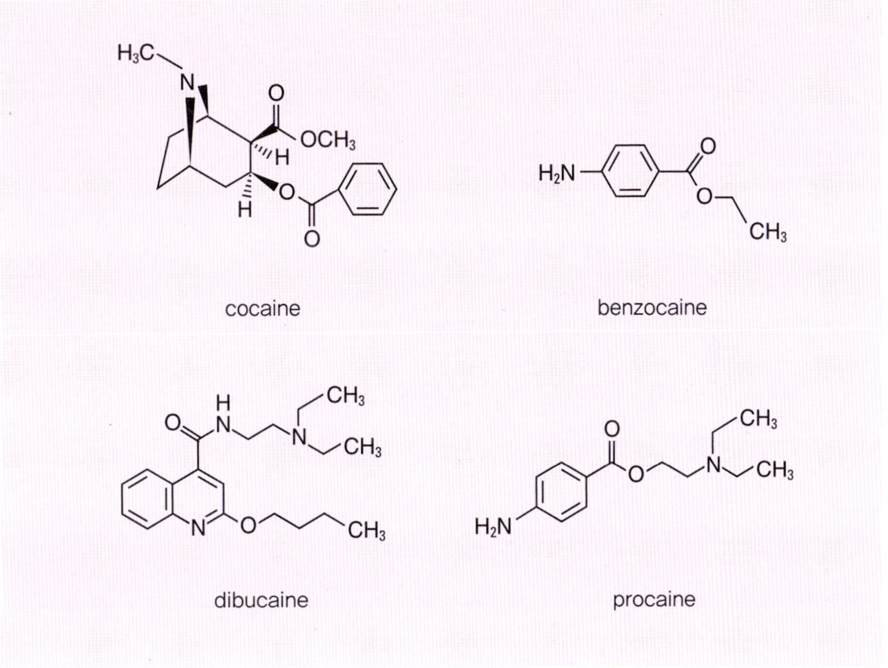

그림 6 · 8 국소마취제

이들 모두 amide기와 에스테르기 중 어느 것을 가지고 있느냐가 특징이다. 이 중 프로카인(procaine)은 체내에서 용이하게 대사되어, 활성을 가지지 않는 카르본산체로 가수분해되어 버리기 때문에 약효가 단기간이다. 에스테르를 amide로 변환시킨 리도카인(lidocaine)은 체내에서 대사를 받기 어려워 국소마취작용이 지속적인 것이 특징이다(그림 6 · 9).

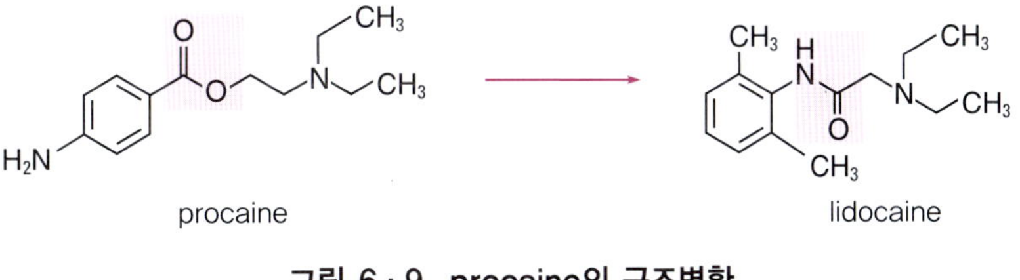

그림 6 · 9 procaine의 구조변환

6 · 2 · 4 이뇨제

이뇨제로서 일반적으로 뇨량을 증가시키는 것만이 아니라, Na^+와 Cl^-의 배설을 증가시키는 것도 의미하고 있다. 신장에 존재하는 세뇨관의 Na^+ 이온채널을 저해하는 것으로, K^+농도는 저하시키지 않고 Na^+만을 배설하는 일이 가능하다(그림 6 · 10).

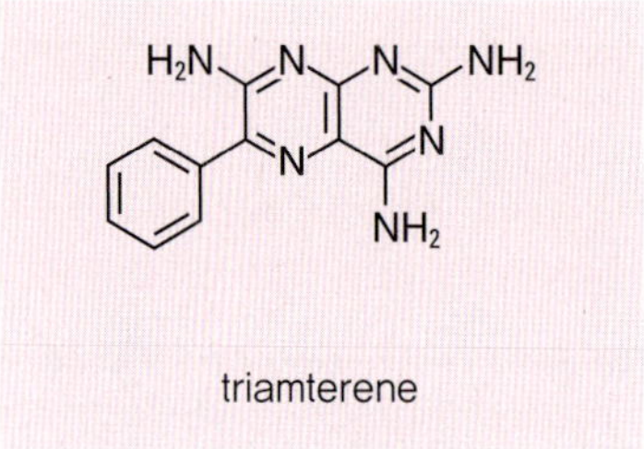

그림 6 · 10 칼륨유지성이뇨제

6 · 3 기타 약 (핵산 · 트랜스포터 · 진균에 작용하는 약)*

지금까지 의약품의 타겟으로서 효소, 수용체, 이온채널을 들어서 각각에 작용하는 의약품을 해설하여 왔는데, 이 절에서는 상기의 어느 것에도 속하지 않는 타겟에 대한 의약품에 대해 해설한다.

6 · 3 · 1 핵산에 작용하는 약

핵산을 타겟으로 한 의약품은 크게 구분하여 2종류가 있다. 하나는 대사길항제 혹은 효소저해제로서 DNA와 RNA의 합성을 저해하는 물질이다. 다음은 핵산분자에 대해 알킬화 혹은 체인 절단을 행하는 약이다. 넓은 의미에서는 DNA intercalator도 이 범주에 속한다.

이들 의약품은 전사와 번역의 과정을 저해함으로써 그 결과로 세포의 증식, 분열을저해한다.

a. 엽산대사 길항제 ________ 엽산(비타민의 일종)은 핵산인 퓨린류와 thymine의 생합성에 필요하다. 따라서 엽산과 유사한 구조의 화합물이 대사길항제로 작용하여 세포의 증식을 억제하는 가능성이 있다. 현재, 엽산대사 길항제로서 methotrexate가 항암제로서 사용되고 있고, 비슷한 구조를 가진 유도체의 구조상관은 컴퓨터를 이용하여 활발히 행해지고 있다(그림 6 · 11).

---

*집필자: 太田 茂, 長野哲雄 (§6 · 3)

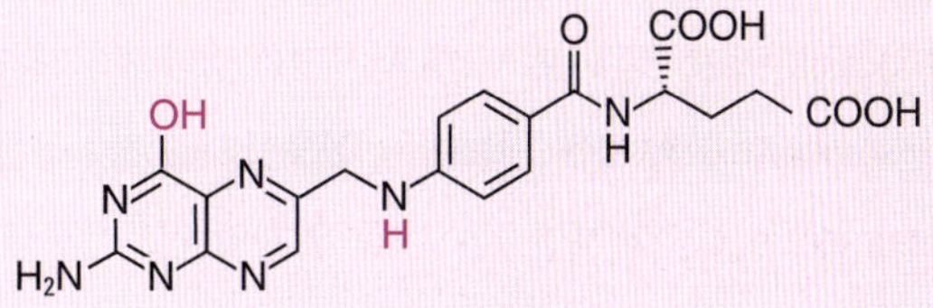

엽산

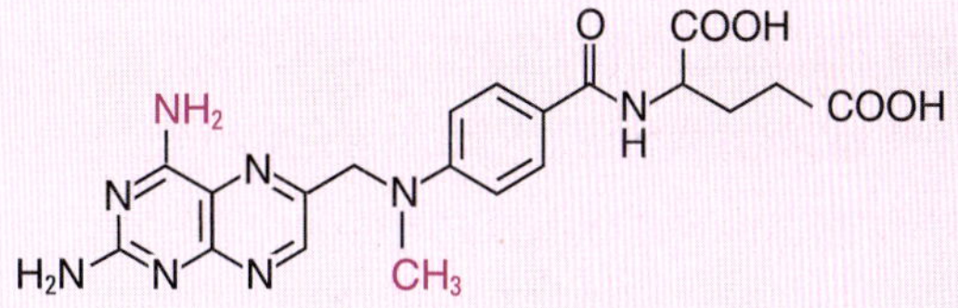

methotrexate

그림 6 · 11 엽산의 구조와 엽산 길항제 methotrexate

topoisomerase I 저해제

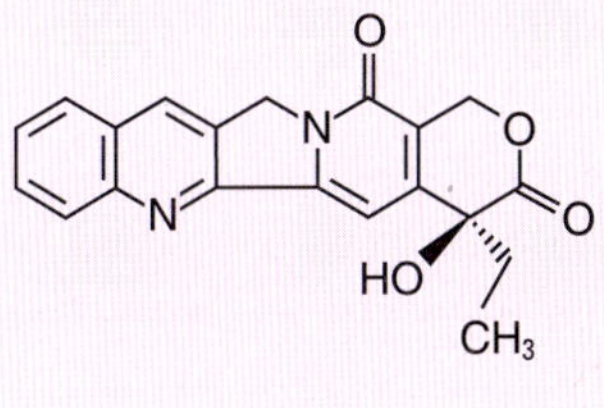

camptothecine

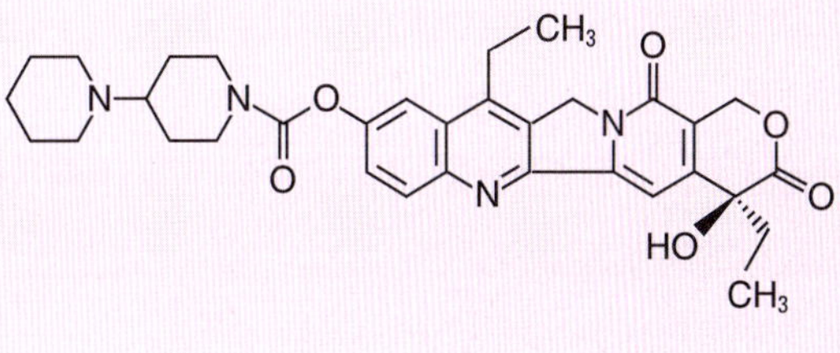

irinotecan

topoisomerase II 저해제

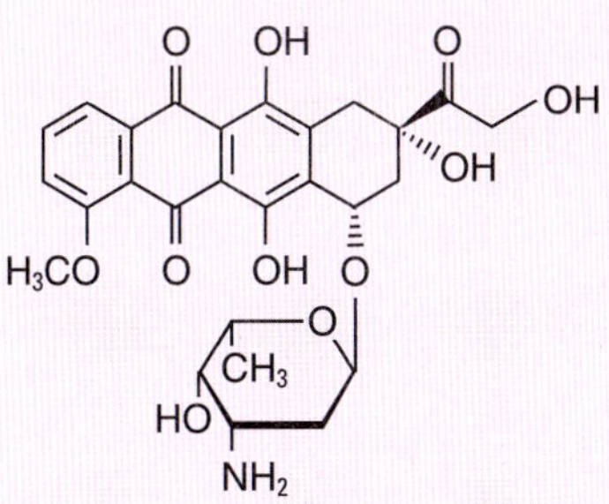

doxorubicin

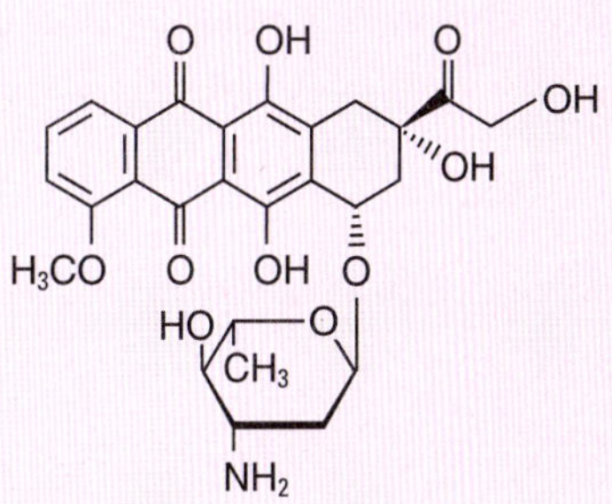

epirubicin

그림 6 · 12 topoisomerase 저해제

b. Topoisomerase 저해제 ________ DNA이중나선의 꼬임을 해소하는 효소인 topoisomerase Ⅰ과 DNA 2개의 사슬을 절단해 다시 연결하는 효소인 topoisomerase Ⅱ에 대한 저해제는 DNA합성을 저지하는 작용을 한다. Topoisomerase Ⅰ 저해제인 irinotecan은 항암제로 사용되고 있다. Irinotecan은 알칼로이드인camptothecin의 수용성 유도체이다(그림 6 · 12).

c. 알킬화제 ________ 항암제 중에 알킬화제로 불리워지고 있는 물질은 DNA염기와 반응하여 핵산을 수식함으로써 DNA손상을 일으켜 세포증식을 억제한다. Nitrogen mustard를 예로 들어 설명한다. Nitrogen mustard는 분자내 S_N2반응으로 삼원환 aziridinium이온을 형성하여, DNA염기의 구핵중심과 공유결합한다. 그 후 또 1개소의 알킬화부위에 다른 이중나선 중 한 가닥의 DNA염기와 반응하여 최종적으로 cross link(가교)를 형성한다(그림 6 · 13). 이것으로 2개 사슬이 풀지 못하게 되어 복제나 전사가 저지당한다.

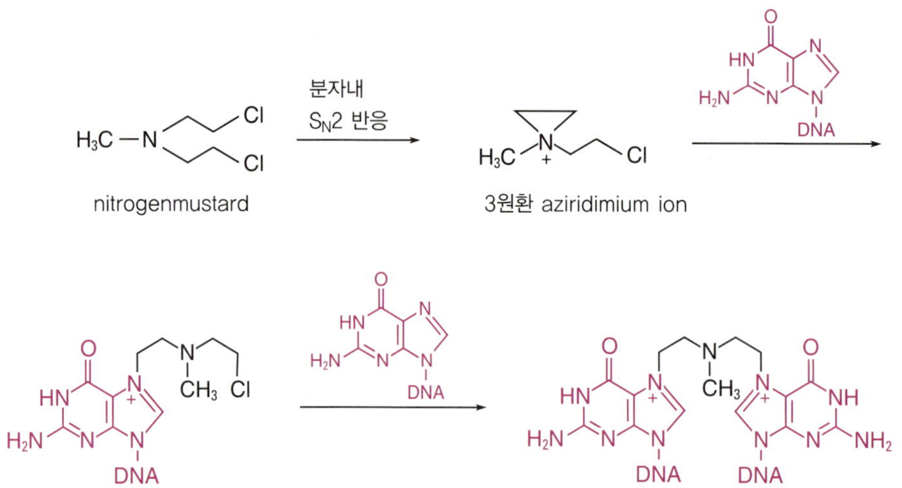

그림 6 · 13 Nitrogen mustard와 DNA염기와의 반응

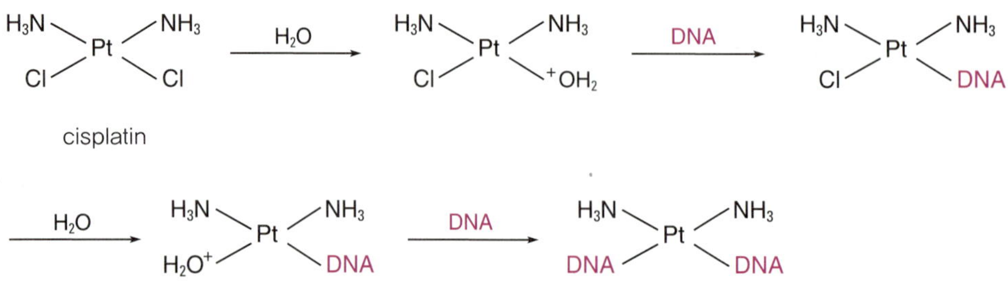

그림 6 · 14 Cisplatin과 DNA염기와의 반응

Cisplatin도 그림 6 · 14에 나타낸 방식으로 cross link를 형성하여, 세포 증식을 저지한다. Cisplatin은 평면 4배위구조를 띠고 있고, 트랜스체도 같은 모양의 평면 4배위구조를 띠고 있으나, 항암활성이 낮다(그림 6 · 15).

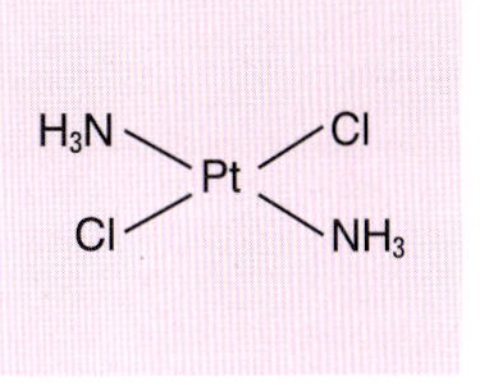

그림 6 · 15 Transplatin

d. **체인절단약** ________ Bleomycin (그림 6 · 16)은 철과 착체를 형성하고, 산소분자를 활성화시켜 라디칼을 생성함으로써 DNA의 절단화를 일으킨다. 이로 인해 받은 손상은 결국 DNA ligase(DNA사슬의 3′-OH기와 5′-인산기를 포스포디에스테르결합시키는 활성을 가진 효소)에 의해서도 복구가 되지 못함으로써, 결국 항종양활성을 나타내게 된다.

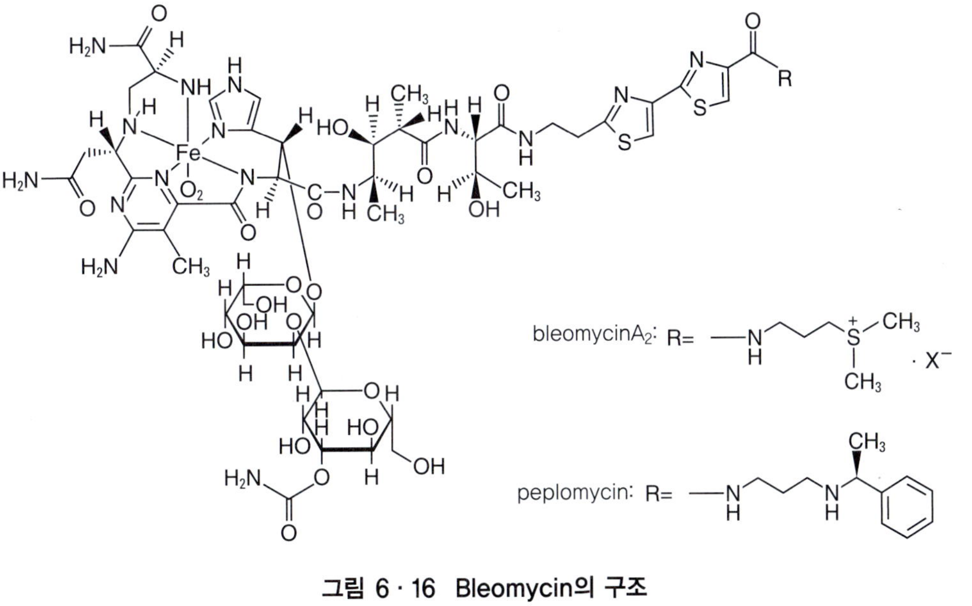

그림 6 · 16 Bleomycin의 구조

6 · 3 · 2 트랜스포터에 작용하는 약

트랜스포터는 당과 아미노산 혹은 이온 등의 화합물의 수송을 중개하는 막단백질이다. 세포막의 중요한 역할에 영양소와 여러가지 이온을 선택적으로 투과하게 하는 기능이 있으나, 이 기능을 담당하는 것이 트랜스포터로, 최근에 약의 동태와 내성에 연관하여 활발히 연구되고 있다(제 8장 참조). 이 트랜스포터에 작용하는 약으로서 항우울제인 플루옥세틴(fluoxetine, 상품명: prozac®)(그림 6 · 17)이 유명하다. 프로작®은 뇌내 정보전달물질

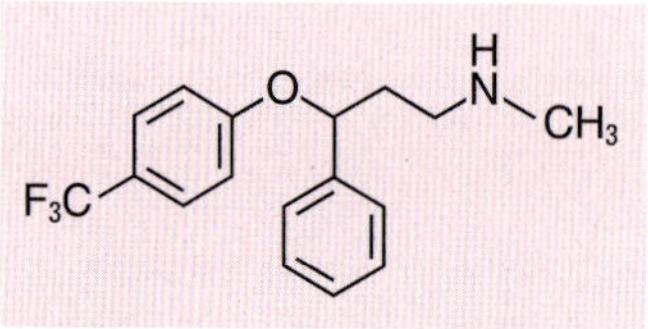

그림 6 · 17 Fluoxetine

인 세로토닌의 재흡수를 저해함으로써 항우울작용을 나타내어 선택적 세로토닌 재흡수저해제(selective serotonin reuptake inhibitors: SSRI)라 불린다. 세로토닌은 Ach(아세틸콜린), NA(노르아드레날린)와 같이 뇌의 활성상태를 수식하는 주요한 3요소 중의 하나로, 정보전달시에 시냅스전 뉴런에서 방출되어, 시냅스후 뉴런에서 흡수되지만, 흡수되지 않은 세로토닌은 시냅스전 뉴런에 있는 세로토닌 트랜스포터에 의해 재흡수된다. 프로작®은 이 재흡수를 저해한다. 이 결과 시냅스 간극의 세로토닌 농도가 증가한다. 우울상태에 있는 사람의 시냅스간극에는 세로토닌이 저농도이지만, 이 SSRI를 처방하면, 우울한 기분과 어두운 성격에서 적극적인 사고로 바뀌게 된다.

6 · 3 · 3 항진균제

진균에 작용하는 약(**항진균제**)으로서 amphotericin B (암포테리신 B, 그림 6 · 18)가 알려져 있다. 진균에 의한 칸디다증, 방선균증, aspergillusis 등의 심재성 감염증에 적용되지만, 진균은 진핵생물이며 세포구조가 동물세포와 유사하여, 진균을 선택적으로 사멸하는 것이 곤란하다. 아졸계, 폴리엔마크로라이드계, griseofulvin 등의 항진균제가 알려져 있으나, 아졸계는 진균의 스테로이드대사를 저해하고, 그리세오풀빈은 미소세관(microtubule)에 작용하여 방추계의 형성을 저해하여, 세포분열을 중기에 정지시킨다. 한편, 암포테리신 B(그림 3 · 7)는 polyenemacrolide 계 항진균제인데, 진균세포막의 지질에 작용하여, 막에 복수의 암포테리신 B 가 폴리엔부분을 바깥 쪽에, 폴리올부분을 안쪽에 나란히 해서 터널을 만들어 세포를 사멸시킨다. 결국 지질을 약의 타겟으로 하고 있어, 이 점에서 흥미롭다.

항균제는 아니지만, 항악성종양제으로 사용되고 있는 vincristine(그림 6 · 18)과 docetaxel(그림 6 · 18)도 그리세오풀빈과 같은 양식으로 미소세관을 약의 타겟으로 하고 있다. Vincristine은 미소세관과 결합하여 미소세관 형성을 저해하고, docetaxel은 탈중합을 억제하여 방추체기능에 장해를 일으켜, 악성종양의 세포분열을 저해한다.

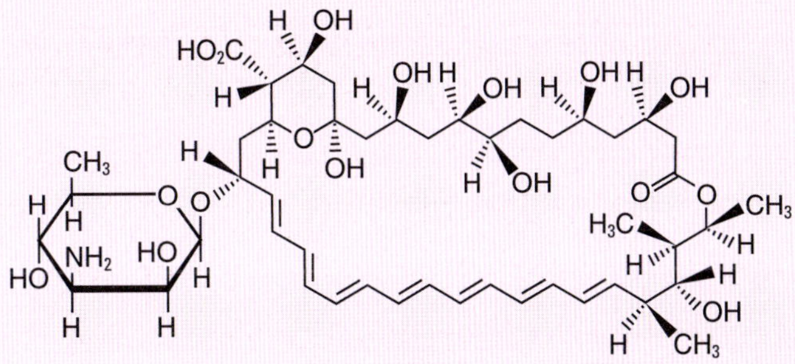

amphotericin B

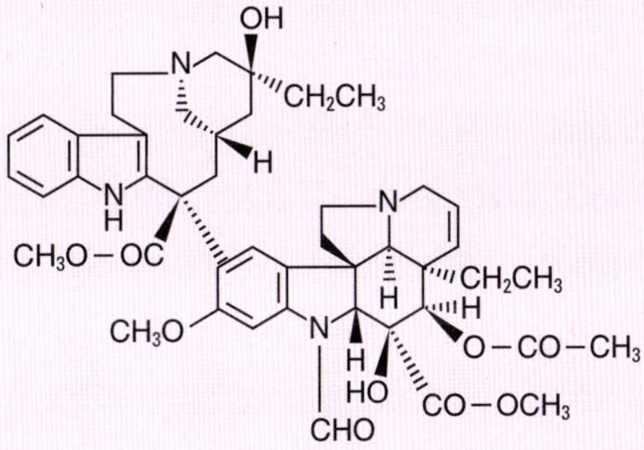

vincristine

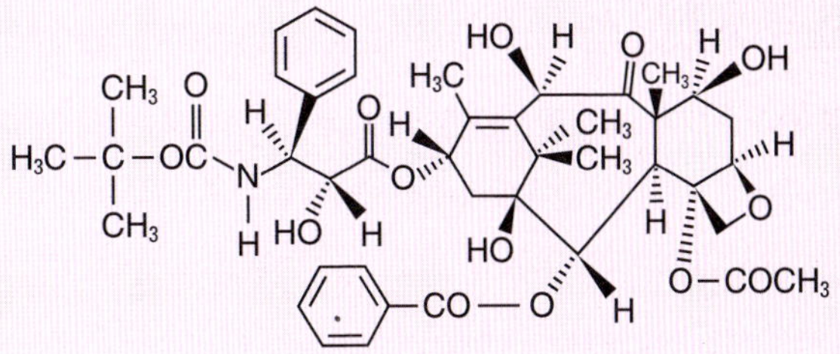

docetaxel

그림 6 · 18 항진균제

7

신약발견 · 발명의 방법론

7 · 1 리드화합물의 창출과 최적화의 기초*

7 · 1 · 1 리드화합물의 창출

약의 타겟으로 하는 것은 질환에 직접 관련이 있는 생체성분을 선택하는 일인데, 이 타겟의 결정은 창약연구에 있어서 가장 중요한 스텝의 하나이다. 질환치료를 위한 타겟은 고정되어 있는 것이 아니라, 생명과학연구의 진전과 함께 변화하여, 새로운 타겟을 찾아내는 일이 많다. 앞 장까지 타겟으로 되는 효소, 수용체, 이온채널, 트랜스포터 등의 특성에 관해 기술해 왔다. 이들 중에서 질환의 근본적치료에 연결되는 타겟을 선택하는 일은 신약개발의 열쇠가 되고, 독창적인 타겟은 획기적인 신약을 만들어 내는 근원이 된다.

타겟에 대해 assay계가 구축되면, assay계를 기반으로 하여 리드화합물이 창출된다. 이 리드화합물(§2 · 1 · 2 참조)을 창출하는 방법에는 크게 구분하여 아래에 나타내는 4가지 방법이 있다.

a) Screening에 의한 탐색

b) 생물활성물질의 화학구조를 기반으로 한 탐색

c) 기존약의 화학구조를 기반으로 한 탐색

d) 창약타겟분자의 화학구조를 기반으로 한 탐색

---

*집필자: 內呂拓実 (§7 · 1)

a. screening에 의한 탐색 ________ 특정 assay계에 대해 희망하는 작용을 나타내는 화합물을, 특별히 가설을 세우지 않고 폭넓게 검색하는 방법을 일반적으로 **random screening**이라 한다.

Random screeing 은 동식물에서의 추출물과 미생물의 대사산물, 혹은 일정의 특징을 가진 화합물의 집합체(화합물 라이브러리)를 특정 assay계를 사용하여 무작위로 평가하는 방법이며, 지금까지 수많은 발견을 가져왔다. 예를 들면, 항종양제인 taxol과 vinblastine은 미국의 국립암연구소(NCI)의 항종양약 탐색프로젝트에서 식물 추출물을 대상으로 한 random screening에 의해 발견된 화합물이다(그림 7 · 1). 또한, 프라바스타틴(pravastatin, §10 · 6)과 타크로리무스(tacrolimus, §10 · 9)는 미생물의 대사산물에서 발견된 화합물이다.

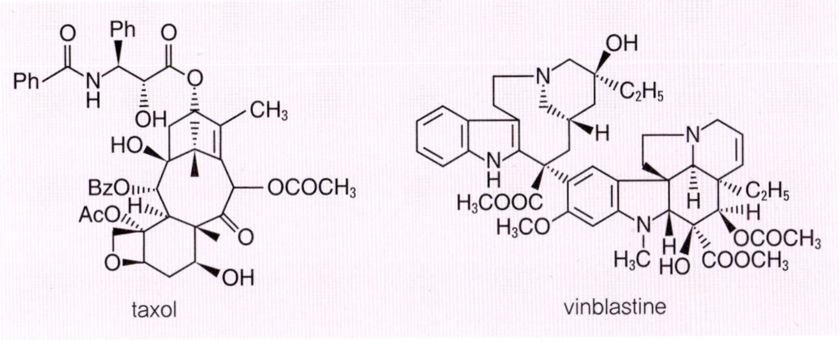

그림 7 · 1 random screening에 의해 발견된 약제의 예

이 방법에서는, 피검물질은 다수의 화합물로 구성된 혼합물이며, 활성을 지표로 한 화합물의 분리와 정제를 여러 번 반복함으로써, 리드화합물이 선정된다. 특히 화합물라이브러리를 기반으로 한 random screening에서, 기존의 천연유래의 의약품과 다른 화학구조를 가진 리드화합물을 얻는 일이 가능하기 때문에, 제약기업을 중심으로 활발히 연구가 진행되고 있다. 이 경우 screening의 성패는 사용하는 화합물 라이브러리의 질에 크게 의존하기 때문에, 보다 우수한 화합물라이브러리를 구축하는 것을 목적으로 조합화학(combinatorial chemistry, §7 · 3 · 1)과 같은 새로운 방법이 도입되고 있다.

한편, 상기와 같은 어떤 특정 assay계에 다수의 화합물을 적용하여 평가하는 방법과 달리, 어떤 특정 피검화합물을 여러가지 assay계를 이용하여 철저하게 평가하여, 그 화합물이 가진 새로운 약리작용을 발견해 내는 random screening법도 있다. 일본에서 발견해 낸 칼슘길항제인 딜티아젬

(diltiazem, §10 · 3) 은 1,5-벤조티아제핀 골격을 가진 신규화합물의 폭넓은 약리활성 screening에 의해, 심장의 관혈관확장 작용이 확인된 것이 계기가 되어 개발된 물질이다(그림 7 · 2).

이 screening에서는, 신규 화학구조를 가지고 있으며, 구조변환이 용이한 화합물을 피검물질로 선택함으로써, 최종적으로 의약품으로 발전할 가능성이 높은 리드화합물을 창출하는 것이 가능하다.

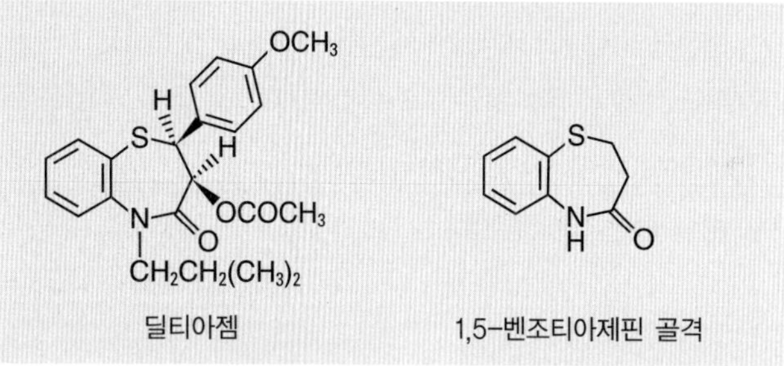

그림 7 · 2 딜티아젬과 1,5-벤조티아제핀 골격

또한 다수의 화합물을 다종류의 assay계로 평가하는 방법에 high throughput screening (HTS)이 있다. 근래, 많은 제약기업에 이 screening법이 도입되고 있다. 이 screening법은 미량의 다수검체를 assay하는 것이 특징으로, 96구멍 혹은 384구멍, 또한 최근에는 1536구멍의 마이크로플레이트를 사용함으로써 창약연구의 효율을 비약적으로 향상시키는 것이 가능하게 되었다.

이 복잡한 screening을 가능하게 하기 위해, 1980년대 초부터 평가공정을 자동적으로 시행하는 assay로봇이라 불리는 기계의 개발이 활발히 행해졌다. Combinatorial chemistry(§7 · 3 · 1)에 의해 다양성이 풍부한 화합물라이브러리를 단시간내에 구축하여 상기 assay 로봇을 HTS에 적용하는 것도 가능해져, 현재는 수천개의 피검화합물을 수십종류의 assay계로 동시에 평가할 수 있게 되었다.

b. 생물활성물질의 화학구조를 기반으로 하는 탐색

1) 천연생물활성물질에서

천연에서 얻어진 생물활성물질의 화학구조를 토대로, 바라는 약리활성

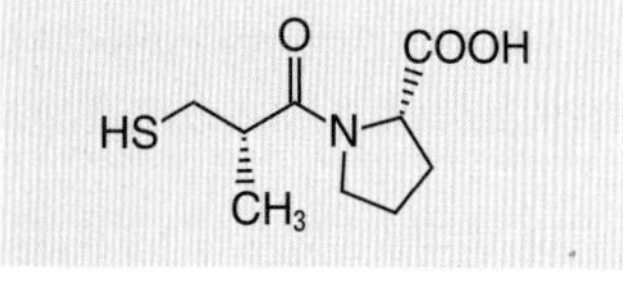

그림 7 · 3 캅토프릴(안지오텐신변환효소 저해제)

을 가진 화합물을 새롭게 설계 · 합성하는 방법이며, 각종의 항생물질을 위시하여 수많은 의약품이 이 방법으로 개발되었다. 예를 들면, 안지오텐신 변환효소(angiotensin converting enzyme, ACE) 저해제인 captopril은 뱀의 독에서 분리된 9잔기의 아미노산에서 생성된 펩타이드성 저해제(SQ20881)의 화학구조를 기반으로 하여, 상세한 구조활성상관연구에 의해 개발된 물질이다(그림 7 · 3). 개발의 경위는 §10 · 1에 상세히 기술되어 있다.

2) 생체내 생리활성물질에서

생체내의 생리활성물질을 화학수식해 리드화합물로 도입하는 방법이다. 위산분비억제작용을 가진 항궤양제 시메티딘(cimetidine)은 생체내 정보전달물질인 히스타민의 화학구조를 토대로 설계된 약제이며, 수용체작용성의 내인성물질에서 길항제가 창출되었다(그림 7 · 4). 개발의경위는 §10 · 4에 상세히 기술되어 있다.

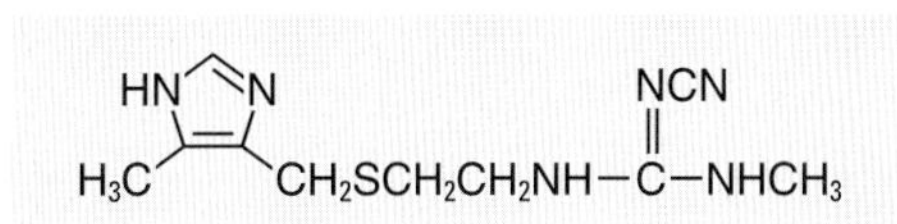

그림 7 · 4 시메티딘(히스타민 H_2 수용체길항약)

c. **기존약의 화학구조를 기반으로 하는 탐색** ________ 기존 의약품의 화학구조로 부터 희망하는 약리활성을 가진 신규화합물을 설계 · 합성하는 방법이며, 이미 수많은 의약품이 이 방법에 의해 개발되었다. 예를 들면, 신경안정제인 chlorpromazine은, 항히스타민제로 개발된 fenethazine과 promethazine 등의 화합물에 부작용으로 진정작용이 있는 것이 확인된 것

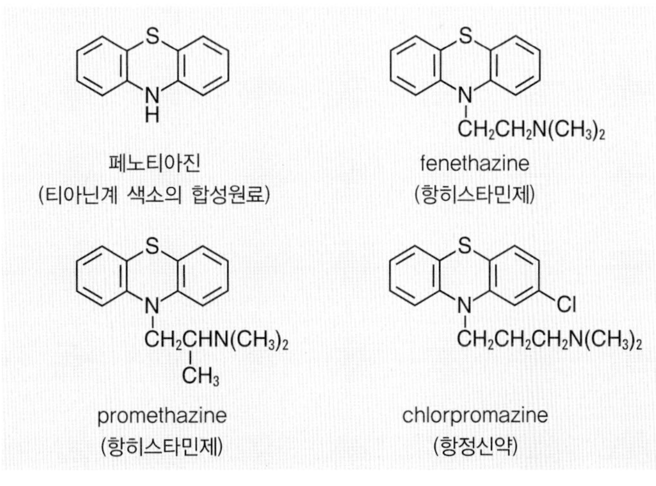

그림 7 · 5 페노티아진과 페노티아진계 화합물

이 계기가 되어, phenothiazine(페노티아진)계 화합물의 구조와 활성 관계를 연구함으로써 발견되었다(그림 7 · 5).

또한, 일본에서 개발된 합성진균제 norfloxacin, enoxacin, ofloxacin 및 이의 광학활성체인 levofloxacin은 기존의 퀴놀론(quinolone)계 항균제 nalidixic acid를 기반으로 하여 구조활성상관연구에 의해 발견된 약제이다. 이들은 퀴놀론 골격에 piperazine환과 불소원자를 도입함으로써, 폭넓은 항균스펙트럼과 양호한 조직 이행성이 획득되어, 그 결과 높은 임상효과가 발휘된 물질이므로 **뉴퀴놀론항균제**로 불린다(그림 7 · 6). Levofloxacin의 개발경위는 §10 · 10에 상세히 기술되어 있다.

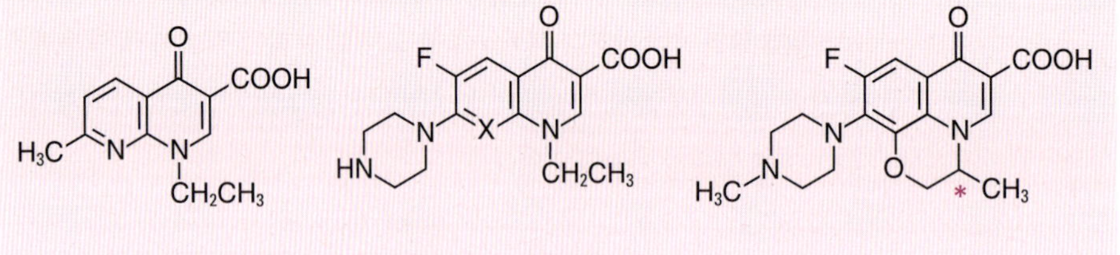

그림 7 · 6 퀴놀론계 항생제

또한 일본에서 개발된 항궤양제인 famotidine은 먼저 기술한 H_2 수용체 길항제인 cimetidine의 화학구조를 기반으로 한 구조활성상관 연구에 의해 개발된 약제이나, cimetidne과 비교해 효과나 부작용 등 모든 면에서 우수해 현재는 전세계에서 매출이 cimetidine을 크게 상회하고 있다(§10 · 4).

기존약과 화학구조가 많이 유사하면서 동일 약리작용을 가진 약을 일반적으로 개량의약품이라고 한다(또한, me-too drug = 모방약, 유사약으로 불리워지기도 함). 개량의약품의 연구개발은, 기존약의 연구개발 과정에서 얻어진 정보를 토대로 행해지기 때문에, 경비가 덜 들 뿐만 아니라 비교적 리스크가 적은 특징이 있다. 지금까지도 기존약이 가진 부작용 등의 문제점을 해소하며, 보다 우수한 의약품을 개발하는 것이 가능하게 된 경우가 적지 않다. 창약화학에 있어서 독창적 기여는 적지만, 이 개발 방법에 의해, 환자에게 보다 유효하면서 안전성이 높은 의약품을 제공함과 더불어 특허와 상표에 의해 보호된 의약품 시장에 경쟁원리를 도입시키는 등, 환영할 만한 요소가 있는 것이 사실이다.

d. 창약타겟분자의 화학구조를 기반으로 하는 탐색 ________ 의약품의 표적이 되는 창약타겟분자의 화학구조가 입체화학을 포함해 밝혀짐에

따라, 새로 설계한 분자가 그 중의 어떤 부분에 결합하여 작용을 미치는가를 정확히 예측할 수 있게 되면, 창약연구는 비약적으로 전진하게 된다. 이와 같은 새로운 창약연구의 방법은 **구조를 기반으로 하는 합리적 약물설계**(structure-based rational drug design)로 불린다.

창약타겟분자가 되는 수용체와 효소의 대부분이 단백질이며, 이 정확한 입체구조를 아는 것이 장기간 곤란했지만, 최근에는 X선결정해석과 NMR(핵자기공명)등 분광학적 분석방법의 진보에 따라 이들 단백질의 입체구조가 속속 밝혀지고 있다. 또한, 아미노산배열이 유사한 기존의 알려진 단백질의 입체구조로부터, 수용체와 효소의 입체구조를 계산화학적으로 예측하는 수법(homology modeling)과 단백질의 접혀짐을 해석하여 입체구조를 계산화학적으로 예측하는 수법(fold 해석)도 급속하게 진보되고 있다.

그러나, 이들 방법에 의해 창약타겟분자의 입체구조가 밝혀졌다 하더라도, 어떤 부분에 화합물(리간드)이 결합해 작용을 발현하는가 하는 점에서는, 작용기전이 밝혀져 있는 일부의 효소저해제 등의 경우를 제외하고는, 대부분 여전히 불분명하다. 여기서, 이처럼 단백질상의 리간드 결합부위에 대해서도 계산화학적으로 예측할 수 있는 여러가지 방법이 시행되고 있다. 이들 방법 중 가장 일반적인 grid mapping이라 불리는 방법에서는, 먼저 단백질의 표면을 grid라 불리는 일정 간격을 가진 격자에 구역을 나눠, 소수성부분, 친수성부분, 전하를 띤 부분 등으로 분류한다. 이들 grid가 리간드와의 결합으로 인해 밸런스 좋게 배치된 위치 (binding pocket)를 탐색한다. 이 탐색에는 기존의 약물과 그것이 작용하는 단백질과의 상호작용이 해석 · 수록된 상호작용 데이터베이스(database)가 활용되는 일도 있다(§9 · 2 · 3).

이와 같이 하여, 창약타겟분자의 결합부위가 공간을 나타내는 좌표로서 정의되면, 여기에 적합한 리간드의 설계(*de novo* design: 백지상태에서 리간드를 설계하는 일)가 행해진다. 먼저 binding pocket을 구성하는 아미노산과의 사이에 이온결합과 수소결합, 쌍극자간의 힘, 반델바알스힘 등의 가상적인 pharmacophore(§7 · 2)를 생성하는 작용기를 부분구조로서 리스트업한다. 이들 부분구조를 binding pocket내의 타당한 위치에 배치한 후, 적당한 연결부위를 매개로 결합시켜 리간드 후보분자의 구조를 조립할 수 있다.

이와 같이 하여, 계산화학적으로 구축된 리간드후보분자를 실제로 합성하여, 생화학적 평가계를 사용한 시험에서 목적하는 작용이 확인되면, 처음으로 리드화합물을 발견하는 것이 되는 것이다. 리간드후보분자에서 목적하는 작용이 확인되지 않는 경우에는, binding pocket의 위치와 가상적 pharmacophore에 관해 다시 한번 재검토한 후, 같은 작업을 반복하는 것이 필요하다.

이상에서 기술한 구조를 기반으로 하는 합리적 약물설계에 의한 리드화합물의 창출에 대해서는, 각 단계 모두 아직 발전단계에 있어, 알고리즘의 개량을 시작으로하여 보다 효율적인 방법의 개발이 시도되고 있다. 가까운 장래에, 이와 같은 창약타겟분자의 화학구조를 기반으로 하는 접근방법이 약물설계의 기본적인 방법으로 가게 될 것으로 기대된다.

7·1·2 구조 최적화의 방법

리드화합물은 희망하는 약리작용을 가지고 있다는 점에서 의약품의 후보화합물인 것은 틀림없지만, 한편으로 작용의 강도, 작용의 선택성, 체내동태, 독성 등의 관점에서 고려할 경우, 그 자체로 의약품으로서 사용되는 것이 곤란한 경우가 대부분이다. 따라서, 이런 점을 개량하는 것을 목적으로 다시 화합물의 구조를 변환시켜, 보다 우수한 성질의 화합물을 개발하는 것이 필요하다. 이와 같은 연구를 일반적으로 **리드화합물의 구조최적화**(lead optimization)라고 하며, 이것을 시행하는 방법은 아래에 표시한 4가지 방법으로 크게 구분된다.

a) 구조의 단순화에 의한 방법

b) 유사구조로의 변환에 의한 방법

c) 새로운 부분구조를 부가시키는 방법

d) 컴퓨터를 활용하는 방법

a. 구조의 단순화에 의한 방법(분자절단법) ________ 리드화합물의 분자의 일부분을 절단하여, 보다 단순한 구조를 가진 화합물을 새롭게 합성하여, 이 작용의 변화를 시험하는 방법이다. 리드화합물에서 활성발현에 불필요하다고 생각되는 부분구조를 서서히 제거해 나가는 일에 의해, 새롭게 추정되는 pharmacophore의 존재를 확인하는 일이 가능함과 동시에, 특정의 부분구조가 부작용과 체내동태등에 어떤 영향을 끼치는 지를 밝혀내는 일이 가능하다.

분자절단에 의한 최적화의 구체적인 예로서, 코카인(cocaine)을 리드화합물로 하는 국소마취제의 연구를 소개한다. 코카인에 마취작용이 있는 것은 옛날부터 알려져 있으나, 각성작용과 의존성 등의 마약으로서의 작용이 강해, 이것을 직접 의약품으로서 이용하는 것이 곤란하다. 여기서, 이들 부작용의 분리와 국소마취작용의 증강을 주요 목적으로 하여, 코카인의 화학구조를 기반으로 한 각종 유도체의 합성이 이뤄졌다. 먼저, 코카인 분자의 carbomethoxy기를 제거하여, 국소마취작용이 증강되는 것을 알았다. 또한, 질소원자 상의 메틸기를 제거하고 5원환 부분을 절단하면 활성에 크게 영향을 주는 것이 밝혀졌다. 이와 같은 분자의 절단에 의해, 중추자극작용과 의존성 등의 부작용이 적은 eucaine이 발견되었는데, 독성이 강한 것이 문제점으로 남았다. 여기에 다시 연구가 계속된 결과, 보다 단순한 구조를 가진 procaine이 발견되었다(그림 7 · 7).

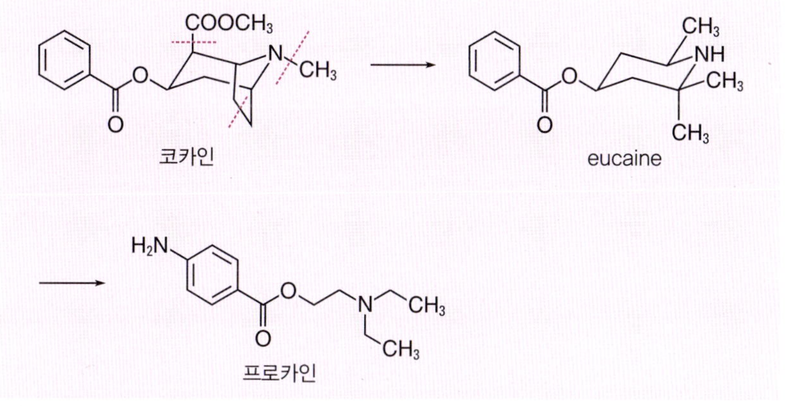

그림 7 · 7 코카인의 분자절단에 의한 국소마취제의 개발

b. **유사구조로의 변환에 의한 방법** ________ 리드화합물에 포함된 부분구조를 다른 유사한 구조로 치환시킨 화합물을 합성하여, 이 작용의 변화를 조사하는 방법으로, 구조활성상관으로서 가장 일반적으로 시행되는 연구법이다. 치환되는 부분구조가 창약타겟의 분자와의 사이에 pharmacophore를 형성할 경우에는, 이것을 생물학적으로 동등한 역할을 하는 다른 부분구조(bioisotere: 생물학적 동등체)로 변환시키므로써, 작용의 증강과 선택성의 향상 등의 효과가 기대되지만, 이것과 정반대의 결과가 얻어질 수도 있다. Bioisotere는 "약물의 중요한 생리활성에 영향을 주는 일이 없이, 다른 화학작용기로 치환하는 데 사용되는 화학작용기다" 라고 정의되지만, 최근에는 단순히 "유사하다" 라는 넓은 의미로 사용되는 일도 있다. 이 때 사용되는 bioisoter에 대해서는, 의약품연구의 역사를 통해 밝혀져 오긴 했지만, 입체적 혹은 전자적 성질이 유사한 작용기들끼리는 생물활성이 유사한 것으로 밝혀진 경우가 많다(그림 7 · 8).

한편, pharmacophore의 형성에 관여하지 않는 부분구조의 치환에 대해서도, 화합물의 지용성을 비롯한 물리적인 성질의 변화에 의해, 세포내로의 진입과 체내동태에 큰 영향을 주는 경우가 많다.

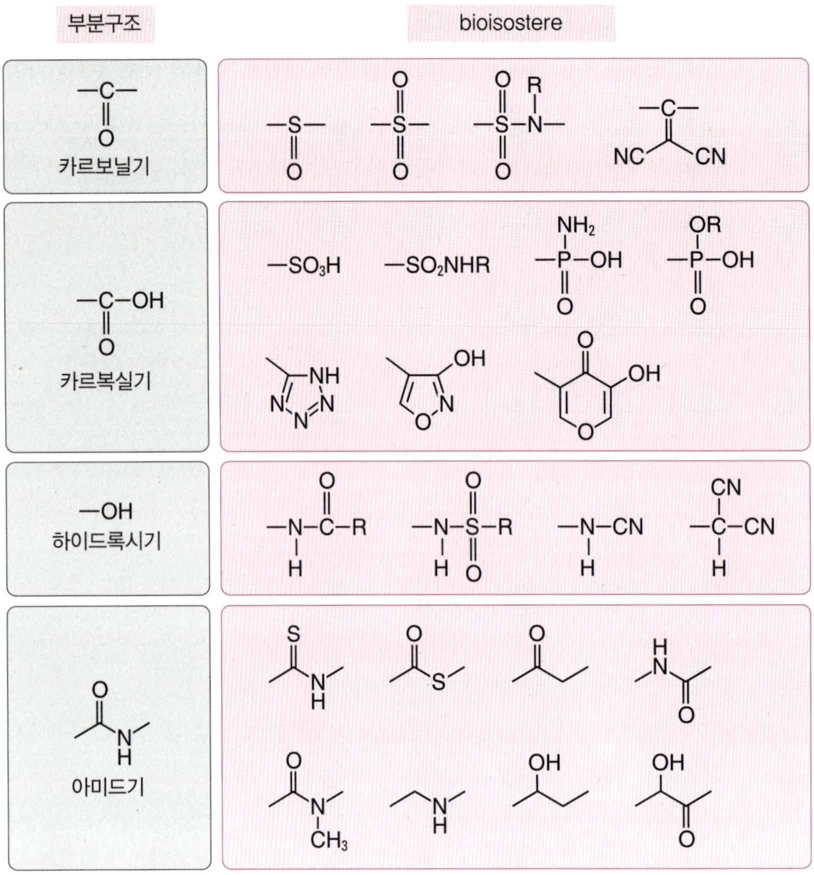

그림 7 · 8 대표적인 bioisostere

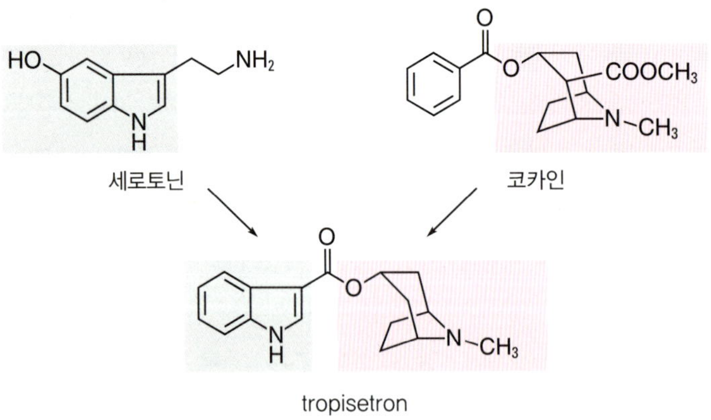

그림 7 · 9 유사구조로의 변환에 의한 5-HT$_3$ 수용체길항약 tropisetron의 개발

유사구조로의 변환에 의한 최적화의 예로서, 세로토닌 $5\text{-}HT_3$수용체길항제의 개발연구를 들 수있다. 이 연구에서 코카인 관련물질이, morphine으로 block되는 타입의 세로토닌수용체(현재의 $5\text{-}HT_3$수용체)에 대해 길항작용을 나타내는 것을 힌트로 하여, 이 방향환 부분을 세로토닌과 같은 인돌환으로 치환하는 것에 의해, $5\text{-}HT_3$수용체에 더욱 높은 선택성을 나타내는 길항제로서 tropisetron을 발견해 냈다(그림 7 · 9).

또한, β-수용체의 차단작용을 가져, 고혈압치료제, 항부정맥제로서 알려져 있는 propranolol은, 유사구조로의 변환에 의해 효현제에서 길항제로 발견된 대표적 예이다. 이 연구에서, 기관지확장제인 isoproterenol의 벤젠환 상의 2개의 하이드록시기를 염소원자로 치환한 화합물이, 이소프로테레놀의 작용에 길항적으로 작용하는 것을 우연히 발견한 것이 단서가 되었다. 이 디클로로이소프로테레놀에는, β-수용체길항제로서의 성질외에 부분효현제로서의 바람직하지 않은 작용도 발견되었기 때문에, 다시 구조활성상관연구가 진행된 결과, 디클로로페닐기를 β-나프틸기로 치환한 pronethalol이 β-수용체의 완전한 길항제로 발견되었다. 그러나, 이 화합물에도 중추신경으로의 부작용이 확인되어, 보다 안전성이 높은 β-수용체차단제로서, 방향환과 에탄올아민구조 사이에 메틸렌옥시기를 삽입한 구조를 가진 propranolol이 개발되기에 이르렀다(그림 7 · 10, 그림 7 · 39).

c. 새로운 부분구조를 부가하는 방법(구조수식법) ________ 리드화합물에 새로운 부분구조를 부가한 화합물을 합성해, 작용의 변화를 조사해 가는 방법이다. 소수성 부분구조의 부가에 의한 조직이행성의 향상과 지속기간의 연장, 친수성 부분구조의 부가에 의한 독성의 경감 등이 효과로 나타나는 경우가 많다. 또한, 새로운 환구조의 부여에 의해 화합물의 입체적인

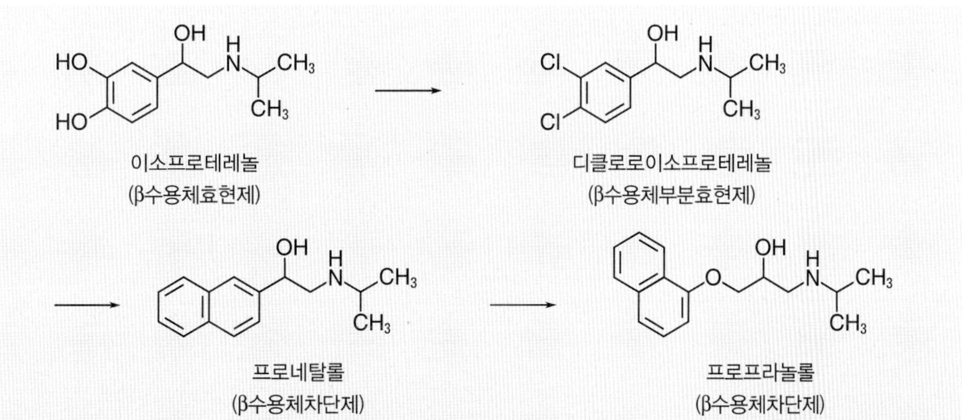

그림 7 · 10 유사구조로의 변환을 단서로 한 β수용체차단제 프로프라놀롤의 개발

자유도가 감소해, 약물수용체와의 친화성이 향상되어 작용이 증강되는 예와, 입체적으로 부피가 큰 부분구조의 부가에 의해 수용체효현제가 길항제로 변환되는 예 등도 알려져 있다. 이와 같이 리드화합물의 구조수식에 의해 창약연구가 크게 전개된 예로서, diphenhydramine과 promethazine 등의 항히스타민제(히스타민 H_1수용체길항제)의 연구를 들 수 있다. 여기에서는, 먼저 random screening에 의해, 1,4-벤조디옥산구조를 가진 화합물인 F933에 항히스타민작용이 확인된 것이 계기가 되어, 히스타민기본골격에 부피가 큰 방향족치환기를 도입하면, 도리어 수용체에 대한 길항작용을 나타내는 것이 발견되었다. 또한 이들의 고전적 항히스타민제의 골격에 친수성 치환기를 도입하여 뇌혈액관문을 통과하기 어렵게 됨에 따라, 중추억제작용에 따르는 졸음 등의부작용을 경감시키는 시도와, 환구조를 도입하여 수용체와의 결합친화성을 향상시키므로써, 지속시간을 연장시키는 시

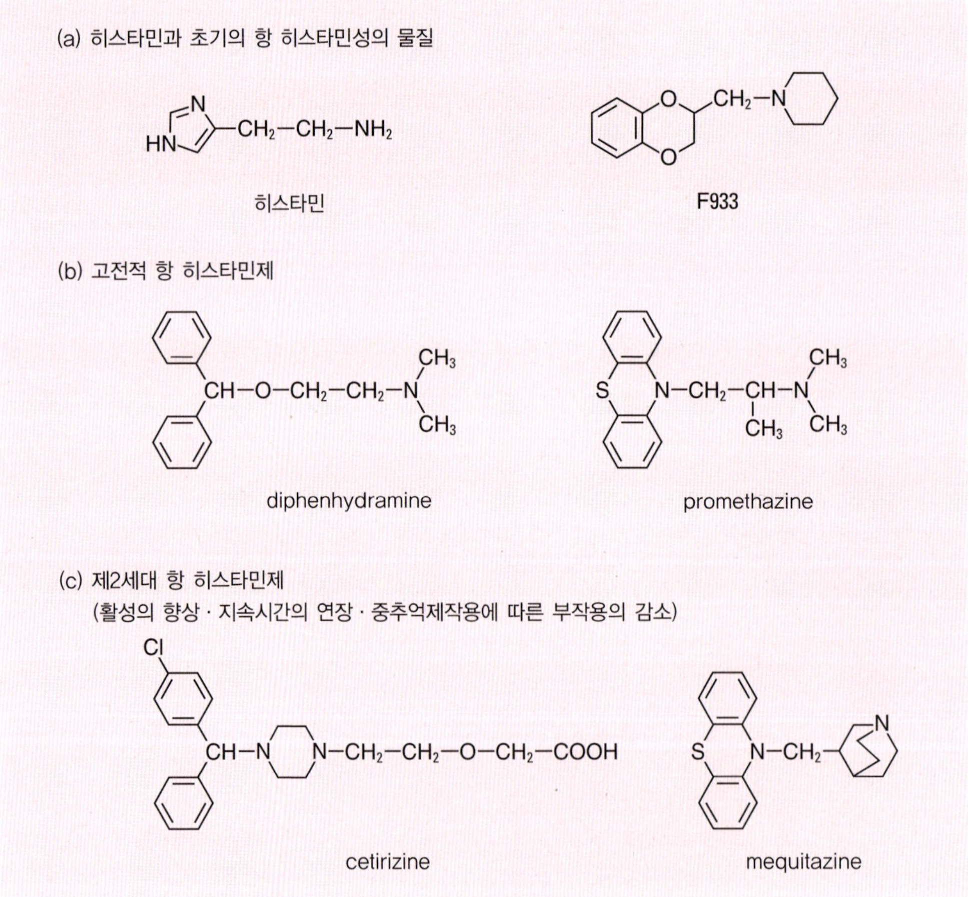

그림 7 · 11 히스타민의 분자수식에 의한 항 히스타민제의 개발

도가 활발히 검토된 결과, cetirizine과 mequitazine 등의 제2세대 항히스타민제가 개발되었다(그림 7 · 11).

또한, 일본에서 개발된 마크로라이드계 항생제인 clarithromycin은, 산에 대해 불안정한 erythromycin의 6위치 하이드록시기를 메틸화하여 화학적으로 안정성을 향상시키므로써, 경구흡수성과 조직이행성, 지속기간 등의 약제 프로필을 크게 개선시키는 일에 성공했다(그림 7 · 12).

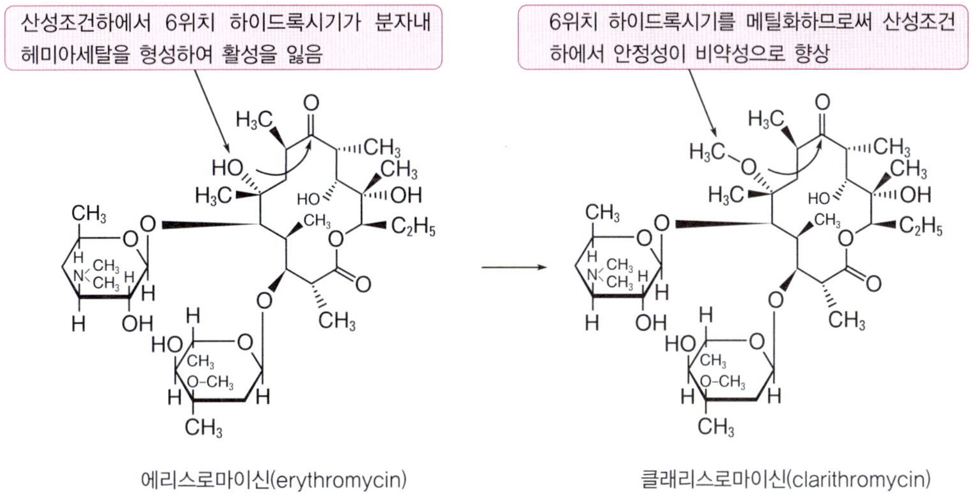

그림 7 · 12 에리스로마이신의 분자수식에 의한 클래리스로마이신의 개발

d. 컴퓨터를 활용하는 방법 (§9 · 2 참조) ________ 1980년대 이전의 창약연구에 있어서는, 지금까지 기술한 것과 같은 방법을 따라 리드화합물을 미세하게 구조변환한 화합물을 실제로 합성해, 이것을 생화학적 혹은 약리학적인 방법으로 하나하나 평가해 나감으로써, 최적의 화학구조를 찾아내는 방법이 일반적으로 행해졌다.

한편, 앞의 절에서 기술한 바와 같이, 창약타겟분자의 입체구조를 밝히는 방법이 각 단계에서 진보됨에 따라, 최근에는 **컴퓨터를 활용한 의약분자설계**(computer aided drug design: CADD)가 시행되게 되었다. 이 방법으로, 새롭게 설계된 화합물과 창약타겟분자와의 상호작용의 강도를 컴퓨터로 계산화학적으로 평가하는 것이 가능하다.

먼저, 창약타겟분자의 binding pocket을 구성하는 아미노산과 리드화합물간에 복수의 가상적인 pharmacophore를 설정해, 이들 하나하나의 강도를 각각 수치(스코어)로서 나타내는 일이 가능하도록 정의한 후, 리드화합물 및 창약타겟분자의 입체구조를 상술한 스코어의 합계가 가장 크게 되도록 미세하게 조정한다. 리드화합물의 구조를 부분적으로 변환시킨 유도체에 대해서도 같은 방식의 검토를 시행하여, 각각의 스코어의 합계를 비교한다. 유도체 쪽의 합계수치가 리드화합물보다 높으면, 이 같은 구조변환은 창약타겟분자와의 상호작용을 향상시키는 것으로 예상된다. 이와 같은 계산화학적인 결합시험(docking study)을 활용함으로써, 실제로 유도체를 합성하지 않아도, 계획한 리드화합물의 구조변환을 실제로 행하는 것이 가치가 있는 것인가 아닌가를 밝혀내는 것이 가능하다. 또한, 입체좌표로서 데이터베이스화된 다수의 화합물과의 사이에 결합시험을 반복하는 계산화학적 screening(in silico screening: 컴퓨터상으로 하는 screening)에 의해, 구조최적화의 연구가 굉장히 효율화될 수 있게 되었을 뿐 아니라, 종래의 지식이나 경험에서 따오는 것이 아니라, 전혀 새로운 생화학적 등가구조가 발견되는 일이 있게 되었다. 이와 같이 컴퓨터를 활용한 구조최적화의 방법은, 이제 21세기의 창약방법의 주류가 될 것이라고 생각된다.

7 · 2 의약품설계의 실제*

근래에 serendifity 와 대량 screening에 의한 창약에서 탈피하여, 의약품설계에 의한 신약의 개발이 점점 중요하게 되어 왔다. 이론적인 분자설계에 의해, 약의 개발에 걸리는 시간을 대폭 단축하여, 여기에 수반한 개발경비를 경감하는 일이 모색되어 왔기 때문인 것이다. 이론적 창약에는 부작용의 경감, 약물동태의 개선, 내성의 극복도 시야에 들어오는 작업으로 하기 시작했다. 그러나 창약연구의 현장에서는, 모든 신약이 이론적으로 생겨날 수가 없는 것이다. 본 절에서는 실제로 시행되는 의약품설계에 대해 기술한다.

앞 절에서 리드화합물의 창출에서 그 구조의 최적화에 대해 기술하였다. 구조의 최적화는 약리학적으로는 활성의 증강, 선택성 및 안전성의 향상을 목적으로 하고, 약물동태학적으로는 경구흡수성, 대사안정성, 약효의 지속성 등의 개선과 대사효소의 비유도활성, 또한 물성으로서는 장기간의 안정성이 부여되는 것이 바람직하다. 일반적으로 리드화합물에는 지용성이 높은 물질이 많고, 물에 대한 용해도의 개선도 중요한 최적화 검토항목이다.

구체적으로는, 간장에서 대사되기 쉬운 작용기(예를 들면 methoxy기

*집필자: 木曽良明, 長野哲雄 (§7 · 2)

와 methlamino기)를 다른 작용기로 변환하거나, 안정성의 면에서 독성의 위험이 있는 작용기(예를 들면 nitro기와 hydrazino기)를 제거, 또한 체내에서 용이하게 반응하는 불안정한 작용기(예를 들면 mercapto기와 formyl기)를 피하는 것등은 최적화의 제 일보이다.

약은 생체분자와의 상호작용에 의해 약리활성을 나타내지만, 타겟으로 하는 생체분자와의 특이성, 고친화성이 좋은 의약품의 필요조건이며, 상호작용을 기반으로 한 리드화합물의 개발이 신약개발의 최초단계이다. 이끌어 낸 리드화합물에 구조변환을 행하여, 생리활성, 선택성, bioavailability, 생물학적 반감기, 독성, 부작용 등이 개선된 화합물을 합성하게 된다. 이와 같이 리드화합물의 활성을 향상시켜, 획기적 신약으로 전개하는 과정이 제약기업으로서는 가장 중요한 연구과정의 하나이다.

앞절의 "구조최적화의 방법"에서 기술한 바와 같이, 구조의 단순화, bioisostere (생동등체)에 의한 변환, 체인의연장 · 단축과 환의 확대 · 축소 · 변환 · 축합에 의한 구조수식등을 행함으로써 유도해 낸 리드화합물에는 약품화학자의 입장에서 이하의 요건이 기대되고 있다.

1) be relatively unexplored (신규의 화학구조 · 골격일 것)
2) be relatively accessible (쉽게 합성 혹은 구할 수 있는 것)
3) offer some chemically challenging problems(합성화학적으로 도전할 만한 과제를 포함할 것)
4) give us the possibility of a multitude of variations and transformations(골격과 작용기변환을 포함하여, 다수의 유도체 합성이 가능할 것)
5) look as if it could lead to biologically active products(약리활성이 있을 것으로 예상될 것)

〔*Prog. Drug Res.* **22**,229-266(1978)〕

아래에서 실제 약의 개발에 대해서 사용되고 있는 개념을 항목별로 논한다.

7 · 2 · 1 Pharmacophore

a. Pharmacophore란 ________ 대부분의 약물은 효소, 수용체, 핵산 등의 생체분자에 특이적으로 결합함으로써 작용을 나타낸다. 수용체를 예를 들어 기술하면, 약물-수용체상호작용의 제1단계는 분자인식이다. 수용체는 주변의 환경 가운데에서 결합에 필요한 성질을 가진 분자를 인식하지 않으면 안된다. 1900년대 초기에 P. Ehrlich가 약물분자 중의 상호인식에 관계

되는 부분 즉 생물활성에 관련되는 부분을 **pharmacophore**(약리단)로 이름 붙였다.

Pharmacophore 란, "화합물이 특정의 생물타겟(표적)구조(예를 들면 수용체)와 초분자적 상호작용을 하여 생물반응을 일으킬 때 필요하면서 최적인 입체적 또한 전기적 특징의 조합일 것"이라고 IUPAC에서 정의하고 있다. Pharmacophore는 구체적인 분자 또한 작용기 군을 지칭하는 것이 아니라, 타겟구조에 대한 화합물군에서 공통의 분자상호작용능력에 관여하는 전혀 추상적인 개념이다. 즉, pharmacophore는 활성분자군이 공유하는 최대공약수적인 상호작용부위라고 볼 수 있다.

b. **의약품설계에 있어서 pharmacophore 창제의 중요성과 응용** ________ 약의 발견과정에 있어서, pharmacophore 창제가 중요한 역할을 하고 있는데, 그 근거는

① Pharmacophore는 리간드와 수용체와의 상호작용을 설명한다

② 일단, 리드분자군에서 가상의 pharmacophore를 만들어 내면, 그 가설에 부합하는 신규화합물을 개발하는 것이 가능하다.

③ 이들 신규화합물 중 가장 유망한 물질을 실제로 합성하여 활성을 측정하면 좋다.

④ Pharmacophore모델은 데이터베이스를 발굴해 사용하여, 3D 화학데이터베이스로부터 새로운 리드가 되는 화합물의 검색에 사용된다. 여기에서 신규구조의 원형을 발견하는 것이 가능하다.

⑤ 이와 같이 만들어진 pharmacophore는 미지의 화합물의 활성의 예측과 약물 · 약물상호작용의 예측, in silico에서의 흡수 · 분포 · 대사 · 배설(ADME)의 예측에 사용된다.

c. **Pharmacophore의 요소와 표시** ________ Pharmacophore는 pharmacophore 요소의 집합체이다. **Pharmacophore** 요소란, 지금까지는 화합물(리간드)이 표적생체성분(수용체와 효소 등)과 작용하여, 작용을 나타낼 때 필수가 되는 원자 또는 원자군(즉 작용기)으로 간주되어 왔다. 현재에는 더욱 확대되어, 작용발현부위 외에 리간드와 생체성분의 상호작용에 관여하는 원자 또는 원자군도 포함되게 되었다. 3차원 pharmacophore는 pharmacophore 요소의 특이적인 3차원 배열이라 할 수 있다. Pharmacophore 요소에는 수소결합, 소수성기 및 정전적 상호작용부위 등이 있다.

3차원 pharmacophore모델 작성에 사용되는 pharmacophore 요소는 수소결합, 정전력 또는 반델바알스힘을 매개로 표적성분 결합부위와 상호

작용하는 원자와 작용기다. 따라서, 일반적으로 산소와 수소와 같은 헤테로 원자, 카르본산, amide, 하이드록시기와 같은 극성의 작용기가 pharma cophore 요소인 것이 많아, 이것을 명시하는 것이 pharmacophore 요소와 표적성분 결합부위간의 상호작용의 타입을 설명하는 것이 된다. 일례로서, 5-HT_3수용체 길항제의 pharmacophore 표시를 그림 7 · 13에 나타내었다. 그림 7 · 13에 나타낸 것과 같은 상호작용인자의 공간적 배치가 표적성분과의 작용상에서 필요하다.

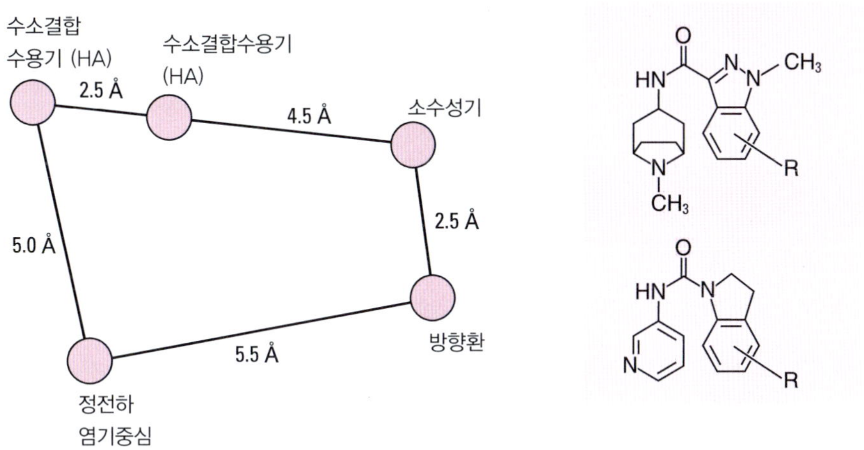

그림 7 · 13 5–HT_3 antagonist의 pharmacophore 모델

예를 들면, pharmacophore 요소로서 하이드록시기를 나타내는 경우, 표적성분 부위에 결합할 때 수소결합 공여성(donor)인가 아니면 수용성(acceptor)인가를 나타내는 것이 중요하다(그림 7 · 14).

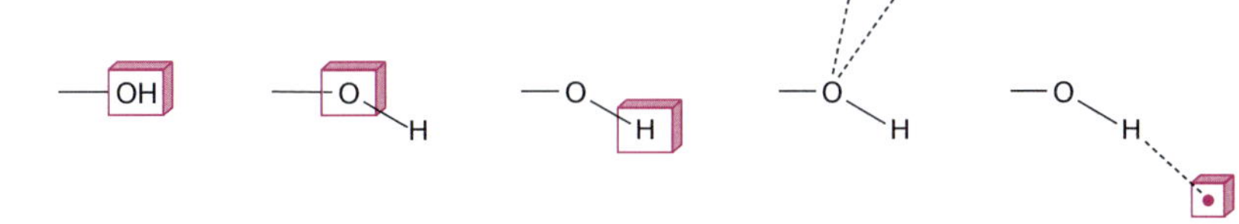

그림 7 · 14 하이드록시기를 pharmacopore로서 표시 (a) 하이드록시기의 성질을 특히 강조한 경우, (b) 수소결합 수용성을 나타낸 경우, (c) 수소결합공여성을 나타낸 경우, (d), (e) 수용체등과 결합하는 경우의 결합능력을 나타내고, 점선은 수소결합을, □은 수용체중의 결합관여부위를 나타냄.

d. Pharmacophore 동정의 기본적인 단계 ______________ 3차원 pharmacophore 동정의 단계를 아래에 나타낸다.

① 표적성분에 대한 고친화성 리간드를 수집하여, pharmacophore 요소를 선택한다.

② 이들 화합물의 conformation 해석을 행하여, 활성분자의 저에너지 conformation을 동정한다.

③ 분자중첩(superimposition)방법을 사용하여 각각의 화합물의 생물활성conformation을 동정하여, 모든 고친화성 화합물에 공통인 3차원 conformation을 발견해 낸다.

e. Pharmacophore 동정 ________ Pharmacophore 동정은 비슷한 작용기전을 가진 일련의 분자로 부터 특정의 생물활성에 관여하는 가장 중요한 공통의 구조적 특징을 선택해내는 과정이다. Pharmacophore 개발방법의 발전에 의해 표적성분 활성부위내의 pharmacophore 인식양식이 이해되게 되었다. 그래도 pharmacophore 모델구축의 제 1단계는 활성물질에 공통으로 존재하나 불활성물질에는 없는 패턴을 해석하는 것이다.

1) 수동의 pharmacophore 동정 (시각적 인식)

Pharmacophore 요소의 선정은 일반적으로 활성분자군에 공통이면서도, 생물활성에 필수인 분자의 부분(원자 또한 작용기) 에 관한 실험적인 관찰에 의한다.

2) 활성아날로그 접근에 따른 pharmacophore 동정

모든 리간드는 그 생물표적에 특이적으로 리간드사이에서 유사 conformation 즉 "활성conformation" 으로 표적과 상호작용한다는 가설을 바탕으로, pharmacophore를 동정하는 방법이다. 모든 활성 리간드는 모두 필요한 작용기를 가지고, 그 작용기는 생물학적으로 등가가 되지 않으면 안된다. 즉, 모든 필요한 작용기는 결합부위에 상호작용할 때 같은 거동을 나타내지 않으면 안된다. 이 방법에 의해 입체적인 pharmacophore동정을 행하는 것이 가능하다.

3) conformation해석

본 법은 분자역학계산과 NMR과 X선결정구조해석 등의 실험적인 구조 데이터를 사용하여 에너지적으로 알맞은 공간배치를 탐색하는 것이다.

4) 기타 방법

상기의 방법 이외에 많은 pharmacophore 동정방법이 있으나, 여기에서 모두 소개하는 것은 피하고자 한다. 3D-QSAR을 사용하는 Comparative Molecular Field Analysis(CoMFA), 컴퓨터를 이용한 자동 pharmacophore개발 시스템, 인터넷을 이용한 3D 데이터베이스 pharmacophore 탐색시스템 등이 있다.

f. Pharmacophore 모델이용의 예 ________ 의약품화학의 분야에는 pharmacophore 동정을 위한 여러가지 접근을 기재한 문헌이 많다. 이하에서 예를 든다.

1) 항진균제 아졸류

진균은 진핵생물이어서 세포가 사람을 포함한 동물세포와 유사하기 때문에, 진균을 선택적으로 살균하는 것이 굉장히 어렵다. 그렇지만 얼마간의 항진균제가 알려져 있고, 그 중에서 아졸계 항진균제는 진균의 막기능유지에 필수인 생합성경로를 저해한다. 예로서 미코나졸(miconazole)을 나타내었는데(그림 7 · 15), 구체적 작용기전은 스테로이드인 ergosterol의 생합성을 담당하는 cytochrome P450효소의 저해이다. 또한 새로운 cytochrome P450저해 항진균제를 설계하기 위해, 컴퓨터프로그램 Apex-3D 를 이용하여 생물활성이 다른 많은 화합물이 해석되었다. 본 법에 의해 항진균활성 발현에는 3가지의 공통특징 (아졸환의 질소원자, 방향환1, 방향환2)이 있음을 알았다(그림 7 · 15).

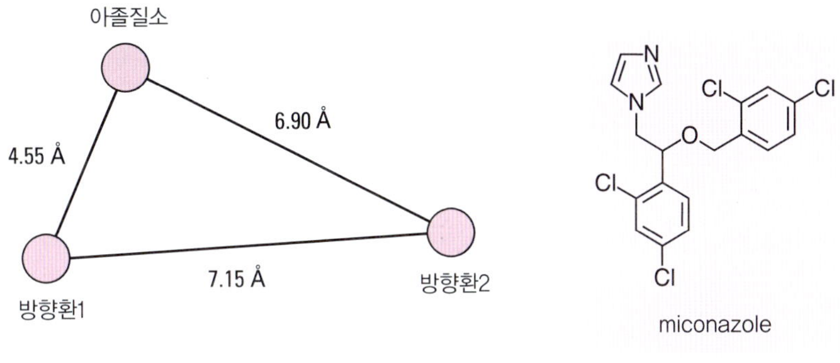

그림 7 · 15 항진균제 아졸의 pharmacophore model의 거리

2) 5-HT_3수용체 길항제

5-HT_3수용체 길항제(antagonist)에는 항구토 작용이 있는데, 이 작용을 가지는 의약품으로서는 ondansetron, granisetron이 알려져 있다. 그림 7 · 13에도 5-HT_3 길항제의 pharmacophore 모델을 나타냈지만, 5 point가 아니라 3 point pharmacophore 모델을 제창한 보고도 있다. 이것에 따르면 그림 7 · 16에서 나타난 것처럼, 이 pharmacophore모델은 방향환, 방향환의 근방에 위치한 수소결합수용기(HA)및 염기로 구성되어 있다.

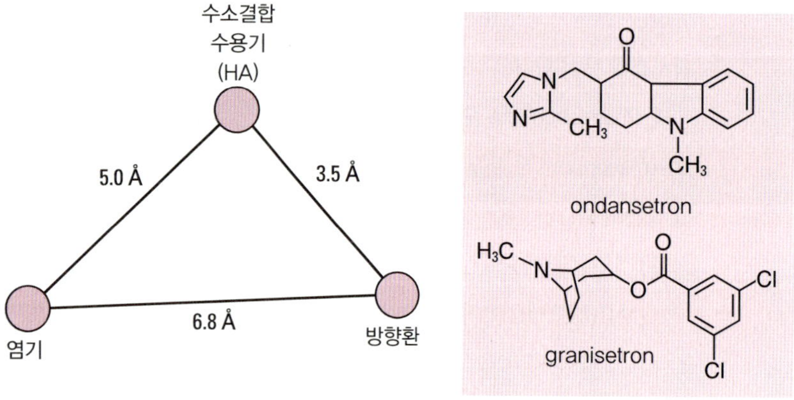

그림 7 · 16 5-HT_3 antagonist의 pharmacophore model

3) 신경계 아세틸콜린 수용체 (nAChR) 길항제

신경계 아세틸콜린수용체 길항제의 대표적인 pharmacophore 모델의 세 성분은, 그림 7 · 17에 나타낸 것과 같이 방향환, 염기성아미노기 및 수소결합수용기가 있다. 예로서 nicotine과 epibatidine을 나타내었다.

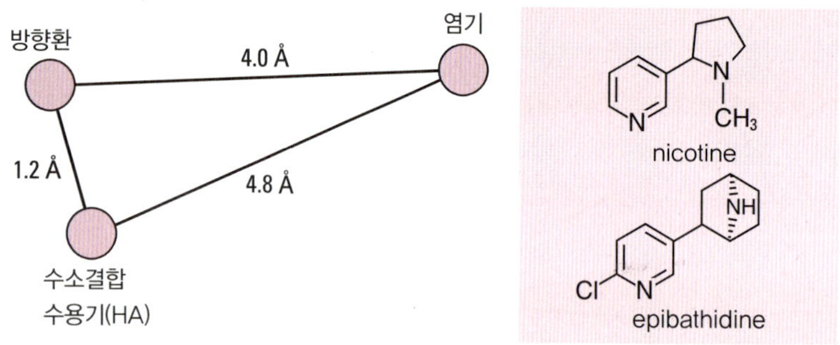

그림 7 · 17 nAChR antagonist의 pharmacophore 모델

이상과 같이, pharmacophore의 개념은 구조활성상관 연구에 있어서 컴퓨터의 도입과 더불어 창약에 공헌하고 있는데, 실제 생체내에 있어서는 주변환경의 영향이 있고, 또한 약물과 수용체간의 상호작용에 있어 수용체의 구조변화(유도적합: induced fit)가 일어나는 것을 고려해 볼수 있으므로, 상당히 복잡하다는 것을 염두에 둘 필요가 있을 것이다.

7 · 2 · 2 Scaffold, 골격, 측쇄

a. Scaffold _________ 수용체는 창약의 중요한 타겟이다(5장 참조). 그 중에도 G단백질공역형 수용체(G protein-coupled receptor: GPCR)는 특징

적인 7회 막관통 영역을 가지고 있어, 이것에 의해 형성된 포켓이 리간드의 결합부위로 되어 있다(그림 7 · 18). **Scaffold**에 대해 GPCR을 이용해 설명해보기로 한다.

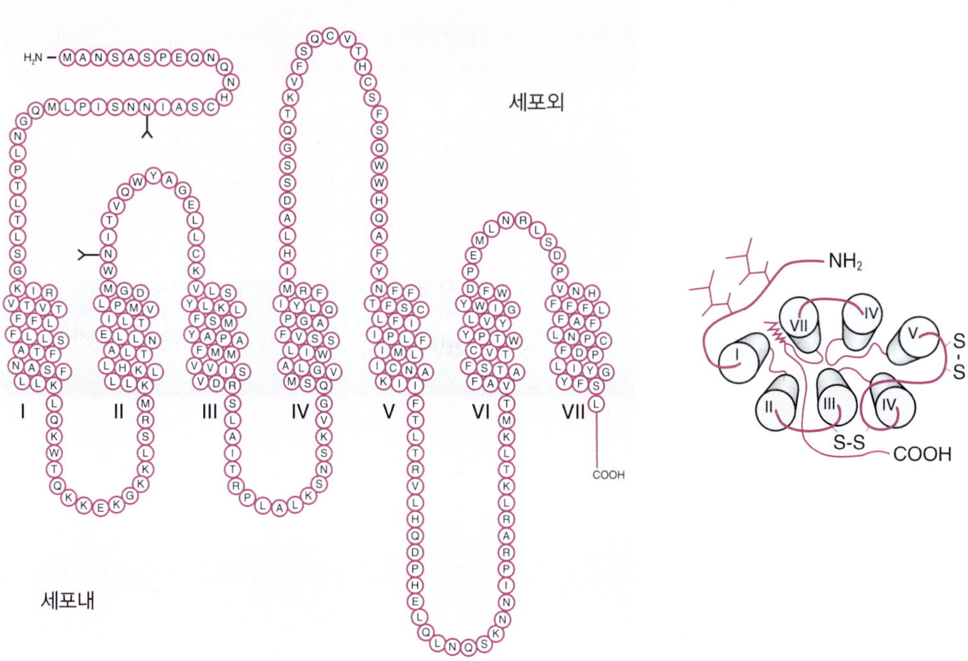

그림 7 · 18 GPCR의 구조 (사람 LH-RH 수용체)

GPCR과 공역하는 GTP결합단백질(**G단백질**)은 G단백질이라 부르며, α, β, γ 등의 subunit로 만들어져 있고, 여러개의 서브패밀리가 존재하는 것으로 알려져 있다. 효현제(agonist)가 수용체와 결합함으로써 G단백질의 α subunit(G_α)에 결합되어 있는 GDP가 GTP로 변환되어, 해리된 G_α-GTP가 effector에 작용하여 시그널을 전달한다. G_α의 GTPase활성에 의해 G_αGTP는 G_αGDP 가 됨으로써 본래의 상태로 돌아간다(그림 7 · 19).

이와 같은 작용기전을 가진 GPCR의 내인성 리간드로서는 아드레날린, 아세틸콜린, 도파민, 글루타민산, tachykinin, opioid 등의 전달물질, 세레토닌, 히스타민, 아데노신, thromboxane A_2, 프로스타글란딘 E, 혈소판활성화인자(PAF), endothelin, 브래디키닌 등의 오타고이드, 안지오텐신, 갑상선자극호르몬(TSH), 글루카곤, 바소프레신, 황체형성호르몬 방출호르몬(LH-RH), 갑상선자극호르몬 방출호르몬(TRH), 부신피질자극호르몬(ACTH), 콜레시스토키닌, 소마토스타틴, 뉴로텐신 등의 호르몬, fMLP,

C5A 아나필라톡신 주화성 인자 등 굉장히 많은 분야에 걸쳐있으며, GPCR은 중요한 생리기능을 관장하는 생리활성물질 수용체이다. 체내 광범위하게 존재하는 이들의 내인성 리간드는 2가지로 크게 분류할 수있다. 한 가지는 아라키돈산과 핵산대사물 및 아미노산에서 생합성되는 저분자이며, 다른 한 가지는 펩타이드이다. 내인성리간드가 저분자인 GPCR 작용약을 설계할 경우, 리간드 그 자체를 리드화합물로서 디자인 · 합성하는 것이 가능하지만, 내인성 리간드가 펩타이드인 GPCR 작용약을 설계할 경우에는 일반적으로 매우 어렵다. 리간드인 생리활성 펩타이드가 활성을 발현하기 위해서 아미노산의 배열 전부가 필요한 물질(옥시토신, 바소프레신등)과 반드시 전 배열이 필요하지는 않는 물질(ACTH, 콜레시스토키닌, 소마토스타틴 등)이 있어, 펩타이드의 최소한의 필수 약리작용단을 정의내리는 것은 쉽지 않다. 그러나, 활성발현을 위한 약리작용단을 정의내릴수 있는 경우에도, 펩타이드는 복잡한 입체형태를 취하기 때문에 활성 conformation

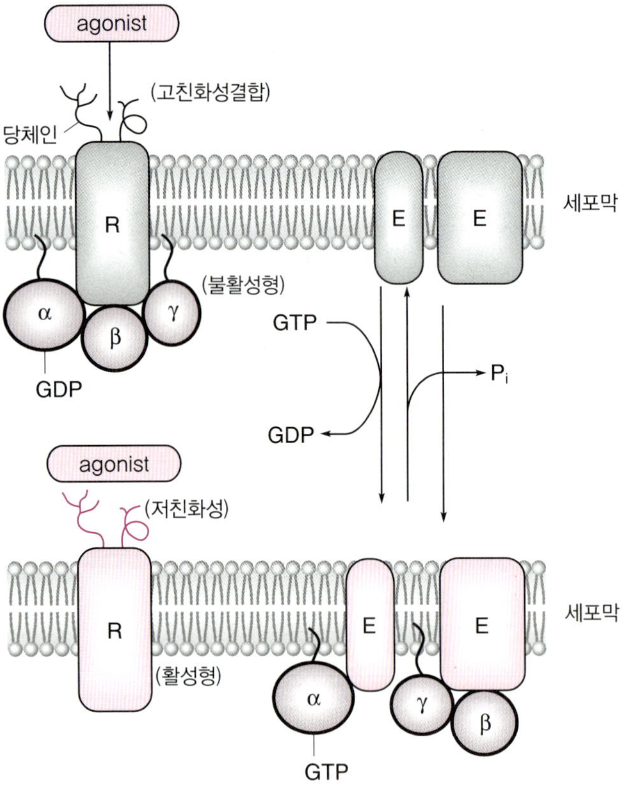

그림 7 · 19 GPCR의 작용기전 R은 수용체, E는 이펙터, α, β, γ는 G단백질의 subunit를 표시

을 확정하는 것이 사실상 불가능하며, 수용체와 상호작용할 때의 약리작용단의 측쇄 작용기의 입체적(공간적)위치를 정확히 아는 것이 현 시점에서 불가능하다. 이 점에서 비펩타이드성 효현제와 길항제를 디자인하는 방법은 장래의 창약연구에 있어서 중요한 연구과제로 되어 있다(자세한 것은 §7 · 2 · 3 펩타이드미메틱스참조).

GPCR에 특징적인 7회막 관통영역에 의해 형성된 리간드결합포켓은 1번째와 7번째의 α 헬릭스구조를 가진 막관통부분끼리 근접한 꼬여진 입체구조에 의해 형성되고, 각 헬릭스끼리 상호작용하여 입체구조가 보존되고 있어, 어느 일정 범위에 속한 공간인 것으로 여겨지고있다(그림 7 · 18). 따라서, 화합물이 리간드 binding pocket 중에 들어가 상호작용한다고 가정할 경우, GPCR에 결합하는 저분자리간드의 크기도 어느 일정 범위에 있고, 화학구조상 어떤 공통성을 가질 것으로 생각된다. 즉, GPCR에 결합하는 저분자리간드의 scaffold로 되는 공통 혹은 유사기본골격을 생각해보는 것이 가능하다. 실제로, diazepam으로 대표되는 중추신경안정제에 특징적인 기본골격인 벤조디아제핀골격이 GPCR인 콜레시스토키닌수용체의 비펩타이드성길항제 MK-329에 보이는 것뿐만이 아니다. 같은 골격을 가진 KC-6128은 opioid수용체 효현제며, 매우 강력한 콜레시스토키닌길항제이라는 사실에서도 이 scaffold의 개념을 지지하고 있다(그림 7 · 20).

R. M. Freidinger는 생리활성펩타이드 GPCR에 대한 길항제의 화학구조의 고찰에서 GPCR에 적합한 리간드의 chemical dimension(화학구조의 크기)를 그림 7 · 21에 나타낸 것과 같이 10Å × 15Å이라고 보고하고 있다.

Scaffold의 개념을 생화에 비유하는 것이 가능할 지도 모르겠다. 생화를

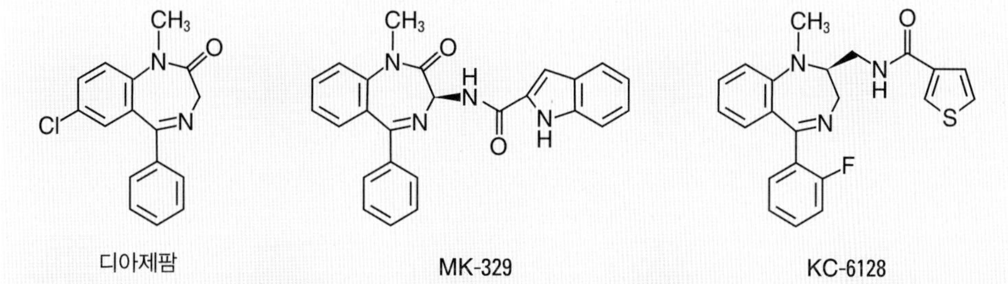

그림 7 · 20 디아제팜, MK-329, KC-6128의 구조

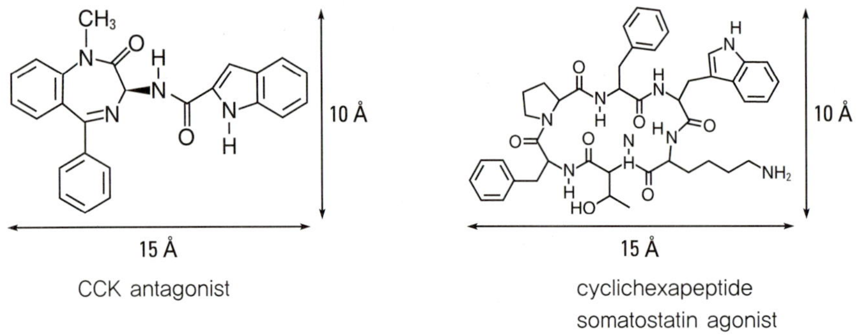

그림 7 · 21 GPCR의 chemical dimension

침봉에 여러가지 꽃으로 아름답게 장식하였는데, scaffold를 침봉으로 비유할 수 있다. GPCR수용체에 적합한 침봉(scaffold)은 특정 크기를 가지고, 그 위에 공간적으로 각종 꽃(작용기)을 배치하면 전혀 다른 아름다움(약리활성)을 만들어내게 될 수 있다. 침봉은 공통이지만, 작용기의 종류와 공간적배치를 변화시켜 어떤 타입의 GPCR에 가장 잘 적합할 수 있는가가 달라지게 된다(그림 7 · 22).

b. 골격 ________ G.W. Bemis는 약의 molecular frameworks(골격)로서 어떤 모핵이 기존 의약품에 사용되는가를 6700종의 의약품에서 조사하였다. 이 "골격" 은 수용체를 타겟으로 하는 의약품만을 대상으로 하는 것

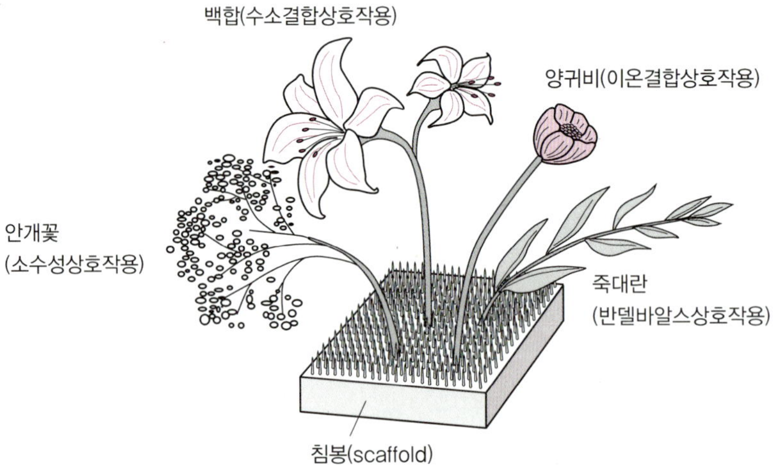

그림 7 · 22 scaffold의 개념

이 아니라, 의약품전체를 망라한 것이어서 상기 scaffold의 개념과 유사하나, 완전히 일치하는 것은 아니다.

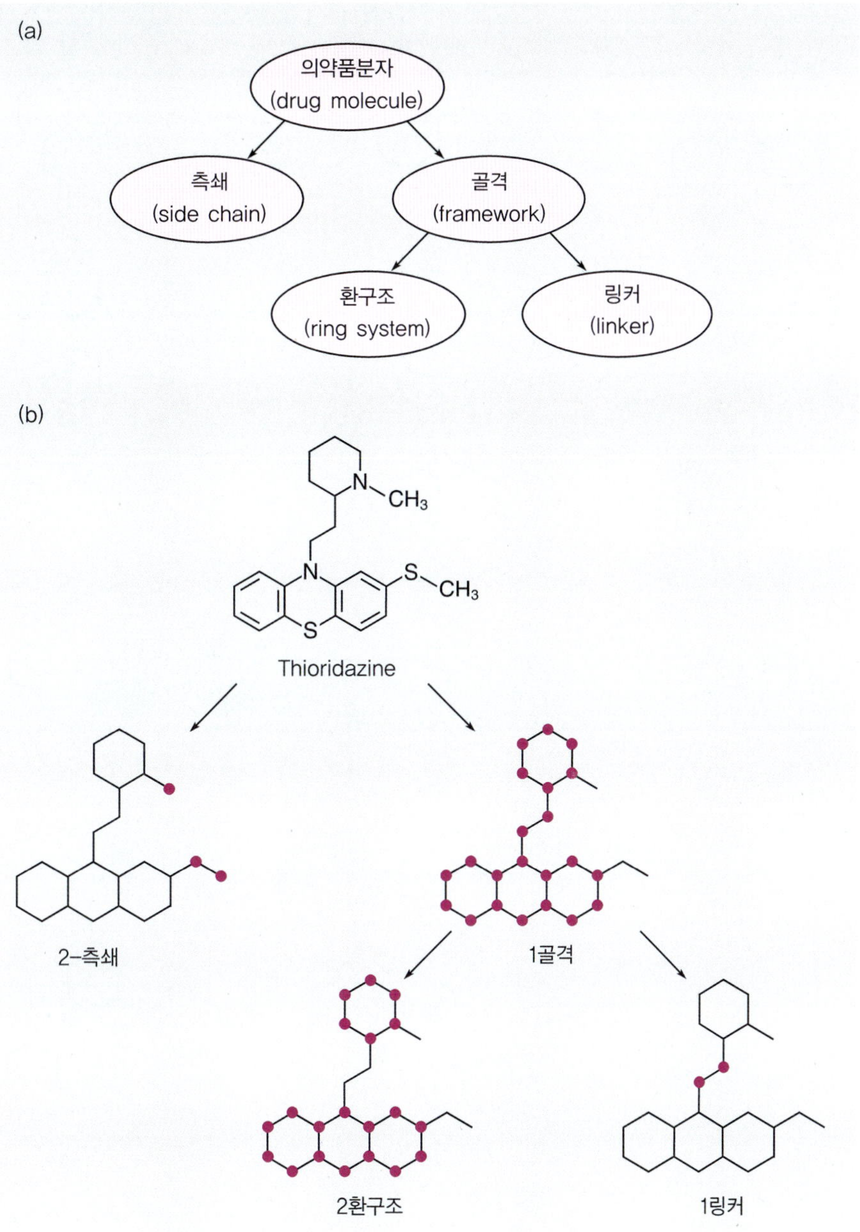

그림 7 · 23 (a) 의약품의 환구조, 링커, 골격, 측쇄. (b) thioridazine을 분할한 예.

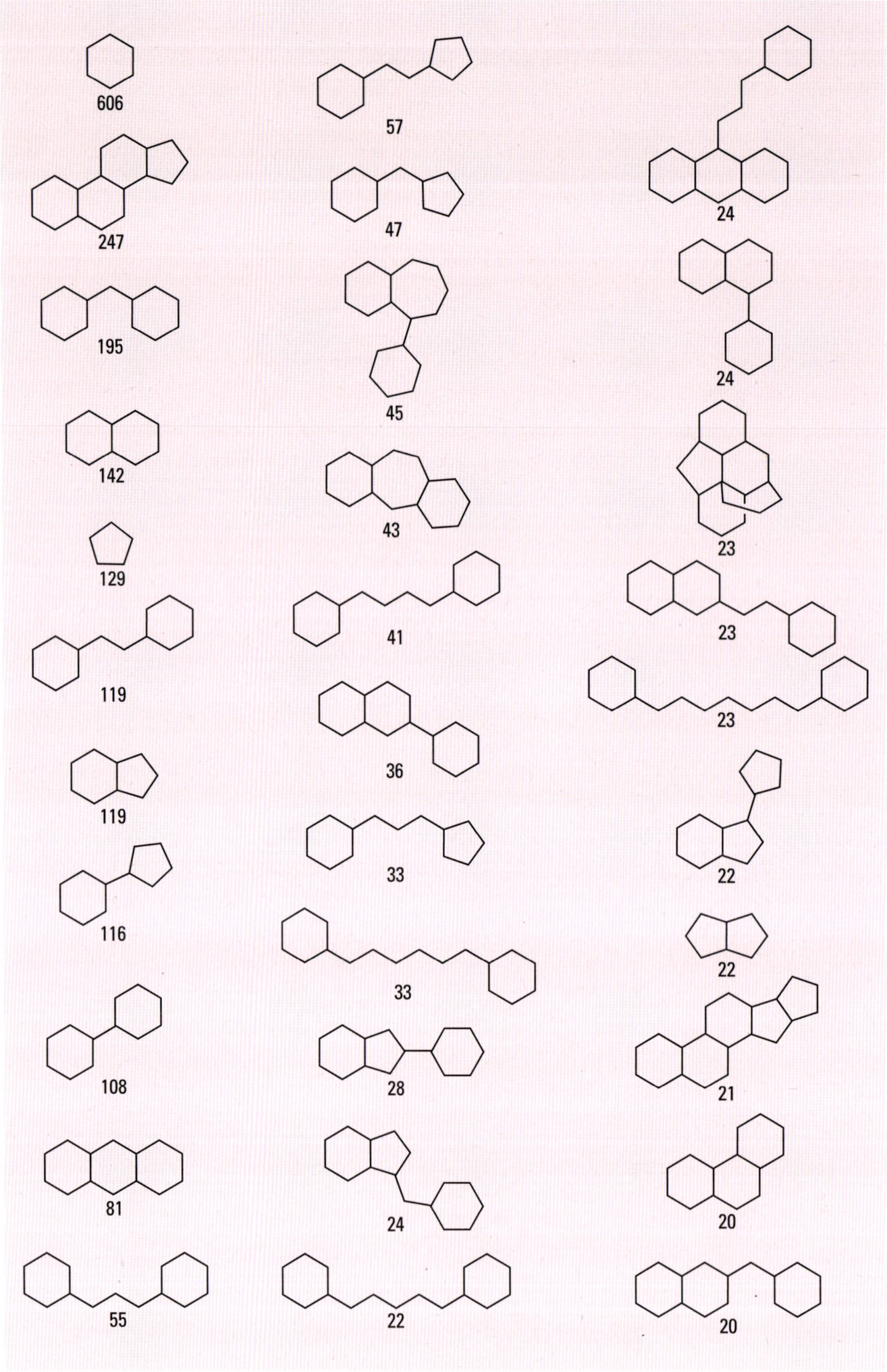

그림 7·24 CMC data base 중의 의약품에 빈출되는 골격 수치는 그 골격이 사용되고 있는 의약품의 수.

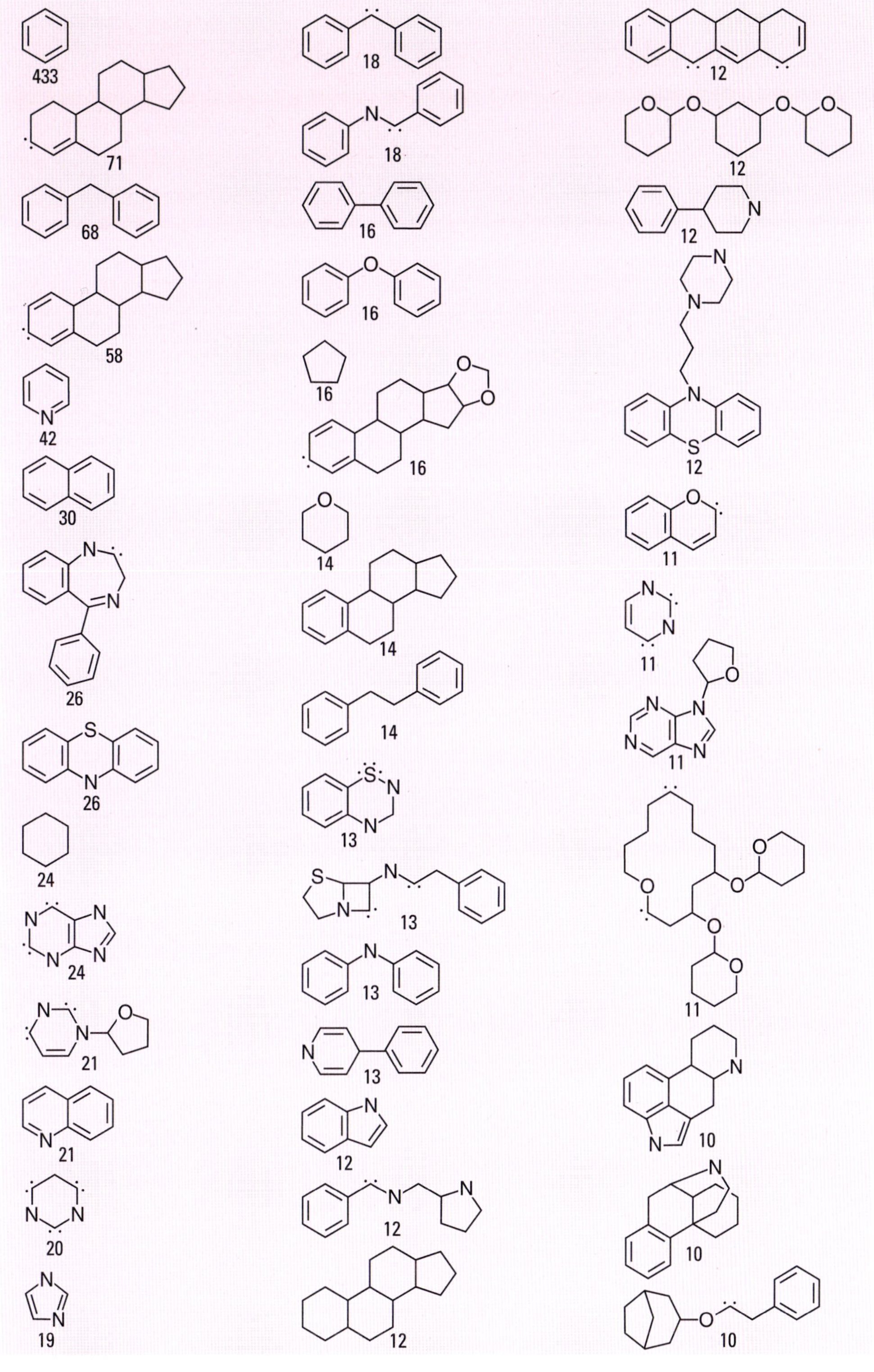

그림 7 · 25 그림 7 · 24의 골격에 있는 원자의 종류, 결합차수를 넣어, 빈출수 10 이상의 골격을 나타냄 수치는 그 골격이 사용되고 있는 의약품의 수.

Bemis는 기존의 의약품을 구조식에서 그림 7 · 23(a)에서 나타낸 것과 같이 ring system(환구조), linker(링커), framework(골격), side chain(측쇄) 의 4가지로 분할하였다.

그림 7 · 23 (b)에서 예로, thioridazine의 구조식을 나타내었는데, 이것을 처음에 "측쇄" 와 "골격" 으로 나누었다. Thioridazine의 경우는 "측쇄" 를 2개 가지고, "골격" 은 "측쇄" 를 제거한 구조로서 생각한다. 또한 환구조로서 안트라센환과 벤젠환의 2환으로 되어있고, linker는 에틸렌사슬로 나눠질 수 있다. 이와 같은 분류법을 토대로 하여, Comprehensive Medicinal Chemistry(CMC)데이터베이스로 부터 기존의 의약품 6700화합물을 대상으로 분류하였다. 그러나, 이 6700종 가운데 imaging시약, 조사 시약류 등도 포함되어 있어, 실제로는 이들을 제외한 5120화합물을 검토대상으로 하였다. 그 결과, 5120화합물은 1179종류의 "골격" 으로 분류가능하고, 이 중에서 783종류는 하나의 의약품에서만 볼 수 있는 "골격" 이다. 그러나, 빈출된 32의 "골격" 으로 5120의약품의 구조의 50%를 차지하고 있다. 그림 7 · 24에서 20개 이상의 의약품에 사용되고 있는 "골격" 을 나타낸다. 수치는 그 "골격" 이 사용되고 있는 의약품의 수이다. 이 "골격" 은 scaffold와 거의 동일한 개념으로 생각해도 좋고, 이 결과 기존의 의약품은 같은 "골격" 을 가지고 있는 것이 많고, 의외로 다양성이 없다는 것을 나타내고 있다. 원자의 종류 혹은 결합차수를 더한 것을 그림 7 · 25에 나타내었다. 빈출수 10 이상의 "골격" 으로 5120의약품에서 점하고 있는 비율은 24%(1235의약품)이다.

c. **측쇄** ________ 그림 7 · 26에 CMC의 의약품화합물에 사용되고 있는 측쇄의 빈출도를 나타내었다. 괄호내의 수치는 이 측쇄가 사용되고 있는 의약품의 수이다. 물결모양표시의 좌측의 원소는 "골격" 중의 원소로, "측쇄" 순위가 2번인 "골격" 의 탄소에 CH_3기가 치환된 의약품이 5120의약품 가운데에서 3125개가 있는 것을 알았다.

하나의 의약품에 포함된 "측쇄" 치환기수는 대부분 1개~5개로, 평균 4개이다(그림 7 · 27). 그림 7 · 27을 보면 2개의 "측쇄" 를 가진 화합물이 가장 많은 사실을 알 수 있다. 표7 · 1에 조합이 많은 톱10을 표시하였다. 예를 들면, CH_3치환기와 OH치환기의 조합이 127의약품에서 발견되고, 상당히 잘 나오는 조합이라 할 수 있다.

여기에 기술한, "Scaffold", "골격", "측쇄" 는 경험측면 혹은 기존의 의약품의 화학구조 데이터집이며, 창약의 이론을 나타내는 의미는 아니다.

그렇지만, 실제로 신규의약품을 개발하는 경우에는 굉장히 중요한 지견이 된다.

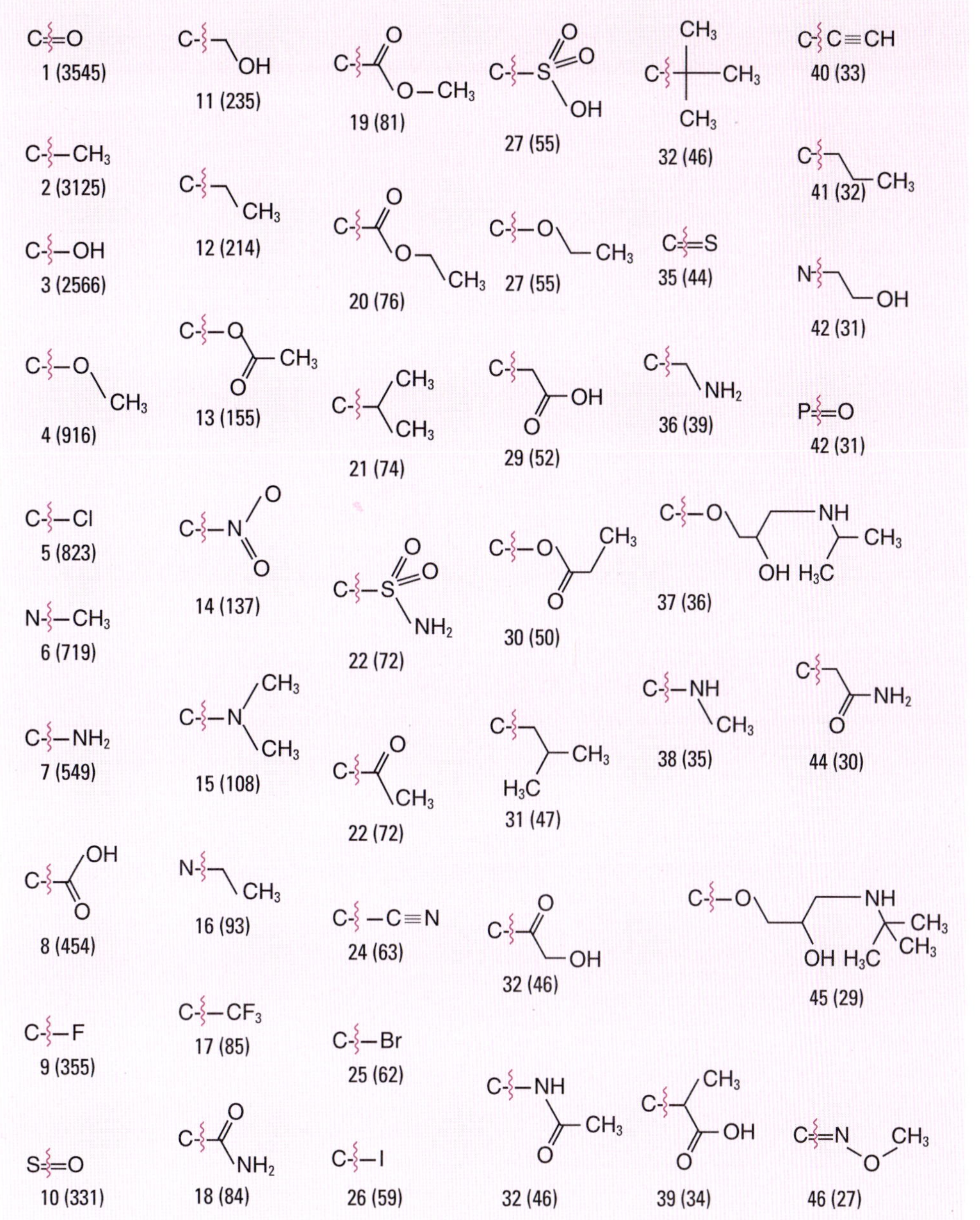

그림 7 · 26 CMC data base 중의 의약품에 빈출하는 "측쇄"의 순위 괄호내의 수치는 그 측쇄가 사용되고 있는 의약품의 수.

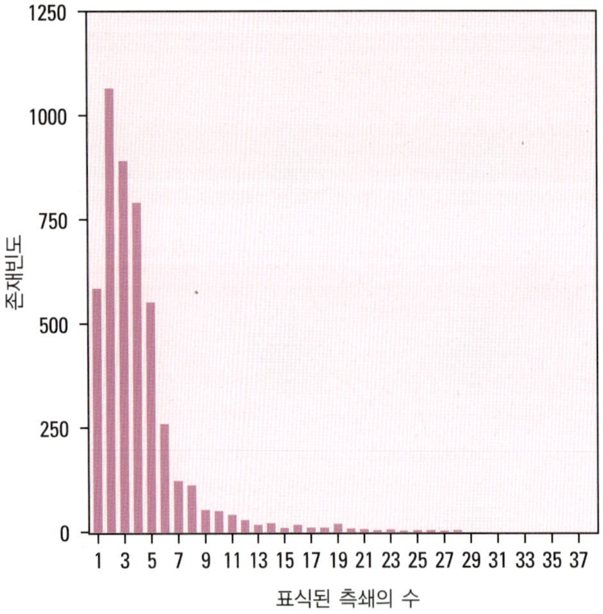

그림 7 · 27 하나의 의약품에 포함된 "측쇄"의 치환기수
[G. W. Bemis, *et al., J. Met. Chem.*, **42**, 5095~5099 (1999)]

표 7 · 1 "측쇄" 2종류의 조합빈도 Top 10
[G. W. Bemis, *et al., J. Med. Chem.*, **42**, 5095~5099 (1999)]

측쇄	빈도
C=O/C=O	686
C=O/C-CH_3	488
C-CH_3/C-CH_3	412
C-OH/C-OH	172
C=O/C-OH	139
C=O/C-NH_2	138
C-CH_3/C-F	131
C-CH_3/C-OH	127
C=O/C-CO_2H	98
C=O/N-CH_3	89

7 · 2 · 3 펩타이드미메틱스(peptide mimetics)

펩타이드의 수용체와 펩타이드생성 및 분해에 관여하는 효소(프로테아제, 펩티다아제 등)는 드럭디자인에 있어서 매력적인 타겟이다. 생리활성펩타이드의 수용체에 대한 친화성이 높고, 또한 생체성분인 점에서 부작용과 독성이 낮을 것으로 기대되기 때문이다. 그러나, 펩타이드는 그 자체로 의약이 되는 경우가 굉장히 적다. 그 이유는 1) 경구 bioavailability가 낮고, 2) 생체내의 펩티다아제 등에 의한 분해가 빠르고, 3) 간장과 신장에서 배설이 빠르고, 4) 수용체에 대한 선택성이 낮기 때문에 부작용이 있기 때문이다. 이들 결점을 극복하기 위해, 펩타이드성이 낮고, 즉 펩타이드 결합의 수를 줄이고, 펩타이드유사체(펩타이드미메틱스)와 비펩타이드(nonpeptide)로 변환하는 시도가 행해지고 있다.

펩타이드미메틱스(peptide mimetics)란 타겟분자와 상호작용할 수 있는 펩타이드를 적당히 변환시킨 구조이다. 펩타이드미메틱스는 타겟분자에 대한 친화성과 활성을 가진 물질이다. 가장 오래된 일반적인 예는, opioid 수용체 효현제인 morphine(그림 7 · 28)으로, 후에 발견된 내인성 opioid펩타이드(예: 엔케팔린)의 미메틱스이다. 모르핀과 같이 펩타이드결합(amide결합)을 전혀 가지지 않는 비펩타이드도, 최근에는 펩타이드미메틱스에 포함되어 있다. 펩타이드를 펩타이드미메틱스로 변환할 때, **bioisostere**(p. 133 참조)의 개념이 중요하게 되었다.

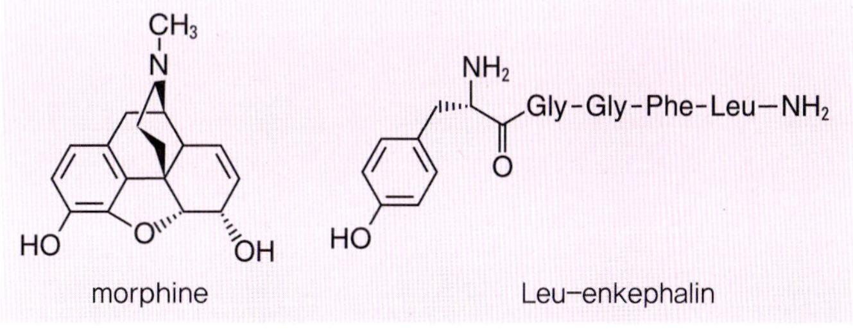

그림 7 · 28 morphine과 Leu-enkephalin morphine은 내인성 opioid 펩타이드의 펩타이드미메틱스임. morphine은 펩타이드결합을 갖고 있지 않지만, 최근에는 펩타이드미메틱스에 포함됨

우수한 펩타이드미메틱스의 필요조건은, 대사안정성, 높은 경구 bioavailability, 타겟분자에 대한 높은 선택성과 친화성, 최저 부작용을 들 수 있다. 현재까지는, 리간드타겟분자의 상호작용 해석결과를 토대로 완전히 이론적으로 펩타이드를 펩타이드미메틱스로 변환시키는 성공예가 적다. 천연물의 screening에서 펩타이드미메틱스를 얻는 예는 많으나 디자인을 시도한 예는 몇 안된다.

a. 펩타이드미메틱스의 디자인 ________ 펩타이드에서 펩타이드미메틱스를 이론적으로 디자인하기 위해서는, 합성화학, NMR 스펙트럼, 결정학, 분자모델링, 생리학등의 전문가의 긴밀한 공동연구가 필요불가결하다. 1980년에 P.S. Farmer가 펩타이드를 펩타이드미메틱스로 변환하기 위한 법칙을 제창했다.

① 먼저, 출발점이 되는 생리활성 펩타이드의 최소활성배열을 발견해 낸다. 통상 N 말단 및 C 말단에서 펩타이드체인을 단축해나간다.

② 펩타이드미메틱스는 펩타이드 그 자체가 점령하고 있는 공간에서 벗어 나오지 않을 것. 최초의 단계에서는 작용기를 유지한다.

③ 비펩타이드구조의 리드가 발견될 때까지는 conformation의 유연성을 최대로 한다. 그 후, conformation 제한을 서서히 진행하여, 활성과 선택성을 개선해 간다.

④ 특히, 일반적인 이차원구조을 가지고 있는 경우, 펩타이드결합골격의 공간구조를 가능한한 유지하면서 디자인을 진행한다. α헬릭스와 β병풍(sheet)의 경우는 그다지 선택성에 관여하지 않는 것으로 여겨지고 있다. 3차구조를 보존하는 것이 유익하다.

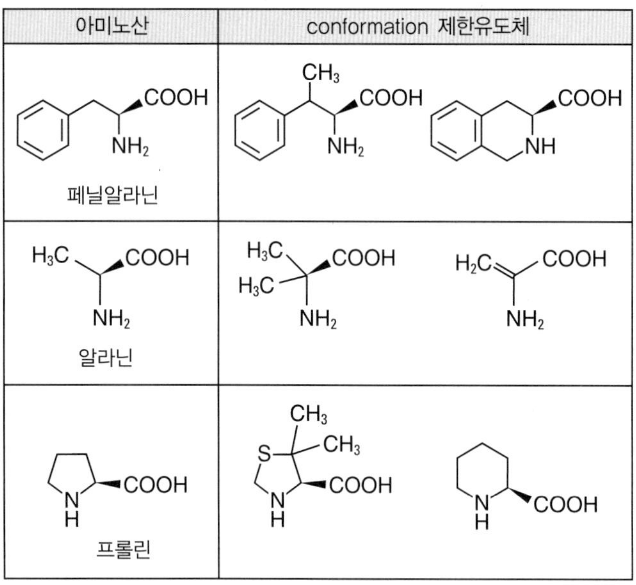

그림 7 · 29 펩타이드체인에 도입된 경우에 conformation을 제한하는 아미노산 유도체의 예

1) 아미노산 잔기의 치환

펩타이드의 최소활성배열을 알아낸 후, 각 아미노산잔기의 역할을 알기 위해, 계통적으로 각 잔기를 알라닌으로 치환하여 활성을 측정하는 방법이 많이 사용되고 있고, 이것을 알라닌스캔이라 한다. 이것에 의해, 어떤 측쇄의 작용기가 타겟분자와의 상호작용이나 활성conformation에 적합한지를 판단하는데 중요한 것인가를 알았다. 같은 방식으로, 페닐알라닌스캔에 의해 소수성기의 역할을, D-아미노산으로의 치환에 의해 작용기의 배향의 효과를 알아낸다. 그림 7 · 29에 conformation을 제한하는 아미노산의 치환기의 예를 나타내었다.

2) 펩타이드골격의 변환

어느 정도의 크기의 펩타이드에서는, 펩타이드골격이 구조기반의 역할을 한다. 골격의 conformation이 측쇄의 공간적배치를 결정하고, 여기서 측쇄의 작용기가 타겟분자와 상호작용한다. 더욱이, 골격의 펩타이드결합 그 자체도 타겟분자와의 상호작용에 중요한 역할을 하고 있는 경우가 많다. 그림 7 · 8에서 나타낸 것과 같은 bioisostere로, amide결합의 치환이 행해지고 있다. 원칙적으로는, 공간배치, conformation, 정전적 성질, 수소결합을 유지하는 것이 바람직하지만, bioisostere의 선택에 의해 amide결합의 성질을 다시 변화시키는 경우가 있다. 이와 같은 변환에 의해, 프로테아 제 분해를 막고, 안정성을 향상시켜, conformation을 미묘하게 조작하는 것이 가능하다.

Bioisostere가운데, retroinverse라 불리는 bioisostere는 펩타이드결합의 방향이 역전하여 L-아미노산도 D-아미노산으로 변환되어 있다. 얻어지는 펩타이드를 pseudopeptide라고 부르며, 펩티다아제 분해에 대해 안정성이 크게 향상되어, 널리 응용되고 있다.

Dipeptide와 트리펩타이드 단위로 bioisostere로 치환하는 것도 시행된다. 이들은, 펩타이드와 비펩타이드간의 갭을 메울 수 있는 중간적인 물질로 다시 보는 것이 가능하다. 그림 7 · 30에 주요 예를 나타내었다. 락탐류

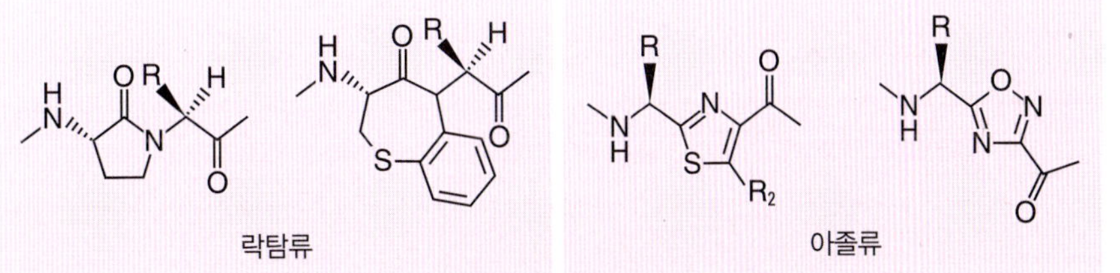

그림 7 · 30 디펩타이드 biosostere의 예

는 골격amide와 체인, 또는 체인과 체인의 환화에 의해 얻어지는 bioisostere를 이용한다.

3) 입체형태의 고정

분자구조를 타겟단백질과의 결합에 가장 적합하게 한 형태(활성형태)로 고정하는 것으로서, 결합에 있어서 에너지적 손실을 적게 하기 위해 설계된 저해제이다. 이 같은 저해제는, 고활성 · 고선택성이 기대되는 것이 많다. 비교적 유연한 구조로 이루어진 펩타이드를 리드화합물로 하는 효소저해제 등의 펩타이드미메틱스 개발에 잘 응용된다. 형태고정법으로서는, 펩타이드구조를 대고리구조로 유도하여 분자전체의 형태를 제한하는 것과, 방향환 등을 도입하여 부분적으로 고정하는 것, 혹은 벤조디아제핀골격과 같은 이미 고정된 scaffold상에 리드펩타이드구조에서 유도된 치환기를 도입하는 방법이 있다.

Merck사의 D. F. Veber 등은 소마토스타틴을 대고리 펩타이드로 변환함으로써 입체형태를 고정화하여, 경구활성을 가지는 효현제의 합성에 성공하였다(그림 7 · 31). 그들은, Phe-Trp-Lys-Thr 배열이 활성 pharmacophore

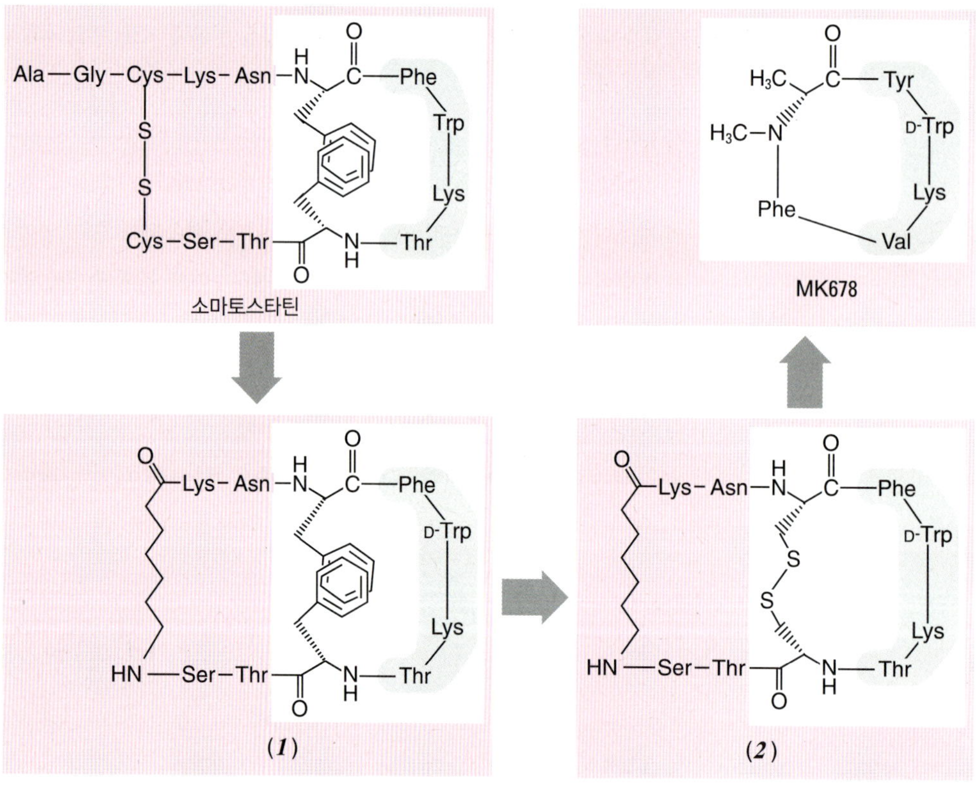

그림 7 · 31 소마토스타틴에서 경구활성을 가지는 유도체의 합성

를 형성하고 있다고 생각하였다. 여기서 먼저 소마토스타틴 N 말단의 dipeptide를 제거하고, 다음에 8위치의 L-Trp 를 D-Trp 로 대체하고, 계속하여, 디설파이드의 유황을 탄소로 치환함으로써, 입체형태를 고정화한 유도체 (1)을 합성했다. 또한, NMR 등의 데이터로부터, 2개의 페닐알라닌사슬이 중복되어 있다는 것을 알게 되어, 이 부분을 디설파이드 가교결합으로 치환하여 얻어진 입체형태를 제한한 유도체 (2)를 도출하게 되었다. 유도체(2)에서도 활성이 유지된 것을 발판으로, 다시 이 디설파이드부분을 보다 안정된 탄소원자로 치환하는 것으로, 입체형태를 고정화하기 위해 부분구조도 도입되었다. 같은 방식의 작업을 여러번 반복하여, 활성을 가진 고리의 헥사펩타이드 MK678이 창제되었다. 이것으로, 소마토스타틴의 원래 존재하는 14개의 아미노산 잔기 가운데, 고활성을 나타내기 위해서 6잔기만이 필수인 것을 시사한다. 더욱이 Veber는, 고리펩타이드의 결합에 기여하는 분자표면영역이 벤조디아제핀과 같은 약물분자의 그것과 굉장히 유사한 것도 발견하였다. 그래서, 고리펩타이드와 작은 펩타이드에 의해 생기는 생리활성은 비펩타이드성 헤테로고리화합물에도 같은 방식으로 끌어낼 수 있다는 것을 나타내었다.

b. 펩타이드미메틱스창제의 실례 ________ 펩타이드미메틱스의 리드가 되는 소분자화합물은, 천연물과 미생물의 배양액에서 펩타이드수용체를 사용하는 screening에 의해 다수 발견되고 있다. 이 리드화합물에서 타겟분자와의 상호작용 해석데이터를 분석하여, 구조기반 드럭디자인을 시행하는 창약방법이 일반화되어 왔다. 항고혈압제로 가장 유명하고, 이미 판매되고 있는 안지오텐신변환효소(ACE)저해제 및 안지오텐신 II 길항제가 펩타이드미메틱스의 좋은 예이다(§10 · 1). 이 외의 펩타이드미메틱스 창약의 실례를 소개한다.

1) CCK(콜레시스토키닌)수용체 리간드와 "특권구조" 개념

CCK 수용체길항제로서, 다수의 천연물 스크리닝에 의해 먼저 asperlicin이 발견되었다. 이 화합물을 리드로서 구조최적화가 진행되어, 수용체 서브타입에 선택적인 소분자 화합물을 개발했다. MK-329는 소화관의 CCK-A 수용체에 선택적인 길항제로서 항궤양작용을 나타내고, L-365,260은 뇌내 CCK-B수용체에 선택적인 길항제로 항불안작용을 나타낸다(그림 7 · 32).

Asperlicin을 리드로하는 구조변환시에, Merck사 그룹은 **특권구조**(privileged structure) 개념을 제창했다. 그들은 특권구조란 "여러가지 수용체에 대한 리간드로 될 수 있을 만한 단순한 분자골격"이라고 정의했다.

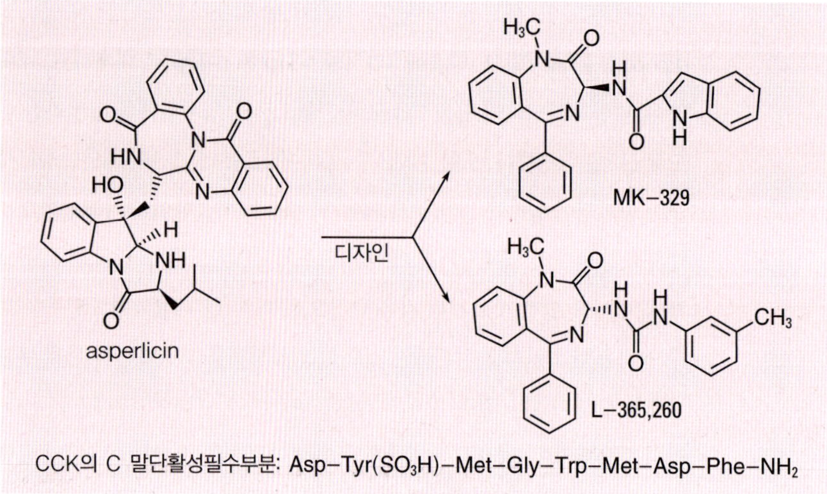

그림 7 · 32 CCK 수용체 antagonist

이 CCK미메틱스의 경우, 벤조디아제핀 구조가 특권구조에 상당한다. 벤조디아제핀구조는 이미 항불안제으로 유명한 디아제팜(diazepam)의 기본골격이며, 중추신경작용제에 많이 사용되고 있다. 이와 같이 특권구조를 잘 변환시켜, 특색있는 여러가지 유용한 약을 설계하는 것이 가능하다고 말할 수 있다.

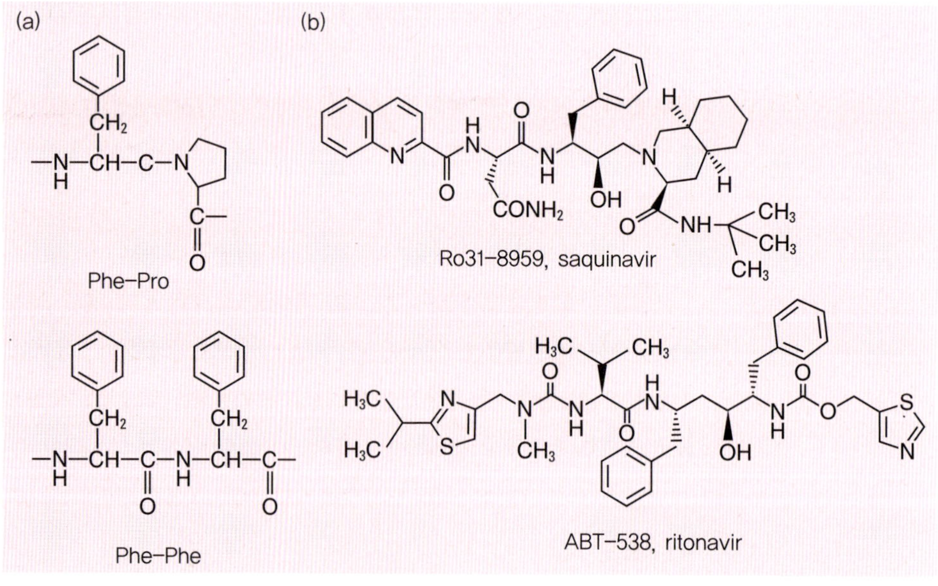

그림 7 · 33 (a) HIV 프로테아제의 기질절단부위. (b) 기질절단부위의 구조변환의 예

2) HIV 프로테아제 저해제의 창제

HIV protease는 HIV(human immunodeficiency virus: 에이즈바이러스)의 증식에 필수이며, HIV protease를 저해하는 것은, 에이즈의 유효한 치료제가 된다. 이미 다수의 HIV protease저해제가 의료현장에서 사용되고 있다. 설계의 기본은 HIV protease의 기질절단 부위인 Tyr-Pro, Phe-Pro, 또는 Phe-Phe에 착안해서 구조를 변환한 것이다. 그림 7 · 33에 몇 개

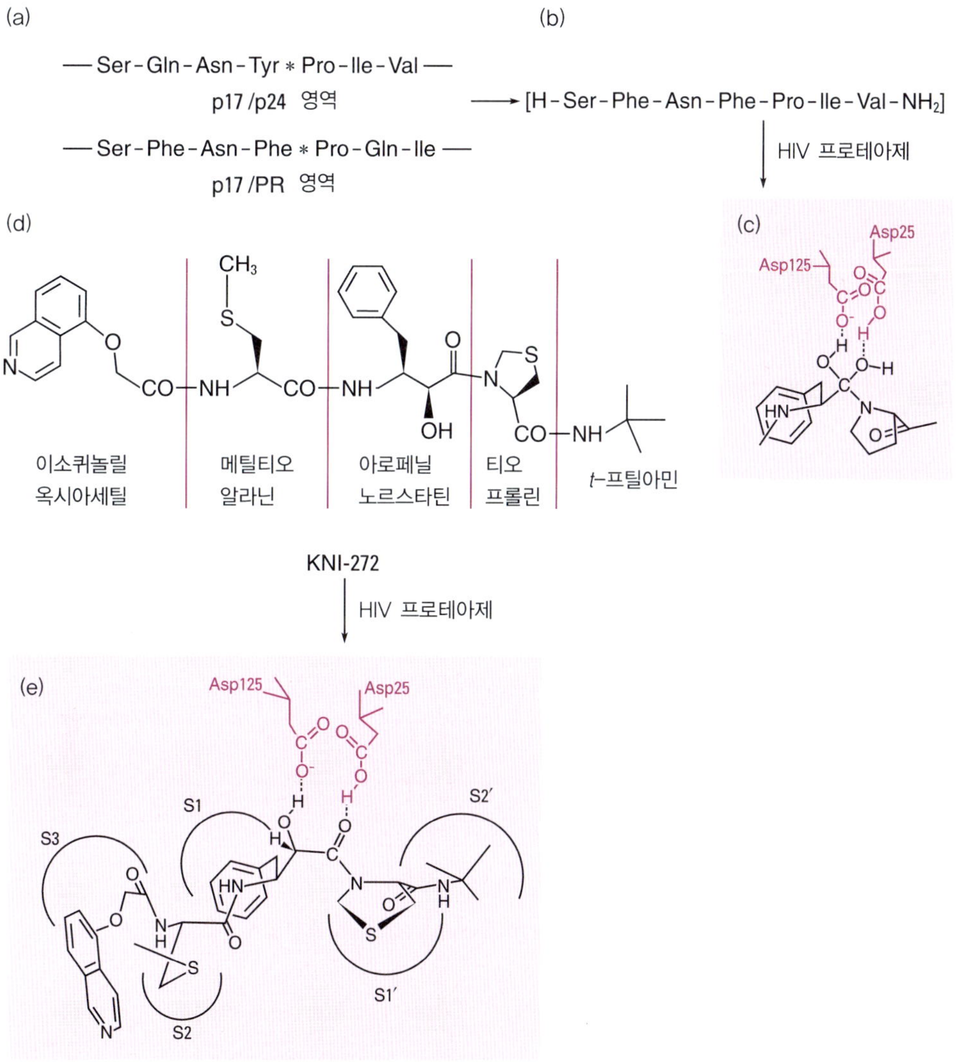

그림 7 · 34 HIV 프로테아제 저해제의 개발 (a) HIV 프로테아제의 기질절단부위 *의 위치에서 절단됨. (b) HIV 프로테아제 저해제 디자인의 출발점이 되는 기질 펩타이드. (c) 이 기질 펩타이드가 HIV 프로테아제와 상호작용한 기질전이상태. (d) (b)의 펩타이드의 구조변환을 행해, KNI-272를 얻음. (e) X선 결정구조해석과 NMR 해석, 분자모델링에 의해 표시된, KNI-272와 HIV 프로테아제의 상호작용의 양식, 기질전이상태와 매우 유사한 상호작용을 하여, 활성중심에 결합해 저해함.

의 구조를 나타내었다.

예로서 나타낸 이들 화합물은, 이미 의료현장에서 사용되고 있고, 에이즈환자의 치료에 크게 공헌하고 있다.

HIV protease는 aspartate protease이며, 이 저해제 개발에서는 레닌저해제 연구 등에서 얻어진 지식이 총동원되어, HIV protease의 활성중심에 선택적으로 결합하는 화합물이 디자인되었다. 특히 HIV protease의 기질 절단부위인 Tyr-Pro, Phe-Pro, Phe-Phe 가운데에서 사람의 효소에서는 그다지 인식되지 않는 Tyr-Pro 및 Phe-Pro(그림 7 · 34a)에 착안함으로써 높은 선택성을 가져, 부작용이 적은 약제의 창제가 가능했다.

Aspartate protease는 일반적으로 기질의 6~10개 아미노산을 인식하여, 활성중심에 있는 2개의 Asp잔기의 촉매작용에 의해, 그림 7 · 34(c)와 같이 기질전이상태를 거쳐 펩타이드사슬을 절단한다. 이 전이상태를 모방한 분자로, 활성중심의 Asp 잔기와 안정한 비공유결합복합체를 형성시켜, 효소기능을 저해하는 개념, 즉 기질전이상태 개념이 제안되었다. 그래서 초기단계에 있어서는 혈압조절에 관여하는 레닌과 소화효소 펩신 등의 저해제 연구에 검토되어 각종 기질전이상태 아날로그가 개발되었다.

7 · 2 · 4 약과 chirality

이미 지금으로부터 100년 이상 전(1901년), L. Pasteur는 생물학적 프로세스에 있어서 입체화학과 입체선택성의 개념을 다음과 같이 기술하였다. "천연의 유기물질의 대부분, 즉 생명의 근간에 관여하는 물질은 비대칭이며, 이러한 비대칭 때문에 그들 상을 겹쳐 합치는 것이 불가능하다. 이 사실은, 현 시점에서 무생물의 화학과 생물의 화학을 구별하는 유일명백한 경계선이 되고 있다."

약이 작용하는 수용체와 효소 등의 생체내 타겟분자의 작용부위도 공간배치가 비대칭(chiral)이기 때문에, 창약에 있어서 chirality는 중요한 과제이다.

입체이성질체에는 **거울상이성질체**(enantiomer), **기하이성질체**(geometric isomer), **형태이성질체**(conformational isomer)의 3종류가 있다.

a. 거울상이성질체 ________ 거울상이성질체의 존재는 의약품설계에 있어서 중요하다. 광학활성을 가진 분자는 chiral이며, chirality를 가진다고 정의되고 있다. Chirality라는 것은 물질과 그 거울상이 겹쳐 합할 수 있는가 없는가하는 성질이다. 일반적으로, 4가의 탄소원자상에의 치환기의 결합에 의해 chirality가 생기는 일이 많고, 이 탄소를 비대칭중심이라고 부른

다. 그림 7 · 35에 이부프로펜(ibuprofen: 항염증제)을 예로 나타내었다.

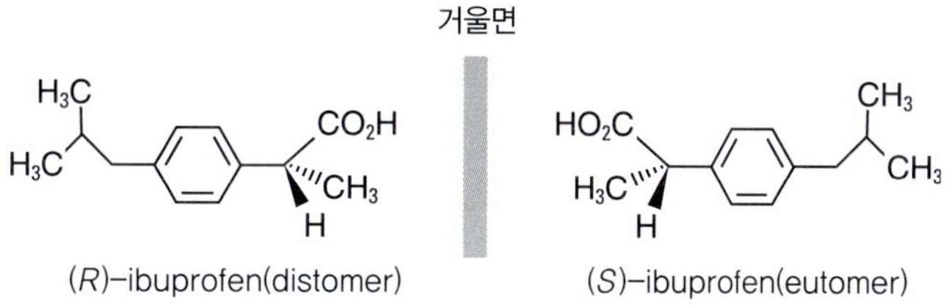

그림 7 · 35 Ibuprofen

b. **분자인식에 있어서 입체특이성** ________ Chiral인 리간드의 분자인식을 설명하는 이론으로서, **3점 수용체설**(three-point receptor theory)이 이해하기 쉽다. 그림 7 · 36에 나타낸 것과 같이, 리간드가 수용체에 결합하는 경우, 3개의 기 A, B, C가 그것의 해당결합부위 A′, B′, C′에 결합하지만, 그 거울상이성질체는 결합할 수 없다. 실제 분자인식에 있어서 결합부위는 더 많고 복잡하지만, 이 이론은 개념으로서는 이해하기 쉽고, 또한 수용체만이 아니라 효소에 대해서도 같은 양상이다. 그 실례로서, 안지오텐

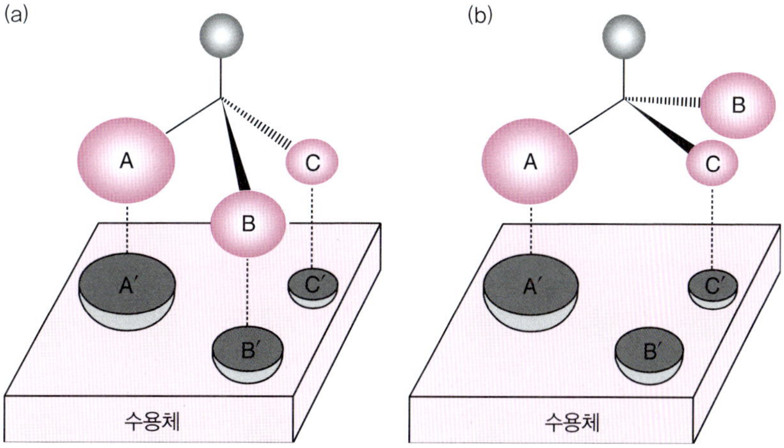

그림 7 · 36 3점 수용체설 (a) 결합가능, (b) 결합불가능.

신변환효소와 그 기질 또는 저해제와의 상호작용 양식을 그림 7 · 37에 나타내었다. ACE저해제 캅토프릴(captopril, §10 · 1)은 논리적 드럭디자인에 의해 개발되어 의료에 사용되고 있다. 캅토프릴은 2개의 비대칭중심을 가지고, 4개의 입체이성체가 가능하지만, 그 가운데 1개만이 효소저해활성

을 가진다. 그러나, 상기의 3점이 아닌 4점에서 상호작용하고 있다.

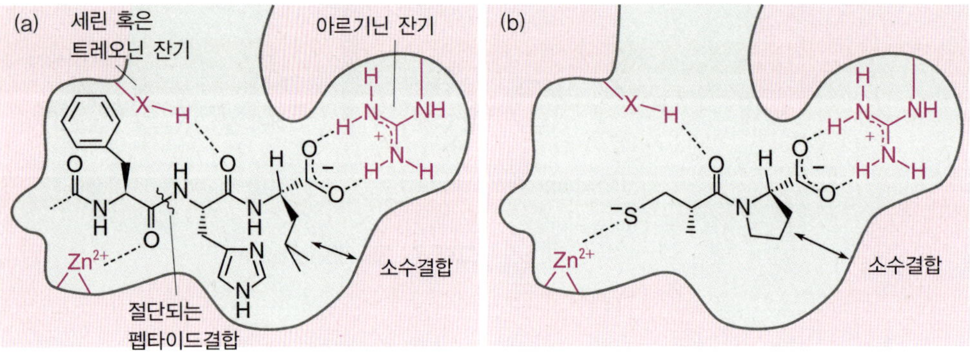

그림 7 · 37 (a) 안지오텐신변환효소와 기질, (b) 저해제캅토프릴의 상호작용.

c. **드럭디자인에 있어서 입체화학의 중요성** ________ 이전에는 비용면에서 유리하기 때문에 라세미체 그대로 약으로 판매되었던 일이 많았다. 그러나 thalidomide 약화사건을 계기로, 약물을 라세미체로 사용하는 위험성이 지적받게 되어, 미국식품의약품국(FDA)은 "비대칭중심을 가진 화합물을 의약품으로서 개발하는 경우에는, 양쪽 거울상이성질체의 약리작용, 독성, 약물동태 등에 유의할 것"이라는 지침을 내놓았다. Thalidomide (그림 7 · 38)는 1950년대에 라세미체로서 개발되어, 수면제와 입덧약으로서 미국을 제외한 많은 나라에서 판매되었다. 이 탈리도마이드를 임신초기에 복용한 것에 의해, 불행히도 바다표범지증이라는 기형을 가진 아이가 다수 출생하는 약화사건이 나게 되었다. 이 후 동물실험으로, 이 최기성은 *S*-체에 의해 일어난 것으로 보고되었다.

그러나, 탈리도마이드의 경우 다시 자세하게 연구가 진행되어, 순수한 *R*-체를 투여해도 생체내에서 이성화가 진행되어 *S*-체가 생성되는 것으로도 나타나게 되어, *R*-체만 투여했어도 부작용의 발현은 피할 수 없었던 것이 아닐까 하고 여겨지고 있다. 또한 최근에는, 탈리도마이드가 한센씨병의

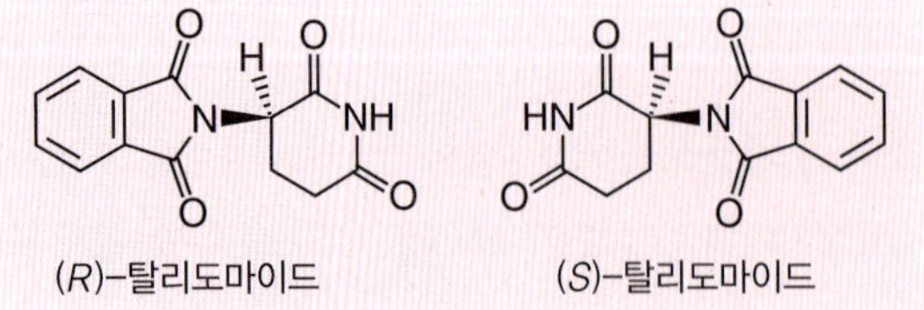

그림 7 · 38 탈리도마이드

치료에 유효한 것으로 나타나, 엄격한 가이드라인을 첨부하였지만 FDA에 의해 승인되었다. 또한 에이즈 관련질환과 결핵에도 유효한 것으로도 알려졌다.

1956년에 C. C. Pfeiffer가 "chiral한 약의 활성이 높은만큼 그 이성체와의 활성의 차이가 크다"라는 법칙을 발표하였다. 이것은, chiral한 약이 수용체에 강한 결합을 하는 경우, 다른 한쪽의 광학이성체도 결합부위에 꼭 맞추는 것이 있을 수 없다는 것을 의미하고 있다. Chiral한 약은 타겟과의 결합뿐만 아니라, 대사효소와 트랜스포터 등의 약물동태도 관여하고 있다.

1986년에, 입체선택성약제 작용연구의 바이오니아인 E. J. Ariens가 chiral한 약의 활성이 강한 쪽의 이성체를 **eutomer**, 약한 쪽의 이성체를 **distomer**라 이름붙였다. 또한 eutomer의 활성과 distomer의 활성비를 **eudismic ratio**(ER)로 정의했다.

1) distomer가 불활성인 경우

Distomer의 경우 eutomer가 가지는 목적의 활성이 없고 부작용도 없는 예로서, β차단제인 프로프라놀롤(propranolol)을 들 수 있다. ER은 130으로 *S*-체가 eutomer이지만, 제조비용 등의 점에서 라세미체로서 판매되고 있다(그림 7 · 39).

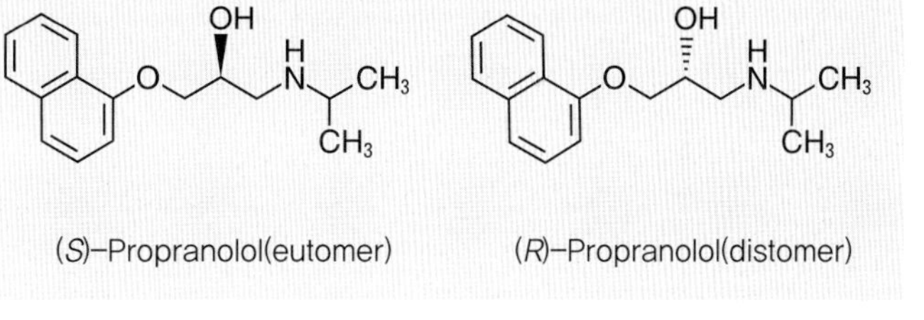

그림 7 · 39 Propranolol ER은 130. 라세미체로 판매됨.

2) 양이성질체가 다른 활성을 가지는 경우

양이성질체 모두 치료상 가치가 있는 경우, 다른 타입의 작용을 나타내는 경우가 있다. 예를들면 그림 7 · 40은 DARVON이 진통약, NOVRAD가 진해약이다. 이들 화학적인 거울상관계는 각각 DARVON과 NOVRAD라고 하는 spell 이 역이 된 이름에서 반영해 주고 있다.

또한, 말라리아치료제인 키니네(quinine)와 부정맥치료약인 quinidine은 diastereomer이지만 키누클리딘골격을 제외하면 거울상의 관계이다(그림 7 · 41).

또한, 양이성체가 다른 약물동태를 나타내고, 그 결과 약효차이가 나는

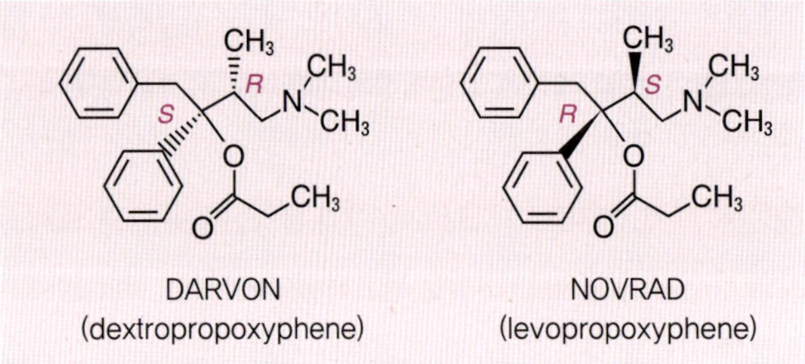

그림 7 · 40 DARVON와 NOVRAD

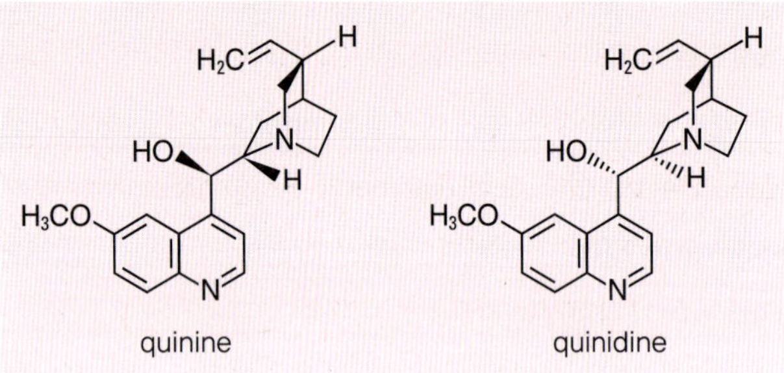

그림 7 · 41 quinine와 quinidine

경우가 있다. 대표적인 예로서 proton pump 저해제인 에스오메프라졸(S-체)을 들 수가 있다. *S*-체가 라세미체인 오메프라졸과 *R*-체에 비교할 때, 약물동태면에서 우수하여, 오메프라졸의 후속품으로 개발되었다(§10 · 5 참조).

3) 양이성체가 반대의 활성을 가지는 경우

양이성체가 경쟁적 길항제로 작용하는 경우가 있다. 예를 들면, isopropylnoradrenaline(그림 7 · 42a)은 랫트수정관의 α_1-아드레날린작용성수용체에 대해 (−)−체가 agonist로 작용하고, (+)−체가 거의 동등한 친화성을 가진 경쟁적 antagonist로 작용한다.

또한, 칼슘채널에 작용하는 1,4-디하이드로피리딘유도체 Bay k 8644(그림 7 · 42b)의 *S*-체는 효현제로 작용하고, *R*-체는 약한 길항제로 작용한다.

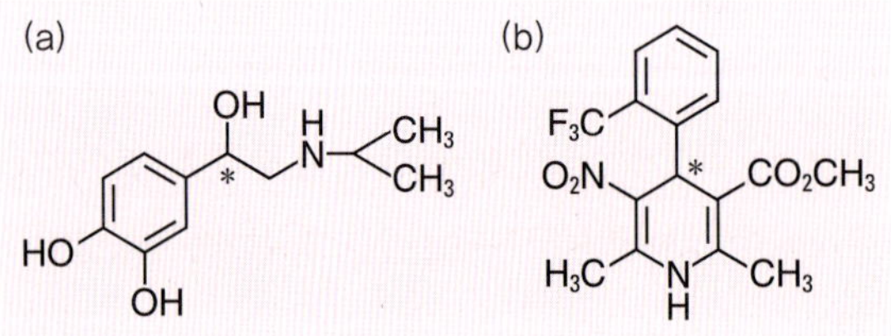

그림 7 · 42 (a) isopropylnorodrenaline, (b) Bay k 8644. *은 부제중심

4) 생체내에서 다른 한쪽의 이성체로 변환되는 경우

앞에서 말한 탈리도마이드 양이성체는 생체내에서 상호변환된다.

또한, 항염증제인 이부프로펜(그림 7 · 35)은 라세미체로 시판되고 있으나, *S*-체가 활성체(eutomer)이며, *R*-체는 불활성체(distomer)이다. 그러나, 불활성인 *R*-체는 생체내에서 활성체인 *S*-체로 변환된다. 역으로 *S*-체에서 *R*-체로의 변환이 일어나지 않는데, 이것은 이 반전이 (*R*)-이부프로펜이 보조효소 A(Co A)에 대해 입체선택적으로 결합하여 진행하기 때문이다.

d. diastereomer의 약리활성 ________ 더욱이, 비대칭중심이 2개이상 있는 경우에 입체이성체의 수가 증가한다. 그림 7 · 43에 이와 같은 예로서 에페드린(ephedrine)을 나타내었다. 4종류의 에페드린중에서 (−)−에페드린, (+)−ψ−에페드린은 천연물로 (−)−에페드린은 강한 기관지이완작용, (+)−ψ−에페드린은 항염증작용을 나타낸다.

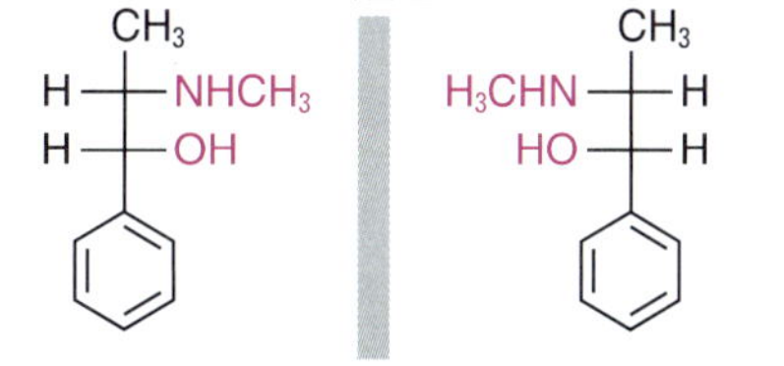

(−)-ephedrine
(천연물, 기관지확장작용)

(+)-ephedrine

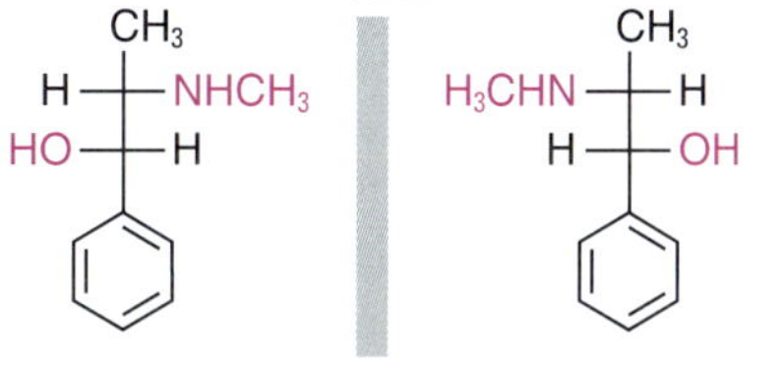

(+)-ephedrine
(천연물, 항염증작용)

(−)-ψ-ephedrine

그림 7 · 43 Ephedrine의 경상이성체와 diastereomer

7 · 2 · 5 약의 약리화학적 성질

이상적인 약물은 타겟분자에 적정하게 도달하여 결합하는 성질을 가지고, 적정한 작용지속기간을 가진다. 의약화학자는 먼저 타겟분자와의 상호작용에 착안하여 드럭디자인을 진행해간다. 우수한 화합물이 얻어진 다음에 용해도, 소화관 흡수성, 뇌로의 흡수, 혈장단백질과의 결합, 체내분포와 대사 등의 물리화학적 성질을 고려하여, 다시 리드화합물의 최적화를 진행시켜 나가는 것이 필요하다. 이때, 이들 물리화학적성질은 서로 관계있는 것이므로 상호밸런스가 중요하다.

한편, 정량적구조활성상관(QSAR: §7 · 2 · 7)과 깊이 관련되는 것이지만, 20세기 전반에 에테르류와 알코올류의 독성이 그 수용성과 반비례하는 것, 알코올의 마취작용이 분자량과 상관있는 것, 다른 마취제가 기름/물에의 분배계수에 의존하는 것 등이 보고되어, 물리화학적성질이 의약품설계에 있어서 중요한 위치를 차지하고 있음을 알게 되었다.

여기에서, 가장 일반적인 경구투여 소분자약물의 드럭디자인에 있어서 물리화학적 성질을 고찰한다.

a. 수용성 ________ 대부분의 약제에서 생체에 들어가는 제 1단계가 용해이다. 경구흡수에서는 용해성, 용해속도 및 막투과성이 중요한 인자이다. 일반적으로 이온화할 수 있는 작용기와 극성이 높은 작용기를 분자내에 도입하면 수용성이 높아지지만, 본래의 타겟분자와의 상호작용도 크게 변화한다.

b. 소수성 · 친유성 ________ **친유성**(lipophilicity)은 약물동태의 프로필을 고려할 때 중요한 성질이다. 친유성은 **소수성**(hydrophobicity)과 동등하게 여겨지는 일이 많다. 여기에서 IUPAC의 정의를 들어본다.

소수성: 수성환경 중에 비극성기와 비극성분자가 회합하는 것을 의미하고, 물이 비극성분자를 배제하려고 하는 경향을 가진 것에 기인한다.

친유성은, 유기용매와 같은 유성의 환경에 대한 분자 또는 기의 친화성, 말하자면 녹기 쉬움을 말한다. 액체 · 액체 2상계(예를 들면, 1-옥탄올/물에의 분배계수), 또한 고체-액체 2상계(예를 들면, 역상 HPLC에서의 지속기간)로 측정된다.

분배계수를 측정함으로써 생체막투과성을 추측하는 것이 가능하다. 1-옥탄올/물은 가장 널리 사용되고 있는 생체막모델이며, 이 분배계수 데이터도 많다. 1-옥탄올은 분자내에 하이드록시기가 있어, 수소결합의 공여기이자 수용기도 되기 때문에, 뇌 혈액관문과 같은 극히 친유성이 높은 막모델까지는 되지 않을 지는 모르지만, 분배계수값은 투과성을 고려할 경우 참고가 된다.

c. 수소결합 ________ 수소결합 형성능은 최근에는 구조식으로부터 계산에 의해 산출된다. 화합물의 수소결합 형성능은 막투과에 필요한 성질이며, 사람 소장의 흡수와 관련이 깊다. 계산식의 기본개념은 모든 질소와 산소원자의 극성 표면적의 친화로 계산된다. 여기서 conformation의 유연

성을 고려할 필요가 나온다.

더욱 단순하게는, 수소결합의 donor(공여기)와 acceptor(수용기)의 수를 헤아려도 좋다(§7 · 2 · 6).

d. 분자의 크기 ________ 화합물의 크기를 나타내는 가장 간편한 수치는 분자량이다. 이외에 밀접하게 관련된 인자로서, 표면적, 몰용적, 반델바알스용적 등 많은 인자가 있다. 많은 연구에서 막투과에는 분자의 크기가 작으면 좋다는 결론이 나와 있는데, 개념적으로도 납득가능하다. 그러나, 예외로서 많이 사용되고 있는 것이 cyclosporin A (분자량: 1203)로, 다른 분자와 비교할 때 분자량이 큰데 비해 흡수가 잘 된다. 최근 연구가 진행되고 있는 막단백질의 트랜스포터가 이와 같은 큰 분자의 막투과에 관여하고 있는 것으로 여겨지고 있다.

e. 이온화정수 ________ 중성화합물이 이온화한 화합물보다 양호한 능동수송 거동을 나타내기 때문에, 약물의 이온화상태가 중요한 성질이라 말할 수 있다. 현재 시판되는 대부분의 의약품의 이온화정수(pK_a)는 2~12이다. pK_a는 화합물의 50%가 프로톤화된 상태에 있는 pH수치이다. 특기사항이 없는 경우 수용액에서의 수치이나, 난용성화합물의 경우, 물/메탄올과 같은 혼합용매를 사용하는 일도 있다. 전자수용기(예: 니트로기)는 pK_a 저하작용을 가지고, 전자공여기(예: 알킬기)는 pK_a 증가작용을 나타낸다.

염기성 및 산성의 작용기를 가진 화합물은 양성이온, anion, cation, 중성(비이온화)의 4종의 다른 종으로 존재한다. 이 프로톤화 상태는 화합물의 분포성질에 영향을 준다.

f. 장관흡수 ________ 분자구조로부터 직접, 사람의 장관 흡수성을 예측하는 연구가 행해지고 있다. 극성 표면적과의 상관을 나타내는 연구도 있다. 또한, 계산치와 측정치를 조합하는 방법도 연구되고 있다.

그러나, 지금까지의 방법은 생체막의 생화학적 장벽을 고려하지 않았다. 즉, 트랜스포터나 CYP3A4에 의한 장관벽에서의 대사 등을 고려한 모델을 생각해야 한다.

g. 뇌내흡수 ________ 중추신경계(central nervous system:CNS)작용제의 뇌로의 흡수와 분배계수와의 상관관계도 잘 연구되어 있다. 대부분의 중추신경작용제는 분자량이 350 전후로 작아, 1-옥탄올/물로의 분배계수는 0~4로, 대략 pH7.4 에서의 CNS 약의 분포계수 $\log D$ ($\log P$는 중성에서의 분배계수인데, 특정의 pH 에서의 분배계수를 분포계수 $\log D$라 나타낸다)는 2전후이다. CNS 약은 다른 약과 비교할 때 약리화학적 성질의 허용범위가 좁고, 분자량은 450이하, 전극성표면적도 한정되어 있어, 드럭디

자인에 있어서 명확한 전제 조건이 되어 있다.

h. **약물동태학적성질과의 관련** ________ 친유성이 증가하면, 혈장단백질과의 결합이 증대한다. 산성의 약물은 혈장단백질(알부민)과 결합하고, 중성 및 지질약물은 조직과 리포단백질과 결합하기 쉽다. 염기성약물은 대부분 알부민과 결합하고, 일부 α_1-산성 당단백질과 결합한다. 친유성이 증가함에 따라, 적혈구, 백혈구, 혈소판으로의 비특이적인 결합도 증가한다. 산성약물의 알부민과의 결합은 이온쌍결합 및 소수성 상호작용에 따른다. 염기성약물과 조직과의 결합도 같은 양상이라고 여겨지고 있다. 이 이온쌍결합 및 소수성 상호작용은, 세포막의 인지질의 인산기와 지질기에 의한 것이다.

7·2·6 Lipinski의 "Rule of 5"

앞절에서 약의 물리화학적성질에 의해 알기 쉬운 수치로 나타낸 것에는, C. A. Lipinski의 "Rule of 5"가 있다.

일반적으로 경구의약품은 소화기관에서 흡수되어, 세포막 표면 혹은 세포막을 통과하여, 세포내에서 작용을 발현한다. 시험관중의 무세포계(*in vitro*계)에서 화합물을 screening할 경우, 체내흡수와 생체막의 투과성의 인자는 고려하지 않고 분석하는 것이 된다. 이 결과, *in vitro*계에서 고활성을 나타낸 화합물을 *in vivo*계에 적용한 경우 아주 약한 활성 밖에 나타내지 않는 경우가 종종 일어난다.

Lipinski는 *in vivo*계와 *in vitro*계에 대한 활성의 차이를 검토했다. 그래서 의약품후보화합물[United States Adopted Name(USAN) 혹은 International Nonproprietary Name(INN)이 등록되어있는 화합물]의 리스트와 일반적인 유기화합물 리스트의 비교로부터 경구의약품이 되기 어려운 화합물의 화학적특성을 "Rule of 5"로서 보고하였다. 이것을 원고논문에서 옮겨 적으면 다음과 같다.

1) There are more than 5H- bond donors (expressed as the sum of OHs and NHs)
2) The molecular weight (MWT) is over 500
3) The Log P is over 5
4) There are more than 10 H-bond acceptors (expressed as the sum of Ns and Os)

〔*Adv. Drug Delivery Rev.*, **23**, 3(1997)〕

결국, "Rule of 5"에 의하면, 제1조건(수소결합의 공여기가 되는 OH기와 NH기의 합계로서 5개 이상이 되는 경우), 제2조건(분자량 500이상의 경우), 제3조건〔지용성과 수용성의 지표(1-옥탄올/물의 분배율)인 log P (calaulated log P : C log P)가 5이상의 경우,제 4조건(수소결합의 수용기가 되는 산소원자와 질소원자가 합계 10개 이상인 경우)의 4조건에 어딘가에 해당하는 화합물은 체내흡수와 생체막의 투과성의 관점에서 경구의약품으로 되지 않는 경우가 많다. 상당히 다수의 수소결합가능한 원소가 있는 경우, 화합물의 막의 이중층 통과가 방해받을 수 있기 때문일 것이다. 제 4조건에는 5라는 숫자가 붙어 있지 않으나, 5의 배수로 생각하여 Lipinski는 이 법칙을 "Rule of 5" 로 했다.

특히 상기 네가지 조건 가운데 두가지 조건에 해당할 경우, 예를 들면 제2조건과 제3조건의 양조건에 해당하는 화합물은 등록된 의약품후보화합물 리스트 중에 1%밖에 존재하지 않고, 제2조건과 제4조건의 경우는 7%이다. 이것은 명확하게 낮은 숫자로서, 이들 조건에 해당하는 화합물은 최종적으로 의약품이 되지 않을 가능성이 높다.

Lipinski의 "Rule of 5"는 M. C. Wenlock에 의해 확실해졌다. Lipinski가 조사한 화합물은 임상시험의 제II상에 등록된 2245화합물이지만, 최종적으로 의약품이 되지 않은 물질을 포함한다. Wenlock은 임상시험의 제 I 상, 제II상, 제III상의 화합물에서, 다시 윗 단계의 상으로 진행된 물질(P I , PII,PIII)와 이 단계에서 탈락된 물질(D I ,DII,DIII), 또한 등록전의 의약품후보화합물(prereg)와 실제로 시판되게 된 의약품(marketed), 각각에 대한 분자량, log P 〔ACD log P : Advanced Chemistry Development (시판소프트명) log P〕,수소결합의 공여기의 수, 수소결합의 수용기의 수, 화합물중의 회전가능결합수를 조사했다.

그림 7 · 44는 시판의약품(marketed)과 제 I 상화합물의 분자량을 비교한 것이고, 그림7 · 45(a)는 각 단계에 있는 화합물의 분자량의 비교, 그림 7 · 45(b)는 각 단계에 있는 화합물의 ACD log P의 비교, 그림 7 · 45(c)

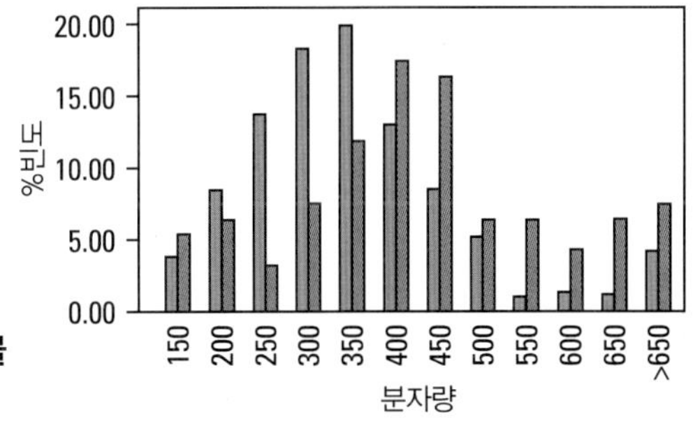

그림 7 · 44 시판의약품(적색)**과 제상 화합물** (흑색)**의 분자량의 비교**

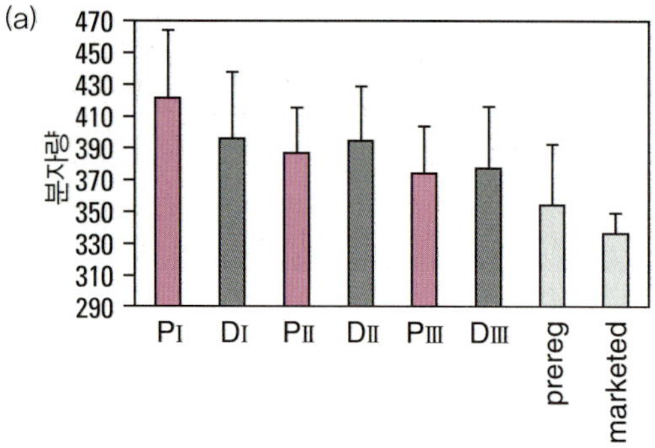

그림 7 · 45 임상시험의 각 단계의 화합물, 시판전 화합물 혹은 시판화합물의 비교 PI, PII, PIII (제상, 제II상, 제 III상의 각 단계에 있던 화합물이, 다시 윗상으로 진행된 물질), DI, DII, DIII ((제상, 제II상, 제 III상의 각 단계에 있던 화합물이, 그 단계에서 떨어진 물질), prereg (등록전의 의약품후보화합물), marketed(시판의약품). (a) 분자량, (b) ACD log *P* (c) 수소결합의 공여기수 (d) 수소결합의 수용기수 (e) 회전가능한 결합수

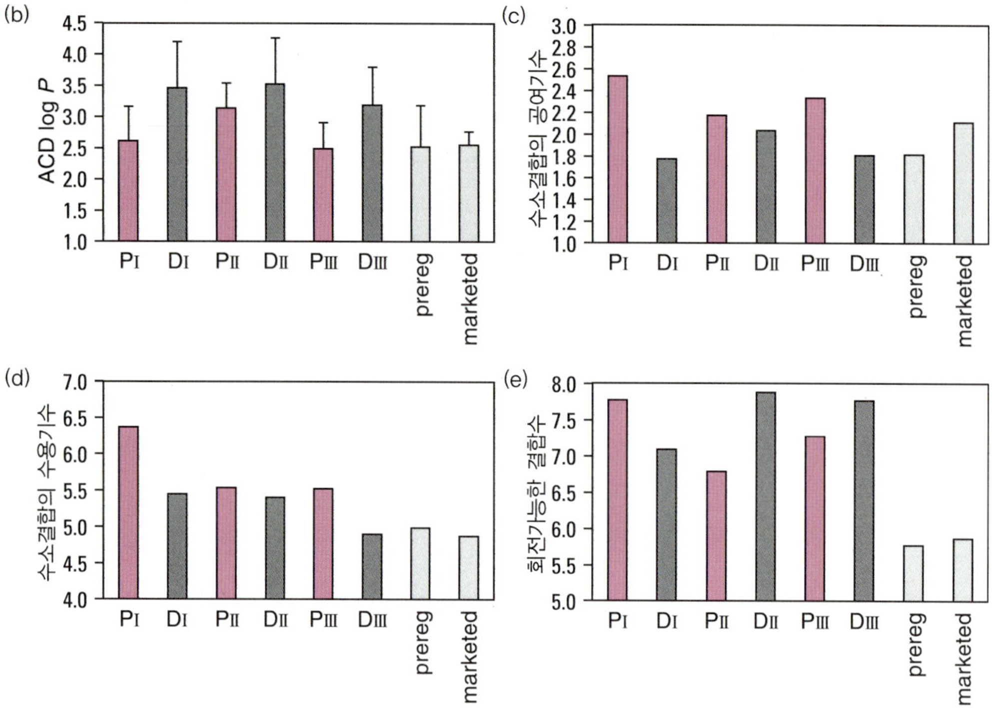

는 각 단계에 있는 화합물의 수소결합의 공여기수의 비교, 그림 7 · 45(d)는 각단계에 있는 화합물의 수소결합의 수용기수, 그림 7 · 45(e)는 각단계에 있는 화합물의 회전가능결합수이다.

ACD log *P*의 지용성/수용성의 지표를 제외하고, 대부분의 지표들이 제 I 상에서 시판의약품으로 진행됨에 따라 작아지는 경향을 보이고 있어, "Rule of 5" 의 정당성을 반영하고 있다. 특히 화합물의 회전가능결합수는 분자량과 같은 양상으로 현저한 차이가 확인되었다. 의약품개발에 있어 구조를 고정화하는 것이 펩타이드미메틱스에 한하지 않고 중요한 것임을 알 수 있다. log *P*에 대해서도 탈락된 화합물은 다음 상으로 진행된 화합물과 비교해, 명확하게 지용성이 높아, 의약품의 개발에서 분자량과 log *P*가 중요한 인자가 되는 것을 나타내고 있다.

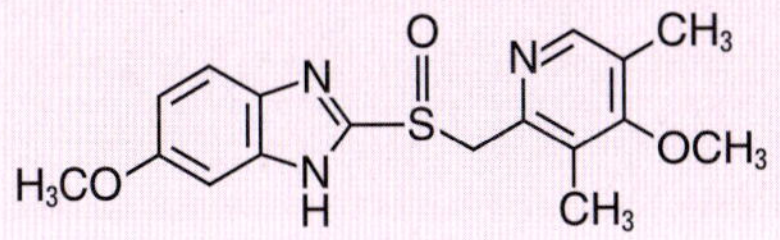

omeprazole
345 1.80

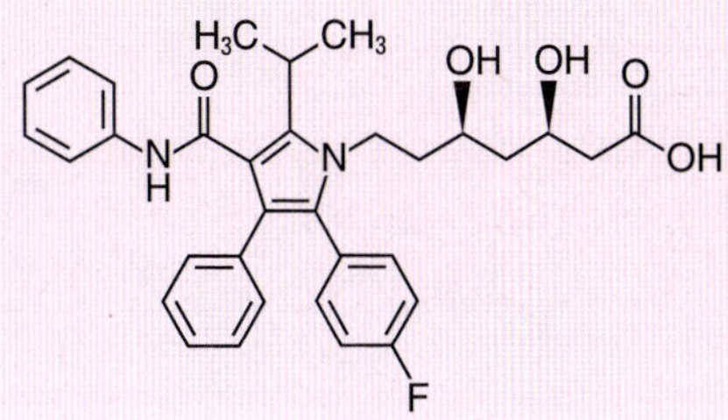

atorvastatin
559 4.22

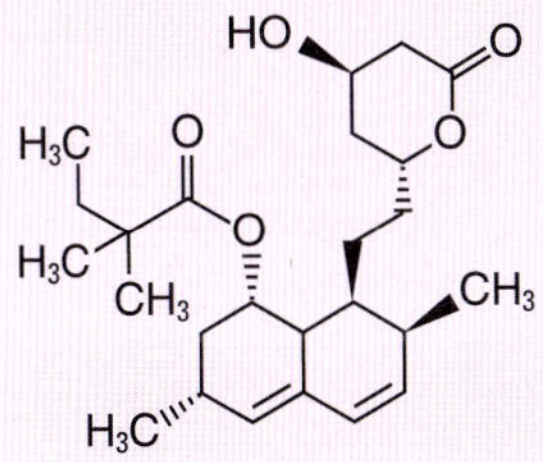

simvastatin
419 6.18

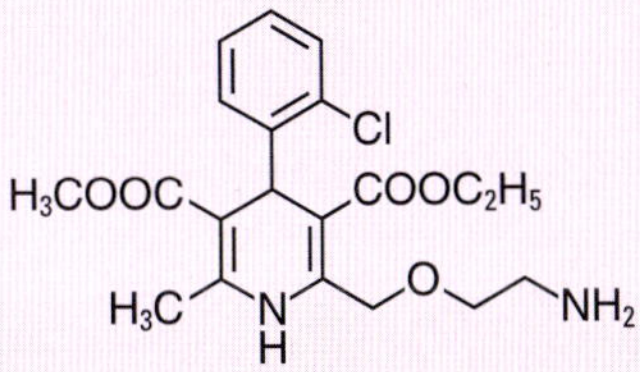

amlodipine
409 3.72

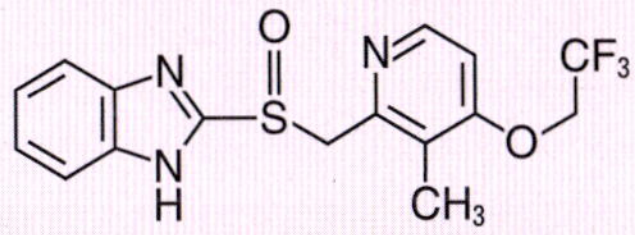

lansoprazole
369 2.39

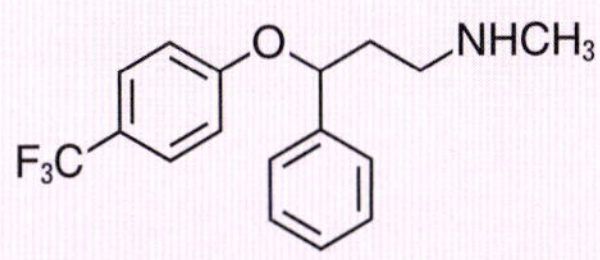

fluoroxetine
309 4.35

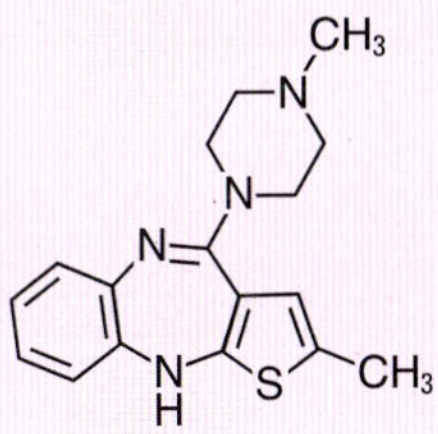

olanzapine
312 3.30

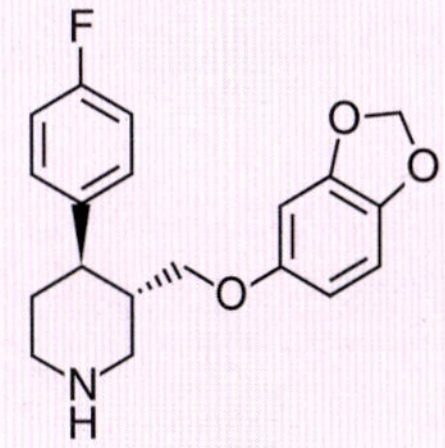

paroxetine
329 3.89

($C_{809}H_{1301}N_{229}O_{240}S_5$)

epoetin β
(erythropoetin제제(펩타이드))

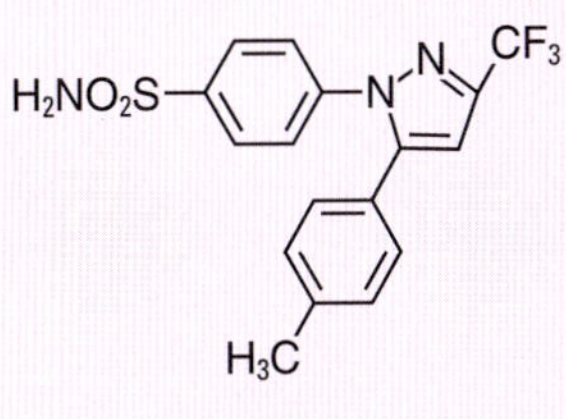

celecoxib
381 3.02

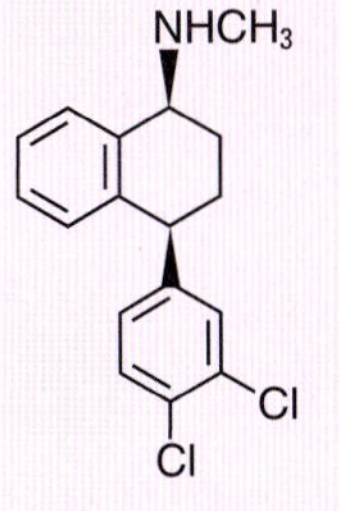

sertraline
306 4.77

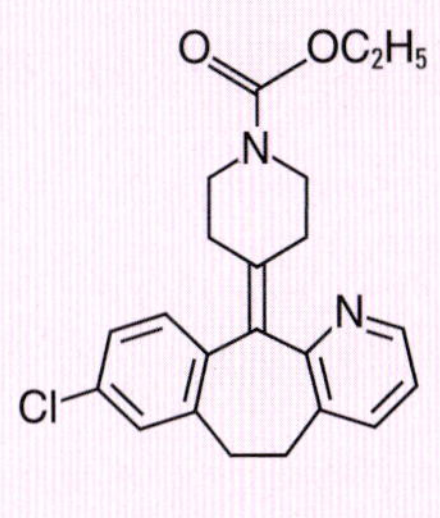

loratadine
383 6.23

그림 7 · 46 세계판매고 상위 20 의약품(2001년도)**의 분자량과 C log *P*** 수치는 왼쪽이 분자량, 오른쪽이 C log *P*

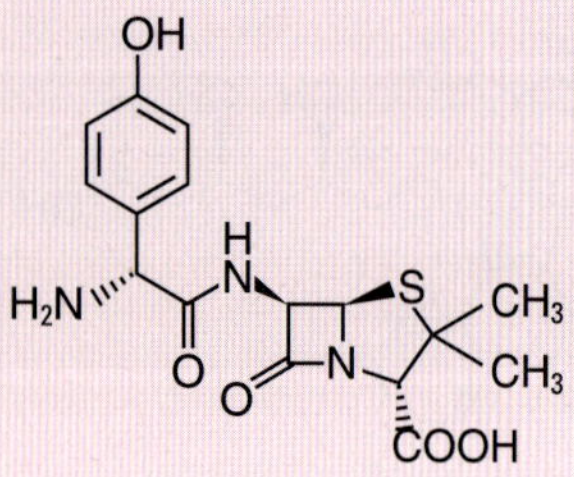

+

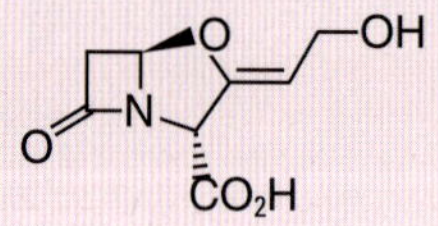

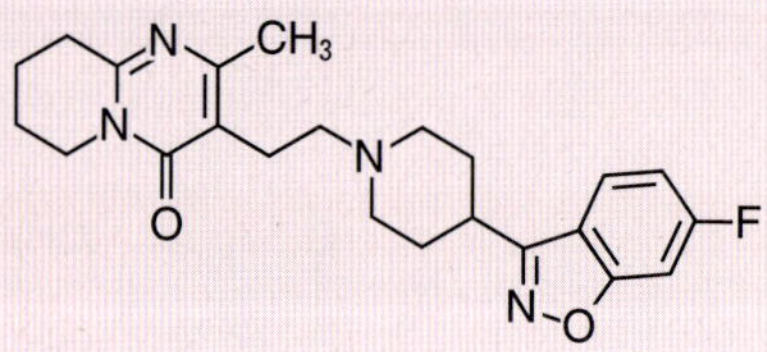

amoxicillin
365 0.61

clavulanic acid
199 1.98

risperidone
410 2.85

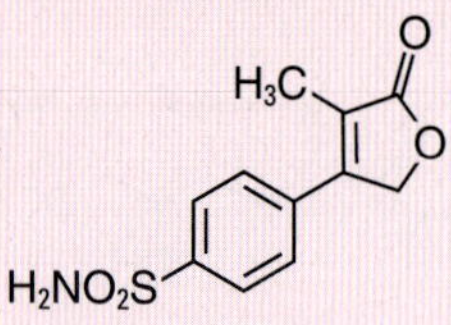

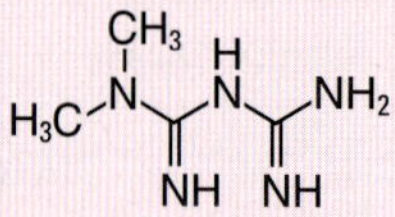

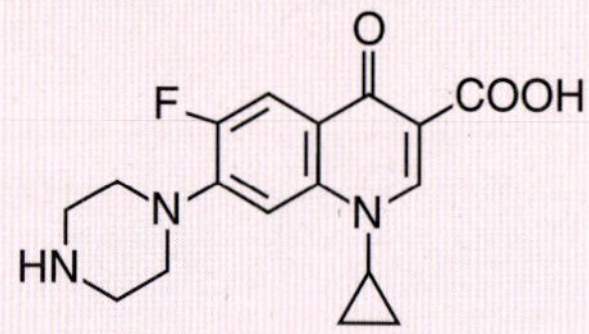

rofecoxib
314 −0.24

metformin
129 −2.31

ciprofloxacin
331 1.31

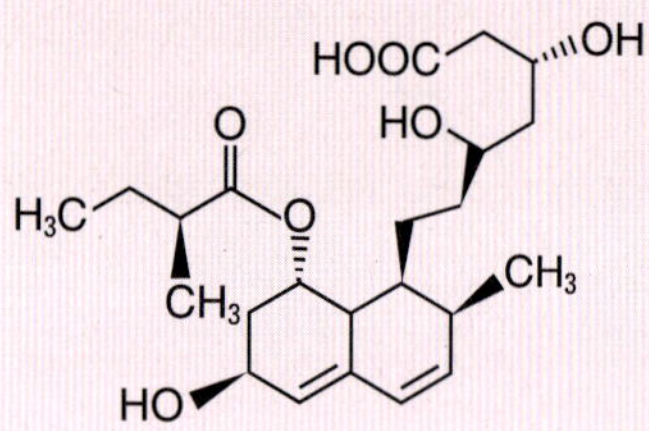

(macrolide계 항균제)

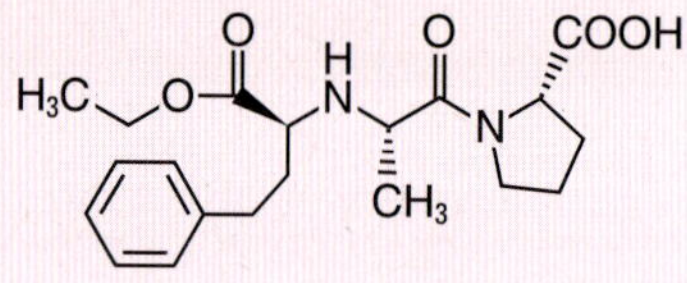

pravastain
424 1.44

azithromycin
749 3.33

enalapril
348 2.98

그림 7 · 46 (계속) amoxicillin과 clavulanic acid는 합제(오구멘틴®)으로 사용됨

그러나, "Rule of 5" 에도 예외가 있다. 검토 대상 화합물에 특이적인 트랜스포터가 있는 경우다. 당연히 "Rule of 5" 와 맞지 않고, 더욱이 항생물질, 항진균제, 비타민, 강심배당체 등도 "Rule of 5" 에 적합하지 않다.

High throuput screening(HTS)에 의해 선정된 약리활성을 나타내는 화합물은 일반적으로 시판의약품과 비교해, 분자량 및 log *P*가 높은 경향이 있다.

그림 7 · 46에 세계판매고 상위 20개 의약품(2001년)의 분자량과 C log *P*를 표시했다. 아트로바스타틴, 심바스타틴, 로라티딘, 아지스로마이신의

예외가 있으나, 분자량 500이하이면서 C log P도 18개 의약품에서 5이하로 되어 있다.

7·2·7 정량적구조활성상관(QSAR)

정량적구조활성상관(quantitative structure activity relationship: QSAR)은 화합물의 약리활성을 물리화학적 특성으로 수치화하여, 화합물의 전자효과, 입체효과, 수용성·지용성 등을 사용하여 활성과의 상관을 정량적으로 취급한다. 최종목표로서, 창약연구를 이론적으로 행하는 것이다.

a. QSAR의 배경과 Hansch 식 ________ 가장 오래된 SAR의 개념은, A. Crum-Brown과 T. Frazer가 제창한 것으로, strychinine의 제4급염의 큐라레형태의 이완작용이 제4급염기에 좌우되는 것에 의해

$$\phi = f(C) \qquad (7 \cdot 1)$$

의 식을 제창했다. 여기에서 ϕ는 생리활성을 나타내는 수치, C는 화학구조를 나타내는 수치이다. 이 식에서 생리활성은 화학구조에 좌우되는 것을 나타낸다. 이 단계에서 f를 정의하는 것이 어려웠으나, 이 식이 나중에 발전의 기초가 되었다.

그 후 유기합성화학의 진보로 리드가 되는 천연화합물의 일부를 변환함으로써, 문자그대로 구조와 활성의 상관연구가 행해졌다.

같은 시기에 L. P. Hammett는 화합물의 물리화학적 성질과, 화학반응성과의 관계를 연구해서 Hammett식을 제창했다.

$$\rho\sigma_X = \log K_X - \log K_H \qquad (7 \cdot 2)$$

여기에서, K_X는 치환기 X를 가지는 화합물의 평형정수, K_H는 치환기가 없는(즉 수소원자) 친화합물의 평형정수, ρ는 반응에 의해 결정되는 정수, σ_X는 치환기 X에 특유의 정수이다.

이 Hammett의 개념은, 구조 → 물리화학적성질 → 활성상관으로 진전하는 기반이 되었다.

1960년에 C. Hansch는 1-옥탄올/물 분배계수(log P)에 기초한 소수성 화학모델계를 제창했다. 이 계는 현재에 거의 보편적으로 널리 사용되고 있다.

$$P = \frac{[Y]_{oct}}{[Y]_{aq}} \qquad (7 \cdot 3)$$

여기서 $[Y]_{oct}$는 화합물 Y의 1-옥탄올 중의 농도, $[Y]_{aq}$는 화합물 Y의 물에서의 농도를 말한다. 약물이 생체내에서 먼저 생체막과 상호작용을 해서 생체

내에 들어가는 것이지만, 생체막의 지질성분이 1-옥탄올과 유사하기 때문에 1-옥탄올/물의 분배가 사용되게 되었다. 이 식에서 유도된 $\log P$값은 여러가지 치환기에 대해 측정되어 문헌에 보고되어 데이터로 널리 이용되고 있다.

$$\log P = aV - \Lambda \qquad (7 \cdot 4)$$

여기서 V는 몰체적(화합물 1mol이 차지하는 체적), Λ는 극성인자이다. 극성이 없는 화합물은 0이된다.

어떤 구조의 수소원자 H를 치환기 X로 치환한 경우의 치환정수 p를

$$\pi_X = \log P_X - \log P_H \qquad (7 \cdot 5)$$

로 나타낸다. 이 식은 Hammett식의 아이디어를 토대로 하고 있고, 반응의 평형정수 K 대신에 $\log P$가 사용되고 있다. σ는 동일한 치환기에 대해 Hammett식과 공통으로 사용할 수 있다. 이렇게 하여 처음으로, 구조식을 물리화학적성질을 매개로 활성수치에 상관시키는 QSAR로서 나타내는 것이 가능해졌다고 말할 수 있다.

또한, Hansch와 Fujita는 이것에 Taft의 입체치환인자 E_s를 가미하여,

$$\log(1/C) = a\pi_2 + b\pi + c\sigma + dE_s + \text{const.} \qquad (7 \cdot 6)$$

가 되고, Hansch-Fujita식을 제창했다. 여기에서, C 는 특정의 생물활성을 일으키는 약물농도이다. 이 식은 완전히 실제의 값과 일치하지 않으나, 현재 컴퓨터를 사용하는 고도의 방법의 기초가 되고 있다.

b. Topliss의 tree ________ Hansch 등의 방법은 물리화학과 컴퓨터의 고도 전문지식을 필요로 하고 있기 때문에 누구든지 마음대로 사용할 수 없다. J. G. Topliss는 수식을 사용하지 않고 간단히 구조활성상관을 진행하는 방법을 개발했다. 이것은 트리(tree) 구조를 따라 고찰해 나가는 방법으로, Topliss의 트리라고 불러진다(그림 7 · 47).

벤젠환을 가진 어떤 화합물에서 그 벤젠환에 치환기를 도입시켜 가는 경우를 예로 든다. 4위 무치환체($_4$H) 에서 출발해서 하강하여 활성의 변화에 따라 선을 덧그려 나간다. 먼저 4위치에 염소원자를 도입하여 생물활성을 그린다. 원래화합물과 비교해 활성이, 상승(M), 유지(E), 저하(L) 에 따라 다음 스텝은 OMe 로 치환할까, Me 로 치환할까, 3위치에 Cl 을 추가할 것인가로 나뉘어진다. 이 방법론에서, 1972년에 Topliss가 발표한 것으로 통계학적인 근거가 아니지만, 경험적으로 생산해 낸 유용한 것이다.

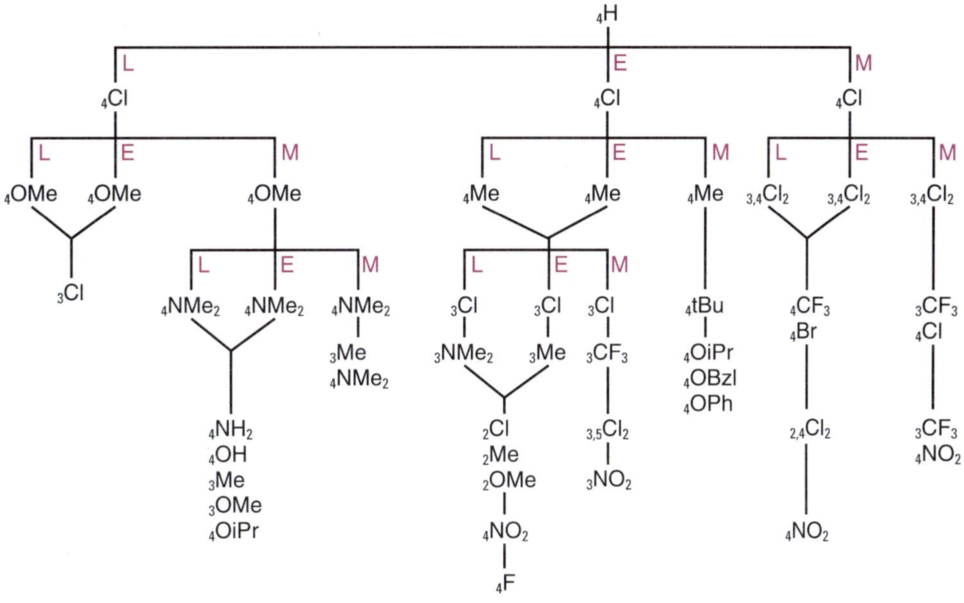

그림 7 · 47 방향환상의 치환기의 최적화에 사용되는 Topliss트리 L은 활성이 저하(less active), E는 활성이 유지(equiactive), M은 활성이 상승(more active)하고 있음을 나타냄.

c. Craig plot ________ 그림 7 · 48에 예시한 plot은 Craig plot으로 불리고, 전자끌기 · 전자주기의 기준인 Hammett 정수 σ(y축)와, 친수성 · 소수성의 기준인 Hansch의 p값(x축)의 상관을 나타내고 있다. 특히 그림 7 · 48에는 para 위치의 방향환 치환기의 σ값과 π값에 대한 Craig plot을 나타내고 있다. 이 plot에서는, 거의 동일한 π값을 가진 치환기가 종축에 나란히 있고, π값이 활성에 끼치는 영향이 클 경우에는 동일한 값의 치환기로

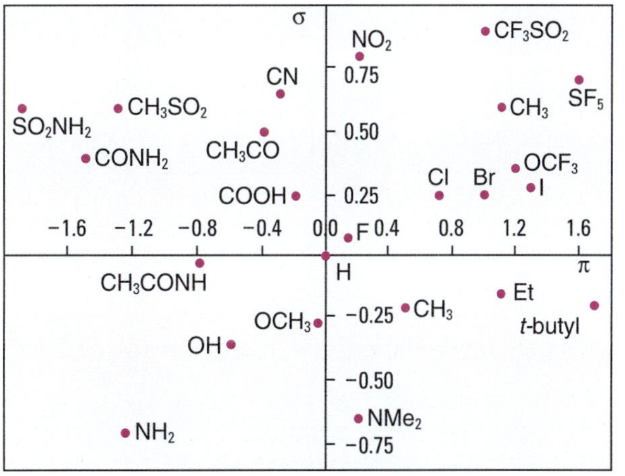

그림 7 · 48 2차원 Craig plot

치환하여, 활성을 조사하는 방법이 취해진다. 횡축 일선에 나란히 배열된 치환기는 σ값이 유사한 것을 나타내고 있고, σ값이 활성의 제1요인일 경우에는 횡축을 보면서 치환기를 변화시킬 수 있게 된다. 이와 같이 치환기를 선정하는 경우의 지표로서 Craig plot이 유용하다.

7 · 3 창약의 신기술*

근래, 창약연구의 효율화를 목표로 하여, 여러가지 새로운 기술이 도입되어 활용되고 있다. 본 절에서는 이들의 신기술 가운데 1) 화합물 합성에 사용되는 **조합화학**(combinatorial chemistry: CC), 2) 생물활성시험을 위한 **고효율약효검색**(high-throughput screening: HTS), 그리고 3) 생체고분자(단백질)와 그 약물의 상호작용에 관한 입체구조의 정보를 얻기 위한 **구조생물학**(X선 결정해석, NMR 해석)에 대해 개설한다.

7 · 3 · 1 Combinatorial chemistry (조합화학)

신의약품의 개발에 있어서, 타겟으로 하는 효소와 수용체에 대해서 저해(혹은 길항)작용과 활성화(혹은 효현)작용을 가진 씨드화합물 · 리드화합물을 발굴해내기 위해, 여러가지 타입의 다수화합물을 스크리닝하고, 최적화하지 않으면 안된다(§2 · 2). 이 과정에서 다수의 화합물의 합성이 시행된다. 화합물의 합성에는, 종래의 전통적인 유기합성화학과 함께, 최근에는 다수의 화합물을 신속히 합성하는 로봇으로 자동화된 combinatorial chemistry(high-throughput organic synthesis: HTOS로도 불린다) 방법이 신기술로서 이용되게 되었다. 씨드화합물 · 리드화합물의 창출 및 최적화에 이들 2가지 방법이 상호보완적으로 이용되어, 효율이 높은 화합물의 합성 및 공급이 행해진다.

Combinatorial은 "조합의"이라는 의미로, 빌딩블록을 조합시켜 다양성이 풍부한 화합물라이브러리(assay에 제공되는 화합물군을 라이브러리라 함)를 구축하는 방법론이 조합화학이다. 1992년에 J. A. Ellman등이 벤조디아제핀의 라이브러리 구축에 성공한 이래, 정력적으로 기술개발이 이루어져 왔다.

화합물라이브러리는 그 구조적인 특징에 의해, 크게 선형라이브러리와 템플릿(template)라이브러리로 분류된다(그림 7 · 49). 전자의 예로서 펩타이드와 핵산 등의 oligomer성 분자의 라이브러리가 있고, 후자의 예로서

*집필자: 根東義則 (§7 · 3)

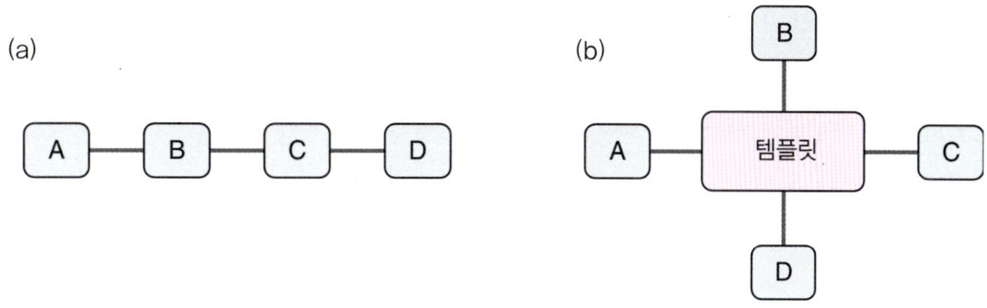

그림 7 · 49 (a) 선형라이브러리, (b) 템플릿라이브러리. 선형라이브러리에 있어서 A~D는 펩타이드와 핵산의 각각의 유니트를 나타내고, 템플릿라이브러리에 있어서 A~D는 중심이 되는 기본구조에 접속하는 치환기 혹은 부분구조임

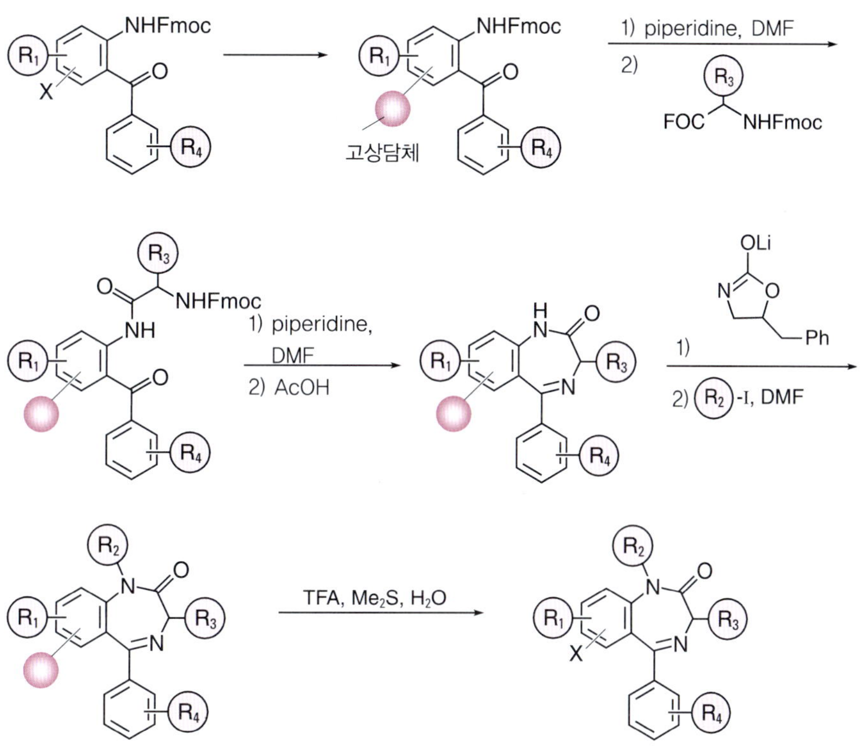

그림 7 · 50 Ellman 등에 의한 벤조디아제핀유도체의 고상합성 X는 분자를 폴리머로 접속하기 위한 관능기이며, R_1~R_4는 분자의 다양성을 주기 위한 치환기이며, R_1~R_4의 각종 조합의 분자를 합성함(Fmoc=9-fluorenylmethyloxycarbonyl)

는 벤조디아제핀의 라이브러리와 같이 중심의 템플릿에 다양한 치환기를 가진 소분자화합물이 있다.

Combinatorial chemistry에는 사용되는 합성수단에 따라 고상법과 액상법이 있다. 각각에 대해서 아래에서 해설한다.

a. **고체상합성(solid phase synthesis)** ________ 고체상합성은 1963년에 R. B. Merrifield에 의해 펩타이드의 고체상합성이 보고된 이후,

oligomer성 분자의 효과적인 합성수단으로 주목되어 핵산 합성에 사용되어 왔다. 자동화가 이루어져 합성기계가 이미 보급되어 있고, 일반적인 방법으로 확립되어 널리 이용되고 있다. 그 후, 고체상합성이 미국의 Ellman 등에 의해 헤테로고리 화합물인 벤조디아제핀유도제의 합성에 사용되고 있고(그림 7 · 50), 이것이 계기가 되어 고체상합성에 의한 저분자화합물 라이브러리의 구축이 이루어지게 되게 되었다. 그들은 합성한 라이브러리 가운데에서 콜레시스토키닌 A 수용체의 리간드가 되는 분자를 찾아냈다.

고체상합성은, 폴리스티렌 등의 고체상 담체에 스페이서(spacer)와 링커(linker)를 매개로 화합물을 조합시켜(그림 7 · 51), 순차반응을 시행해 최후에 화합물을 고체상에서 잘라냄으로써 목적물을 얻는다.

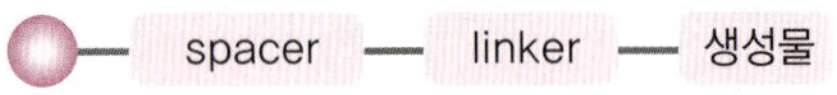

그림 7 · 51 spacer와 linker

고체상 담체로서는 폴리스티렌수지가 가장 많이 쓰여지고 있다. 폴리스티렌수지는 가교폴리스티렌의 군데군데에 발판이 되는 작용기가 도입되어 있고, 여기에 스페이서 혹은 링커를 붙인다(그림 7 · 52).

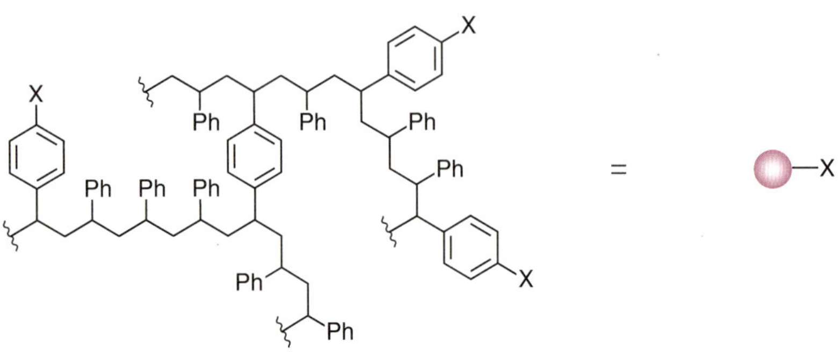

그림 7 · 52 가교폴리스틸렌의 구조 X는 CH_2Cl 등

이외에도 핵산합성 등에 사용되는 CPG(controlled-pore glass)등 여러 가지 담체가 있어, 용도에 따라 나눠 사용된다. 이들 물질이 입자상의 고체상 담체인것에 대해서, 폴리프로필렌을 핀상 혹은 주상으로 형성하고 그 표면에 그래프트폴리머를 수식함으로써 취급하기 용이하게 한 고체상 담체도 시판되고 있다.

링커는, 그 종류에 따라 산, 염기, 광반응 등 조건에 의해 잘라내는 조절을 행하는 것이 가능하고, 고체상 담체에 붙이는 작용기(아민, 카르본산,알코올 등)에 따라, 또는 고체상에서 시행하는 반응조건에 따라 적절한 물질을 선택한다. 즉, 링커는 일련의 반응조건에 견딜 수 있는 것이 필수이며, 어느 특정 조건을 사용해서 최종목적물을 방출하지 않으면 안된다. 또한 스페이서는 입체적으로 부피가 큰 고상담체와 반응점을 멀리 하게 하여, 반응을 원활하게 행할 수 있게 하기 위해 사용된다.

그림 7 · 53에 대표적인 링커를 나타내었다. 친핵체를 사용하여 절단하기 위한 링커도 있고(그림 7 · 53b), 여러가지 친핵체를 사용하여 잘라낸다. 또한 광을 조사시켜 절단하여 내는 일도 가능한 물질도 있는데(그림 7 · 53c), 중성조건에서 절단해내는 것이 가능하다. 산 혹은 염기의 처리가 바람직하지 않을 경우에 유효하고, 또한 시약을 사용하지 않아 반응계가 비교적 정제하기 쉽다.

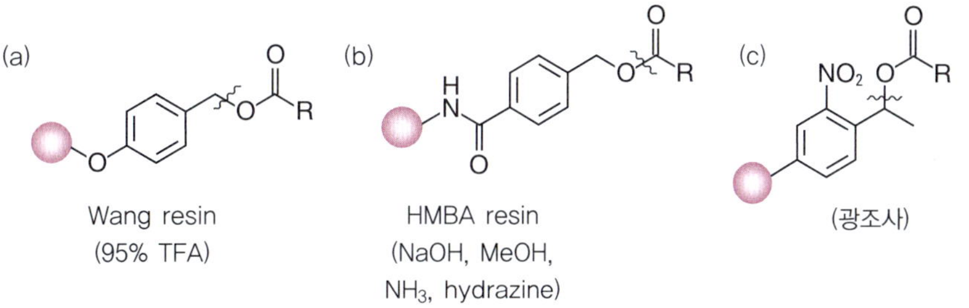

그림 7 · 53 대표적인 링커 괄호내는 잘라내는 조건, ~~~는 절개개소. (a) 산으로 절단됨. (b) 구핵제로 절단됨. (c) 광조사로 절단됨.

고체상합성의 최대 장점은 시약을 과잉으로 사용함으로써 반응의 수율을 향상시키고, 사용한 과잉의 시약은 여과 및 세척이라는 간단한 조건으로 제거하는 것이 가능하다는 데에 있다. 고체상반응의 검출은 종래에는 발색시약을 사용하여 담체의 발색으로 정성적으로 확인하는 일과, 합성중간체를 절단해내고 난 후의 LC-MS 등을 분석하는 일에 의해 이루어져왔다. 최근에는 기질을 절단하지 않고도 고체 NMR과 FT-IR 등을 사용하여, 담체상의 분자의 변환을 직접 확인하는 것이 가능해졌다.

Combinatiriol 합성에 있어서 고체상합성을 사용하는 방법에는 parellel 합성과 split합성의 2가지 방법으로 크게 나뉜다. 전자는 다수의 반응용기를 사용하여 동시에 복수의 합성을 진행시키는 단순한 방법이다(그림 7 · 54). 고체상반응뿐만 아니라 나중에 기술되는 액체상반응에도 적용가능하지만, 합성하는 화합물의 수와 같은 반응용기도 준비하지 않으면 안되기 때

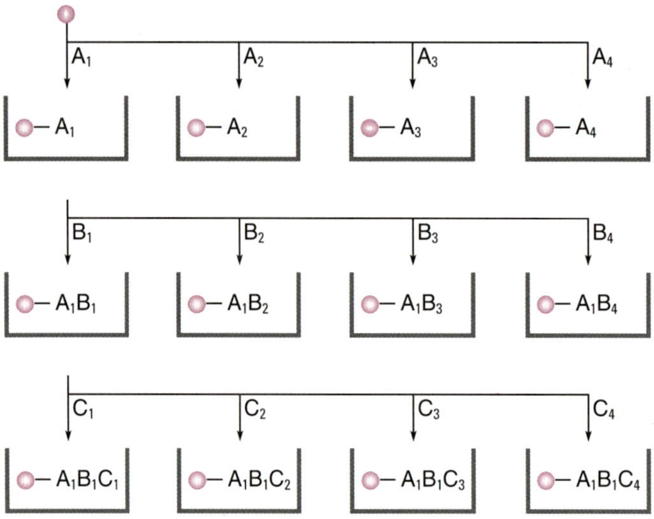

그림 7 · 54 고상 parellel합성

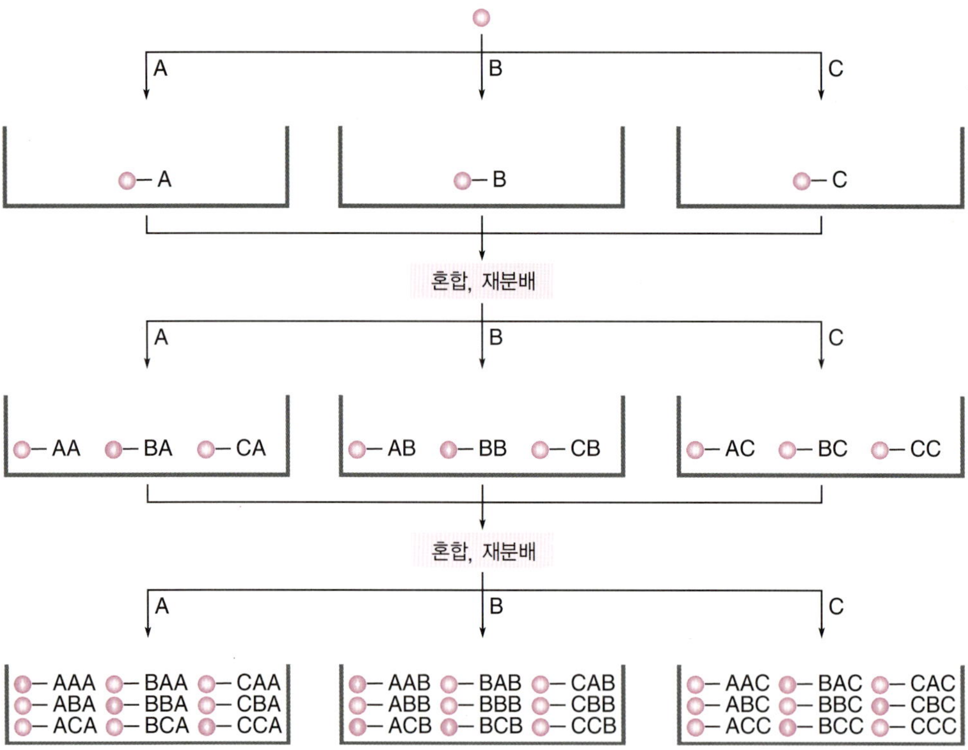

그림 7 · 55 Split 합성

문에, 필연적으로 처리할 수 있는 화합물의 수가 한계가 있다. 그러나 얻어지는 화합물은 혼합물이 없는 단일 화합물로서 공급 가능하다.

한편, split합성은 그림 7 · 55에 나타낸 것과 같이 혼합과 분배의 조건을 반응 전후에 반복하는데, 예를들면 블록 A, B, C 를 담체상에 각각 고정화한다. 이들 수지를 혼합하여 다시 3개의 반응용기에 분배한다. 이 3개의 용기에 각각화합물 A, B, C 와 반응을 시행한다. 각각 용기의 수지를 재혼합하여 다시 3개의 반응용기에 분배한다. 각각의 반응용기에 다시 블록 A, B, C와 반응을 시행해 각각의 용기에 9종류, 전체 27종류의 화합물을 합성하는 것이 가능하다. 반응용기의 수를 증가시켜, 이런 조건을 반복하여서 기하급수적으로 다수의 화합물을 합성하는 것이 가능하다.

스플릿합성에는 bead 한알 한알이 하나의 반응용기로 보는 것이 가능한데, 한알의 bead에는 1종류의 화합합물만이 들어있다. 다종류의 bead가 혼합된 상태에서 수용체에 대한 결합을 발색에 의해 검출하는 분석을 시행하여, 활성이 있는 물질을 식별한다(그림 7 · 56).

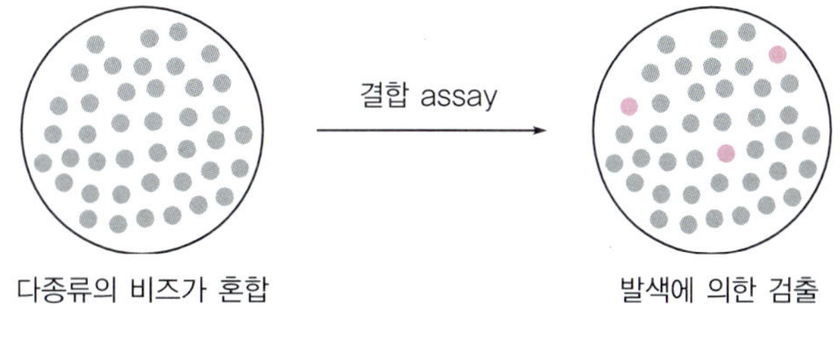

그림 7 · 56 고상라이브러리의 결합 assay

여기서, 활성이 발견된 bead상의 극소량의 화합물의 구조를 어떻게 식별하는가 하는 것이 문제로 된다. W. C. Still 등은 각 빌딩블럭을 나타내는 표지(tag)으로서 폴리 할로벤젠유도체를 사용하고, 블록을 템플릿에 도입할 때의 화학반응으로 tag를 bead 상에 도입하는 방법을 고안하였다(그림 7 · 57). Tag이 도입된 화합물의 구조는 그것들을 고체상에서 절단하여 낸 후 capillary gaschromatography로 분석하여, 바코드처럼 얻어지는 크로마토그래피를 해석하여, 이 구조를 밝혀내는 것이 가능해졌다. 이 방법은 미국의 벤처기업에 의해 실제 화합물라이브러리의 구축과 활성화합물의 분석에 이용되고 있으나, 비교적 고도의 기술을 필요로 하기 때문에 사용하는 기업은 한정되어 있다.

고체상합성은 일반 소분자의 합성에 이용되기 시작한 역사가 짧고, 사용될 수 있는 반응도 액체상반응과 비교해 적지만, 그 실적은 계속 쌓여가고 있다.

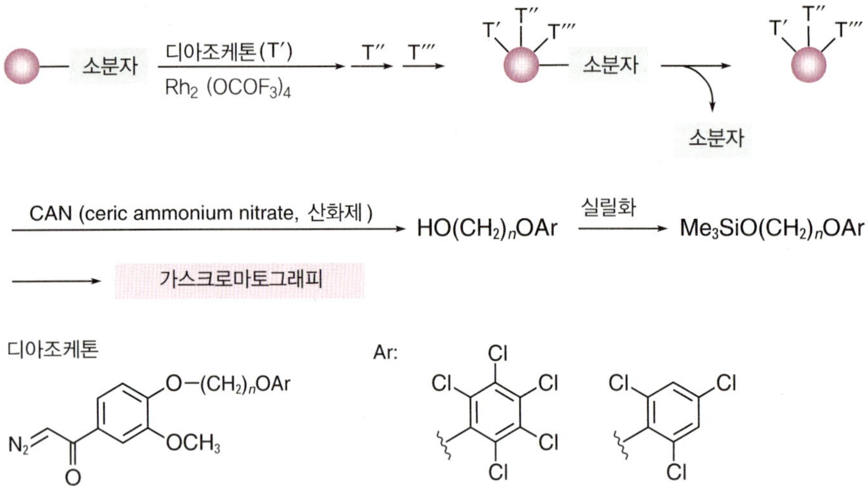

그림 7 · 57 폴리스틸렌 담체로의 tag의 도입과 해독

b. **액체상반응(액상법)과 고분자시약** ________ 액체상합성은 기본적으로 종래 행해져왔던 보통의 합성반응이며, 고체상합성과 비교해 사용할 수 있는 반응도 많고, 반응성의 높음, 반응검출의 간편함, 대량공급의 쉬움이라는 점으로 우수하지만, 반응종료후의 분액조작, 재결정과 컬럼크로마토그래피에 의한 화합물의 분리 · 정제가 율속단계가 된다. 최근에는 고체상 담지반응제를 시약으로서 사용하거나, 혹은 목적물 이외의 불필요한 물질인 부산물과 과잉의 시약(친전자시약 · 친핵시약 등)을 scavenger resin에 의해 고효율로 제거하여 정제단계를 용이하게 하는 방법이 많이 시행되

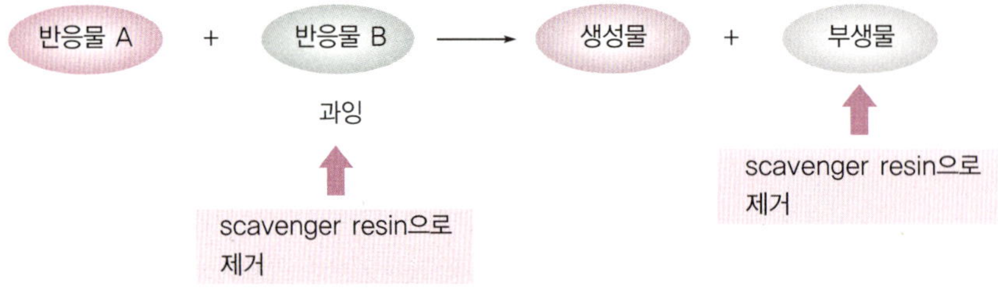

그림 7 · 58 액상합성과 scavenger resin

고 있다 (그림 7 · 58). 범용되고 있는 스캐빈져 레진의 예를 아래에 나타낸 다(그림 7 · 59).

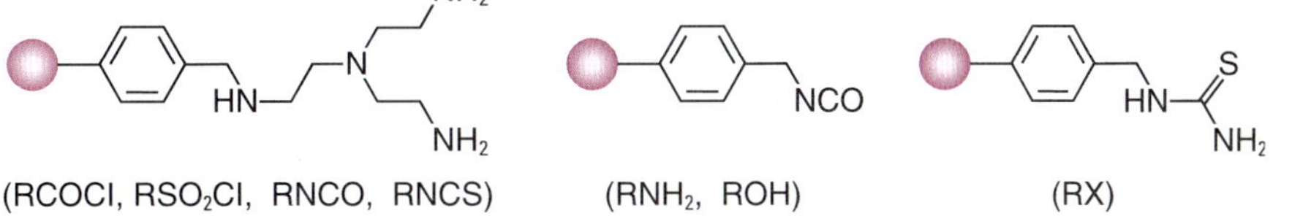

그림 7 · 59 대표적인 scavenger resin 괄호내는 포착할 수 있는 관능기를 표시.

c. 자동합성장치와 자동정제장치 ________ 합성반응의 자동화를 위한 각종 장치도 검토되어 있고, 고체상합성용, 액체상합성용 모두 이미 시판되어 있어 parellel합성에 위력을 발휘하고 있다. 고체상합성용은 자동펩타이드합성기를 토대로 개발된 것이 주류이지만, 192개의 고체상반응을 동시에 병행하여 시행할 수 있는 것도 있다. 펩타이드합성에서는 사용되는 시약의 종류가 한정되어 있기 때문에 자동화가 비교적 용이하지만, 보통의 유기합성에는 시약 혹은 용매의 종류가 다양하고, 또한 반응조건도 다양하여, 자동화하기 어려운 반응도 많다. 어떠한 합성반응에 이들 합성기를 사용하면 효과적인 라이브러리를 구축할 수 있을 까하는 선택도 중요하게 생각된다. 또한 액체상반응에 대해서도 수많은 반응을 병행하여 시행할 수 있는 장치가 개발되어 있다. 또한 자동합성이 아닌 수동의 parellel 합성을 지원하는 장치도 제품화되어 있어, 일반 유기합성연구에도 조금씩 사용될 수 있게 되었다. 여기에서 parellel로 화합물을 합성하는 경우, 반응을 행하는 단계보다도 반응후의 추출, 정제, 스펙트럼측정의 단계에 걸리는 시간이 많다. 추출, 정제에 관해서는 어떻게 고효율로 많은 처리를 동시에 병행할 수 있는가가 중요하고, 예를 들면 고체상 추출 컬럼에 의해 분별깔대기로 추출하는 노력을 줄이려는 시도도 행해지고 있다. 정제에 관해서는 LC-MS 를 사용한 자동정제시스템이 개발되어 있어, 목적으로 하는 화합물이 생성된 것을 질량스펙트럼의 피크로 확인하면, 액체크로마토그래피의 분류에 의해 분리정제를 자동적으로 시행하는 것도 가능하다.

d. 화합물라이브러리의 설계 ________ 리드화합물의 창출을 목적으로 해 화합물 라이브러리를 합성할 때 고려하지 않으면 안되는 것은, 어떻게 하면 적은 종류의 화합물로 다양성이 있는 모집단을 대표하는 화합물군을 공급할까하는 것이다. 이를 위해서 먼저, 컴퓨터를 이용하여 막대한 화

합물의 가상 라이브러리를 설계해, 분자량과 물성(지용성에 관한 log P 등)을 토대로 약 같은(drug-like)구조를 선택한다. 또한 선택한 구조의 상호유사성의 관점에서 다시 후보분자의 엄선을 생각하고, 가능한 한 다양성을 가진 라이브러리를 디자인 한 후에 실제 합성을 행한다. 한편,구체적인 타겟을 지향하는 경우에는, combinatorial 합성과 합리적 약물설계를 상호보완적으로 조합시키는 작업이 이루어진다. 라이브러리를 설계하는 단계에서, 보다 많은 정보를 토대로, 실제로 합성하는 화합물의 수를 가능한 한 적게 하려는 노력이 중요하게 생각된다.

7·3·2 High throughput screening

a. 스크리닝의 자동화 ________ 방대한 화합물라이브러리에서 리드화합물을 찾아내기 위해서는, high throughput screening (HTS) 로 불리는 assay계의 자동화기술이 필요하다. 96공, 384공, 혹은 1536공 마이크로플레이트를 사용하고 분취, 희석, 측정의 일련의 흐름을 assay 로봇에 의해 행하는 시스템이 개발되어 있다.

b. Assay계의 구축 ________ 특히 검출계의 선택에 의한 조작방법이 규정되어, 그 감도와 안정성이 assay계의 성능을 결정한다. 분석에 사용되는 재료 가운데에는 효소, 수용체, 항체, 세포 등도 포함되지만 이들 재료는 최근 분자생물학적방법을 이용하는 것에 의해 비교적 용이하게 입수할 수 있게 되었다. HTS를 행할 때의 assay의 검출계로서 이하의 방법이 많이 사용된다.

① 자외 · 가시흡수법

② 형광법

③ 방사성동위체(RI)를 이용한 방법

④ 생물발광법

고효율로 assay를 행하고 또한 자동화하기 위해서는, 조작수순(assay protocol)을 단순화할 필요가 있고, 또한 측정시간이 짧은 것이 적당하다. 자외 · 가시흡광법, 형광법 모두 고감도, 고선택성이 기대되는 검출법으로서 많이 사용되어 왔다. 형광법에 관해서는 형광강도 이외에도 시분해형광법(형광수명측정), 형광편광해소법, 형광공명에너지이동법(fluoroscene resonance energy transfer: FRET)등도 사용되게 되었다. 또한 방사성동위체(RI)는 assay계 구축에 있어서 중요한 표지법으로 되어 있다. SPA(scintillation proxomity assay) 시스템은 RI를 사용하는 각종 assay에 있어서 시약을 가하는 것만으로 액체 scintillation counter로 측정가능하다. 이 SPA에서는, scintilant를 함유한 SPA bead를 사용하여, 여기에 각종 항체를 미리 결합한 물질을 준비하여, 동위체표지된 분자가 이 bead에 결합하면 에너지가 광자로 변환되어 계수가능한 것을 이용한다. 한편, 생물발광법의 예로써 리포터유전자로 luciferase 유전자를 넣은 세포를 사용하여, 그 발현량을 루시페린-루시페라제계에 의한 생물발광을 측정하는 방법이 있다. 최근 발광시간이 종래의 수분간에서 수시간으로 우수해진 방법이 개발되어 HTS에 사용하는 것이 가능해졌다.

7·3·3 구조생물학(X선 결정해석, NMR 해석)

구조생물학은 생체를 구성하고 있는 생체고분자(단백질 및 핵산)의 구조로부터 그 생체고분자의 기능을 알고, 생명현상에의 역할을 이해하는 학문영역이다. 최근의 구조해석방법의 비약적인 진보와 함께, 단백질의 입체구조 해석이 차례차례로 달성되어, 그 구조를 토대로 하여 합리적으로 분자를 디자인하는 창약 방법론이 점점 중요하게 되었다. 타겟이되는 단백질의 입체구조는 주로 X선 결정해석, 다차원 NMR, 극저온전자현미경에 의해 결정된다. 구조결정된 단백질의 입체구조정보는, 데이터베이스[예: protein data bank(PDB)]에 등록 및 공개되어, 다른 연구자가 이용할 수 있게 되어 있다.

a. 단백질의 구조해석과 리간드설계 ________ 양질의 단백질 결정이 얻어지면 X선 결정해석을 통해 단백질의 구조결정이 이론적으로 가능한 것으로 되어 있다. 새로운 리간드분자의 설계를 목적으로 X선결정해석 등으로 얻어진 단백질의 입체구조를 사용하여, 그 결합부위에 데이터베이스에 등록된 리간드분자를 결합시켜, 친화성 및 결합양식을 평가하는 프로그램이 개발되어 있다. 리간드결합부위 내에 새로운 구조를 발생시켜, 리간드분자를 설계하는 프로그램이 개발되어 있다. 효소저해제와의 복합체의 결정구조와 리간드결합에 의한 복합체모델을 출발점으로 해서, 더욱 활성이 높은 저해제를 디자인하는 것이 가능하다. 이미 알려진 저해제가 반드시 활성부위에 최적인 상호작용을 한다고 제한하지 않고, 저해제와 효소 사이의 결합양식과 수소결합에 최적화의 여지가 보일 수 있는 경우가 물론 있으므로, 원래의 구조를 수식하는 일에 따라 더욱 친화성과 선택성이 높은 분자를 설계하는 일이 가능하다.

1) Neuraminidase (sialidase)저해제의 개발

구조생물학의 연구성과가 새로운 의약품의 개발에 크게 연결된 최근의 사례로 항인플루엔자약의 개발을 들 수 있다. 인플루엔자는 인플루엔자 바

이러스의 감염에 기인한 급성 호흡기감염증으로, 2~3일의 잠복기간을 거쳐, 발열을 동반한 두통, 오한, 발한, 기침, 목의 통증 등의 증상이 나타난다. 강한 감염율을 나타내고, 특히 소아와 고령자에게는 사망에 이르는 위험성이 있는 질환이다. 감염의 기전은 다음과 같이 생각되고 있다.

① 바이러스표면의 hemagglutinin(HA)이 숙주 기도세포 표면에 있는 시알산에 결합하여 바이러스가 세포내에 들어간다.

② 바이러스 envelope가 탈각하여, 숙주 세포내에 RNA-단백질복합체를 방출한다.

③ 이 복합체가 다시 핵에 이동하여, 바이러스 RNA 체인을 토대로 RNA의 복제로 바이러스단백질이 합성되어 새로운 바이러스가 형성되어 숙주세포에서 출아되어 유리된다.

Neuraminidase (NA)는 바이러스의 유리를 촉진하는 중요한 효소이다. 1983년에 인플루엔자바이러스의 증식에 필수 효소인 neuraminidase의 결정화와 X선결정해석이 이루어져, 이 입체구조가 밝혀지게 되어, 그 결과를 토대로 저해제의 연구가 활발히 진행되었다. 컴퓨터그래픽스에 의한 NA 저해제가 이론적으로 디자인되어, 합성이 이루어짐과 동시에 저해분자의 최적화가 그려졌다. 1993년 최초의 NA 저해제 zanamivir (relenza®)가 합성되었다. 지금까지, 사용이 인정되어 있는 항인플루엔자바이러스제는 amantadine뿐이었으나 새로운 작용기전의 항인플루엔자약이 탄생되었다. Zanamivir는 NA에 특이적이면서도 강력히 결합함으로써, 그 활동을 저해해 바이러스의 증식을 억제한다. 1995년에 다시 구조가 최적화된 oseltamivir (tamiflu®)가 합성되었다. oseltamivir는 경구 항인플루엔자약이며, A형 및 B형 인플루엔자 바이러스의 NA에 대해 선택적으로 강력한 저해작용을 가진다. 이들은 인플루엔자 바이러스감염증에 대한 치료 및 발병억제 효과가 확인되어, 1999년에 인플루엔자 감염증에 대한 치료 · 예방약으로 승인되었다. 일본에서는 2000년 12월에 인플루엔자 감염증에 대한 치료제로 승인되어, 2001년 2월에 약가수재되었다.

여기서, NA는 당단백질과 당지질에 결합되어 있는 말단의 시알산을 절단하여, 숙주세포내에서 증식한 바이러스가 세포외로 방출되는 것을 돕는 작용을 하고 있다. 그림 7 · 60에 나타난 것과 같이, NA 촉매반응에서 시알산유도체의 2위치의 OR기가 절단된다. 이때 2위의 탄소의 혼성상태는 sp^3에서 sp^2로 변화하고, oxonium 중간체를 경유하는 것으로 여겨지고, 그 전이상태 유사체를 디자인해 검색이 진행되었다. Oxonium의 산소를 탄소로 치환한 물질로부터는 oseltamivir가, 또한 환내의 이중결합위치를 바꾸고,

enol ether화한 물질로부터 zanamvir 가 유도되었다. NA와 oseltamivir의 전구체의 복합체는, X선 결정해석에 의해, 그 저해분자가 포착된 모습이 밝혀져 있고, 기질의 카르본산이 3개의 아르기닌사슬에 강하게 붙어있는 것이 나타난다. 또한, 다른 작용기에 대해서도 각각 단백질과 상호작용하고 있는 위치가 밝혀지고 있다. 친수성기를 가진 zanamvir와 단백질과 상호작용에 있어서 결합양식에 차이가 있는 것도 나타나고 있다.

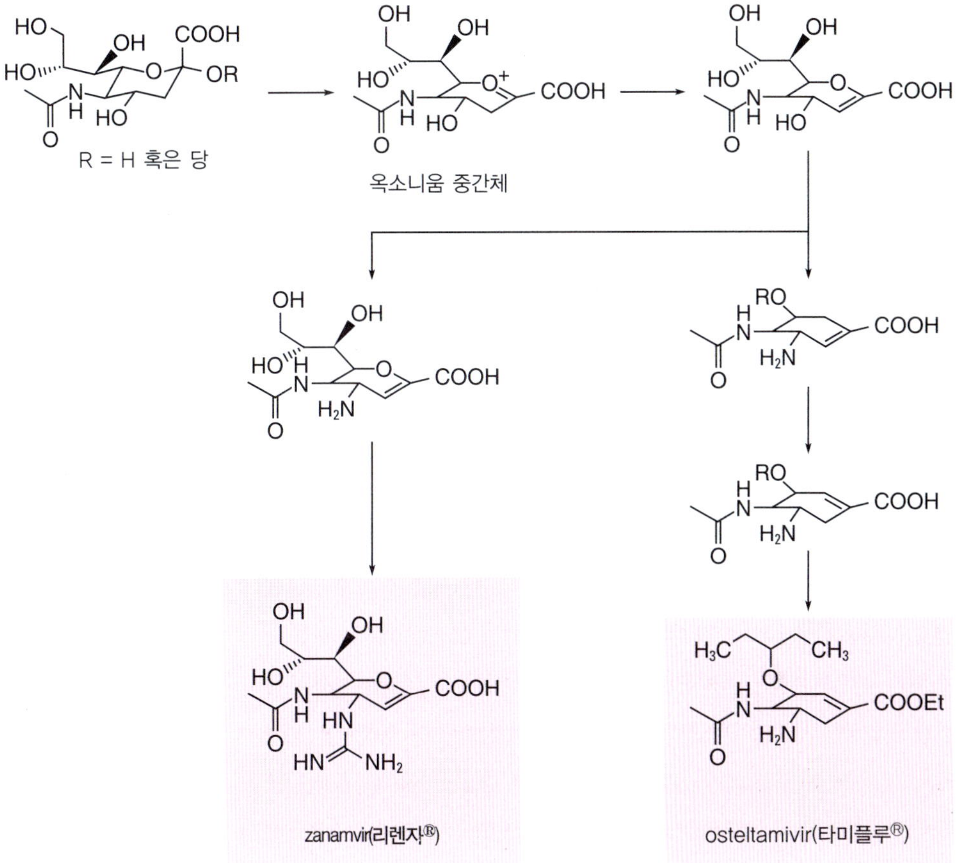

그림 7 · 60 항인플루엔자약 개발의 흐름 neuramindase의 기질이 되는 시알산유도체의 전이 상태 유도체를 토대로 zamamvir 및 osteltamvir의 개발이 이루어짐.

b. NMR을 이용한 스크리닝 (SAR by NMR 과 Affinity NMR)

NMR은 X선 결정해석과 같이 단백질등의 생체고분자의 입체 구조해석법으로서 광범위하게 이용되고 있다. 본래 구조해석에 사용되어 온 NMR을 스크리닝에 사용하는 시도가 최근 주목받고 있다. SAR by NMR (structure-activity relationship by NMR: NMR에 의한 구조 · 활성상관)이라는 스크리닝법이 알려져 있다(그림 7 · 61).

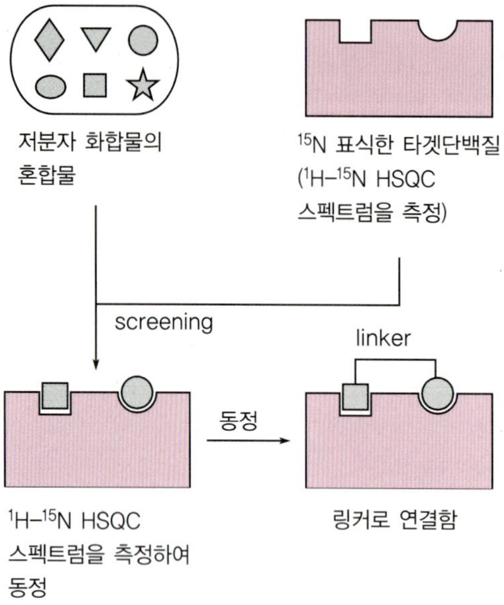

그림 7 · 61 SAR by NMR의 개념도

NMR은 약물결합, 구조변화, 운동성의 변화에 의한 분자의 미시적인 환경변화를 민감하게 감지하는 것이 가능하다. 예를들면, 단백질에 리간드가 결합하여 복합체가 형성되면, 각각 단독으로 존재하는 경우와 다른 스펙트럼을 나타낸다. 이 스펙트럼 변화를 기초로 단백질-리간드간의 결합assay를 행할 수 있게 된다. 구체적으로 먼저, 대장균을 사용한 대량발현계 등에 의해 균일하게 ^{15}N 표지한 약물의 타겟 단백질(수용체)을 대량으로 조제해, 그것의 ^{1}H-^{15}N HSQC(hetero-nuclear single-quantum coherence)스펙트럼을 측정한다. 여기에 저분자화합물의 혼합물(10종류 정도)을 가해서 같은 방식으로 ^{1}H-^{15}N HSQC스펙트럼을 측정한다. 저분자화합물 가운데 수용체에 결합하는 물질이 있으면 리간드 결합부위의 미시적 환경이 변화하여, 수용체에서 유래한 시그널의 화학시프트변화로서 관찰된다. 이와 같이 NMR 을 이용하여 결합하는 리간드를 스크리닝하는 일이 가능해졌다.

다음에 수용체단백질상의 근접한 다른 영역에 결합하는 다른 리간드를 같은 방식으로 찾아낸다. 그래서 수용체와 그 2개의 리간드의 3차원구조를 밝혀서, 고차구조정보를 토대로 2개의 리간드를 적절한 길이의 링커로 연결한다. 여기서 링커는 너무 짧든 길든 활성의 상승에 연결되지 않고, 입체구조모델에서 디자인하거나 combinatorial합성으로 계통적으로 링커부분을 최적화하는 것이 된다. 이 방법에 의해 FK506결합단백질(FKBP)에 결합하는 화합물이 발견되어 최적화되었다. 그림 7 · 62에 나타낸 것과 같이 독립한 리간드의 활성보다도 링커로 연결시킨 화합물이 FKBP에 대해서 훨씬 높은 친화성을 나타낸다. 이외에도 이 방법에 의해 스트로메라이신저해분자, 유로키나아제저해분자, 아데노신키나아제저해분자 등이 발견되었다.

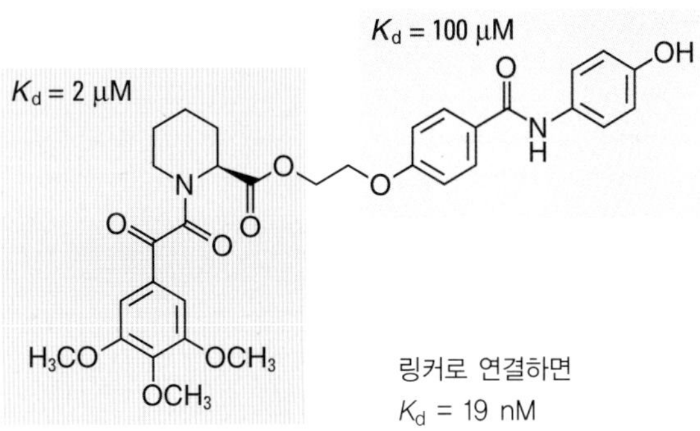

그림 7 · 62 FK506 결합단백질에 결합하는 리간드

SAR by NMR은 단백질쪽의 시그널의 화학시프트변화에 의해 리간드의 결합을 검출하는 방법이지만, 리간드쪽의 시그널을 관측함으로써 assay하는 방법도 알려져 있다. 이 방법은 affinity-NMR 혹은 bioaffinity-NMR 로 불리워진다. 리간드쪽의 시그널을 관측할 경우, NMR 의 측정대상이 혼합물이므로 방대한 시그널 가운데서 결합한 리간드에서 나온 시그널을 선택적으로 검출하는 기술이 필요하다. 결합리간드의 확산속도의 저하, 스핀-스핀 완화시간의 저하 혹은 결합리간드의 NOE 및 수용체로부터의 NOE등의 효과를 사용하는 검출이 행해진다. 여기에서도 FK506 결합단백질에 결합하는 리간드의 구조를 밝혀낸 예가 알려져 있다.

8

약물동태와 제제설계

약물은 정제, 주사제 등 여러가지 제형으로 투여되는데, 투여부위에서 용해되어 국소작용을 하는 것과 흡수되어 전신에 작용하는 것이 있다. 약물의 제제설계란 약물의 물리적 및 화학적 성질과 흡수 · 분포 · 대사 · 배설(ADME) 등의 생물학적 성질을 밝혀내 가장 유효하고 "환자에게 친밀한 약제" (patient-friendly medicine) 로 하기 위한 창약최후의 마무리이다. 즉, 개개의 약물에 대해서, 환자에게 투여하기 위한 최적의 제형을 선택하고, 처방을 결정하고, 생산성을 노리는 제조법을 설정하는 것이다.

8 · 1 약물의 생체내 동태

8 · 1 · 1 흡수

경구투여된 약물의 주요 흡수부위인 소장은 전체 길이 5~6 m로, 십이지장, 공장, 회장으로 이루어져 있다. 소장점막에는 바퀴모양의 주름이 있고, 주름표면에는 섬모 및 미섬모로 덮여 있고, 표면적은 약 200 m^{2}로 넓고, 영양소 및 약물의 흡수에 적합한 구조로 되어 있다. 소장관강의 pH 값은 십이지장에서 5~6, 공장에서 6~7, 회장에서는 7.5 부근이다. 소장의 분비액에는 단백질 분해효소, 지질분해효소 등 많은 소화 효소가 함유되어 있어 펩타이드와 단백질성의 약물(이하, 펩타이드 · 프로테인약)의 흡수에 있어서 강

---

*집필자: 岡田弘晃 (8장)

력한 효소장벽이 형성되어 있다.

약물이 흡수되는 생체막은 인지질을 주성분으로 하는 유동모자이크형 지질이중층과 표재성 및 내재성 단백질로 이루어져 있으며 탄수화물은 당단백질 혹은 당지질로서 존재한다. 지질이중층은 소수성 장벽을 형성하고 있고, 층에 함유된 막관통형 내재성 단백질의 transporter(수송담체)와 이온채널, 혹은 수용체(리셉터)가 친수성화합물과 고분자화합물의 선택적투과를 가능하게 한다.

약물과 물질의 생체막 투과에는 에너지를 필요로 하지 않는 **수동수송**(passive transport)과 에너지를 필요로하는 **능동수송**(active transport)이 있다(그림 8 · 1).

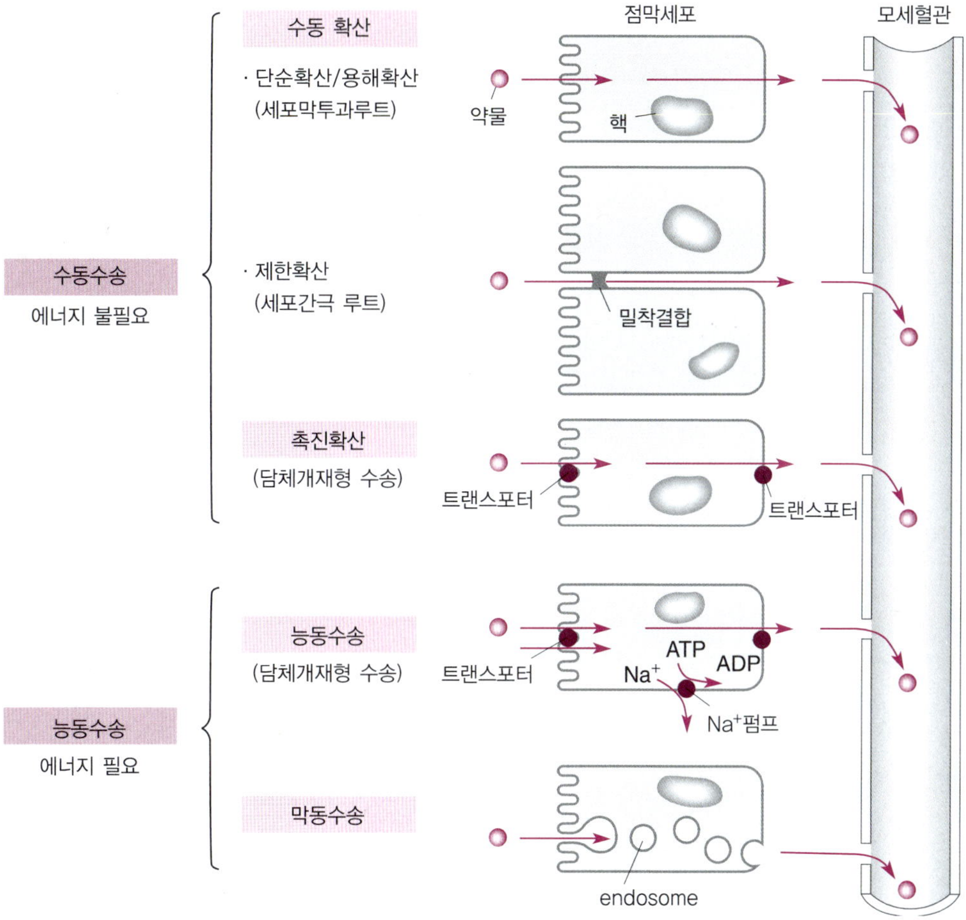

그림 8 · 1 약물의 점막수송경로

a. **수동수송** ________ 수동수송에는 수동확산과 촉진확산이 있다. **수동확산**에는 지질이중층을 통하는 **단순확산** 혹은 **용해확산** 루트와, 세포막

의 관통단백질의 물분자로 가득 차있는 세공과 세포사이의 접합부에서 세포간극으로 확산되는 **제한확산** 루트가 있고, 투과속도는 물질의 농도구배에 비례한다. 점막에 있어서 많은 약물의 대표적인 투과 루트는 단순확산으로, 지질막으로의 분배율에 비례하는 투과속도를 나타낸다. 약전해질 화합물에서는 지용성이 높은 비이온형의 약물농도가 높을수록 막투과성이 높다(pH 분배이론).

촉진확산은 세포막 중에 존재하는 transporter에 의해 약물이 구조특이적으로 흡수되는 **담체개재형수송**(transporter개재형수송)이 있는데, 수송에 대사에너지를 필요로 하지않고, 물질의 농도구배에 반대로 작용하지 않는다. 약물농도가 높을수록 투과에 포화현상(한계도달현상)이 나타나고, 화학구조가 유사한 물질이 공존하면 수송의 경쟁저해가 생긴다.

b. **능동수송** ________ 능동수송에는 협의의 능동수송과 막동수송이 있다. 협의의 능동수송은 촉진확산과 같은 방식으로 담체개재형수송이지만, 생체막의 대사에너지를 필요로하고, 농도구배에 역으로 물질농도가

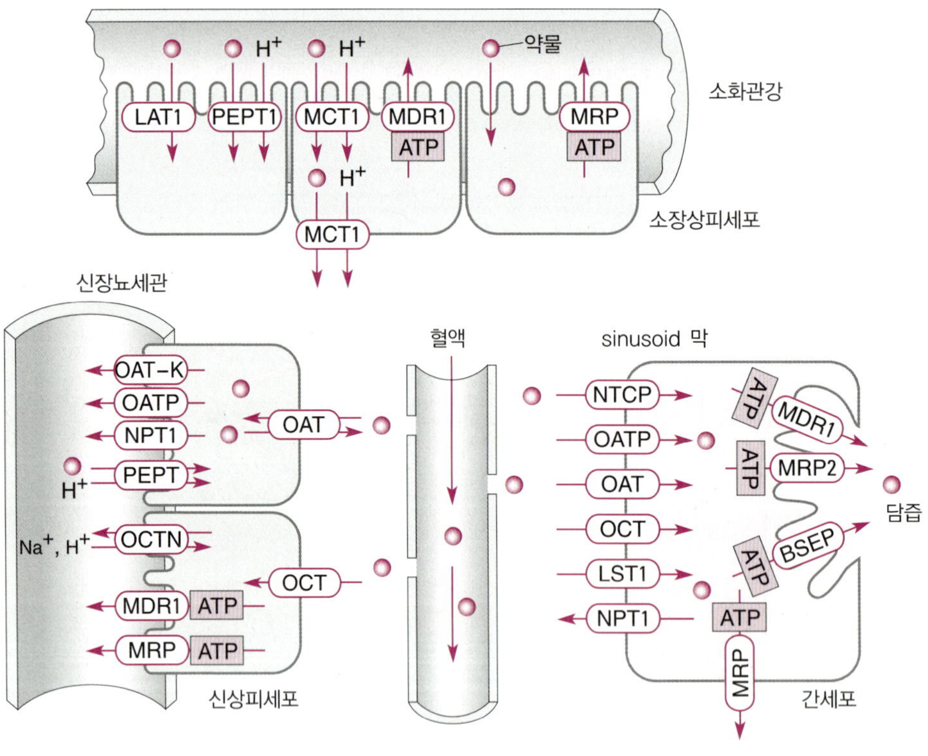

그림 8 · 2 약물을 흡수 배설하는 주요 트랜스포터 LAT(L형 아미노산트랜스포터), PEPT(올리고펩타이드 트랜스포터), MCT(모노카르본산 트랜스포터), MDR, MRP(ABC 트랜스포터), OCT, OCTN(유기 cathion 트랜스포터), OAT, OAT-K, OATP, NPT, NTCP, LSP(유기 anion 트랜스포터), 그림 중의 약호의 뒷숫자는 서브타입을 나타냄.

높은 쪽으로 수송이 일어난다. 수송에는 포화현상이 보이고, 구조유사물질의 공존에 의해 경쟁적으로 저해되어, 대사저해제와 저온에 의해서도 억제된다.

능동수송에는 ATP의 가수분해에 의해 생기는 에너지를 직접구동력으로 하는 **1차성 능동수송**과, 이것에 의해 생겨난 이온의 화학 포텐셜을 구동력으로 해서 간접적으로 에너지를 이용하는 **2차성 능동수송**이 있다. 일차성 능동수송의 예로서, 나트륨펌프(Na^+/K^+ ATPase), 위내의 산성을 유지하는 프로톤펌프(H^+/K^+ ATPase), P당단백질(P-gp) 의 MDR1(multidrug resistance-1; 다제약제내성인자) 등이 있다. ABC(ATP binding cassett)transporter인 P-gp는 170 kDa의 12회 막관통형 당단백질이며, ATP 결합부위를 2개소 가지고, ATP의 가수분해에너지를 직접 사용한다. 이차성 능동수송의 예로서는, 소장과 신장의 상피세포의 미세융모막(관강쪽의 표면적)에 존재한다. Na^+ 농도구배를 구동력으로 하는 아미노산 transporter와 글루코오스transporter(SGLT), 또한 H^+ 농도구배를 구동력으로 하는 올리고펩타이드transporter(PEPT), 모노카르본산 transporter(MCT1)와 엽산transporter가 있다. 각 장기의 주요한 transporter를 그림 8 · 2에 나타내었다.

소장상피 세포막으로부터의 약물흡수는, 대부분 세포막 투과루트의 수동확산으로 pH분배이론을 따르지만, 최근 transporter(그림 8 · 2)에 의한 흡수도 많이 확인되고 있다. 펩타이드transporter인 PEPT1과 PEPT2는 디펩타이드와 트리펩타이드 흡수를 담당하고 있는데, 구조가 유사한 약물인 β-락탐계 항생물질, 안지오텐신변환효소(ACE)저해제, 베스타틴 등의 많은 약물이 흡수된다. 이 밖에 methotrexate(엽산transporter), 메틸도파(LAT), 니코틴산(MCT), zidovudine(핵산transporter) 등이 transporter를 매개로 흡수된다. 한편 P-gp 가 소장상피세포의 미세융모막에도 존재하여, 세포로부터 약물을 소화관강으로 끌어 내서 흡수를 억제한다.

c. 막동수송 ________ 단백질, 다당류 등의 고분자가 생체막을 투과하는 데는 세포막의 내부로의 함몰에 의해 생긴 소포(endosome)내로 말려들어가 흡수되는 endocytosis와 리소좀(lysosome)효소에 의한 분해를 피해, 다시 세포외로 방출되는 exocytosis를 거쳐 이뤄진다. 이 수송계를 막동수송이라고 하며, 이 일련의 과정을 transcytosis라 한다. 엔도사이토시스에는 직경 1 μm 이상의 입자를 끌어들이는 식세포작용(phagocytosis)와 이보다 작은 입자와 액체를 끌어들이는 음세포작용(pinocytosis)이 있다. 이들 수송은 막의 대사에너지를 필요로 한다. 비특이적으로 섭취되는 것도 있지만,

많은 막동수송은 세포표면의 수용체를 매개로 특이적으로 수송된다.

8·1·2 분포

투여된 약물은 혈관 혹은 임파관에 흡수되어 혈액을 타고 전신에 운반되어 장기, 세포에 분포되어 작용을 발휘한다. 약물의 분포에 크게 영향을 미치는 인자는 각 조직의 혈류량, 분포용적, 모세혈관의 구조, 혈관내피세포 표면의 transporter, 수용체의 유무, 임파관의 발달유무 등이다. 간장, 신장 등과 같이 단위조직 질량당 혈류량이 큰 조직에서는 약물이 쉽게 분포하고, 혈류량이 적은 근육, 피부, 지방조직, 뼈로의 분포는 느리다.

a. **간장으로의 섭취** ________ 약물은 간장의 모세혈관인 **유동**(시누소이드, sinusoid)으로 유입되어, 유동내피세포에 있는 다수의 소공(공경 수백nm)을 통해, 간세포와의 공간에 일종의 림프강으로 여겨지는 **디세강**(space of Disse)의 세포간액으로 고분자도 포함하여 자유로이 이동가능하다. 즉 혈구이외의 혈액은 자유로이 간세포에 도달가능하고, 약물은 간세포의 혈관측막을 매개로 세포내로 섭취된다. 물질의 간세포로의 흡수는, 지용성이 높은 것은 단순확산에 의해 이루어지고, 극성이 높은 것은 transporter, 수용체를 매개로 한 능동수송 혹은 촉진확산에 의해 이루어진다.

b. **혈액조직관문** ________ 약물투과성이 장기에 따라 다른 대표적인 부위로서 뇌, 망막, 태반, 난소 등이 있다. 뇌에는 뇌혈액관문(blood-brain barrier: BBB)이 있고, 뇌모세혈관내피세포가 정밀결합(tight junction)에 의해 강고히 결합해, 세공과 피노사이토시스가 적고, 비특이적인 약물투과성이 현저히 제한되어 있다. 약물의 뇌로의 이행은 약물의 분자량이 400이하물질은 지용성에 따른 흡수를 나타내지만, 700이상의 물질은 거의 투과되지 않는다. 한편, 친수성화합물의 구조특이적인 수송경로로서, 뇌모세혈관내피세포상의 L형 아미노산 transporter(LAT1)를 매개로 L-dopa, baclofen, melphalan 등이 수용체를 매개로 트랜스페린, 인슐린, 레프틴 등이 수송된다. 배출수송계로서는 P-gp와 유기 anion수송계가 있어서 뇌로부터 혈액쪽으로 cyclosporine 등의 약물이 배출된다.

c. **임파계로의 약물이행** ________ 근육내와 피하에 약물을 투여할 경우, 세포간액 중의 약물은 분자량이 약 5000이상 혹은 에멀젼과 유용액으로서의 투여로는 모세혈관을 투과하지 못하고, 용해된 약물과 같이 혈액보다 임파계로의 이행이 증대된다. 또한, 긴 체인의 지방산 글리세라이드와 콜레스테롤, 비타민 A 등의 지용성 물질과 고분자물질이 소화관 투여된 경우 소장에서 흡수되어 대부분 장간막 임파액에 이행해 혈액과 합류하여 전

신에 운반된다.

d. **단백질결합** ________ 혈액중의 약물의 조직분포와 세포막의 투과는 일반적으로 혈장단백질과 결합하지 않는 약물농도에 의존한다. 혈장단백질은 대부분 알부민(혈액 중 약 4%)으로 3개의 결합부위가 있고 같은 결합부위를 공유하는 약물사이에서는, 동시 투여에 의해 약물상호작용으로서 결합 저해를 일으켜 장기분포, 배설, 대사속도 등에 영향을 미친다.

8 · 1 · 3 대사

약물은 생체의 입장에서는 이물질이며, 대사는 때에 따라 독성이 강한 대사물을 내기도 하지만, 주로 불활성화와 배설에 적당한 화합물로 변하게 하는 생체의 해독기구이다.

a. **약물대사반응** ________ 대사반응에는 약물의 산화, 환원, 가수분해에 의해 지용성 분자에 극성기를 도입하는 **제1상 반응**과 글루쿠론산, 글루타티온, 황산, 아미노산 등의 극성생체내성분이 축합하여 다시 수용성을 높이는 포합반응에 의한 **제2상 반응**이 있다(표 8 · 1).

가장 중요한 약물대사효소는 간 마이크로솜 중에 함유된 cytochrome P450(CYP)으로 약 500개의 아미노산으로 이루어진 분자량 약 5만의 헴단

표 8 · 1 약물대사의 주요 반응양식과 대사효소

대사양식		반 응	주요효소
제1상 반응	산화	alkyl체인의 hydroxy화 방향환의 hydroxy화 *O*-,*N*-,*S*-dealkyl화 amine의 hydroxy화 epoxide화	cytochrome P450 (CYP) cytochrome P450 (CYP) cytochrome P450 (CYP) cytochrome P450 (CYP) cytochrome P450 (CYP)
	환원	azo기의 환원 nitro기의 환원 carbonyl기, aldehyde기의 환원	cytochrome P450 (CYP) cytochrome P450 (CYP) alcoholdehydrogenase
	가수분해	ester의 가수분해 amide의 가수분해 epoxide의 가수분해	esterase amidase, peptidase epoxidehydrolase
제2상 반응	conjugation	Glucuronic acid conjugation 황산 conjugation Glycine conjugation Glutathione conjugation Acetyl conjugation	UDP-glucuronyltransferase sulfotransferase glycine N'-amylase glutathione-S-transferase N-acetyltransferase

백질이다. CYP에는 아미노산배열이 55%이상의 상동성을 가지는 패밀리(1~3), 서브패밀리(A~E), 특정의 분자종(iso 형)으로 분류된다. CYP3A서브패밀리는 사람의 간장내 존재량이 30%로 가장 높고, 약 1/3의 의약품의 대사에 관계되어 있고, 다음으로 CYP2D6, CYP2C9에 의한 대사가 많다.

b. **약물대사효소의 유전적다형** ________ 대사의 개인차, 민족차는 효소의 유전적다형에 의해 설명되는 일이 많다. β차단제, 향신경정신계약, 항우울제 등을 대사하는 CYP2D6에 대해서, 효소활성이 없거나 약한 분자종을 가진 사람(poor-metabolizer)의 비율이 백인 7%, 일본인 0.7%로 차가 크다. 또한, omeprazole 등의 프로톤펌프 저해제, 벤조디아제핀계 약물을 대사시키는 CYP2C19는 백인 3%, 일본인 20%, 이소니아지드을 대사하는 *N*-아세틸트랜스페라아제는 백인 50%, 일본인 10%이다. 이들 효소의 발현량은 치료효과, 부작용의 발현 등에 큰 영향을 주어, 유전적다형을 미리 **유전자진단**과 marker 약물의 동태 측정에 의해 밝혀 냄으로써, 각 개인의 clearance에 맞는 투여를 설계하는 "맞춤의료" (**테일러메이드치료**, personalized medicine,개인의료)가 실현되게 되고 있다.

8 · 1 · 4 배설

약물의 배설은 주로 신장과 간장에서 일어나지만, 이 외에 소장(장관강내), 폐(호기), 유선(유즙), 타액선(타액), 피부의 한선(땀) 등에서도 이루어진다.

a. **신배설** ________ 신장에서는 먼저 사구체에서 혈액의 한외여과에 의해 원뇨가 생성되고(사구체여과), 근위세뇨관에서 관강쪽에서부터 혈관쪽으로 생체필수물질, 전해질, 물의 재흡수(세뇨관재흡수)와 혈관쪽에서부터 관강쪽으로 노폐물의 배설(세뇨관분비)이 이루어진다. 사구체여과로 혈장중 단백질과 결합하지 않는 분자량 약 10,000까지의 약물이 물과 함께 여과된다. 음전하보다 양전하의 화합물이 여과되기 쉽다. 근위세뇨관에서는 사구체 여과된 1일 약 180L의 물이 99% 재흡수되어 약 1~1.5L의 뇨가 된다. 이 재흡수에 의해, 한번 배설된 뇨중의 약물은 농축되어 농도구배를 구동력으로 하여 pH 분배이론을 따라 다시 혈액 중으로 재흡수된다. β-락탐계 항생물질 등은 올리고펩타이드transporter(PEPT1, PEPT2)에 인식되어 재흡수된다(그림 8 · 2). 한편, 많은 약물이 유기 anion transporter(OAT1), 유기 cation transporter(OCT1, OCT2), P-gp 에 의해 능동수송되어 세뇨관분비되어 배설된다.

b. **담즙중 배설** ________ 간장은 약물의 대사를 행하는 중요한 장기이

지만, 대사산물과 약물을 담즙과 같이 십이지장을 거쳐 배변 중에 배설하는 기관이기도 하다. 십이지장에 배설된 물질은 그대로 배설되지만, 다시 소장에서 흡수되어 장간순환(entero hepatic circulation)을 받는 것도 있다. 담즙배설에는 수동수송과 능동수송이 있고, conjugation 대사를 받아 분자량이 클수록 담즙중 배설의 비율이 크게 된다.

8 · 2 창약과 제제설계

8 · 2 · 1 탐색연구에서의 제제설계

최근의 의약품 후보화합물들은 조합화학, 세포 등의 *in vitro* 평가계를 사용한 high throughput screening (HTS)의 빈용 및 peptide mimetic 화합물의 합성에 의해 확실히 난흡수성, 난용해성 화합물이 증가하는 경향이 있다. 미래의 genome 창약에서도 이 경향이 한층 강해질 것으로 예상된다. 신약개발의 스피드맵과 성공확율의 향상을 위해, 화합물의 물성과 세포독성을 검토하고, "약물로서의 필요한 물성(drug-likeness)"을 검토하기 위해서, 탐색연구단계에서 모든 화합물의 약제학적 물성연구를 루틴하게 실시하는 시스템이 구축되게 되었다. 그래서, 이들 정보를 조기에 합성연구그룹에 피드백하여, 최선의 후보화합물과 차기후보화합물(back-up화합물과 post화합물)을 선택한다.

탐색연구단계의 굉장히 많은 화합물의 처리에 있어서, 이미 의약품이 된 화합물의 물성과 삼차원 구조를 정리하여, 생체막 투과성을 예측하거나 약물로서 필요한 용해도의 허용 한계에 대한 논리적 · 경험적 기준이 설정되어 이용되고 있다. 즉, 화합물 등록시 온라인 경고와 다수의 불필요물질을 포함하는 HTS라이브러리 · 도입화합물의 일차평가 필터로서 이용되게 되었다.

a. 막투과성의 예측 ________ 약물의 막투과성을 예측하는 것으로서 다음과 같은 것들이 제창되어 있다.

① 화합물의 flexibility 가 높을 경우, 비특이적 단백질 결합이 증가하여 약물동태, 독성에 대해 불리함으로 회전하기 쉬운 결합은 6개 이하인 것이 바람직하다.

② 수동수송에 의한 점막 투과성의 예측에는 **Lipinski의 "Rule of 5"** 가 있다. 즉, 분자량이 500 이상, 수소결합 공여체수가 5개 이상, 수소결합 수용체(질소 및 산소원자)수가 10개 이상, C log *P*가 5 이상(Moriguchi log *P*는 4.2이상)의 인자 중, 두 가지 인자에 걸리는 화합물은 저흡수성 가능성이 높다(7장 참조).

③ 분자의 극성표면적(polar surface area)이 140 Å^{2}이상이면 사람에게 있어서 흡수성이 현저히 낮다.

b. **용해도의 허용한계** ________ 후보화합물선택의 기준은 약물의 막투과성과 물에 대한 용해도와 사람에게 있어 예상 투여량에 의해 결정된다. 투여량이 적으면 아주 난용성의 화합물이라도 의약으로 되지만, 투여량이 많으면 기준이 엄해지게 된다. Lipinski의 허용 용해도의 예를 표 8 · 2에 나타냈다. 이에 의해 용해도가 낮은 화합물은 재설계를 위해 합성부문으로 반려되는 것이 바람직하다고 할 수 있다.

표 8 · 2 Lipinski의 허용용해도

투여량 [mg/kg]	약물로서 필요한 용해도 [μg/mℓ]		
	높은 막투과성	중간막투과성	낮은막투과성
0.1	1	5	21
1	10	52	207
10	100	520	2100

8 · 2 · 2 합리적인 제제설계

합리적인 제제설계에는, 화합물의 물성검토에 의한 최적후보화합물의 선택과 최적인 제형의 prototype을 얻기 위한 preformulation연구, 이 정보를 토대로 반복적으로 시험해서 만들어 보고 평가하여 최종적인 제형의 제품규격의 설정, 제조법의 확립에 이르는 formulation연구, 또한 실생산 스케일의 제조법의 확립과 표준 작업서를 작성하는 공업화(scale up)연구 등이 포함되어 있다.

의약품이 되는가 되지 않는가의 가장 중요한 물성은 **안정성**, 물에 대한 **용해성** 및 **소화관 흡수성**으로, 이 관점에서 관능기의 도입과 극성기의 소수화, 염의 선택 등이 중요하다. 최근에는 광학이성체는 약리활성, 체내동태, 독성 등이 다른 경우가 밝혀져 개발당초부터 한 쪽의 광학활성체를 선택하는 쪽이 바람직하게 되어 있다.

약물의 흡수성 평가에는 적출장관에 의한 *in vitro* 법, 소화관의 일부를 결찰해서 관류하는 *in situ* 법, 사람대장암세포인 Caco-2세포의 배양단세포막에 의한 *in vitro* 법 등이 사용되지만, 제제를 평가하는 데는 소화관에서의 붕괴 · 용해, 소화관내 이동, 초회 통과효과, 식사의 영향 등 동물전체를 사용하는 *in vivo* 실험이 필요하다.

탐색연구단계에서는 가능한 한 소량의 화합물을 사용하여 단시간에 다수의 시료를 평가할 필요가 있다. 예를 들면 용해도의 측정법으로서 탁도(turbidimetric solubility)법이 있는데 DMSO에 용해한 특정 농도의 화합물을 멀티웰플레이트에서 pH 6.5의 인산완충액에 적하시켜 혼탁직전의 용해도를 구하는 것이다. 이것은 무정형 물질(amorphos compound)의 용해도를 나타내는데 1주간에 1000 검체를 측정하는 것이 가능하다. 이와 같이 ADME와 물성연구에도 HTS와 로봇화의 공정이 이미 대량으로 도입되어 있다.

개발의 장애라 불리는 개발초기단계에서의 ADME/Tox(ADME/독성) 실험에서도 얼마간의 새로운 시도가 이루어지고 있다. 예를들면 루틴하게 사람의 효소, 리소좀효소 혼합물, 간세포, 간조직을 사용한 in vitro 실험으로 사람에서의 대사예측이 되어지고 있다. 최근 인간배성간세포를 각종 장기세포에 분화시키는 기술을 사용하여, 이 탐색단계에서의 ADME/Tox실험에 사용하는 벤처기업이 나타나고, SCID(면역부전) 마우스의 간장에 사람간세포를 도입하여, 80%이상의 사람간세포를 정착시킨 키메라간장을 제작해 종차를 극복하는 새로운 시도가 이루어지고 있다.

또한, 동물을 사용한 ADME실험에서 복수의 화합물(최대 10~15개, 투여량 10mg/kg 이하)을 1마리의 동물에 동시투여하고, LC/MS/MS를 사용하여 한번에 약물과 그 대사물의 혈중농도 · 체내동태를 측정하는 방법(cassette dosing)이 개발되었다. 이 방법에서는 약물간 상호작용이 없는 것이 전제되지만, 다수의 화합물을 동시에 소수의 동물을 사용하여 동물간의 차를 생각하지 않고 상대적으로 비교하는 것이 가능하다. 또한 후보화합물의 용해도, 분배율 등의 물리화학적 성질을 측정하고 컴퓨터에 의해 ADME/Tox를 예측하는 "*in silico*" 실험법이 많은 벤처기업에서 개발되어 신속하게 후보화합물의 최적화에 공헌하고 있다.

8 · 2 · 3 문제있는 화합물의 제제설계

a. 난용성화합물 ________ 난용성화합물이 선택된 경우의 해결방법으로서 분쇄 또는 재결정에 의한 미세입자화(마이크로입자, 나노입자), 결정다형의 준안정형화, 무정형 물질화, 무수물화, 가용성의 복합체형성, 수용성 고분자로의 용해(고용체) 혹은 미세분산(고체분산체), cyclodextrin(CD) 포접체, 계면활성제 또는 유지 · 용제에 의한 용해, 마이크로에멀젼, 자기유화형 제제, prodrug화 등이 있다.

보통 분쇄에 의한 미세입자화에는 입자경 수 μm정도로 한계가 있지만, 스프레이 드라이와 초임계유체중에서의 나노결정 · 나노침전법, 혼합분쇄와 펄밀이라는 혼식볼밀에 의한 나노사이즈로의 미립화가 주목받고 있다. 나노입자의 현탁제는 밀리포어필터로 멸균가능하여, 정맥내투여도 가능하다. 주의해야 할 것은 투여 후의 체내분포로, 입자경 100nm의 입자가 정맥주사될 경우 혈청단백질이 흡착하여 간장 · 비장 등의 세망내피계세포에 먹혀버리기 쉽게 되고, 또한 미세하게 되면 골수로의 높은 분포가 예상되어 독성의 관점에서 주의가 필요하다.

cyclodextrin은 안정화를 포함해, 이미 30품목 정도 의약품에 사용되고 있지만, 최근 미국에서 신독성이 가장 적은 설포부틸에텔βCD(SBE7βCD)가 항진균제 보리코나졸 정맥주사용 주사제와 통합실조증치료제 지프라시돈 근육주사용 주사제에서 가용화제로서의 사용이 허가되었다.

b. 난흡수성화합물 ________ 난흡수성 약물의 효과적 흡수를 위해서는, 먼저 약물이 점막상피에서 용해될 필요가 요구된다. 약물용해성의 개선, 제제의 붕해성과 용출성의 확보가 있다. 화합물자체의 점막투과성이 낮은 경우 제제에 의해 이것을 해결해야 하는데, 현재에는 그다지 좋은 방법이 없다. 예를 들면, 소화관에서 분해를 억제하는 방법, 기름에 용해시키거나, 나노입자로 하여 임파관을 경유해서 흡수시키는 방법, 소장상부와 대장이라는 특정부위에 약물을 송달하는 방법 등이 취해지고 있다. 지금까지 킬레이트제와 계면활성제 등 점막에 작용하는 흡수촉진제가 시도되고 있지만, 성공한 예는 현저히 적다. 결국 prodrug 등 화합물자체를 화학적으로 수식하여 점막을 변화시키지 않고 약물선택적으로 흡수촉진하는 방법이 가장 유효하게 여겨지고 있다(§8 · 3 · 3).

c. 불안정화합물 ________ 제제중의 약물의 분해로서는 산화분해, 가수분해 등이 대부분이다. 분해를 막기 위한 제제학적 방법으로서는 최적 pH로의 조절, cyclodextrin에 의한 포접화, 복합체의 형성, 난용성 염의 형성, 계면활성제의 첨가, 항산화제의 첨가 등이 있다. 또한 주사제와 드라이시럽 등과 같이 사용시 용해하여 분해를 방지하는 방법도 많이 사용되고 있다. 또한, 수분은 화학적 분해뿐만 아니라 결정형 변화 등의 물리적 변화를 가져오기 때문에 방습을 위해 알루미늄팩과 건조제를 용기중에 넣는 방법도 사용된다. 또한 산화분해에는 산소흡수제를 용기에 넣는 방법이 있다. 열역학적으로 불안정한 무정형체와 준안정결정의 물리적안정화에는 폴리비닐피롤리돈(PVP)과 하이드록시프로필셀룰로오즈에 의한 고체분산체, cyclodextrin에 의한 무정형성 복합체의 형성등이 유효하다.

8 · 3 약물송달시스템(DDS)

약물송달시스템(drug delivery system: DDS)은 보다 고도의 기능을 가진 가장 합리적인 제제로 정의하는 것이 가능하다. 이것의 목적은 환자의 치료에 있어서 ①필요한 때에, ②필요한 양의 약물을, ③필요한 장소에 선택적으로 송달하는 것에 의해, 약물의 유효성의 증강, 부작용의 감소, 치료에 있어 편리성의 향상, 즉 "환자에게 친한 약제"를 얻는 것이다. DDS기술은 크게 나누어 방출제어, 약물의 흡수촉진과 표적지향의 기술로 나누어질 수 있다.

8 · 3 · 1 Prodrug

Prodrug(전구약물)이란 표 8 · 3에 나타낸 것과 같이 흡수성과 체내분포의 개선, 수용성과 안정성의 향상, 표적조직에서의 활성화, 독성과 부작용의 경감, 작용의 지속화와 맛과 냄새를 개선하는 목적으로 화학적 수식을 한 화합물로, 체내에서 효소와 화학반응에 의해 원래 활성화합물(parent compound)로 돌아가 작용하는 화합물을 말한다.

a. 흡수성의 개선 ________ 극성이 높고, 점막 투과성이 낮은 약물의 소화관 흡수성을 개선하기 위해 지용성을 높힌 많은 prodrug이 사용되고 있다. 하이드록시기, 카르복실기, 아미노기 등을 화학수식한다. 에스테르, 아미드, 카바메이트형 prodrug은 소화관과 혈액중의 에스테라아제, 아미다아제, 카바미다아제 등의 효소에 의해 활성화합물로 복원되고, Schiff base, Mannich base, enamine, 락톤형 prodrug은 화학반응을 거쳐 복원된다.

지용성의 증가에 따른 흡수개선의 예로서, 항생물질 바캄피실린(암피실린)과 cefotiam hexetil, enalapril (ACE저해제), oseltamivir(인플루엔자치료제, Tomiflu), 지용성뿐만 아니라 소화관 안정성을 높힌 푸르설티아민(fursultiamine, 비타민 B_1), β-lactamase 저해제를 결합한 sultamicillin, 위액에 의해 불활성화되는 것을 억제한 ethylsuccinic acid erythromycin 등이 있다. 푸르설티아민은 흡수성뿐만 아니라 신경조직과 심근세포로의 흡수도 촉진된다.

b. 표적화 ________ salazosulfapyridine(궤양성대장염치료약)은, 대장의 장내세균의 azoreductase에 의해 활성화합물 5-아미노살리실산이 되는 대장표적화 prodrug이다. 5-아미노살리실산은 경구투여되어도 소장에서 거의 흡수되어 대장에 도달하지 않는다. 또한 바이러스의 thymidine kinase에 의해 특이적으로 인산화되어 항바이러스활성을 나타내는

표 8·3 실용화되고 있는 프로드럭의 예

프로드럭 → 활성화합물

흡수성의 개선

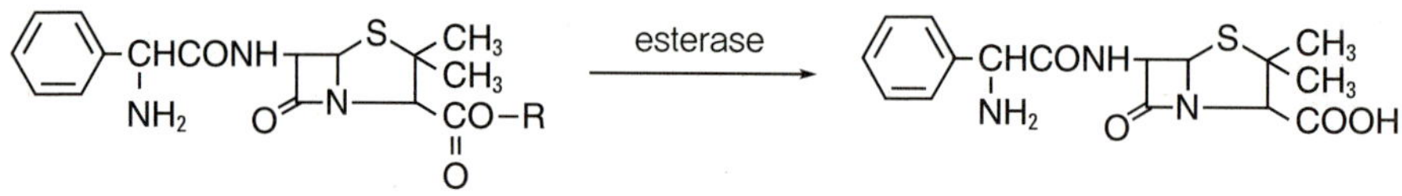

ampicillin

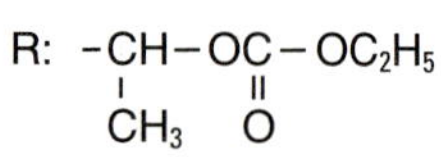

bacampicillin

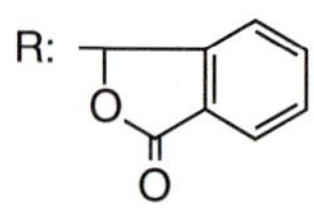

talampicillin

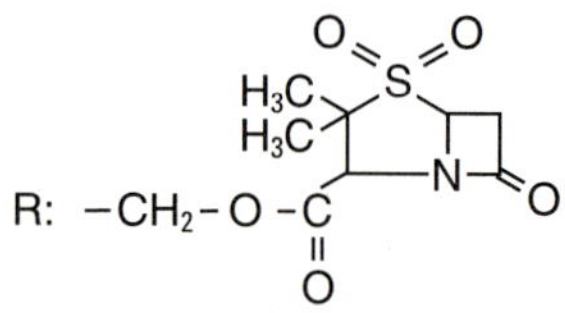

sultamicillin(β-락타마아제 활성 저해도 같이가짐)

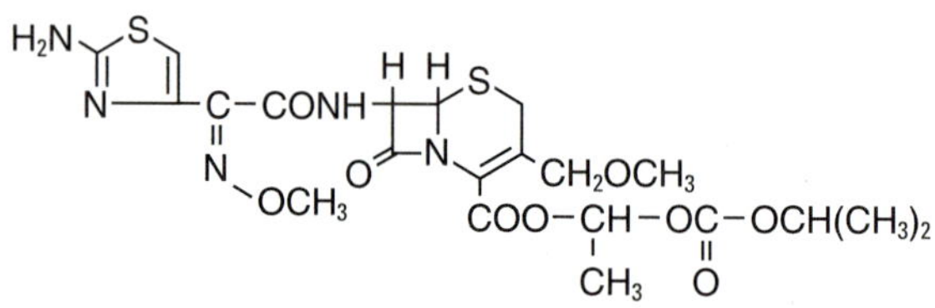

cefpodoxime proxetil

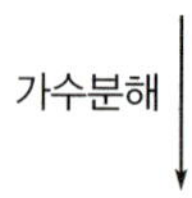

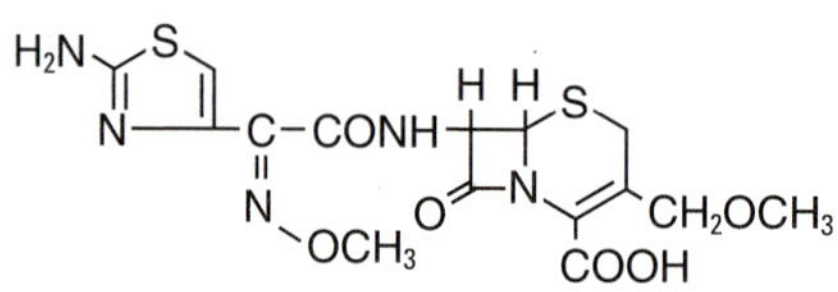

cefpodoxime(활성체)

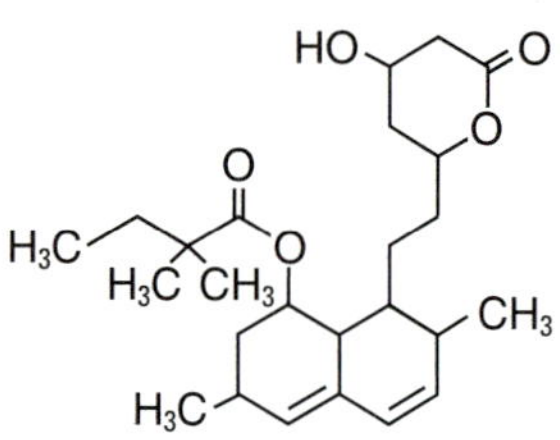

simvastatin

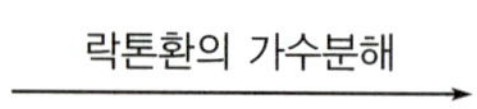

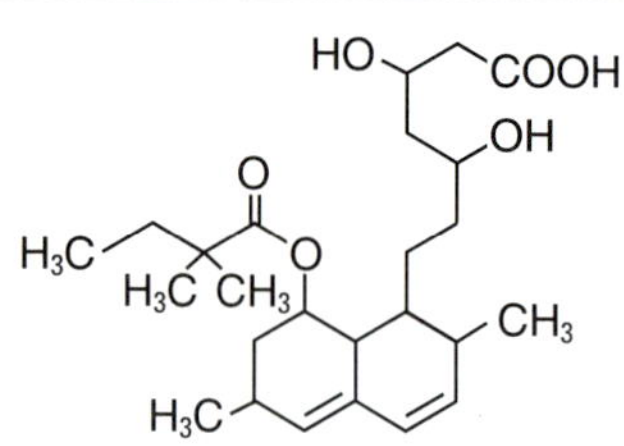

개환체

표 8·3 (계속)

	프로드럭	→	활성화합물
체내분포의 개선	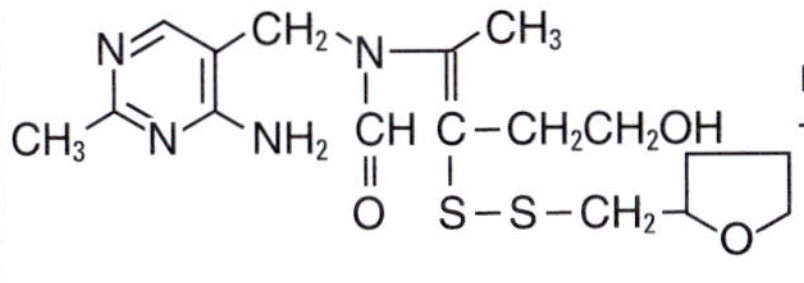 fursultiamine	비효소적으로 환원	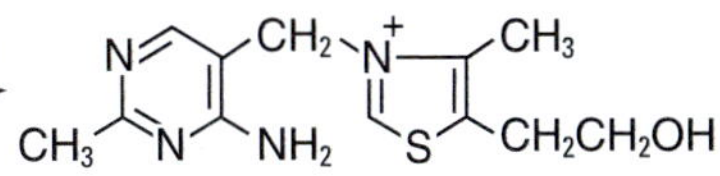 thiamine(비타민 B_1)
	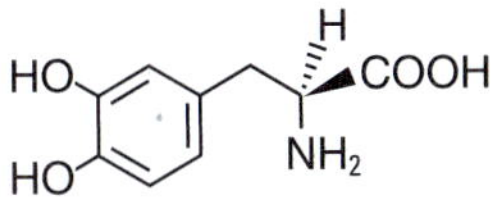 L-도파	탈탄산효소 (뇌추체외로계)	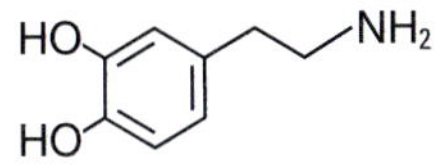 dopamine
수용성의 개선	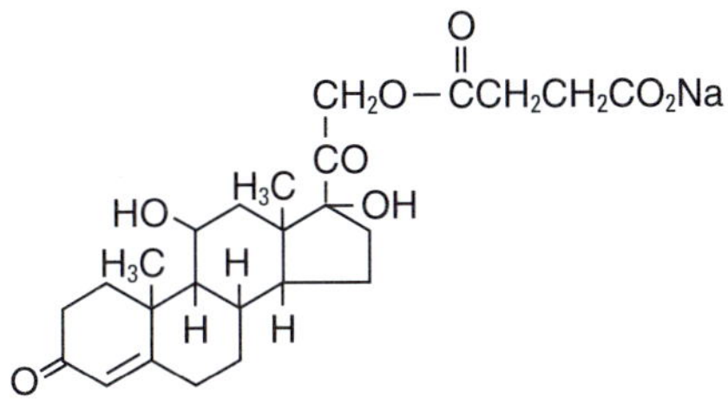 hydrocortisone sodium succinate	에스테라아제 (혈장중)	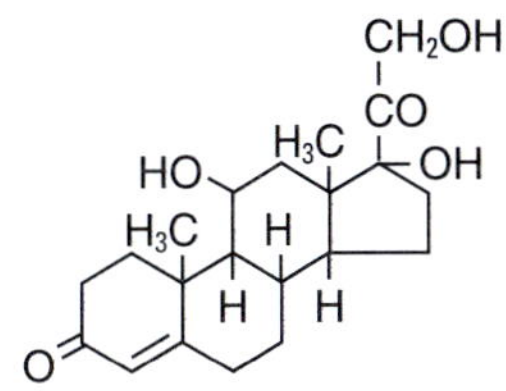 hydrocortisone
안정성의 향상	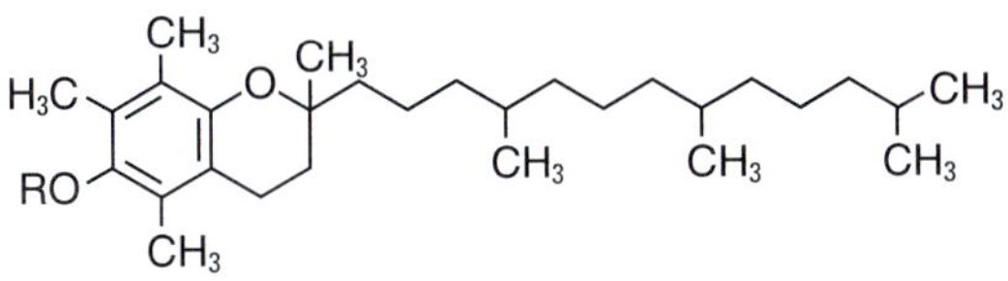 R: 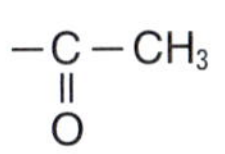 tocopherol acetate 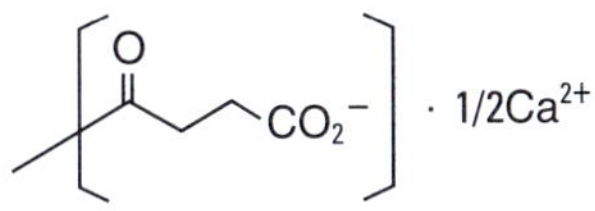 tocopherol calcium succinate	esterase (소화관)	R: -H (tocopherol, 비타민 E)
표적조직에서의 활성화	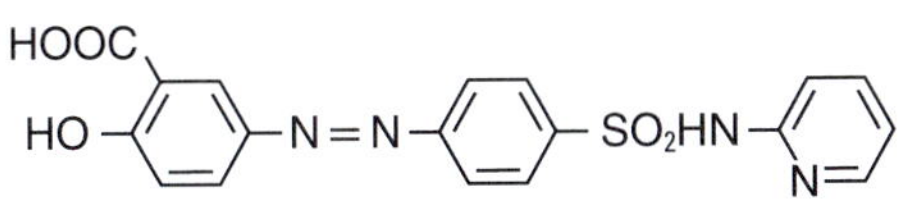 salazosulfapyridine	아조기의 환원 (장내세포)	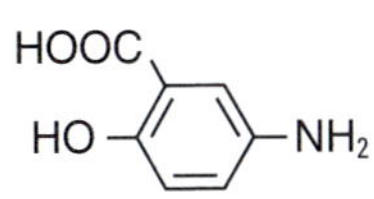 + 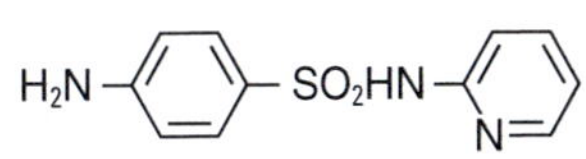 5-aminosalicylic acid, sulfapyridine

표 8 · 3 (계속)

구분	프로드럭 ⟶ 활성화합물
표적조직에서의 활성화	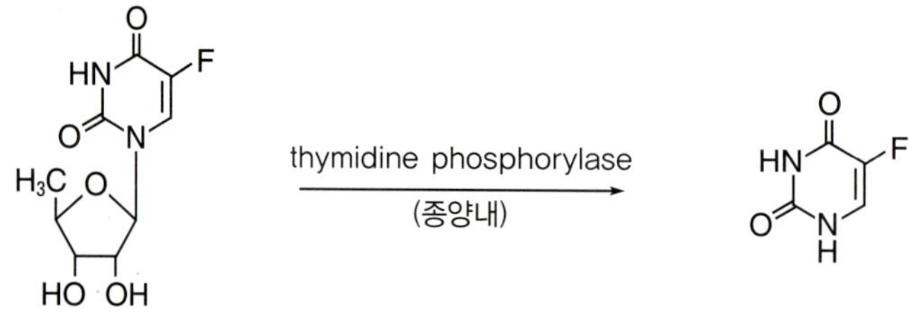 doxifluridine ⟶ 5–fluorouracil
	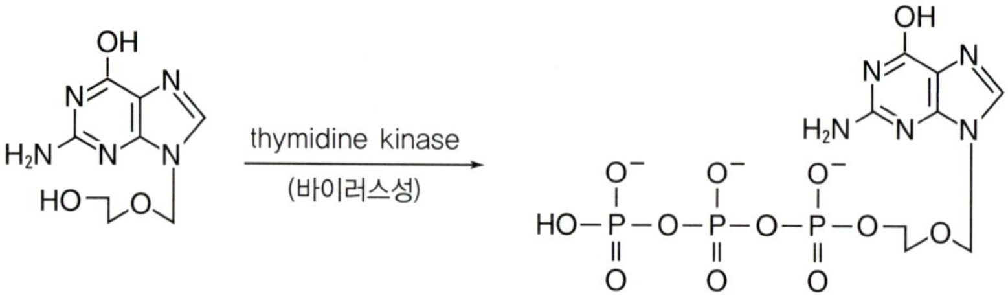 acyclovir ⟶ acyclovir triphosphate
소화관 부작용의 경감	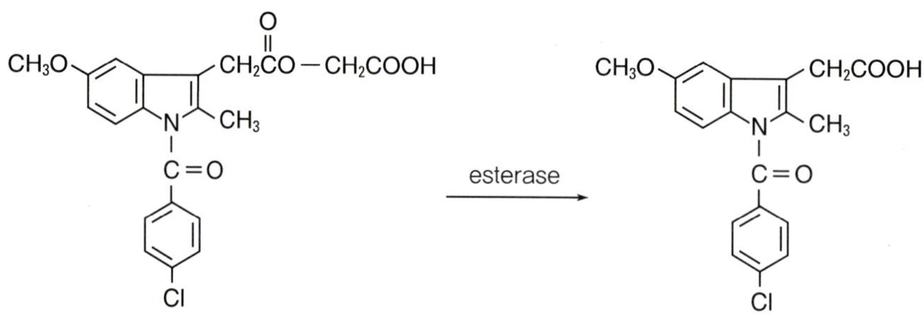 acemetacin ⟶ indometacin
	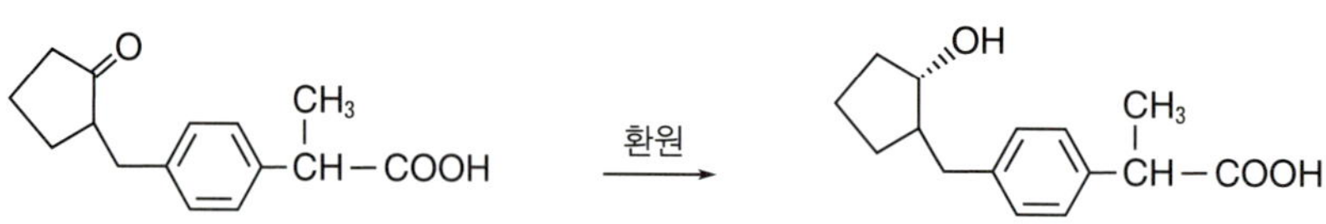 loxoprofen ⟶ (*trans* – OH)

표 8 · 3 (계속)

	프로드럭 ——→ 활성화합물
작용의 지속화	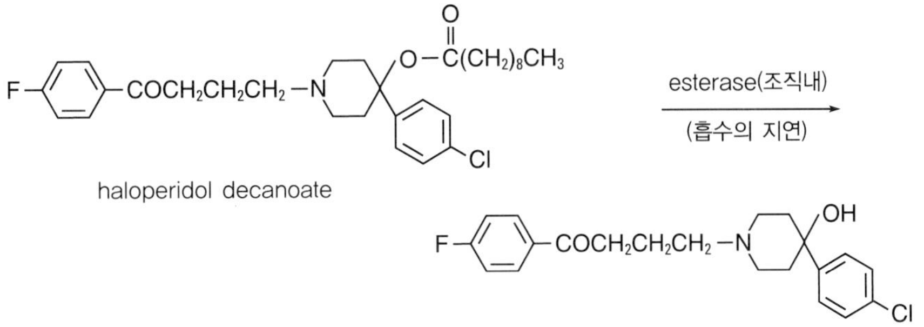
	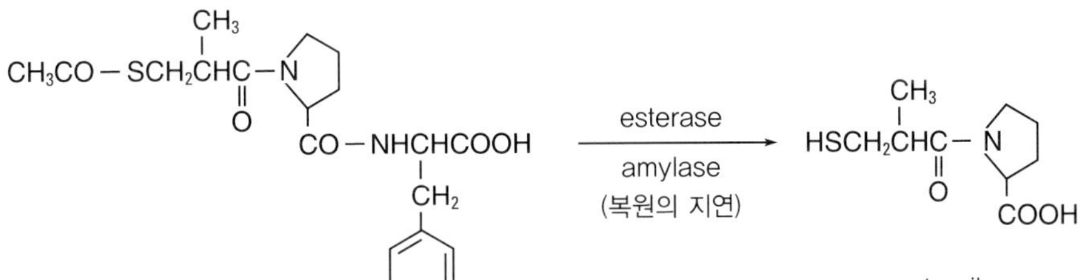
	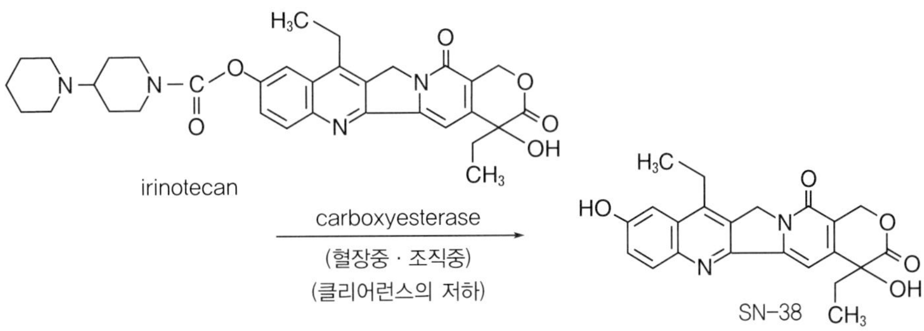
맛개선	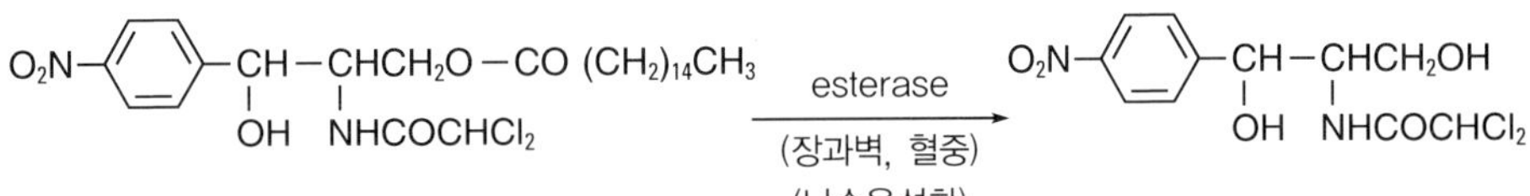

acyclovir와 종양부위에서 활성이 높은 thymidine phosphorylase에 의해 5-fluorouracil(5-FU) 로 변환되어 우수한 종양증식억제작용을 나타내는 독시플루리딘 등이 있다.

c. 작용의 지속화 ________ 작용의 지속화에는 여러가지 방법이 있고, 활성화합물로 서서히 복원하는 프로피온산 테스토스테론과 아라세프릴

(captopril), 난수용성으로 흡수를 지연시킨 haloperidol decanoate, 지질 친화성이 증가한 에노시타빈(cytarabine), 분포용적의 증대와 클리어런스의 저하에 따른 이리노데칸(SN-38) 등이 있다.

8 · 3 · 2 방출제어 DDS제제

주요한 방출제어 DDS제제를 그림 8 · 3에 표시한다.

a. **경구서방성제제** ________ 메카니즘이 다른 수많은 서방성제제가 개발되어 있으며 경구서방형 제제는 가장 많이 이용되고 있는 DDS 제제이다(그림 8 · 3a). 예를 들면, ① 유지성물질을 유기용매에 용해해, 약물표면에 피막의 두께를 변화시켜서 분무건조시킨 서방성과립과 속방성과립을 혼합해 캅셀충전한 것(spansule형), ② 약물을 서방성매트릭스에 분산시킨 핵정을 속방성의 약물층으로 감싼 이중, 삼중의 유핵정(lontab형), ③ 물에 불용성인 다공성 플라스틱격자에 약물을 분산시킨 정제(그레이드매트형), ④ 반투막으로 쌓인 전해질의 침투압을 구동력으로서 약물을 연속적으로 방출하는 정제(OROS® 시스템)등이 있다.

OROS기술을 사용한 nifedipine(칼슘길항제)의 서방성제제는 약물의 유효혈중농도를 일정하게 유지해, 투여초기에 올라가는 것을 억제하고, 유효성(심장발작의 발생율을 억제)이 향상되어 부작용(두통, 현훈, 화끈거림 등)이 현저하게 감소되었다. 또한, tamsulosin hydrochloride (전립선비대증치료제, 하루날®)은 서방화에 의해 초기의 피크를 억제하고, α_1-blocker의 혈압강하의 부작용을 억제하여 제품화에 성공했다. 이들은 투여횟수의 감소, 유효율의 향상뿐만 아니라 부작용을 저하시켜 서방성제제의 특성을 잘 이용한 예이다.

b. **경피흡수시스템** __________ 에스트라덤 TTS®(transdermal therapeutic system)(그림 8 · 3 b왼쪽)는 막억제형으로, 약물인 estradiol은 에탄올에 현탁시킨 상태로 저장층에 있고, 피부측을 밀폐상태로 보존하는 점착제가 부착된 방출제어막으로 쌓여있다. 피부에 붙이면 에스트라디올은 막투과율속에 의해 일정 속도로 48시간 방출된다. 용제 에탄올은 용해도를 높이고, 약물용액의 농도를 높임과 동시에, 막을 통과해 흡수촉진제로서도 작용하고 있다. 에스트라디올은 경구투여하면 소화관과 간장에서 대사되어 약효가 감소되지만, 경피흡수의 경우 이 초회통과 효과를 피할 수 있게 한 것이 큰 특징이다.

Nitrodisc®는 매트릭스형(표 8 · 3b 오른쪽)으로, 약물은 실리콘 매트릭스에 용해 또는 분산되어 있어, 매트릭스 중의 확산속도가 율속으로 적어

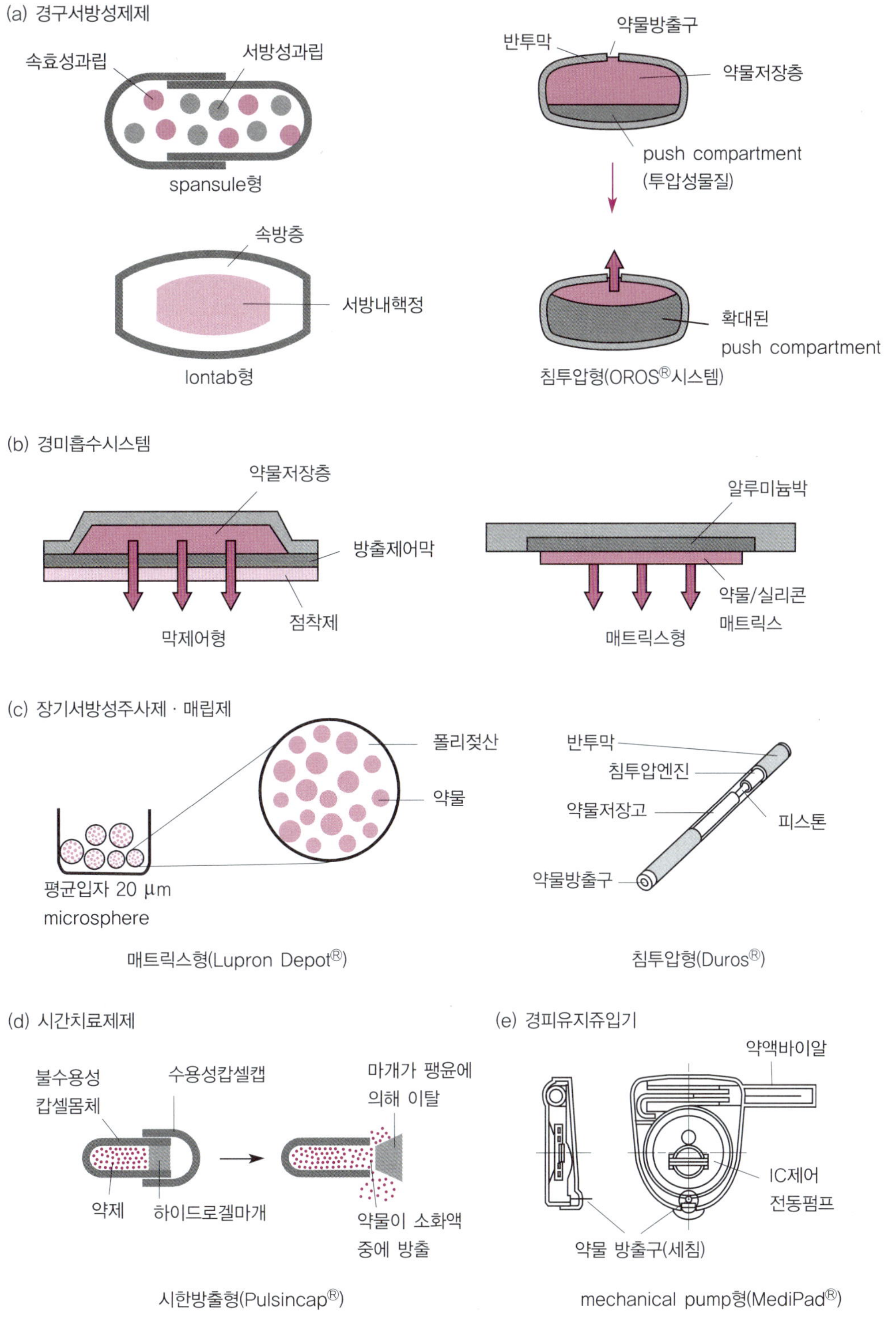

그림 8 · 3 주요 방출제어 DDS 제제

도 24시간 거의 일정속도로 약물이 방출된다.

c. 장기서방성주사제와 매립제 ________ 1회 투여로 1~3개월동안 장기에 걸쳐 약물을 연속적으로 방출하는 주사제 혹은 매립제가 LH-RH (황체형성호르몬방출호르몬)유도체로 상품화되어 있다. 이들 LH-RH유도체는 연속투여에 의해 뇌하수체 LH-RH수용체수의 감소와 여기에 따르는 성스테로이드생성 억제에 의한 일과성의 거세가 일어나게 되어, 전립선암, 자궁내막증 등의 호르몬의존성질환의 치료가 가능하다. 연속적으로 약물을 방출함으로써 확실히 강한 치료효과를 얻을 수 있고, 매회 자기주사를 필요로 하는 종래의 수용액주사와 비교해 투여량의 감소, 투여의 빈번함과 고통에서의 해방, compliance(복약준수)의 현저한 향상으로, 환자의 QOL(quality of life)의 향상을 가져온다.

미국에서 최초(1989년)로 발매된 leuprorelin의 DDS 제제인 Lupron Depot®(§10 · 11 참조)는 W / O / W에멀션을 거쳐 새로운 수중건조법에 의해 제조되어 평균입자경 20 μm의 미세한 마이크로스피어(microsphere, 다핵 마이크로캡셀, 그림 8 · 3c 왼쪽)로 보통의 가는 침을 이용하여 피하 혹은 근육내에 주사가능하다. 내상의 류프로렐린은 생체내 분해성 폴리머(1개월형: 폴리유산 · 글리콜산, 3개월형: 폴리유산)의 알킬체인에 의해 미셀모양으로 둘러싸여 폴리머의 가수분해에 따르는 장기간의 방출제어가 실현되었다. 이 약물은 세계에 시판되고 있는 LH-RH유도체 중에 가장 많이 이용되고 있고, DDS 기술에 의해 약물이 의약으로서의 유용성이 현저하게 높아진 좋은 예이다. 또한 미국에서 침투압을 구동력으로 한 류프로렐린의 1년간 방출형매립제(Duros®)가 시판되고 있다(그림 8 · 3c 오른쪽).

d. 시간치료제제 ________ 신체에는 외부자극과 시간유전자에 의해 제어되는 circadian rhythm (대략의 날짜리듬)이 있고 신체의 항상성(호메오스타시스)유지를 위해 많은 합리적 시스템이 작동하고 있다. 따라서 예를 들면 리듬에 맞춰 내분비호르몬을 투여하거나, 리듬에 따른 증상발생의 패턴을 파악하여, 증상이 보다 강하게 발생하는 때에 맞춰 약물혈중농도를 높이면, 보다 자연스럽게 확실히 치료된다. 이것을 **chronotheraphy**라 한다. 표 8 · 4에 몇가지 질환에 대해 증상이 일어나는 시간과 그 특징을 정리하였다.

예를 들면, 암세포는 야간에 증식한다. 한편, 정상인 골수세포는 주간에 증식하므로 야간에 항암제를 투여하면 부작용을 경감시키고 고용량 투여가 가능하여, 암세포에 고효율로 작용하게 하는 것이 가능하다.

또한, Covera-HS®는 OROS기술을 사용하여 verapamil (칼슘길항약)

을 lag time(방출휴지기)후, 필요한 시간에만 방출가능케 한 시한방출형 DDS제제이다. 심장발작이 일어나기 쉬운 아침 10시 조금 전에 약물혈중농도가 최고가 되도록 설계되어 있다. 또한 천식에 의한 호흡곤란 발작의 발현은 아침 경에 생기지만 저녁식사 후 혹은 취침전에 투여하여 아침에 약물혈중농도가 피크가 되도록 설계된 시한방출형의 theophylline 경구투여제(기관지확장약)과 tulobuterol 경피흡수제(β효능약)가 시판되어 있다. 이것은 동시에, 증상이 나타나지 않는 시간, 즉 약물이 불필요할 시간에 약물혈중농도를 감소시키는 것도 있어, 부작용의 감소에도 연결된다. 시한방출형DDS에는 여러가지 제어방법이 있으나, 대표적인 경구투여시스템으로서 Pulsincap®(그림 8 · 3d)이 있어, 대장송달시스템으로서도 이용되고 있다.

표 8 · 4 질환발증의 circadian rhythm

질 환	시간적특징
천 식	발작과 기관지협착의 피크는, 히스타민등의 화학전달물질의 농도가 상승해, 호흡기능이 가장 저하하는 심야에서 이른 아침에 일어남
고혈압	심박수, 혈압이 이른 아침에 상승하여, 혈소판의 응집과 다른 응고인자도 상승해서, 협심증의 발작도 아침에 다발함
암	암세포는 야간에 세포분열하여 증식능이 높아지고, 정상인 골수세포는 주간에 증식하기 때문에, 야간투여함으로써 부작용의 발현이 50%이상저하가능함
관절류마티스	통증의 피크가 이른 아침에 일어남
NSAID궤양	소화관의 산분비가 이른 아침에 항진해 장해를 받기 쉬움. 아침8시경, 약물투여하면 소화관의 부작용이 경감됨
혈전증	혈소판의 응집, 혈액의 응고가 아침에 증가해 야간에 감소한다. 한편, 섬유소용해계의 활성은 밤보다 아침에 저하되고, 투여된 헤파린의 항응고작용은 아침에 최소로 되고, 밤에 최대로 됨

8 · 3 · 3 점막투여 DDS제제

a. 경구(經口)투여제 ________ 펩타이드 · 프로테인약의 점막흡수를 촉진시키는데는, 점막의 표면과 내부에 있는 단백질분해효소에 의한 분해(효소장벽)를 피해야 한다. 극성화합물은 점막지질 이중층을 투과할 수 없는 것(점막장벽)을 극복해야 한다. 이 방법으로서 ① 단백질분해효소저해제(담즙산, aprotinin), ② 점막상피세포의 밀착결합을 일시적으로 해리시키는 세포간극루트의 흡수촉진제(EDTA, 구연산, 카프린산나트륨, 담즙산), ③ 점막에 약물을 저류시키는 gel기제(키토산, 메타크릴산나트륨), ④ 임파관

루트로 흡수시키는 지질 혹은 단백질의 입자 carrier, ⑤ 흡수된 약물을 끌어내는 transporter P-gp 저해제(cremopher)등의 첨가가 연구되고 있다.

②의 흡수촉진제로서 카프린산 유도체를 사용한 펩타이드, 다당류, 안티센스(인슐린, 칼시토닌, 헤파린, Orasense® 등)의 경구투여제가 임상시험되고 있다. 그러나, 소화관은 다량의 소화액이 분비되고 음식물 등 많은 이물질이 빈번히 통과하는 장소이므로, 점막을 변화시키지 않고 약물을 보호하거나 약물자체의 점막투과성을 높이는 prodrug 등의 방법이 바람직하다.

b. 경피(經皮)투여제 ________ 국소자극이 적어 실용되고 있는 흡수촉진제로는 에탄올, 1-멘톨, *o*-에칠멘톨, 모노올레인산 글리세라이드, 라우린산 아세테이트 등이 있다.

또한, 피부표면에 물리적으로 전위차를 가해 이온성 약물을 흡수시키는 iontophoresis 혹은 고전압 pulse을 단시간 조사하여 표피에 미세한 구멍을 열어 약물을 투과시키는 electroporation이 연구되고 있다. Iontophoresis에서의 약물 투과는 주로 모공과 한선을 통해서 일어나지만, 통전에 의해 각질층내에 세공이 형성되는 것도 나타내고 있다. 문제로서는 피부자극(피부의 통증과 위화감, 경도의 화상)이 있다. Electroporation에는 경피적인 유전자의 세포내 도입(유전자치료)으로 임상시험이 행해지고 있다.

c. 경비(經鼻)투여제 ________ 비강은 넓은 표면적을 가지고 호흡부의 점막상피는 다열섬모를 가지는 단주상피로 비점막 아래에는 혈관, 임파의 맥관계가 잘 발달해 흡수가 빠르다. 많은 약물흡수는 pH분배이론에 따르지만 효소장벽, 점막장벽은 소화관보다 낮고, 극성이 높은 펩타이드 · 프로테인약 등도 잘 흡수된다. 빠른 흡수를 기대하는 sumatriptan점비약(편두통치료제), 펩타이드약 desmopressin(중추성 뇨붕증), 칼시토닌(골다공증약), buserelin과 nafarelin(자궁내막증), 인플루엔자 백신의 점비약 등이 시판되고, 인플루엔자 DNA백신이 개발되어 있다.

d. 경폐(經肺)투여제 ________ 이미 국소작용을 목적으로 한 항천식제의 흡입제가 범용되고 있으나 폐상피는 소장과 거의 동일하게 넓은 면적을 가지고 있고, 폐포의 상피세포막은 한층 얇고 친수성 화합물의 흡수도 양호하여 펩타이드약과 DNA의 투여부위로서도 기대되고 있다. 일반적으로, 수동수송에 따르지만, 펩타이드 등의 담체수송도 보고되어 있다. 호흡기 투여의 특징은 실제로 흡입될 때의 약물의 동적 입자경인 공기역학적 입자경(aerodynamic particle size)에 따라 도달부위가 다르다. 기관 · 기관지는 3~10 μm, 폐포에서는 3 μm이하의 입자가 고효율로 침착하지만, 0.5

μm이하의 입자는 흡입되어도, 다시 호기와 함께 배출된다. 따라서 전신투여용의 흡입제의 약물입자사이즈는 세기관지에서 폐포영역에 도달가능한 0.5~7 μm, 기관지천식의 약제는 5~10 μm 범위이다. 역으로, 비염치료약과 같이 비강에 저류시키는 데는 30~90 μm의 입자로 하면 양호한 효과가 기대될 수 있다.

예를 들면, 인슐린을 안정화제와 분무건조법에 의해 1~5 μm의 미립자 분말로 만들어 전용의 흡입장치의 플라스틱관 중으로 분무시켜, 환자가 그것을 흡입하는 방법으로 60~90%가 폐심부에 도달할 수 있게 하는 방법이 있다. 흡수량은 피하주사에 필적하고, 빠른 흡수와 소실로 인해 보통의 인슐린분비에 의한 약리반응과 유사한 패턴을 얻을 수 있는 것으로 알려져 있다. 또한, 수용액으로 미세한 입자를 만드는 컴퓨터제어 흡입장치도 고안되어 인슐린, morphine 등에서 임상시험이 행해지고 있다.

8 · 3 · 4 표적지향 DDS제제

약물을 필요한 장소에만 송달하는 본기술은 DDS기술 중에서도 가장 난이도가 높은 것이지만, 주작용과 부작용의 분리에 의해 안전하고 유효한 약제의 개발에 유력한 방법이다.

a. 리포좀 ________ 리포좀이란 레시틴과 합성인지질로 구성된 입자경 수십~500 nm의 일층 혹은 다층 지질 이중막의 소구이다. 암포테리신 B를 함유하는 리포좀제제 AmBisome®은 입자경 100 nm이하의 LUV(large unilamellar vesicles)형 리포좀제제로, 사용시 분산시켜 정맥내투여한다. 전신성 진균증치료제로서 투여되는데, 리포좀제제로 함으로써 부작용인 오한, 구토, 신기능장애 등이 경감되었다. Doxil®은 독소루비신의 폴리에틸렌글리콜(PEG) 수식 혈중저류성 리포좀제제 (stealth liposomes)로, 난소암, Kaposi' s sarcoma의 적응증에 종양부위로의 이행성 · 저류성을 높이고 심장으로의 이행을 저하시켜 심장독성을 경감시켰다. 입자경 약 100 nm로 리포좀표면이 MPEG(N-carbonyl-methoxy polyethylene glycol 2000)로 입혀져 있다. PEG수식함으로써 세망내피계(RES; retianloendothelial system)세포에 의한 리포좀의 흡수를 피하여 혈중저류성을 높인 것이다.

리포좀제제는 미국에서 이미 여섯개 제제가 시판되고 있으나 표면에 항체를 수식한 immunoliposome, pH와 온도의 변화로 상전이하는 pH/온도감수성 리포좀, PEG수식 리포좀 등이 연구되어 유전자치료의 벡터로서 많은 임상시험이 행해지고 있다.

b. 지질미립자 ________ 대두유와 난황레시틴으로 된 평균입자경

200 nm의 지질미립자로 내부에 약물이 용해되어 함유되어 있다. 팔미틴산 dexamethasone(만성관절류마티스치료제), 프로스타글란딘 E1의 alprostadil, flurbiprofen axetil(비스테로이드성 진통제)제제가 시판되어 있다. 모두 물에 난용성의 화합물이며 미립자로 함으로써 정맥내투여가 가능하게된다. 염증부위 등의 혈관투과성이 항진된 질환국소부위에 농축됨으로써 염증세포로의 약물의 표적화를 통해 약효가 증강된 것이다. 이 시스템은 혈중에서의 혈액단백질과의 상호작용에 의해 지질에서 약물이 빠르게 빠져 나가는 것이 해결해야될 문제이지만 고형화한 개량형이 개발되어 있다.

c. PEGylation® ________ PEG를 약물에 결합함으로써(PEGylation®) 입체장해에 의한 단백질분해효소에 대한 안정성의 향상, 분자량 증가에 따른 신장배설의 억제, 항원성의 저하 등에 의한 순환혈액중 저류성의 연장, 약물용해도의 향상 등이 일어나 작용이 증강한다. PEG-adenosine deaminase(선천성면역부전증 치료제), PEG-asparaginase, PEG-INF-α(C형간염 치료제), PEG-G-CSF(호중구감소증 치료제), PEG-hGHra(인성장호르몬 수용체 길항제, 거인증 치료제) 등이 실용화되어 있다. 또한 용해도의 개선과 암으로의 축적성을 높힌 camptothecin (항암제), paclitaxel (항암제)의 PEG수식체가 임상시험되고 있다.

d. **완전인간형 모노크로널항체** ________ 트랜스제닉마우스 혹은 박테리오파지를 사용한 완전 인간형 모노크로널항체(hMoAb)의 생산기술의 개발에 의해 의약으로서의 응용이 한단계 활발해지고 있다. DDS제제로서는 MoAb와 활성물질을 결합한 이뮤노톡신이 25품목이상 임상시험되고 있다. MoAb가 항원에 선택적으로 반응하여 결합된 활성물질의 작용점으로의 집적을 높여, 작용을 증강시키는 것이다. 예를 들면, 암세포에 많이 발현하는 HER-2항원과 킬러세포의 Fc수용체를 인식하는 이중특이성 MoAb, 난소암과 활성임파구항원(CD3)을 인식하는 이중특이성 MoAb, ^{131}I 표식화한 비호지킨성 B임파종의 표면항원의 MoAb 등이 있다. 지금까지 항체 DDS에서는, 반복해서 투여한 후 체내에서의 항체에 대한 항체생산으로 인한 중화와 쇼크증상의 부작용이 걸림돌이었지만, 인간형화함으로써 거의 해결되었다. 그러나, 항원의 변화, 혈액중 항원에 의한 중화, 항원의 대부분이 세포표면에만 있고 항체는 표재화되어 내부 작용점으로의 이행이 낮다는 과제가 있다.

e. **뇌지향 제제** ________ 뇌로의 표적화에 있어서, 뇌내 모세혈관의 내피세포상에 있는 각종 transporter를 사용한 화합물 선택적 송달의 실용

예가 몇가지 있다. Melphalan(다발성골수종치료제), bucolome(항염증제), L-도파(파킨슨병치료제)등은 L형 아미노산 transporter를 이용하여 수송된다. 문제점으로서는 고아미노산식을 섭취했을 때 경쟁저해로 인해 이행율이 저하된다는 것이다. 이 외에, 아직 실용화되어 있지 않지만, 수용체를 이용한 송달이 검토되고 있어 트랜스페린과 인슐린수용체의 MoAb를 리포좀표면에 수식(이뮤노리포좀)해, 펩타이드약과 DNA를 뇌실질세포에 송달가능하게 하는 것이 보고되고 있다. 이물질의 침입에 민감한 뇌 등으로의 표적화에는, carrier fragment에 약물을 결합시킨 분자레벨의 선택적 송달시스템(분자형 DDS)이 특히 필요하다.

8·3·5 유전자약(유전자치료제) DDS제제

유전자치료에는 선천적으로 결손되어 있는 유전자 혹은 치료효과를 가지는 인자를 생산하는 유전자를 체내의 세포에 도입하는 방법과, 병인유전자의 발현을 저지하는 유전자를 투여하는 방법이 있다. 근본적치료와 난치성질환치료에 기대되고 있다. 전자의 유전자발현에 의한 치료에 adenosine deaminase (ADA), Ⅷ인자, VEGF 등의 효소, 생리활성단백질을 생산하는 유전자와, DNA백신으로는 바이러스 등의 막단백질항원을 생산하는 유전자가 치료에 이용된다. 후자의 병인유전자의 발현저지로는, 병인유전자의 mRNA에 상보적인 배열을 가지고 있어서 해당부위에 결합함으로써 그 발현을 선택적으로 저지하는 안티센스와 decoy oligodeoxynucleotide, 혹은 선택적으로 절단하는 리포자임, siRNA(small interfering RNA) 등이 있다. 이들 유전자는 DNA, RNA 혹은 그 올리고머로서 유전자치료제 혹은 유전자약, 그 제제를 **유전자제제**라 부른다. 유전자를 세포에 도입하는 캐리어를 벡터라 하는데 이들은 유전자의 세포막투과와 핵으로의 효율적수송을 행하는 유전자약의 DDS이다.

치료법으로서 유전자를 벡터로 직접 체내에 투여하는 *in vivo* 법과, 적출한 암세포, 섬유아세포, 수상세포, 간세포 등에 유전자를 도입해 다시 체내에 집어넣는 *ex vivo* 법이 있다. 후자는 세포치료라고 하며 이때 사용되는 세포를 **세포제제**라 부른다. 이것들은 세포막에 있는 여러가지 자극응답성을 이용하여 약물(펩타이드 · 프로테인약)을 필요한 때에 생산 · 방출하는 고기능 DDS제제이기도 하다.

a. 임상시험 ________ 현재 임상시험이 실시되고 있는 주요한 유전자치료의 대상질환과 표적세포, 대상의 유전자 및 발현인자를 표 8 · 5에 나타냈다. ADA결손증(면역부전증), 혈우병, 암, AIDS 등의 선천성 혹은 난치

성질환뿐 아니라, 최근에는 협심증, 당뇨병성 말초혈관폐색증, 류마티스 등의 일반적인 질환으로의 임상응용이 이루어지고 있다.

현재시점에서, 유전자가 결손된 ADA결손증 등의 선천성질환에는 확실한 유효성이 확인되어 있으나, 암 · AIDS 치료에서는 현저한 효과가 얻어지지 않은 것이 실상이다.

안티센스약으로는 cytomegalovirus (CMV)의 *MIE* 유전자 포스포로티오에이트형 안티센스가 CMV망막염 치료에 실용화되어 있다. 최근에는 흡수촉진제 카프린산나트륨이 첨가된 안정한 차세대 안티센스약의 경구투여

표 8 · 5 임상시험중의 주요유전자치료

	질환	표적세포	대상유전자 및 생산인자
유전병	ADA결손증 (선천성면역부전증)	임파구	ADA
	혈우병A, 혈우병B	피부섬유아세포	Ⅷ인자, Ⅸ 인자
	가족성고콜레스테롤혈증	자가배양간세포	LDL수용체
	낭포성섬유증	폐 · 기도상피세포	CFTR
	Gaucher병	조혈간세포	glucocerebrosidase
악성종양	악성흑색종	종양내침윤임파구(TIL)	TNF
	암	자가배양암세포	TNF, IL-2, GM-CSF, IFN-γ, HLA-B7
	뇌종양	*in vivo* 종양	tymidine kinase(tk) (자살유전자요법)
	폐암	in vivo 종양	K-*ras* antisense,p53
	전립선암	in vivo 종양	PSA,PSE(살암세포성 adenovirus)
	악성흑색종백신	수상세포	MART-1/gp100
	암	자가조혈간세포	MDR-1 (화학요법제병용)
바이러스감염	C형간염	감염간세포	HCV antisense
	HIV감염	조혈간세포,자가임파구	HIV ribozyme, HIV gag antisense
	HIV감염	자가임파구	Transdominant-negative Rev
	HIV DNA백신	근내세포	HIV막단백질
기타	협심증,심근경색,심부전	심근세포	VFGF,FGF-4,HGF,HIF-1
	PTCA후 재협착	혈관벽세포	VFGF,c-*myc* antisense
	폐색성동맥경화증	근육세포	VFGF,HGF
	알츠하이머병	피부섬유아세포	NGF
	류마티스	관절강	TNF-α · IL-1 가용성수용체, IL-4, ICAM-1 antisense
	인플루엔자 DNA백신	비점막상피세포	바이러스막단백질

제(OraSense®, 항TNF-α)가 임상시험되고 있다. 항혈관신생리포자임 Angiozyme®, HER-2에 대한 리포자임 Herzyme®(유방암, 난소암), 전사인자 NF-κB decoy oligodeoxynucleotide (아토피성피부염) 등이 임상시험되고 있다. Herzyme®은 경피지속주입기 Medipad®(Elan사, 그림 8 · 3e)로 투여되고 있다.

유전자도입은 벡터에 따라 다르지만 한번 도입되면 약효발현은 수개월간 지속된다. 혈우병의 치료제 Coagulin A(Ⅷ인자의 유전자)는 Adeno-Associated Virus (AAV) 벡터로 1회의 동물투여로 2년간 혈액응고시간의 단축을 얻고 있다.

b. 유전자약 DDS/벡터 ________ 유전자약은 모두 polyanion으로 핵산분해효소에 의해 분해되기 쉽기 때문에, 유전자의 도입에는 ① 정전하를 가진 고분자캐리어와 리포좀과의 복합제로 하거나, ② 바이러스유전자에 삽입해, 같이 표적세포내로 흡수시켜 핵으로의 송달이 이루어지고 있다. 안전하고 도입효율이 높은 벡터의 탐색이 유전자치료제의 실용화의 열쇠가 된다.

바이러스 벡터는 retrovirus를 제외하고 어떤 것이든 높은 유전자도입효율을 가진다. Retrovirus, lentivirus에서는 숙주세포의 염색체로의 랜덤한 삽입, 아데노바이러스에서는 발현의 지속성과 항원성, AAV에서는 제19 염색체의 특정위치에 삽입되지만 삽입유전자의 크기의 제한(4kb까지)이 있는 등의 문제점이 있다.

비바이러스성 벡터로서는 양이온성 지질로 형성된 리포좀, 폴리에틸렌이민(PEI), 폴리 L-리신, 키토산 등의 양이온성 고분자캐리어가 사용되고 있다. 이들의 지질 혹은 폴리머와 DNA의 복합체는 하전, 입자경에 따라 조직이행성, 흡수, 유전자발현효율이 다르고, 혈장단백질과의 상호작용, 혈관벽의 투과성, 표적세포로의 흡수, 엔도좀으로 부터의 탈출, 리소좀 · 세포질내 뉴클레아제의 회피, 핵으로의 이행 등 많은 과제를 극복해야 할 필요가 있다.

유전자치료중 아데노바이러스의 면역반응으로 쇼크사, retrovitrus에 의한 백혈병의 유발 등 바이러스 벡터에 의한 부작용이 위험하다. 한편, 비바이러스성 벡터는, 일반적으로 유전자의 발현효율이 낮은 것이 문제로, 세포 독성이 없고 발현 효율이 높은 벡터의 개발이 기대되고 있다.

c. 차세대유전자약 ________ 차세대유전자약으로서 발현의 시간, 혹은 발현의 장소를 제어할 수 있는 시스템이 개발되고 있다. 전립선암의 95%에서 특이적으로 생산되는 전립선특이적항원(PSA)의 유전자

enhancer 부분을 바이러스유전자에 주입하여, 암세포에서만 특이적으로 증식하는 세포를 죽이는 prostate cancer-specific adenovirus (CV-787)가 임상시험중에 있다. 보통의 화학요법제로는 정상세포와 비교해 암세포에 대한 세포파괴의 선택성은 6배 정도이지만, 본 바이러스는 10,000배의 선택성을 가지는 것으로 여겨진다.

경구투여된 스테로이드의 혈액농도에 반응하여 유전자발현이 개시되는 Geneswitch®기술과 간헐투여된 rapamycin에 의해 투여 량의존적으로 발현하는 *h*GH유전자/아데노바이러스벡터 등이 개발되어, 목적의 유전자 산물을 필요로 할 때에만 발현시키는 것에 의해, pulse발현과 과잉발현에 의한 부작용의 회피가 가능한 차세대 유전자약이 개발되었다.

9

창약연구의 패러다임시프트

현재의 창약연구는 **패러다임시프트**(paradigm shift)하고 있다고 말하고 있다[*1]. 이것은 인간게놈해독에 따른 성과와 관련기술 및 급속히 진보하는 컴퓨터기술이 본격적으로 창약연구의 현장에 침투되는 시대가 되어, 창약연구방법에 새로운 접근이 시도되고 있다는 것을 의미한다. 본장에서는, 이들 게놈과학과 컴퓨터의 창약화학에의 활용에 대해 개설한다.

9 · 1 게놈과학[*2]

9 · 1 · 1 게놈

게놈(genome)이란 **유전자**〔gene(그리스어: genos race=민족, 종류)〕와 **염색체**〔chromosome(그리스어: soma=체)〕를 합한 조어이며, 배우자(숫컷은 정자, 암컷은 난자에 해당하는 반수체)에 함유된 염색체 혹은 유전자 전체를 나타내는 말로서 현재 널리 사용되고 있다. 즉, 게놈은 생물의 생존을 가능하게 하는 최소한의 염색체 1조, 혹은 세포가 정상기능을 발휘하게 하는 모든 유전자를 가진 1조의 염색체를 지칭한다고 말할 수 있다. 게놈은 사람에서는 정자와 난자 중에 있고, 반수염색체로도 불린다. 사람에 있어서 정자와 난자가 가진 반수염색체가 합체한 수정란이, 세포분열을 반복하여

---

*1 패러다임(paradigm)이란 어떤 시대에 지배적인 사물의 견해 특히, 과학상의 문제를 취급할 만한 시대에 공통적인 사고의 틀을 말함. 사고와 행위의 기준, 규범이 되는 세계관이라고도 함. 이의 변화, 예를 들면 "천동설에서 지동설로 변하게 된 것과 같은 변화"를 패러다임 시프트라고 함.

*2 집필자: 本多利雄 (§9 · 1)

신체를 만들고 있다. 사람에서는 생식세포(정자와 난자)의 게놈은 23개의 염색체로 구성되어 있는데, 체세포에서는 합쳐서 짝이 되어 46개의 염색체가 존재하고 있다. 따라서, 인간은 부모에게서 유래한 2조의 게놈을 가지고 있는 것이다.

이와 같이 유전정보의 전달을 경영하는 기반이 게놈이기 때문에 게놈은 생명의 설계도라고 말할 수 있다. 1게놈은 정자와 난자에 함유된 어버이로부터 자식에게 전해지는 유전정보에 해당한다.

인간의 신체는 세포(약 60조 개), 세포중에 합성되는 단백질 · 지방 · 탄수화물 등의 유기화합물, 뼈, 또한 각종 무기화합물로 이루어져 있다. 많은 의약품이 인간의 세포의 특정부분에 작용하여 약효를 발현한다. 따라서, 세포를 이해하는 것은 의약품을 이해하는 데에 필수사항이라 할 수 있다.

9 · 1 · 2 DNA와 RNA, 유전자와 유전정보

진핵생물의 세포내에는 **핵**이 있고, **핵막**으로 둘러싸여 있다. 핵에는 생명의 영위와 연결된 염색체가 있어, 여기에 **DNA(데옥시리보핵산)**가 **히스톤**이라는 단백질로 둘러쌓여, 이것이 다시 나선상으로 된 형태를 반복하고 있다. 유전자는 염색체를 구성하는 DNA분자 중의 특정영역에 존재하고 있다. 바꿔 말하면, 게놈의 본체는 DNA에 있다고 말할 수있다. DNA는 뉴클레오타이드라 불리는 구성단위로 성립되어 있다. 뉴클레오타이드는 뉴클레오시드의 인산에스테르이며, 뉴클레오시드는 **핵산염기**로 불리는 함질소 방향족 화합물과 데옥시리보스가 결합한 것이다(그림 9 · 1).

DNA분자는 4종류의 핵산염기, **아데닌(A)**, **티민(T)**, **구아닌(G)**, **시토신(C)**로 이루어져있고, 이 4종류의 염기(문자에 상당)의 배열방법에 의해 모든 생명의 영위가 결정되고 있다. DNA분자에 있어서, 이들 염기의 배열(배열방법)에는 의미가 있는 영역(**엑손**)과 의미가 없는 영역(**인트론**)이 있고, 엑손이 유전자로 불리워지고 있다. 사람의 경우, 유전자영역은 전 DNA의 약 5% 정도라고 여겨지고 있다. 유전자는 염기 3개로 1개의 아미노산을 코드하고, 수천에서 수만의 염기가 하나의 단백질을 의미하는 암호로 되어있다. 즉, 게놈이란 "유전정보전달의 단위" 이며, 유전자는 "유전정보발현의 단위" 라고 말할 수 있다.

사람에 대해서 간단하게 정리하면, 세포의 수는 약60조개, 세포당 DNA 염기의 수는 30억7천만개, 1유전자를 구성하는 DNA 염기의 수는 10만, 세포당 염색체의 수는 46(23쌍)로 여겨지고 있다. 또한 사람은 3만 2천~4만개의 유전자를 갖고 있는 것으로 여겨지고 있다. 유전자의 수는 생물종에 따라 다르다. 예를 들면 원핵생물(세균 등)은 수천의 유전자를 가지고, 진핵생물(사람, 선충, 효묘등)은 수만의 유전자를 갖는 것으로 여겨지고, 마이코플라즈마는 500이하, 선충은 2만 가까운 유전자를 갖고 있다.

유전자는 자기증식하고, 세포세대, 개체세대를 통해 어버이로부터 자식에게 계대적으로 정확하게 계승되어, 형태발현에 대한 유전정보를 전달한다. 즉, 유전자의 본질은 정보이며, 이것은 앞에서 말한 것과 같이 4종류의

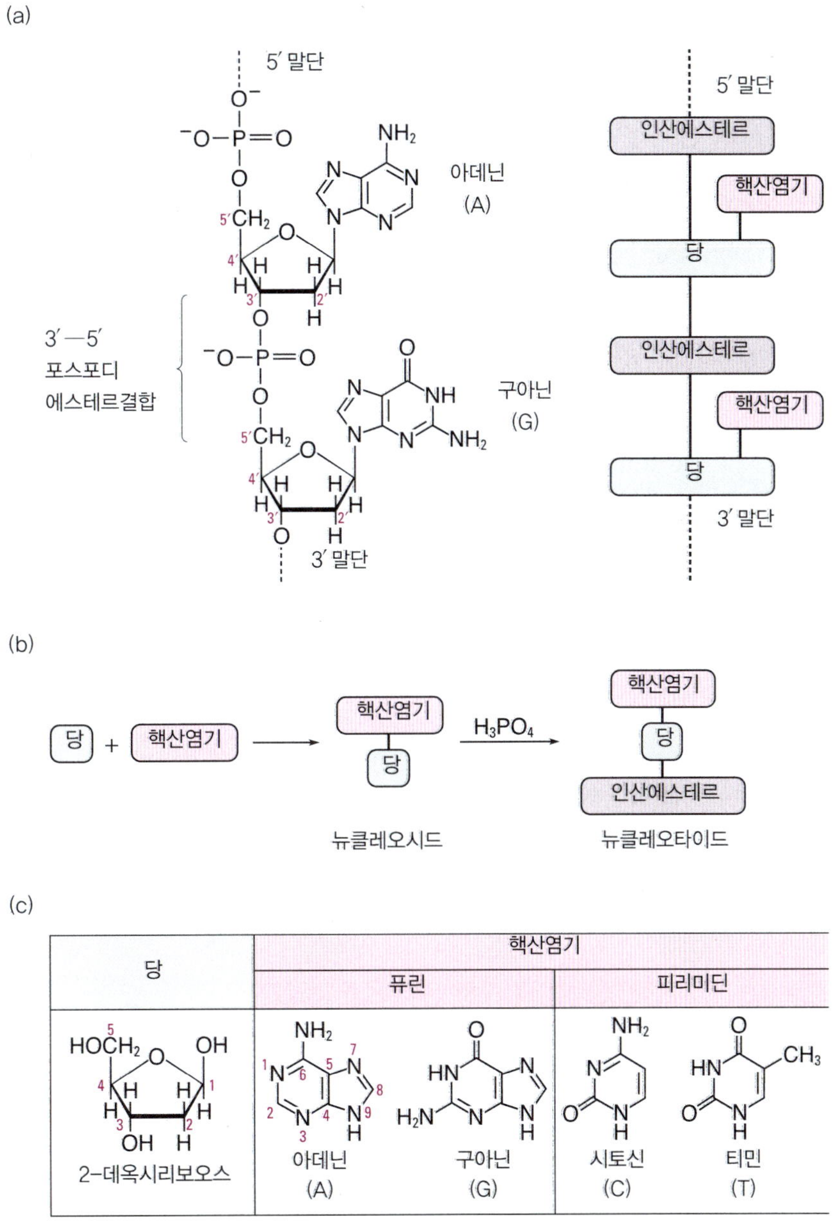

그림 9·1 (a) DNA의 구조, (b) 뉴클레오시드와 뉴클레오타이드, (c) DNA의 구성단위

염기의 배열방법(**염기배열**, **유전암호**)에 의해 지배된다. DNA의 유전자영역은 직접적으로는 단백질의 아미노산배열 및 리보핵산일차구조를 결정하는 것으로, 만들어진 단백질이 생물의 가진 고유성질을 발현(형태발현)하게 하는 것으로 여겨지고 있다. 즉, 유전자는 단백질합성과 생물의 기능발현 2가지를 지배하고 있다. 따라서, 어버이로부터 자식에게 유전자가 전해진다고 하는 것은, 전해진 유전자로부터 생물고유의 신체형태와 정신신경계가 만들어진다는 것을 의미하고 있다.

상술한 바와 같이, 유전자는 염색체를 구성하는 DNA 분자의 특정영역이며, 염색체는 DNA와 단백질로 이루어져 있다. 또한, DNA분자는 여러가지 입체구조를 하고 있다. 가장 일반적인 입체구조는 1953년에 J. D. Watson과 F. H. C. Crick에 의해 제창되었던 이중나선구조이다. 더욱이 DNA의 X선 회절데이터를 바탕으로 어떤 DNA도 아데닌과 티민의 함량이 같고, 또한 구아닌과 시토신의 함량도 같다는 사실을 덧붙여서 제창하였다. 그들은 또한 DNA는 2줄의 체인을 형성하고 있어, 각각 1줄의 체인은 4종류의염기(A, T, G, C)가 연결되어 생겨났고, 이 배열은 유전자정보와 밀접하게 관련이 있다는 것, 또한, 2줄체인형성에 있어서 아데닌(A)과 티민(T), 구아닌(G)과 시토신(C)이 각각 짝을 이뤄, 상보적인 입체구조를 만드는 것으로부터, "1줄의 체인의 배열이 결정되면 다른 1줄도 자동적으로 결정된다"는 사실을 밝혀 냈다(그림 9 · 2). 이 염기쌍의 형성에 의해, DNA복제기전(그림 9 · 3)이 밝혀지게 되었고, 유전에 관한 기본적인 생명현상이 분자레벨로 해명되었다.

실제로 세포중에 염기배열의 정보가 읽어질 때는 이중나선은 풀어져 1줄 체인으로 된다. 이때 염기부분이 나선의 외측에 노출되어, 노출된 DNA 부분에 존재하는 아미노산정보가 RNA에 전달된다. 또한 2줄의 상보적인 체인(DNA분자)은 다른 염기배열을 갖고 있다. 이 다른 정보를 가진 상보적인 DNA분자의 정보전달에 있어서, 실제로 어떤 한쪽 체인의 염기배열만이 사용되는 것이 아니라, 어떤 영역에서는 한쪽의 DNA를 사용하고, 또 다

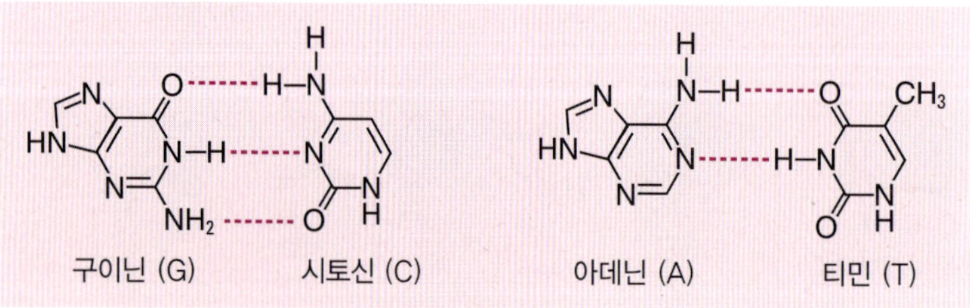

그림 9 · 2 DNA에 있어서 염기쌍 ----은 수소결합을 표시함.

른 영역에서는 다른 쪽의 DNA를 사용하는 것이 행해지고 있다. 드물게는 상보적인 2줄체인의 염기배열 양쪽이 같이 유전자로 되는 일도 있다. 이와 같이, 유전자는 단백질합성에 관여하지만, DNA의 복제에 의해 유전정보가 보존되어, DNA에서 RNA, 다음에 단백질이라는 흐름으로 유전정보가 발현된다. 이 개념을 central dogma라고 하며, 1958년에 Crick에 의해 제창되었다(그림 9 · 4). 즉, DNA염기배열에 있는 유전자는 먼저 그 정보를

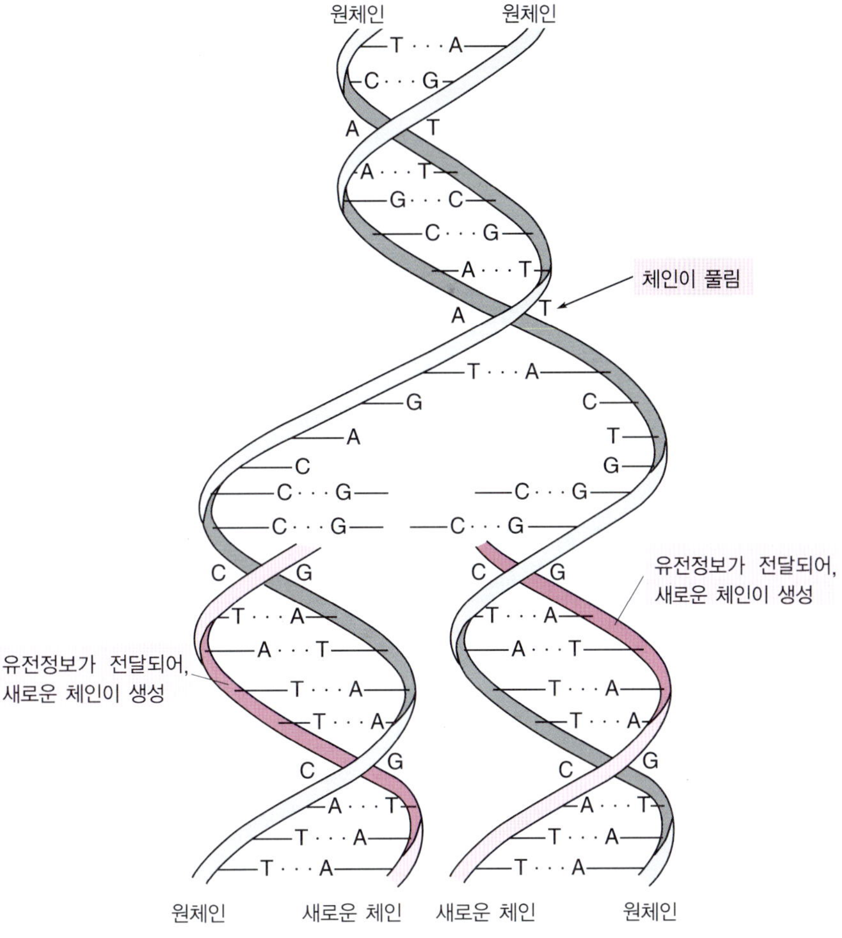

그림 9 · 3 DNA의 복제의 모식도

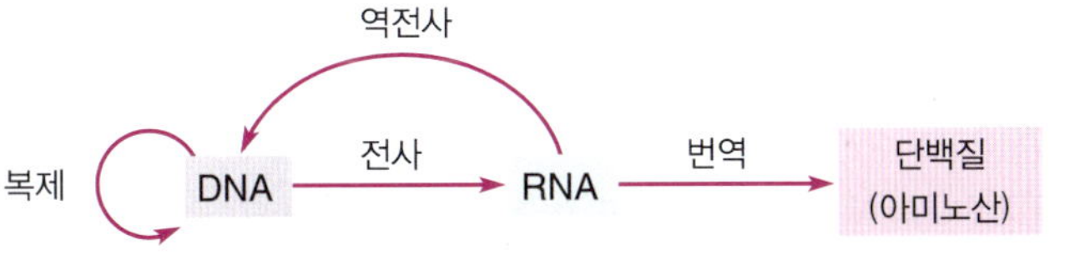

그림 9 · 4 유전정보의 구성

RNA분자(mRNA)에 써 넣는다.

RNA(리보핵산)의 기본적인 화학구조는 DNA와 같다고 볼 수 있으나 (그림 9 · 5), DNA에 있는 당부분이 데옥시리보오스에서 리보오스로 대체되고, 또한 4종류의 핵산염기 중 티민(T)이 **우라실(U)**로 되어있다. RNA에 있는 염기쌍의 조합은 A와 U 및 C와 G이며, 짝을 이루는 상대는 동일분자내의 염기이다. 또한, DNA처럼 반드시 이중나선구조를 띠고 있지 않으며, 기능에 의해 **mRNA**(메신저RNA), **rRNA**(리보솜RNA), 및 **tRNA**(트랜스퍼RNA)의 3종류로 분류되어 있다.

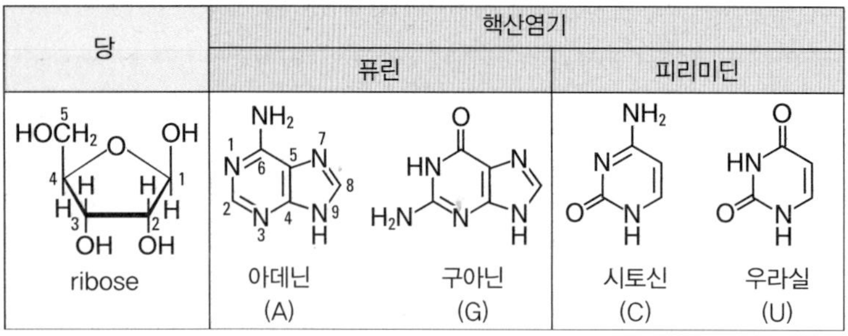

그림 9 · 5 RNA의 구성단위

유전자발현의 제1단계는 DNA를 주형으로 mRNA 를 합성하는 것이다 (**전사 transcription**). 전사는 "개시"," 신장" 및 "종결" 의 3단계로 나눠지며, 개시는 RNA중합효소(RNA polymerase)가 기본전사인자와 같이 DNA의 유전자 프로모터내의 특정부분을 인식하여 결합하는 것에서 시작한다. 여기서 상술한 바와 같이 이중나선이 풀어져, 한줄 체인의 상태가 된다. 다음 "신장(elongation)"으로 이동해, 한줄체인 DNA염기배열(정보)에 따라 mRNA가 합성된다. 여기서 각각의 염기쌍〔DNA(A와T, G와C), RNA(U와A, C와G)〕이 효율적으로 활동한다. RNA합성이 진행됨에 따라, RNA polymerase는 프로모터에서 떨어져 나와 RNA체인이 만들어진다. 전사가 완료되면 그 영역의 DNA는 다시 폐쇄된다. "종결"에 있어서 RNA polymerase가 특정의 부분(터미네이터)을 인식하여 DNA에서 떨어져나와, 여기에서 RNA합성(전사)이 종결된다. mRNA에는 엑손과 인트론을 모두 전사한 후, **splicing**에 의해 인트론부분이 제거된다.

다음에 mRNA는 핵막에서 세포질로 나와 리보솜에 존재하는 rRNA와 결합한다. 리보솜 상에는 mRNA의 정보를 토대로 크로바모양의 형태를 한 tRNA에 의해 하나하나의 아미노산이 운반되어, 펩타이드결합을 형성하여, 직선상의 단백질이 합성된다. 그 후 직선상의 단백질은 소포체로 이행하여,

접혀지거나 펴지거나 하여, 입체구조를 잡은 후, 다시 골지체로 이행해, 여기서 당이 부가되어 최종적으로 단백질이 된다(번역 **translation**).

사람에 있어서 단백질합성은 이와 같이 진행하나, 인플루엔자바이러스와 인간에이즈바이러스(HIV)와 같은 retrovitrus는 DNA와 RNA간의 역흐름이 발견된다(**역전사**, 그림 9 · 4). 즉, retrovitrus에서는 유전정보는 DNA가 아닌 RNA가 담당하고 있고, 유전정보는 먼저 DNA에 역전사되어 숙주의 DNA에 삽입되어 증식한다. RNA를 DNA로 변환하는 효소를 **역전사효소**라고 하며 이 효소는 이들 바이러스에만 존재한다.

이와 같이 생명의 기능을 계속적으로 발현하는 가장 큰 요인을 가진 게놈에 대해서 2001년에는 인간게놈의 전 DNA배열의 개략이 발표되어, 2003년에는 그 해석이 완결되었다. 이것과 평행하여 마우스와 침팬지의 게놈의 전염기 배열의 결정이 이루어졌는데, 인간과 침팬지의 염기배열을 전역에 걸쳐 조사한 결과에서 양쪽 사이에 1.23%의 차이밖에 나지 않는 사실이 이화학연구소그룹에 의해 보고되었다. 단백질을 코드하는 DNA 배열에만 한하면, 이 차이는 더 적어진다고 할 수 있고, 더욱이 104개의 아미노산으로 이루어진 cytochrome c의 아미노산배열은 인간과 침팬지에서 완전히 동일한 것이라는 결과도 나와 있다. 그렇지만, 유전자는 각각이 단독으로 활동하는 것이 아닌, 상호가 면밀히 제휴하여 기능하고 있어서, 그 결과로 많은 조합이 생기고 생물의 다양성이 나타나는 것으로 여겨지고 있다.

현재에서 게놈정보를 토대로 단백질의 기능과 물성을 해명하려는 연구가 활발해지고 있다. 생물이 유전정보를 따라 만드는 모든 단백질을 **proteome**이라 하고, 이것은 단백질(protein)과 게놈(genome)으로부터 만들어진 말이다. 1995년에 V. C. Wasinger 등에 의해 모든 유전자산물을 하나의 단백질 집단으로서 포괄적으로 취급해야 한다고 주창되기도 하였다. 단백질의 기능을 해명하는 것을 **proteomics**라 한다.

9 · 1 · 3 1염기다형(SNP)

유전자는 개체에 따라 다양성을 가지고 있으며, 이 다양성에도 여러가지 종류가 있어 이것을 **유전자다형**이라 한다. 동종의 개체간에 가장 많이 발견되는 유전자다형(DNA배열중에 나타나는 다형)은 **1염기다형**(single nucleotide polymorphism: **SNP**)이다. 이것은 개체간에 있어서 유전자의 염기배열이 1개소만이 다른 염기로 치환된 것을 말한다. 사람의 경우에 수백염기에서 1개소의 비율로 존재하는 것으로 여겨진다(그림 9 · 6).

게놈은 "생명의 설계도"라고 말하는데, 이 다형이 존재하는 유전자를

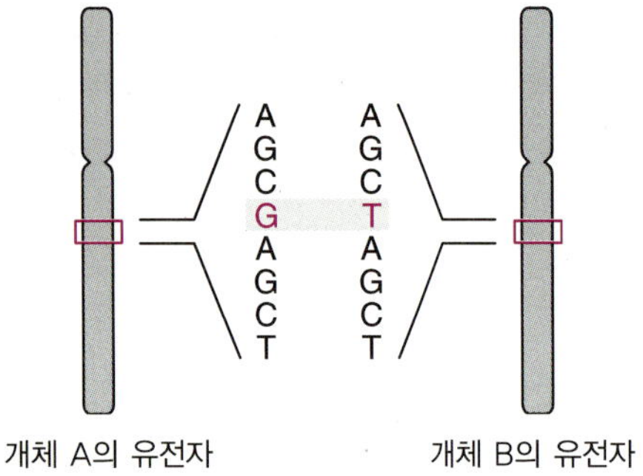

그림 9·6 1염기 다형(SNP) 개체간에 있어서 1유전암호(1염기)의 차이를 지칭. 사람의 경우 수백염기에 1개소의 비율로 존재하는 것으로 알려짐.

설계도로 해서 생기는 것은, 이들의 기능도 당연히 조금씩 달라진다. 예를 들면 효소에 있어서 활성과 생산량이 다형에 의존하는 것도 알려져 있고, 또한 다형이 원인이 되는 많은 유전자 질환도 알려져 있다. 많은 약물은 체내의 효소(단백질)에 의해 대사를 받는데, 이 효소에 다형이 존재함에 따라, 약물에 대한 감수성이 사람에 따라 달라져 부작용 등이 발현하게 된다. 예를 들면, 어떤 사람에게는 부작용이 나타나지 않은 양의 약물을, 다른 사람에게 투여시 다형에 의해 관련된 대사계의 기능이 약한 경우도 있어, 부작용 발현의 근원이 되는 경우가 있다. 또한, 술을 잘 마실 수 있는 사람과 마시지 못하는 사람을 알코올에서 생기는 알데히드를 대사하는 효소의 유전자다형의 해석에 의해 판별이 가능하다. 술에 강한 사람과 약한 사람에서와 같이, 의약품의 유효성도 개인개인에 따라 다르다. 즉, 개개의 SNP를 조사함으로써, 그 사람에 맞는 의약품의 종류와 투여량을 결정할 수 있게 되는 것이다. 이것이 "tailor-made 의료"라고 말해지는 이유이다. 덧붙여 말하면, SNP는 유전자의 인트론 중에 있어도 중요한 요인이 되는 것이 최근 밝혀지고 있다.

9·1·4 게놈창약

종래의 창약연구에 있어서는 자연계에 존재하는 유효물질, 즉 식물기원, 광물기원, 또한 토양중에 존재하는 미생물과 곰팡이 등에서 얻어진 생리활성물질, 혹은 그 유도체와 유사물질을 기반으로 하고 있다. 여기에 대해, 인간 게놈의 해석이 끝난 현재, 사람의 유전자데이터를 활용하여 신약개발에 연결하려고 하는 연구가 **게놈창약**으로 불리워지는 것이다(프로테오믹스도 중요한 요소로서 포함한다).

　게놈창약에서는 병에 관계된 유전자를 해명해, 그 원인으로부터 의약품을 생각한다. 예를들면, 어떤 병에 관련된 수용체(단백질)와 그 수용체에 작용하는 인자(리간드)가 정해지게 되면, 이들 기능의 해명이 가능해진다. 그 결과로서, 이들 인자의 agonist와 antagonist를 합성하여 신규의약품을 개발하는 것이 가능하다. 예를들면, 천식발작에 관계된 단백질(IL-13)은 112개의 아미노산으로 구성되어 있는데, 소아천식환자에 있어서는 이 중 110번째의 아미노산 하나만이 건강인과 다른 것이 발견되었다. 이 아미노산은 일반 건강인에서는 아르기닌인 것이 많으나, 천식환자에는 글루타민으로 치환되어 있어, 이 글루타민형 IL-13이 기관지상피세포와 평활근에 존재하는 α_1수용체와 결합하여, 담의 원인이 되는 점액을 단단하게 게 기도를 좁혀 천식증상을 일으키는 것으로 여겨지고 있다. IL-13은 알레르기 원인물질에 대해 면역세포에서 자발적으로 방출되는 단백질이며, 아르기닌형 IL-13에서는 α_2수용체에 결합하고 세포내에 흡수되어 분해되기 때문에, 혈액중에는 고농도로 존재하지 않기 때문에 천식이 되지 않는다. 게놈창약에서는 IL-13의 혈중농도를 저하시키는 화합물의 개발이 유효하다고 생각되고 있다.

또한, 미토콘드리아 유전자의 변이가 장수와 병에 깊이 관련되어 있는 것으로도 보고되어 있다. 미토콘드리아에 있는 유전자 "cytochrome *b*" 의 SNP연구에 의하면, cytochrome b가 합성되는 아미노산에 있어서 장수자에서는 어떤 위치의 아미노산이 같은 형태로 변화되어 있는 것이 밝혀졌다.

최근에는 항HIV약으로서 저분자 CCR5길항제가 연구되어 있다. 이것도 HIV감염양식을 수용체 레벨로 해명해 (HIV는 주로 감염초기에 β-chemokine CCR5를, 감염후기에는 α-chemokine수용체 CXCR4를 필요로 한다), 유전자결손 (백인인종의 일부에 *CCR5* 유전자의 32염기쌍의 결손이 발견되어, HIV감염과 발병에 대해 강한 저항성을 나타내는 것이 분명해졌다)을 지표로 한 게놈창약의 하나이다.

인간게놈프로젝트의 진보로 질병에 관한 게놈정보가 밝혀짐에 따라, 질병관련유전자가 차례차례로 동정되어 있다. 유전자를 타겟으로 한 의약품의 개발은 금세기의 큰 과제이기도 하다. 이제부터, 이 분야의 연구는 점점 활발해져 한사람 한사람에 맞는 의약품 즉 "tailor-made 의약품" 의 개발이 가까운 장래 실현할 것으로 예상된다.

인간게놈의 해석이란 인간의 모든 DNA배열을 읽어내, 그 움직임을 밝혀내는 것이다. 모든 병이 다소라도 유전자의 영향을 받고 있는 것으로 생각되면, 모든 유전암호가 가진 의미를 밝혀내는 것은 각종 병에 대한 신약개발에 있어서 유용한 정보를 줄 수 있을 것이라 여겨진다. 물론 사람의 신체는 단백질만이 아닌, 이 외에 당과 지방, 또한 많은 저분자물질로 이루어져 있고, 이것들은 DNA의 유전자정보로 직접 만들어지는 것은 아니다. 그러나, 이와 같은 화합물도 대부분 단백질을 성분으로 하는 효소의 활동에 의해 체내에서 합성되고, 어떤 형태로 유전자의 관여를 받고 있다고 여겨진다. 게놈해석의 진보에 의해 병의 증상에 관련한 유전자를 밝혀냄으로써, 여러가지 질병의 극복과 부작용의 발생저지, 나아가서 예방으로의 획기적인 길이 개척될 수 있게 될 것으로 여겨진다.

9·1·5 유전자치료

각종 질환에 대해 유전자레벨로 치료하려는 시도(**유전자치료**: gene therapy)는 최근의 바이오테크놀로지기술의 획기적인 진보와 더불어, 급속히 발전하는 분야이다. 종래 형태의 치료가 곤란한 난치성질환에 대해서는 정말 획기적인 치료법이라 할 수 있다. 질병관련 유전자의 동정이 이루어짐에 따라 치료에 있어서 타겟유전자가 명확하게 되었다. 유전자치료는 질병 유전자의 발현억제와 파괴에 의해 질병을 치료하게 되었고, 더욱이 질환에 관련된 결손유전자의 복구와 정상유전자의 도입 등도 이 목적으로 사용된다. 특히 유전자를 그대로 생체내에 주입하여, 치료에 도움이 되게 하는 *in vivo* 유전자치료는 각종 질환치료에 있어서 금세기의 큰 발전이 되는 것이라 생각된다.

유전자치료에 있어서, 단일유전자병인 adenosine deaminase (ADA) 결손증 (중증복합형 면역부전증)환자의 T임파구에 *ADA*유전자를 도입한 예가 있다. 이것은 변이가 없는 유전자를 벡터로 체내에 도입하여 기능발현시키는 유전자보충요법으로 불리고 있다. 이 밖에도 단일유전자병에는 가족성 고콜레스테롤혈증(LDL 수용체결손증) 등이 있으나, 현재까지 보고에 의하면 유전자치료의 성공 예는 ADA결손증의 경우만이 있다. 또한 다인성질환인 암에 대해서는 암유발유전자의 발현에 의한 발암과 암억제유전자(*p53* 등)의 이상에 의한 발암이 알려져 있다. 이와 같은 경우에 있어서 유전자치료로서는 암유발유전자를 불활성화시키는 유전자 혹은 정상인 암억제유전자를 벡터로 체내에 도입하여 기능발현시키는 방법과, 또한 환자의 임파구에 암세포에 대한 면역을 강화하는 유전자를 도입해 체내에 넣는 방법 등이 시도되고 있다. 유전자치료는 순환기계와 뇌 등의 많은 질환에 응용가능하지만, 유전자도입법의 개발과 벡터의 구축 등에 있어서 이후 굉장한 발전이 기대되고 있는 것이 현 상황이다(§8 · 3 · 5).

9 · 2 창약화학에 있어서 컴퓨터*

화학에 있어서 컴퓨터의 이용은 1960년대 후반의 E. J. Corey 등에 의한 선구적인 반응설계프로그램의 개발로 시작되었다. 이 프로그램에 의하면 화합물의 구조를 디스플레이 상에 입력가능하여, 처음으로 유기화학자가 컴퓨터를 사용하여 화합물을 자유로이 취급하는 것이 가능해졌다. 계속해서 화학구조식으로부터 3차원구조를 발생시키는 프로그램이 개발되어, 유기화합물의 구조계산, 특히 분자역학과 양자화학계산이 용이하게 이루어지게 됨과 동시에, 컴퓨터기술이 진전하여 화면상에 분자구조를 3차원 그래픽스 조작(회전, 이동, 확대 · 축소 등)가능하게 되었다. 현재는 컴퓨터를 사용해 단백질과 핵산 등의 생체고분자구조를 포함한 대규모 구조계산이 가능하게 되어, 약물과 단백질의 상호작용이 시뮬레이션가능하게 되었다. 또한, 인간 유전자배열의 완전해독이 종료되어, 유전자와 단백질의 막대한 정보를 컴퓨터 해석하는 바이오인포메틱스 분야와 상응하여, 점점 창약분야에 있어 컴퓨터의 이용이 진전되고 있다. 이들 창약연구는 저분자화합물만이 아니라, 단백질을 유기화학의 대상으로서 볼 수 있게 된 시대가 도래하고 있다는 것을 나타내고 있다.

분자설계에 있어 컴퓨터의 이용은 1960년대 후반부터 정량적 구조활성상관(QSAR)으로서 Hansch-Fujita법이 개발됨과 동시에 시작되어, 특히 약물분자의 지용성 (1-옥탄올/물분배계수, log P)을 지침으로 하여 분자의 부피 등과 생물활성 (IC_{50})의 관계를 해석한 선형관계식으로부터 분자설계의 지침이 구해졌다. 더욱이, 약물분자의 활성발현은 그 3차원구조와 타겟 생체고분자와의 상호작용에 의한 것임에 따라, 3차원구조가 나타내는 분자의 특성, 분자표면의 전하와 소수성기의 공간적 분포와 활성과의 상관관계를 보는 3D-QSAR로 진전되고 있다.

약물의 입체구조를 컴퓨터로 취급할 수 있게 됨에 따라, 분자간의 입체구조의 중합으로 분자간의 유사성이 이들 화학구조뿐만 아니라, 부피와 분자표면의 전하분포등에서도 평가되어, 새로운 분자의 디자인정보로서 이용되고 있다. 또한, 분자의 입체구조는 flexible하기 때문에, 하나의 분자에는 많은 conformation이 존재한다. 이 때문에 수많은 가능한 conformation에 대해서 분자간의 중첩이 행해진다. 이 중첩에 의하여 얻어진 공통의 입체구조가 단백질에 결합하는 구조로 여겨지고, 특히 약물분자의 구조만이 밝혀지고, 약물의 타겟이 되는 단백질의 구조가 불분명 할때의 중요한 해석

---

* 집필자: 石黑正路 (§9 · 2)

법이 되고 있다.

최근에는 많은 약물의 타겟단백질의 입체구조가 해명되어, 리간드 docking 시뮬레이션을 위한 프로그램이 개발됨으로써, 약물의 단백질결합구조(활성 conformation)의 추측이 가능해지고 있다. 또한, 약물과 단백질의 복합체 결정을 얻는 방법도 확립되어, 복합체 결정구조로부터 직접 분자간의 상호작용의 양식과 약물의 활성 conformation이 관측되는 사례도 증가하고 있다.

약물분자의 정확한 3차원구조의 해석은 분자설계에 있어 특히 중요하다. 약물분자의 3차원구조정보는 결정구조로부터 얻어지고, 이들의 대부분이 구조 데이터베이스로 Cambridge Crystallographic Structure Database(CSD)에 축적된다. 또한 단백질의 입체구조정보는 Brookhaven Protein Data Bank(PDB)로 집적된다. 한편, 결정구조가 불분명한 분자는 계산화학의 방법(분자역학 등)에 의해 그 입체구조가 확정된다. 약물분자 디자인 과정에서는 모든 분자의 결정구조를 아는 것이 시간을 요하는 것이기 때문에, 계산화학적 방법이 유효한 방법으로 사용되고, 단백질의 입체구조도 컴퓨터를 이용해 예측된다.

9·2·1 분자역학

약물분자의 구조와 물리화학적 성질을 계산하는 방법에는 **분자역학계산**과 **양자화학계산**이 있다. 분자역학에서는 분자를 구성하고 있는 각 원자의 원자핵에 고전물리학의 법칙을 적용하여 원자의 conformation(배치)에너지를 계산한다. 분자역학에서는 전자를 고려하지 않고, 화학결합을 스프링으로 생각해, 분자를 스프링으로 연결한 일군의 구의 집합으로서 취급한다. 따라서, 전자밀도는 각 원자중심에 위치해, 각 원자간의 결합에너지는 스프링의 강도가 된다. 분자역학계산에서는 저분자 구조계산프로그램으로서 MM2, MM3 등이 사용되고, 생체고분자인 단백질과 핵산 등에서는 전용의 계산프로그램이 사용된다. 분자역학계산은 경험적 파라미터를 사용한 비교적 간단한 계산에 의해 신속하게 분자에너지를 구하는 것이 가능하여, 분자의 최안정 conformation 등을 구하기 위한 계산화학의 방법으로서 광범위하게 사용되고 있다.

양자화학에서는 분자역학과 달리 원자를 고체구로 여기지 않고, 분자의 전자구조, 진동, 회전 및 화학반응 등을 양자역학에 기초하여 취급한다. 일반적으로 양자화학계산을 가능하게 하기 위해 각종 근사값을 사용하게 된다.

양자화학계산에는 비경험적계산(*ab initio*)법과 반경험적계산법이 사용된다. *ab initio* 법은 반경험적계산법과 달리, 계산 파라미터를 필요로 하지 않고 엄밀한 계산이 행해지나, 취급할 수 있는 원자수는 제약이 있는 동시에 굉장히 많은 계산 시간을 요하기 때문에 약물분자 등에서는 적용이 한정되어 있으나, 컴퓨터의 능력이 향상됨에 따라 어느 정도의 크기의 약물분자를 취급할 수 있기 까지 되었다. 이 때문에 반경험적 양자화학계산의 역할이 감소되었지만, 계산 시간이 걸리는 약물분자의 계산에는 아직 널리 적용되고 있다.

a. 분자역학계산이란 ________ 분자역학에서는 분자를 구성하는 각 원자를 강체구로 간주하고 이들을 결합하는 공유결합을 스프링으로 생각한다. 분자에너지는 예를 들면 식(9 · 1)에 나타난 각각의 에너지항의 총계(V_{total})로서 구할 수 있다.

$$V_{total} = \underbrace{\sum_{bonds} K_r(r - r_0)^2}_{\text{신축 (1～2상호작용)}} + \underbrace{\sum_{angles} K_\theta(\theta - \theta_0)^2}_{\text{변각 (1～3상호작용)}} + \underbrace{\sum_{dihedral} \frac{V_n}{2}[1 + \cos(n\phi - \gamma)]}_{\text{비틀림 (1～4상호작용)}}$$

$$+ \underbrace{\sum_{i>j}\left[\frac{A_{ij}}{R_{ij}^{12}} - \frac{B_{ij}}{R_{ij}^{6}}\right]}_{\text{반델바알스 상호작용}} + \underbrace{\sum_{i>j}\frac{q_i q_j}{\varepsilon R_{ij}}}_{\text{정전상호작용}} \qquad (9 \cdot 1)$$

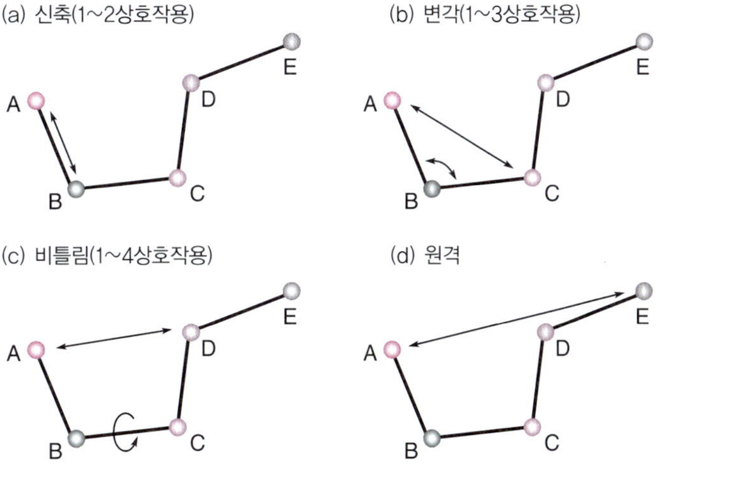

그림 9 · 7 분자역학에서 에너지의 분류 (a) 원자 A, B의 결합거리의 변화, (b) 원자 A, B, C가 이루는 결합각의 변화에 의한 원자 A, C간의 거리의 변화, (c) BC결합의 회전에 의해 생기는 원자 AD간의 거리, (d) 4개 이상의 결합에 의해 떨어진 원자에 대한 비공유결합성에너지.

에너지항은 크게 나눠, 공유결합성 에너지와 비공유결합성 에너지로 나눠진다. 공유결합성 에너지는 한개의 공유결합을 끼운 2개의 원자의 거리(결합길이)의 변화(**신축**), 2개의 공유결합을 끼운 3개의 원자의 이루는 각도(결합각)의 변화(**변각**), 3개의 공유결합을 끼운 4개의 원자의 이루는 각도(비틀린각)의 변화(**비틀림**)에 대응하고, 또한 이보다 더 먼 원자(4개이상의 결합에 의해 격리된 원자)에 대한 비공유결합성의 에너지로 이루어진다. 비공유결합성에너지는 원자간에 일어나는 약한 인력 및 입체적인 반발을 나타내는 Van der Waals에너지와 전기적 인력, 반발력을 나타내는 정전상호작용에너지가 있다(그림 9 · 7). 공유결합성에너지를 계산하기 위해서는, 위 실험 등에 의해 표준적결합거리(r_0), 결합각(θ_0), 비틀린각(r)의 파라미터를 얻을 필요가 있다(r : 분자모델의 결합길이, θ :분자모델의 결합각). 엄밀히 말하면, 이들 값은 분자마다, 원자페어마다 다른 값이 되지만, 현실적으로 계산을 하기 위해 유사한 원자(원자타입)에서는 같은 값을 가진다고 가정하고, 각각 원자타입의 조합한 것마다 표준적인 원자간 거리와 각도가 구해지게 된다. 이들을 나타낸 것이 표 9 · 1~표 9 · 3이다.

표 9 · 1에 분류된 원자타입(ATOM)의 1~2결합의 조합에 대한 원자타입(그림 9 · 7의 A, B)의 표준적인 원자간거리(r_0)를 표 9 · 2에 나타내었다. 분자구조 중 1~2결합을 선택하면 r_0과 차(r - r_0)와 스프링정수(force constant) K가 얻어진다. 이것을 식(9 · 1)에 넣으면 2개의 원자간 에너지의 차이가 구해진다. 분자구조 가운데 인접한 모든 2개의 원자의 조합에 대해 같은 방식으로 (r - r_0)와 K를 표 9 · 2에서 구해, 식 (9 · 1)의 총계를 구하면 분자내의 원자간거리의 표준치와의 차이에 의해 생기는 에너지가 구해진다〔식(9 · 1)의 제 1항〕. 이것과 같은 방식으로 표 9 · 3을 토대로 1,3의 위치관계에 있는 원자의 조합(그림 9 · 7의 A, B, C)에 대한 각각의 결합각의 차이(θ - θ_0)를 계산하면, 모든 결합각의 차이의 의해 생기는 에너지의 총계가 구해진다〔식(9 · 1)의 제 2항〕. 또한 비틀린각(그림 9 · 7의 A, B, C, D)의 변화에 대해서도 에너지의 총계가 구해진다[식(9 · 1)의 제 3항]. 제1항에서 제3항까지는 표준적인 구조와의 차이의 크기의 정도로서 표현된다. 이때문에, 이들 총계는 주어진 분자구조의 불안정화에너지의 계산이라고도 말할 수 있다.

한편, 비공유결합성 에너지인 Van der Waals 에너지와 정전상호작용에너지의 계산에 있어서도, 원자타입마다 준비된 파라미터를 사용하여 계산이 행해진다. 이 계산에서는 원자간의 인력을 나타내는 항도 포함되어 있어 안정화에너지를 계산하면 생각할 수 있게 된다. Van der Waals 에너지

표 9 · 1 원자타입(ATOM)

번호	원자	결합타입	번호	원자	결합타입
1	C	sp^3	15	S	-S-(sulfide)
2	C	sp^2 (alkene)	16	S^+	>S^+ (sulfonium)
3	C	sp^2 (carbonyl)	17	S	>S=O(sulfoxide)
4	C	sp (acetylene)	18	S	>SO_2 (sulfone)
5	H	수소	19	Si	silane
6	O	C-O-H,C-O-C	20	LP	비공유전자쌍
7	O	=O (carbonyl)	21	H	-OH(alchol)
8	N	sp^3	22	C	cyclopropane
9	N	sp^2	23	H	NH(amine)
10	N	sp	24	H	COOH(carboxyl)
11	F	불소	25	P	>P-(phosphine)
12	Cl	염소	26	B	삼배위
13	Br	브롬	27	B	사배위
14	I	요오드	28	H	-OH (vinyl alchol)

표 9 · 2 1-2 결합의 결합길이와 force constant

번호	1-2 결합†	Force constant K [kcal mol^{-1} Å^{-2}]	결합길이 r_0 [Å]	번호	1-2 결합†	Force constant K [kcal mol^{-1} Å^{-2}]	결합길이 r_0 [Å]
1	1-1	4.400	1.523	14	1-16	3.213	1.816
2	1-2	4.400	1.497	15	1-17	3.213	1.816
3	1-3	4.400	1.509	16	1-18	3.213	1.816
4	1-4	5.200	1.466	17	1-19	2.970	1.866
5	1-5	4.600	1.113	18	1-22	4.400	1.505
6	1-6	5.360	1.407	19	2-2	9.600	1.337
7	1-8	5.100	1.450	20	2-3	9.600	1.351
8	1-9	3.400	1.413	21	2-4	999.000	0.0
9	1-11	5.100	1.380	22	2-5	4.600	1.101
10	1-12	3.230	1.783	23	2-6	6.000	1.355
11	1-13	2.300	1.944	24	2-7	10.800	1.207
12	1-14	2.200	2.139	25	2-8	999.000	0.0
13	1-15	3.213	1.815				

† 숫자는 표 9 · 1의 번호에 따름.

표 9 · 3 1–3 결합의 결합각과 force constant

번호	1–3 결합†	Force constant K [kcal mol^{-1} Å^{-2}]	결합각 θ_0 [°]	번호	1–3 결합†	Force constant K [kcal mol^{-1} Å^{-2}]	결합각 θ_0 [°]
1	1–1–1	0.450	109.470	14	1–2–5	0.360	118.200
2	1–1–2	0.450	109.470	15	2–2–2	0.430	120.000
3	1–1–4	0.450	109.470	16	4–2–5	0.360	120.000
4	1–1–5	0.360	109.390	17	5–2–5	0.300	119.500
5	2–1–2	0.450	109.470	18	1–4–4	0.320	119.000
6	2–1–4	0.470	109.470	19	2–4–4	0.450	180.000
7	2–1–5	0.360	109.390	20	4–4–5	0.470	180.000
8	4–1–4	0.470	109.470	21	1–1–3	0.360	180.000
9	4–1–5	0.360	109.390	22	2–1–3	0.450	107.800
10	5–1–5	0.320	109.400	23	3–1–3	0.470	109.470
11	1–2–1	0.450	117.200	24	3–1–5	0.470	109.470
12	1–2–2	0.550	121.400	25	1–2–3	0.370	107.900
13	1–2–4	0.470	116.600				

† 숫자는 표 9 · 1의 번호에 따름.

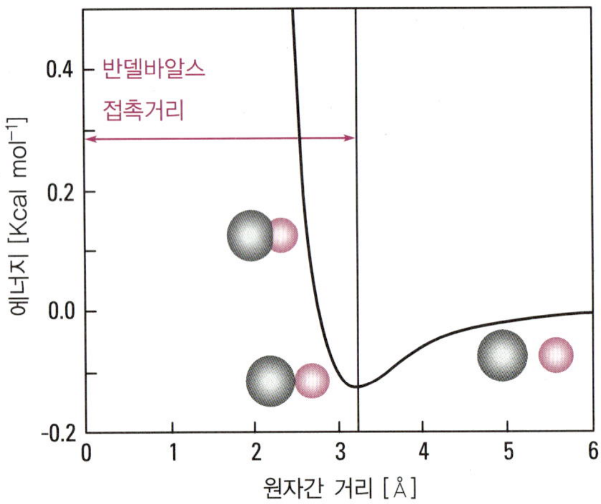

그림 9 · 8 반델바알스 에너지 계산

계산에는 일반적으로 Lennard-Jones형의 potential〔식(9 · 1)의 제4항〕이 사용된다(그림 9 · 8). 여기에서 각각의 원자타입마다 준비된 Van der Waals 반경이 사용된다. 또한, 정전에너지의 계산에서는 각 원자타입마다 부분전하를 준비해, 정해진 유전율(ε)을 근거로 계산한다. 진공중의 유전율은 1이지만 수중의 유전율은 80으로 굉장히 큰 값이 된다. 이것은 수중의 정전상호작용의 크기는 진공중의 1/80 밖에 되지 않는다는 것을 나타내고 있다. 단백질표면부근에서 유전율은 이들 두 값의 중간이 되지만, 단백질표면, 특히 약물결합부위의 유전율을 정확히 아는 것은 곤란하며, 이를 위해 사용되는 유전율에는 임의성을 동반하는 것에 주의할 필요가 있다.

위에서 말한 바와 같이, 분자역학계산을 하기 위해 원자타입의 조합마다 파라미터를 준비해 둘 필요가 있다(이 때문에, 이 계산방법을 경험적인 방법이라 함). 결합각의 파라미터는 3개의 원자타입조합마다, 비틀린각의 파라미터는 4개의 원자타입의 조합마다에 준비할 필요가 있으므로, 원자타입의 수가 증가하면, 준비하지 않으면 안될 파라미터의 수도 아주 많아지게 된다.

b. 분자역학계산에 있어서 양자화학계산의 역할 ________ 기존 파라미터는 적외선스펙트럼과 결정구조 등의 실험데이터에서 구해지는 것이 많았으나, 약물분자에는 헤테로원자가 많이 존재하기 때문에, 기존의 계산프로그램(MM2 등)에 주어진 원자타입의 조합에 의한 파라미터만으로는 부족한 경우가 자주 있다. 이와 같이 새로운 구조를 가진 약물분자 등의 분자역학계산에 필요한 파라미터는 양자화학(*ab initio*)계산으로 설정가능하다. 여기에서 필요한 원자타입의 조합을 포함한 작은 모델분자에 대해, GAMESS와 GUSSIAN 등의 *ab initio*계산프로그램에 따라 계산된 구조데이터를 사용하여 분자역학용 파라미터가 유도된다.

또한, 저분자화합물의 계산을 목적으로 한 분자역학 계산프로그램에서는 다양한 화합물을 계산하기 위해 범용성이 높은 분자타입의 분류를 채용하고 있으나, 단백질 등 생체고분자의 계산을 목적으로 한 프로그램의 경우, 원자타입의 분류가 엉성하면 하나하나의 적은 에너지 오차가 축적되어 총계로서 큰 오차가 되기 때문에, 보다 특이적인 원자 타입으로 세분화함으로써 이와 같은 오차를 줄이게 된다. 단백질을 구성하는 아미노산의 종류가 적기 때문에, 단백질의 구조계산은 규칙이 세밀한 아미노산의 파라미터가 양자화학계산에 따라 설정된다. 대표적인 프로그램으로서 AMBER, CHARMM, DISCOVER 등이 알려져 있다. 종래에는 이와같은 생체고분자용 분자역학 계산프로그램에는, 약물분자를 계산하기 위한 비아미노산 저분자의 충분한 파라미터가 준비되어 있지 않고, 리간드-단백질간의 상호작용을 계산할 때 큰 벽이 되어 있었지만, 최근에는 파라미터를 *ab initio* 양자화학계산을 사용하여 설정가능하기 때문에 약물과 단백질의 복합체구조의 계산이 널리 가능하게 되었다.

다양한 단백질의 구조와 약물분자와의 복합체구조의 결정구조가 해명

됨에 따라, 종래에는 불안정화 요인으로 여겨져왔던 상호작용 중에서, 약하지만 안정화를 가져다 주는 것으로 여겨지는 상호작용이 밝혀지게 되었다. 이와 같은 예를 그림 9 · 9에 나타내었다. 방향환과 C-H 및 N^+–H와의 상호작용과 C–H 와 O=C 와의 상호작용 등이 알려져 있다. 또한 유황원자는 질소, 산소원자 등과 직접상호작용하여 안정화를 이루는 것으로 나타나고 있다. 이와 같이 새롭게 발견되고 있는 상호작용은 분자역학계산의 파라미터가 설정되어 있지 않기 때문에, 국소적으로 양자화학계산을 해서 평가할 필요가 있다.

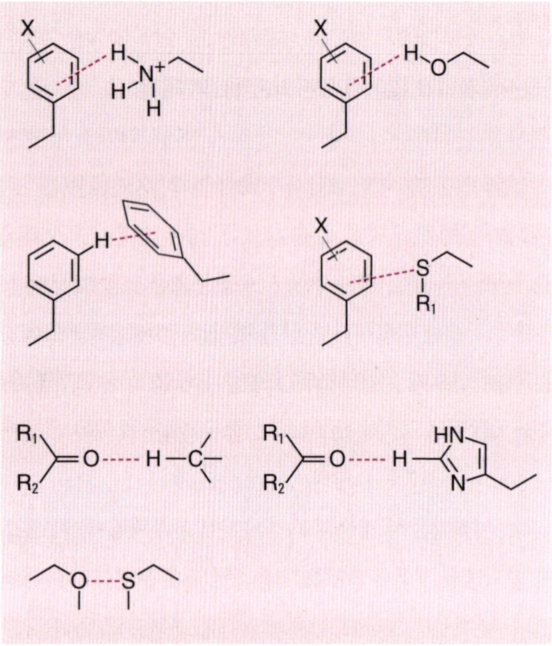

그림 9 · 9 약한 안정화를 가져오는 것으로 여겨지는 상호작용의 예

c. **분자역학계산과 양자화학계산의 하이브리드** ________ 위에서 기술한 새롭게 발견된 상호작용과 결합의 개열과 생성을 수반하는 효소반응 및 전이상태의 계산에는 양자화학평가가 필요하다. 그러나, 양자화학계산은 분자역학계산과 비교할 때 막대한 시간을 필요로 하는 것이기 때문에, 단백질분자 전체의 계를 계산하는 데는 한계가 있다. 여기에서, 국소적으로 양자역학계산을 분자역학계산과 조합시킴으로써 분자역학계산 또는 양자화학계산만으로는 곤란한 계산이 가능하다. 이 방법은 양자화학/분자역학 하이브리드법(QM/MM법)이라고 불린다. 이 방법을 그림 9 · 10에 모식적으로 나타내었다. 이것은 효소의 반응중심을 구성하는 아미노산잔기를 양자화학계산에 의해 행하는 QM분자(그림 9 · 10, 빨강), 그 주변의 아미노

산잔기를 분자역학계산에 의해 행하는 MM분자(그림 9 · 10, 회색)로 한 예를 표시하였다. 이와 같은 계산에 의해 얻어진 반응의 과정와 상호작용을 기초로 효소반응을 저해하는 분자의 디자인이 가능해진 것이 나타나고 있다.

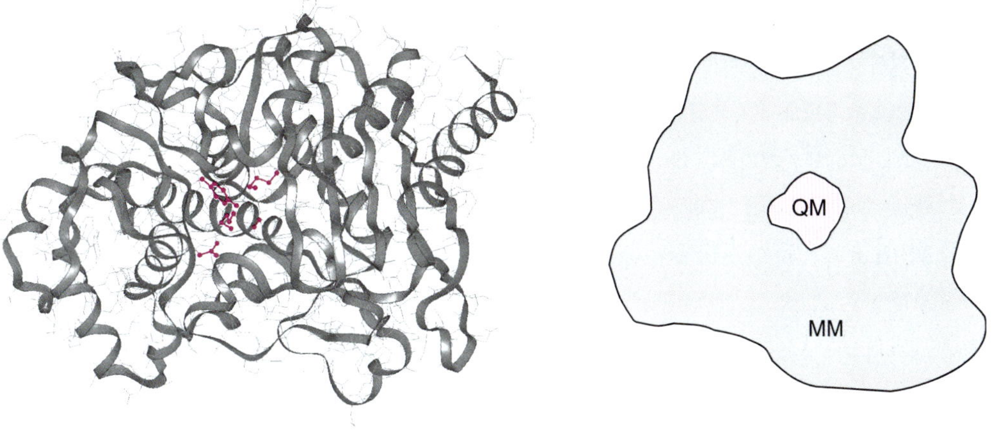

그림 9 · 10 양자화학(QM) /분자화학(MM) 하이브리드법의 예 볼과 스틱으로 표시한 부분 (적)을 QM으로 하고, 그외 전체를 MM(회색)으로 함.

d. 분자역학계산과 분자구조에너지의 극소화 ________ 일반적으로, 초기구조로서 발생시킨 분자구조(conformation)의 에너지는 에너지극소치가 아니므로, 그 근방에서 에너지극소가 되는 conformation을 구하는 것이 필요하다(그림 9 · 11). 에너지극소화에 의해 표준적인 파라미터로부터의 차이를 가능한 한 적게 하면서, 입체적 및 정전적 상호작용의 측면에서도 유리한 구조를 찾아내는 에너지극소화계산기능(미니마이저)이 필요하다. 분자역학계산에 사용되는 대표적인 미니마이저방법으로서 최대경사(steepest descend)법과 공역구배(conjugate gradient)법이 있다. 이들 프로그램에는 각각의 특징이 있어, 보통 최대경사법을 사용한 후, 공역구배법

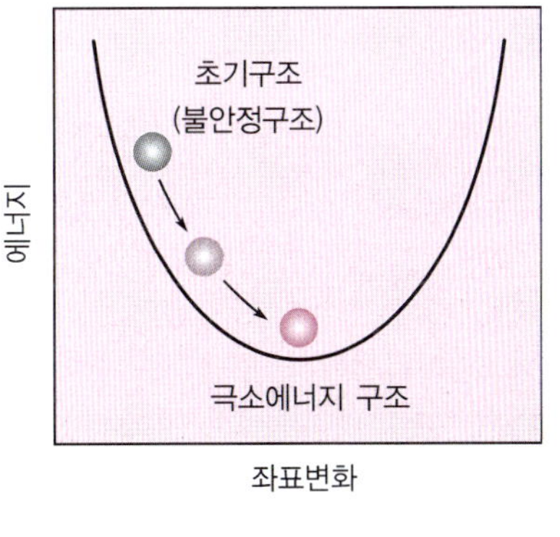

그림 9 · 11 에너지 극소화

으로 최종적인 극소화를 행한다. 에너지극소화에 의해 얻어진 구조는 반드시 그 분자의 가장 안정한 구조(최안정구조)가 아니라, 국소적으로 안정한 구조일 경우가 많으므로 주의가 필요하다.

분자역학계산에 의해 얻어진 극소화구조에 대해서, 다시 *ab initio* 법을 사용하여 전하밀도 등을 계산하면, 분자역학계산으로 설정된 각 원자타입의 부분전하가 아닌 각 원자의 보다 정밀한 부분전하가 얻어진다. 이 전하를 단백질과의 복합체구조 에너지 계산을 사용하여, 보다 정밀한 분자간 정전상호작용 에너지를 견적하는 것이 가능하게 된다.

e. 분자역학계산에 의한 conformation해석 ________ 분자는 결합을 매개로 분자내에서 회전하기 때문에 flexible한 구조를 갖고 있고, 국소적으로 안정한 수많은 conformation의 평형 혼합물로 되어 있다. 또한, 결정구조는 하나의 안정구조이지만, 용액 중과 단백질과의 상호작용할 때의 구조와는 다른 것이 많다. 예를들면, dihydrofolate reductase(DHFR)의 저해제인 methotrexate의 결정구조와 효소와의 복합체구조에서 보여지는 구조와 비교하면, 이 차이를 알 수 있다(그림 9 · 12).

분자의 구조를 의논하기 위해서는, 국소안정구조만이 아니라 최안정구조 및 에너지적으로 존재가능하다고 여겨지는 모든 구조를 고려하여, 구조

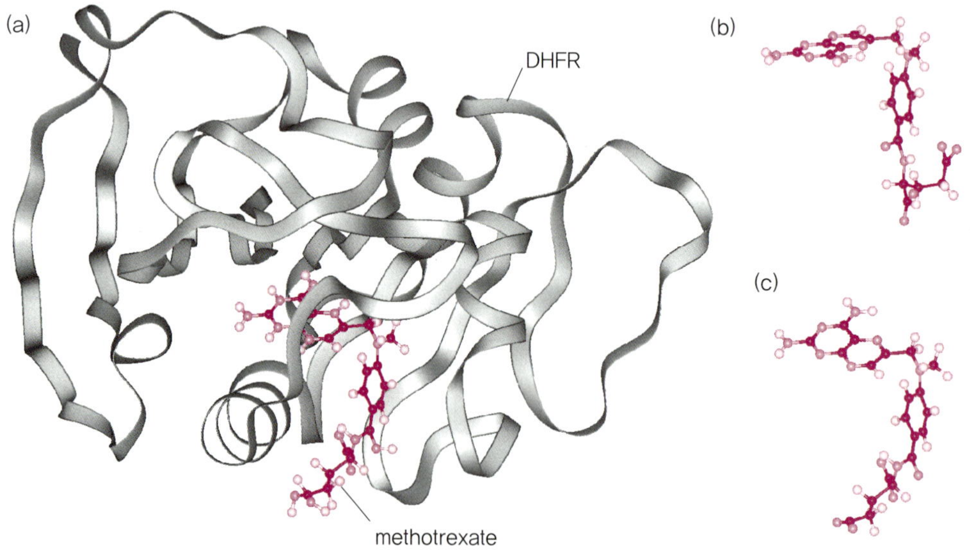

그림 9 · 12 결정구조와 효소-복합체에서 보여지는 구조의 비교 (a) Dihydrofolate reductase(DHFR)와 저해제 methotrexate의 복합체 구조, (b) methotrexate의 결정구조, (c) 효소와의 복합체구조에서 보여지는 methotrexate의 구조

적 및 에너지적인 비교를 해 볼 필요가 있다. 회전가능한 결합의 수가 적은 비교적 작은 화합물의 경우에는, 망라적으로 구조를 탐색할 수 있다. 예를 들면, 회전가능한 결합이 3개 있으면, 각 결합의 주위에 10°정도로 회전시킨 구조를 망라적으로 전부 발생시켜, 이들 구조를 초기값으로 해서 에너지 극소화를 행한다. 이와 같이 하여 최안정화구조와 모든 국소안정구조를 얻는 것이 가능하다. 회전가능한 결합이 3개 있으면, 10°정도 회전한 경우, 36^3=46,656의 conformation에 대해 계산하는 것이 되지만, 회전하는 결합수가 증가함에 따라 36배씩 증가한다. 회전각을 10°에서 30°으로 해 총 conformer의 수를 적게 하는 처치로서 대응하거나, 분자내에서 원자의 확실한 부딪침이 있을 경우 등을 미리 평가해서 계산으로 제거해도, 이와 같은 망라적인 conformation 해석에는 한계가 있다.

여기에서 보다 효율적으로 존재가능한 구조를 탐색하기 위해, 분자동력학법과 Monte Carlo법 등이 사용된다. 분자동력학법은 잘 알려진 뉴턴의 운동방정식(식 9 · 2)을 해석함으로써, 시간의 경과에 따른 구조변화 및

$$F_i = m \cdot a = m_i \cdot \frac{d^2 r_i}{dt^2} = \frac{1}{2} \cdot v_0 \cdot \frac{dv_i}{dt} \qquad (9 \cdot 2)$$

F_i: 힘에너지, a: 가속도, m_i: 입자의 질량, r_i: 입자의 좌표, v_i: 입자의 속도

여기에 따르는 에너지변화를 시뮬레이트하는 것이다. 이것은 현실세계의 분자의 움직임을 모방하는 것으로 여겨지기 때문에, 충분히 장시간 시뮬레이션을 행함으로써 존재가능한 구조를 효율적으로 탐색하는 것이 가능하다. 그러나, 단시간 시뮬레이션에서는 분자동력학으로 탐색할 수 있는 구조는 초기구조에 크게 의존한다. 일반적으로 큰 분자의 경우, 구조와 포텐셜 에너지의 관계는 그림 9 · 13에 나타난 것과 같이 굉장히 복잡하고, 다수의 국소안정구조가 존재하고 있는 것으로 여겨진다. 이 경우, 작은 에너지장벽은 넘을 수 있으나, 큰 에너지 장벽이 있으면 그 경계를 넘을 확률은 현저히 낮고, 먼저 구조를 탐색하는 것이 불가능하다. 이와 같은 경우는 일부러 높은 운동에너지를 가해 시뮬레이션을 행하여, 이와 같은 에너지 장벽을 극복하게 하는 것이다. 운동에너지와 온도사이에는 식(9 · 3)의 관계가 있어서, 높은 운동에너지를 가한다고 하는 것은, 높은 온도로 시뮬레이션을 행한다는 것을 의미한다.

$$\sum \frac{mv^2}{2} = \frac{3NkT}{2} \qquad (9 \cdot 3)$$

v: 각 원자의 속도, k: 볼츠만 정수, T: 절대온도

이와 같이 높은 온도에서 시뮬레이션을 행함으로써, 보통의 분자역학계산의 energy minimization으로는 넘을 수 없는 에너지장벽을 넘어 새로운 국소안정 conformation에 도달할 수 있다(그림 9 · 13). 이들은 simulated annealing법으로 알려져, 많은 국소안정 conformation이 얻어진다. 한편, Monte Carlo법에서는 결합의 이면각(비틀린각, 그림 9 · 7 참조)을 랜덤하게 발생시켜, 이들의 좌표에 대응하는 극소에너지를 구할 수 있다. 이들 2가지 방법에서는 모든 가능한 안정conformation을 검색했는 지를 확인하는 것이 불가능하다. 그러나, 양자를 조합해서 Monte Carlo법으로 발생시킨 초기의 conformation에서 출발하여 각각의 conformation에 대해 분자동력학계산을 행하면 분자의 최안정 또는 여기에 가까운 conformation이 얻어진다. 이들 계산은 진공중에 이루어지지만, 물이 가득찬 상자 안에 분자를 넣고 물분자와 같이 분자동력학 계산을 행하면 수중에서의 conformation 해석이 가능하다. 그러나, 수중에서의 계산에서는 분자를 감싸고 있는 물분자의 수가 굉장히 많고, 또한 고온조건에서는 물분자가 발산해버리기 때문에 계산상의 기술이 필요하다.

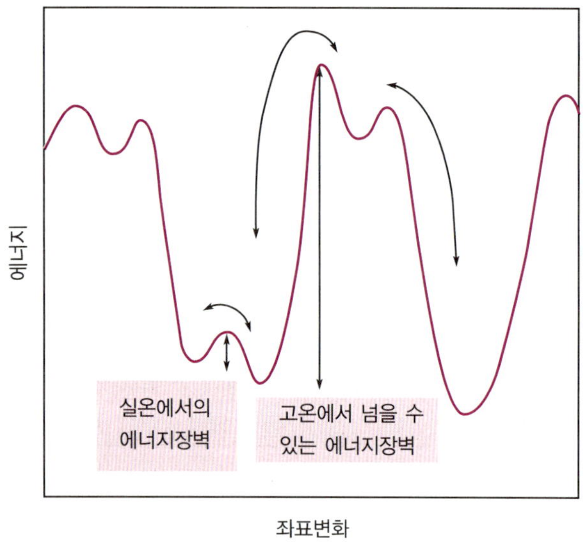

그림 9 · 13 분자의 안정구조와 포텐셜에너지의 관계

f. 분자표면의 계산과 그 특성의 해석 ______________ 약물의 활성 conformation이 얻어지면, 그 입체구조의 특성을 가지는 새로운 약물의 디자인이 활발해진다. 먼저 분자의 입체구조의 분자표면을 화면에 표시해,

electrostatic potential에너지 등의 특성을 나타내는 것이 가능하다. 분자의 표면의 표시에는 Van der Waals surface과 accessible surface의 표시가 있다(그림 9 · 14). Van der Waals표면은 원자반경을 토대로 한 표시로 CPK모델의 표면을 나타낸다. 더욱이 이 표면을 다른 분자가 접촉가능한 면(contact면)과 불가능면(reentrant면)으로 나눠 표시되는 경우도 있다. 한편, accessible surface는 분자의 표면을 물분자의 평균반경에 해당하는 공을 돌렸을 때에 얻어지는 구의 중심의 궤적으로 표시된 것이다. Accessible surface는 이 분자와 상호작용하는 분자의 원자의 중심에 대응하기 때문에, 분자간의 상호작용을 고려한 표면이 된다. 그림 9 · 15에서는 분자의 Van der Waals표면을 CPK모델과 contact면-reentrant면으로 각

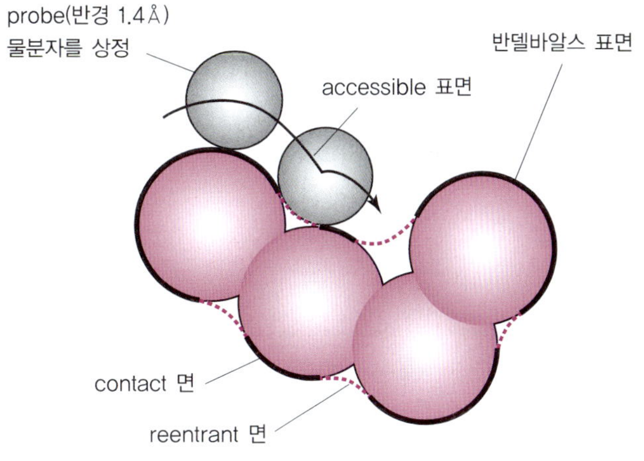

그림 9 · 14 분자의 표면의 표시

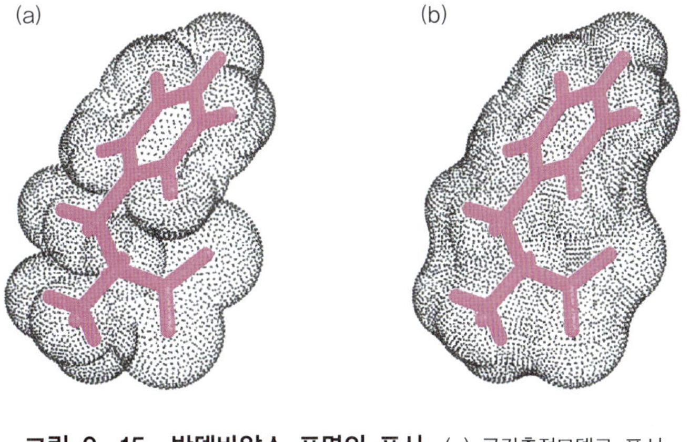

그림 9 · 15 반델바알스 표면의 표시 (a) 공간충전모델로 표시, (b) Contact면과 reentrant 면으로 표시

각 표시하고 있다. 이 표면에 수소결합의 수용부위 및 공여부위의 표시와 소수성 부위와 친수성 부위와 방향환 부위의 표시를 하면, 상호작용하는 표면주변의 성질을 추정할 수 있다. 약물의 구조가 단백질에 결합할 때의 conformation(활성 conformation)의 경우에는 상호작용하는 단백질의 아미노산 잔기의 성질을 추정하는 receptor mapping이라고 하는 방법이 이용된다.

또한, 분자간에 상호작용하는 부위를, 예를들면 상대분자가 카르복실레이트이온과 같은 마이너스이온을 가진 산소원자가 접근하는 경우, electrostatic potential 등고면〔(식 9 · 1)의 제 5항에서 얻어짐〕으로 표시할 수 있는데, 이것은 분자표면과는 다르고, 같은 포텐셜 에너지면의 확장을 나타내고 있다(그림 9 · 16).

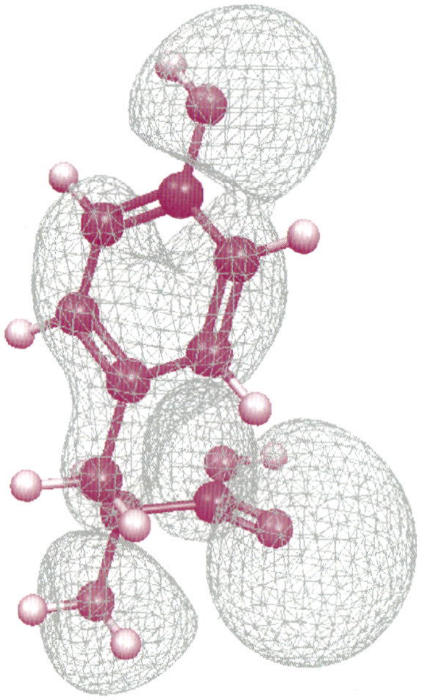

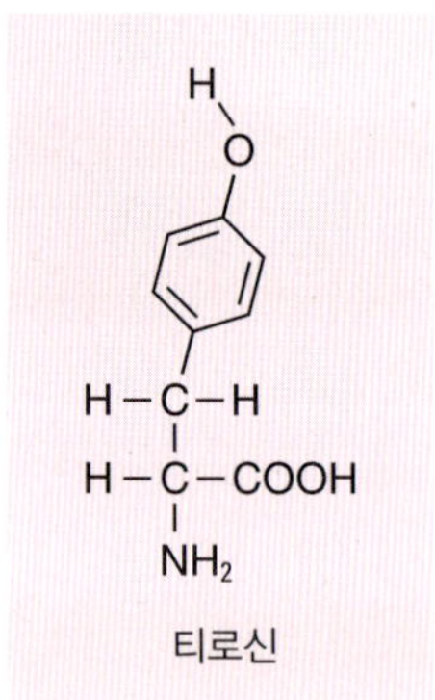

그림 9 · 16 정전포텐셜 등고면의 표시
예로서 티로신을 듬

9 · 2 · 2 약이 단백질에 결합하는 구조

앞절에서 분자역학계산에 대해서, 특히 그 원리적인 면에서 원자타입과 분자내 상호작용 파라미터에 대해 기술하였다. 단백질과 약물의 상호작용에서 상호작용과 함께 생기는 약물 및 단백질의 각각의 분자내 구조에너지를 계산함과 동시에, 약물-단백질상호작용의 에너지를 계산해, 그 총계가 전체 계의 에너지로서 견적된다. 복합체구조를 보는 데는, 약물이 단백질에 결합하는 구조를 미리 견적하고, 단백질의 결합부위에서 약물의 관능기가 친화성을 나타내는 특이적인 부위의 해석으로부터 결합양식을 상정하여 docking을 시행하고, 최종적으로 전체 계의 에너지의 극소화를 행한다. 이들 일련의 해석에도 분자역학계산의 원리가 응용되고 있다.

a. 약물의 활성 conformation ________ DHFR의 예에서 나타낸 것과 같이(그림 9 · 12), 약물이 단백질에 결합하는 구조(활성 conformation)는 그 분자의 결정구조와 용액구조 또는 최안정 conformation과 다른 경우가 많다. 이것은 단백질과의 상호작용에 의해 얻어지는 안정화에너지 가 약물분자만의 안정화에너지를 능가하기 때문에, 어느 정도 에너지가 높은 국소안정 conformation도 단백질을 포함한 전체의 계에서는 최안정화되기 때문이다.

활성conformation을 얻는데는 단백질과의 복합체구조의 결정해석이 가장 유효하지만, 결정화하기 위한 작업(결정화에 필요한 양의 조제, 정제, 결정화조건의 검토)이 곤란한 경우도 있어 항상 복합체의 결정구조가 얻어진다고 장담할 수 없다.

단백질의 구조정보가 전혀 없는 경우에는 약물 및 여기에 연관된 화합물의 활성데이터를 기초로 활성화합물의 공통구조를 해석하는 방법으로서, 활성발현에 중요한 관능기와 수소결합가능부위 등을 중첩시켜, 가장 유효하게 중첩되어지는 공통 conformation을 활성conformation으로 하게 된다(그림 9 · 17). 활성화합물중에 구조가 고정된 화합물이 있는 경우는 이것을 참조화합물로 해서 다른 flexible한 구조를 가진 화합물을 중첩시킨다. 구조가 고정된 활성화합물이 없는 경우에는 쌍방의 국소안정 conformation의 중첩을 검색할 필요가 있고, 계산을 요하는 시간이 증대한다. 공통구조에는 부분공통구조와 공통분자형상이 주목되는 부분구조(약리활성단, pharmacopore, 제7장 참조)의 선택방법이 다르거나, 부분구조의 조합이 다르게 되는 경우도 많기 때문에, 많은 가능성이 검토된다. Pharmacophore를 선택하면 각각의 conformation으로부터 얻어지는 분자내 pharmacopore간의 거리를 구하고, 이것을 분자간에 비교함으로써, 거리관계가 양호한 conformation의 조합을 구한다. Distance Geometry

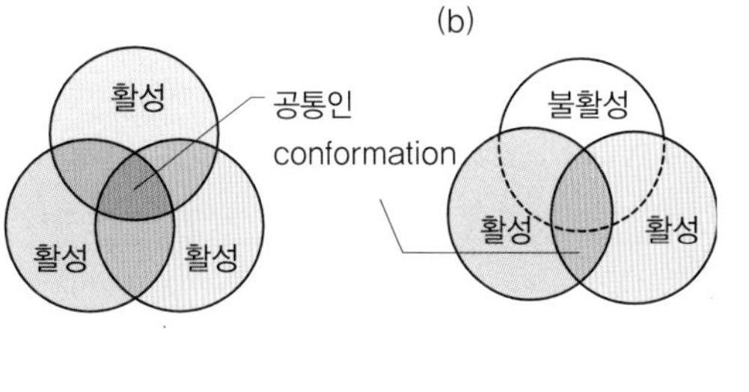

그림 9 · 17 활성화합물의 공통구조를 해석하는 방법 (a) 전부 활성인 화합물에서 공통인 conformation, (b) 불활성인 화합물이 혼재한 conformation

(DG)법은 원자와 pharmacopore간의 거리 정보로부터 입체구조를 구축하는 방법으로, 그림 9 · 18에 표시된 것과 같이 원자간의 거리가 결정되면, 그 원자의 공간배치가 결정된 것을 분자의 중첩에 응용하여 분자간에 대응하는 pharmacopore간의 거리가 가능한 한 같게 되는 구조를 탐색하는 방법이다. DG법을 사용하면 미리 국소안정 conformation을 구하지 않고, conformation을 발생시키면서 한번에 다수의 분자를 중첩하는 것이 가능하다(그림 9 · 19).

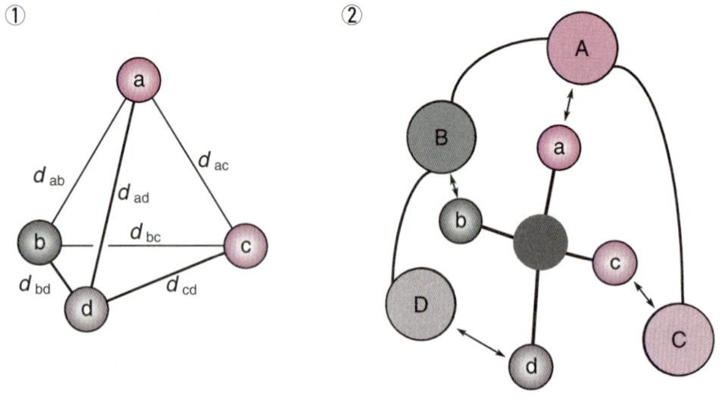

그림 9 · 18 Distance Geometry(DG)법 ① 분자내의 원자(a~d)간의 거리(d_{ab}~d_{cd})가 결정되면, 분자의 conformation이 결정. ② 단백질원자(A~D)와 리긴드분자의 conformation과 단백질내의 위치가 정해짐.

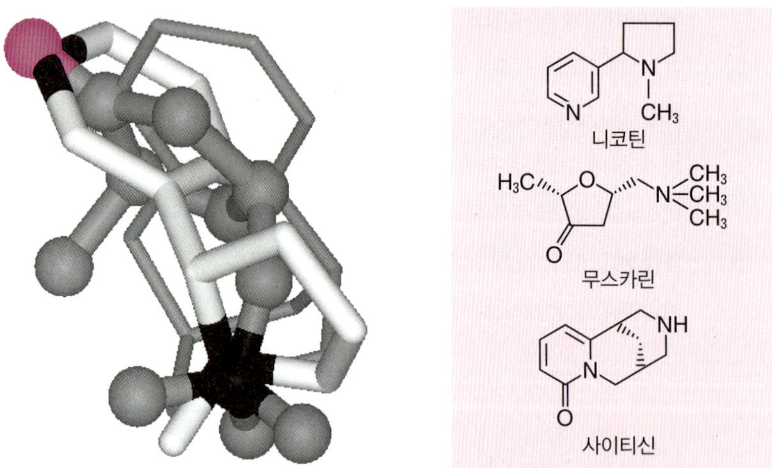

그림 9 · 19 Distance Geometry(DG)법에 의한 분자의 중첩 니코틴: 흰 **큰** 스틱, 무스카린: 회색 볼과 스틱, 사이티신: 회색의 가는 스틱, 붉은 것은 산소, 검은 것은 질소 원자.

공통분자형상의 검색에서는, 먼저 pharmacopore를 고려하지 않고 입체형상으로부터 공통구조를 찾는다. 얻어지는 분자의 중첩으로 pharmacopore 등의 겹침이 좋은 공통구조를 규정하는 것이 가능하다. 또한, pharmacopore 등의 중첩구조를 형상의 겹침(유사성)으로 평가하면, pharmacopore와 형상의 겹침이 좋은 조합이 얻어진다. 한편, 공통구조를 가지면서 활성이 없거나 굉장히 약한 경우에는, 활성화합물이 가지는

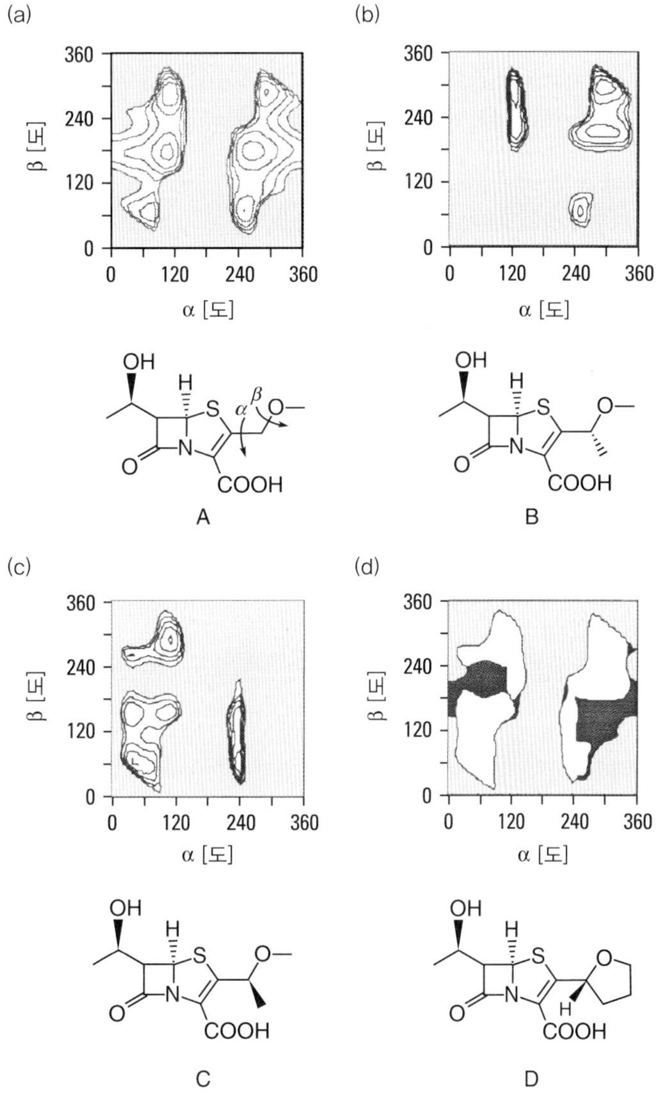

그림 9 · 20 활성 conformation의 특정 α 및 β로 표시한 결합에 대해서 각각 10° 씩 회전한 conformation(36×36=1296)에 대한 에너지를 계산하여, 에너지의 등고면도를 그린것. 등고면으로 표시한 영역은 에너지적으로 안정한 conformation으로 존재함. (a)의 가장 넓은 영역을 흑색으로 해, 여기에 (b), (c)의 가장 넓은 영역을 백색으로 해서 겹친 그림이 (d)가 됨. 활성을 표시한 영역이 흑색의 부분으로 남음.

conformation중에서 불활성화합물이 가지는 conformation과 공통되는 부분을 제거함으로써 활성 conformation을 규정하는 것이 가능하다(그림 9 · 20). 그림 9 · 20은 항균활성이 높은 화합물 A와 거의 활성을 나타내지 않는 화합물 B와 C의 conformation을 제하고 화합물 A만 가지는 conformation영역으로 되어, 이 conformation으로 고정한 화합물 D는 높은 활성을 나타낸다.

약물이 결합하는 단백질(타겟단백질)의 결정구조가 분명한 경우에는, 약물결합부위에 약물을 docking시켜 활성 conformation 을 추측할 수 있다. 또한, 타겟단백질과 동일한 패밀리에 속한 단백질(아미노산배열이 높은 상동성을 나타내는 단백질)의 구조가 밝혀져 있는 경우에는, 그 구조를 토대로 타겟단백질의 입체구조모델을 구축하여 그 모델의 약물결합부위에 약물을 docking해 보면 활성 conformation을 추측할 수 있다.

b. 단백질입체구조의 homology 모델링 ________ 단백질의 입체구조는 주로 X선결정구조해석에 의해 밝혀져 오고 있다. 유전자공학적 방법에 의한 단백질의 대량조제, 로봇기술을 응용한 결정화 조건의 screening, 더욱이 싱크로트론에 의한 고휘도의 X선을 사용한 X선회절데이터의 효율적인 취득 등에 의해 많은 단백질결정구조 해석데이터가 축적되어 오고 있다.

결정구조의 비교로부터, 아미노산 배열의 상동성(homology)이 높은 단백질간에는 입체구조가 유사한 것으로 나타난다. 예를 들면, 항생물질인 β-락탐계 항생제를 가수분해하는 β-lactamase는 아미노산배열이 70% 정도 상동성이 있어도, 굉장히 비슷하다(그림 9 · 21). 또한, β-lactamase는 세균의 세포벽합성에 관계하는 효소, 페니실린결합성단백질(PBP)과의 아

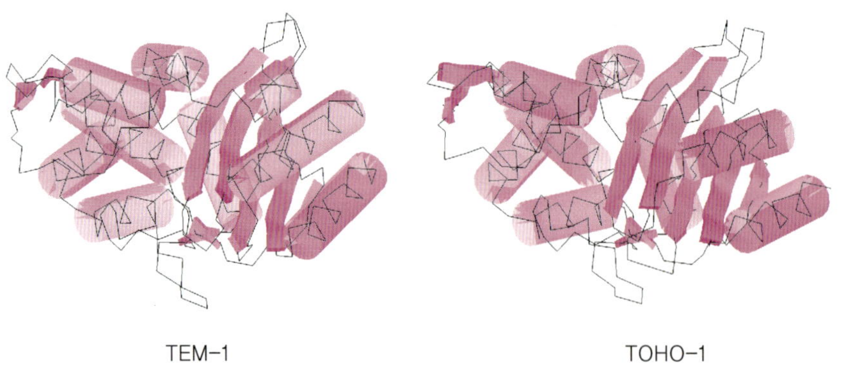

그림 9 · 21 β-Lactamase(TEM-1, TOHO-1)의 입체구조 상동성 단백질의 입체구조를 각 아미노산의 C_α 탄소와 순차적으로 결합해 2차 구조를 통(α 헬릭스)와 판(β 쉬트)로 표시함. 2차구조의 공간적 배치가 매우 유사함.

미노산배열은 30%이하의 상동성에도 관계없이 입체구조가 아주 비슷하고, 특히 약물결합부위의 구조가 보존되어 있다. 그림 9 · 22에 나타낸 레티노인산과 비타민D_3의 수용체의 리간드결합부위(LBD)의 결정구조의 비교에서도 같은 패밀리에 속하는 레티노인산과 비타민D_3의 수용체는 리간드구조가 크게 달라지는 데에도 관계없이 입체구조의 유사성이 높다. 이것은 같은 패밀리에 속하는 단백질의 입체구조의 하나가 해명되면, 아미노산배열을 비교하여 다른 단백질의 입체구조모델이 구축가능하다는 것을 나타내고 있다. 최근에는 사람을 시작으로 동물성유전자의 전 염기배열이 차례차례로 밝혀져, 현재 알려져 있는 단백질의 아미노산배열과의 상동성이 있는 유전자배열의 검색으로 패밀리를 형성하는 많은 새로운 단백질의 배열이 밝혀지고 있다. 여기에서, 패밀리가운데 결정구조가 알려진 단백질의 입체구조를 토대로 단백질간의 아미노산배열의 상동성을 이용하여 입체구조를 모르는 많은 단백질 입체구조모델이 조립된다(**homology modeling**). 대량의 단백질배열 데이터에 대응하기 위해 아미노산배열의 homology로부터 자동적으로 입체구조모델을 구축하는 프로그램도 개발되어 있다.

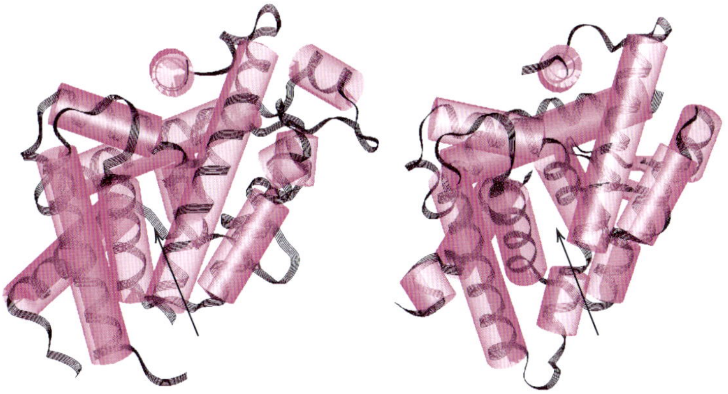

그림 9 · 22 레티노인산과 비타민 D_3의 수용체의 리간드 결합부위(LBD)의 결정구조의 비교 각각의 리간드가 매우 유사한 단백질의 동일부분(화살표)에 결합함.

	보존영역 (*)	삽입	삭제

레닌	PQTFKVVFDTGSSNVWVPSSKCSRLYTACVYHKLFDASDSSSYKHNGTELTLRYSTGT-VSGFLS
펩신	AQDFTVVFDTGSSNLWVPSVYCSSL--ACTNHNRFNPEDSSTYQSTSETVSITYGTGS-MTGILG
Rhizopus 펩신	GKKFNLDFDTGSSDLWIASTLCTNC---GSGQTKYDPNQSSTYQADGRTWSISYGDGSSASGILA

그림 9 · 23 아미노산 배열의 상동성 *는 활성중심의 잔기

입체구조가 밝혀진 단백질과 구조를 모르는 단백질의 아미노산배열을 비교하면, 양자에서 아미노산배열이 동일한 부분과 변화된 부분이 존재한다(그림 9 · 23). 배열이 동일한 부위의 아미노산은 그대로 입체구조로서 이용하고, 아미노산 잔기가 변화한 부위에서는 펩타이드결합(주체인)은 그대로 두고 잔기부분(측쇄)만을 변환하면 목적으로 하는 단백질의 배열을 가진 단백질의 α헬릭스와 β-sheet 등의 이차구조를 포함한 기본적인 입체구조가 구축된다. 또한, 구조를 모르는 단백질의 배열에는 아미노산이 빠진 부위와 다른 부분에 삽입된 부위가 존재한다. 이들의 부위에 대해서는 기존의 입체구조에서 삭제하거나 삽입부분을 부가하여 목적으로 하는 입체구조모델을 구축하는 것이 가능하다(그림 9 · 24). 새롭게 구축된 모델의 입체구조에서는 아미노산잔기의 변환에 의해 생긴 입체적 부딪힘 등을

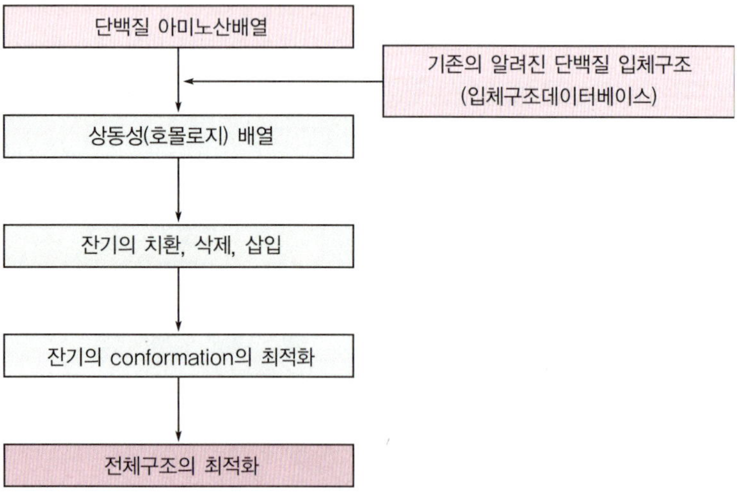

그림 9 · 24 단백질의 입체구조 모델의 구축

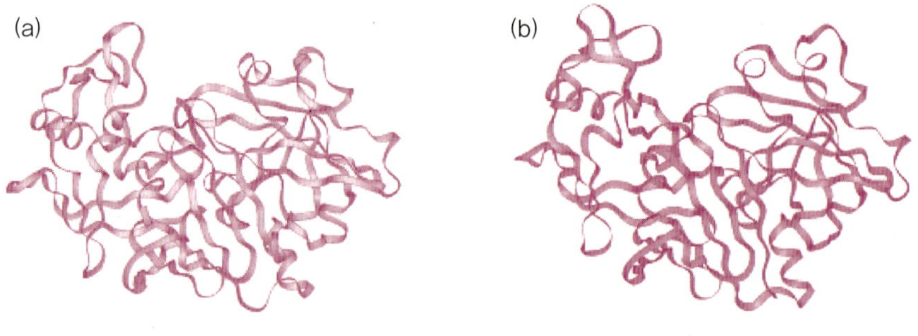

그림 9 · 25 단백질 입체구조의 호몰로지 모델링 (a) 템플릿의 단백질(결정구조), (b) 모델링에서 얻어진 단백질.

분자역학계산에서 제거함으로써, 입체적으로 무리가 없는 새로운 단백질의 입체구조모델이 완성된다(그림 9 · 25). Homology modeling에 의해 구축된 단백질의 입체구조모델을 사용하여, 리간드결합에 중요한 상호작용부위와 리간드와 리간드결합부위구조와의 입체적 상보성 등을 조사하는 것이 가능하다. 이들 입체정보는 리간드(기질)와의 복합체모델의 구축, 그리고 리간드활성 conformation의 추측과 새로운 리간드의 디자인에 사용된다.

c. 리간드결합부위의 해석 ________ 각각의 단백질의 리간드결합부위에서는 아미노산 잔기가 다른 부분을 갖고 있기 때문에, 각각의 단백질에 특이적인 형상과 정전기적 환경으로 되어 있어, 리간드는 결합부위와 상보적인 구조(열쇠와 열쇠구멍)로 되어 있다. 리간드결합부위의 형상 및 정전기적 친화성부위를 검색하기위해 공간을 일정의 거리(예를 들면 1Å)의 grid(3차원격자)로 구획한다. 각 grid교차점에서 원자타입(표 9 · 1)에 의거하여 분류한 원자probe를 사용하여 Van der Waals에너지 및 electrostatic potential energy계산을 하여〔(식 9 · 1)의 제4항〕, 가장 안정된 에너지가 얻어지는 부위를 해당 probe의 고친화성 부위로서 규정한다. 그림 9 · 26의 cage(화살표시) β-lactamase의 β-락탐화합물 결합부위로 카르복실레이트 산소원자와 β-락탐 카르보닐 산소원자의 친화성이 높은 부위를

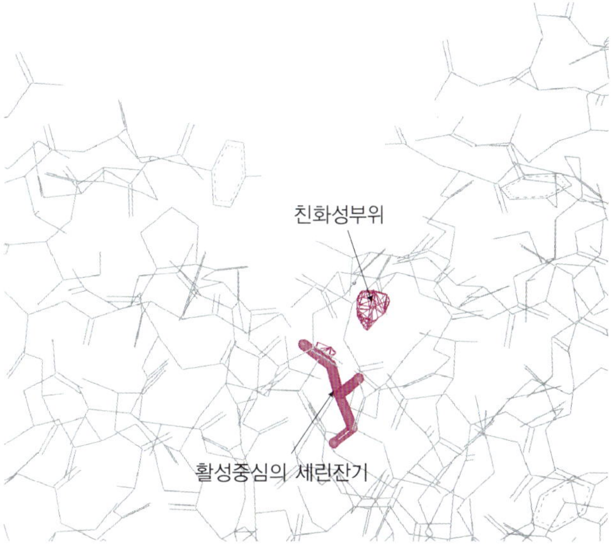

그림 9 · 26 β-Lactamase의 β-락탐화합물 결합부위 carboxylate 산소원자와 β-락탐 carbonyl 산소원자의 친화성이 높은 부위를 표시함.

표시한 것이다. 여기에는 β-lactamase와 상호작용하기 위해서 필수인 β-락탐화합물의 카르복실레이트산소원자와 실제로 가수분해를 받는 β-락탐카르보닐산소원자가 위치한다. 리간드의 결합부위에서는 수소결합이 중요한 역할을 하고 있기 때문에, 특히 수소결합을 고려한 포텐셜에너지 계산이 사용된다. 이들 계산결과를 사용해 cage를 표시하고, 리간드분자의 결합양식을 검색하면, 복합체모델의 초기구조를 설정할 수 있다. 이 초기구조로부터, 다시 분자역학계산과 분자동력학계산에 의한 에너지최적화를 거쳐 에너지적으로 안정한 복합체구조모델이 얻어진다.

단백질과 그 리간드복합체의 결정구조와 복합체구조모델을 사용하여, 리간드에 근접한 리간드결합부위 주변의 공간의 해석을 행하면, 이 복합체구조의 리간드를 새롭게 디자인할 수 있다. Neuraminidase의 저해제의 디자인에서는 neuraminidase와 저해제의 복합체의 결정구조로부터 그 결합부위의 주변의 친화성부위를 해석하여, 저해제를 다시 변환할 수 있는 공간이 발견되었다(그림 9 · 27). 이 공간에 적합한 친화성치환기를 도입한 화합물은 예상대로 활성이 높은 유도체였다(그림 9 · 27b). 또한, HIV protease와 그 저해제의 복합체구조로부터 저해제의 근방에 존재하는 물분자를 저해제의 구조 중에 삽입한 분자가 디자인되어 높은 저해활성을 나타내는 것으로 확인되었다(그림 9 · 28). 물분자에는 단백질표면을 덮는 용매로서의 물분자와 리간드결합부위 등에 강하게 결합해 단백질의 활성에 중요한 역할을 하고 있는 물분자가 있는데, 후자는 그림 9 · 28에 나타낸 것과 같이 드럭디자인할 때에 중요한 힌트가 된다.

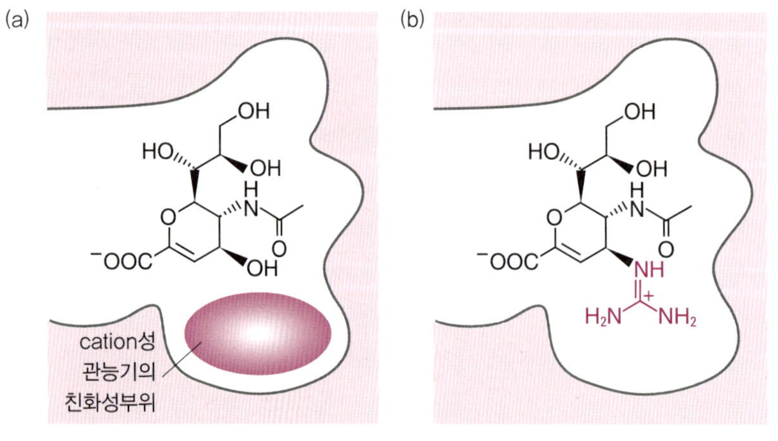

그림 9 · 27 (a) neuraminidase와 저해제의 복합체의 해석. (b) (a)를 토대로 개량한 예.

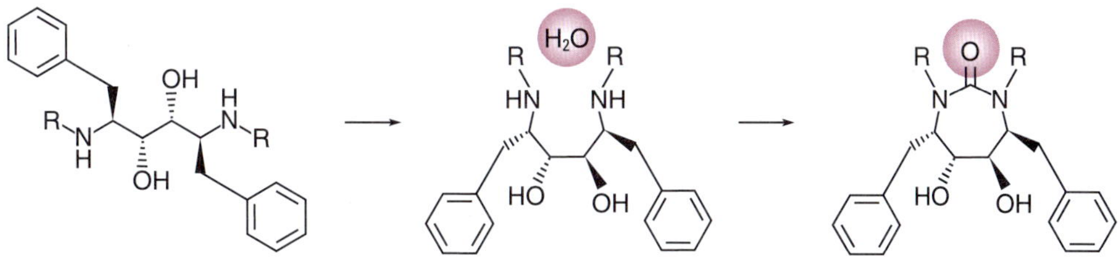

그림 9 · 28 단백질내에 존재하는 물분자를 넣은 HIV프로테아제 저해제의 디자인

9 · 2 · 3 가상적화합물디자인

a. 리간드docking과 가상적화합물 screening ________ 단백질의 리간드 결합포켓에 리간드를 docking시킬 때는 먼저 결합포켓에 있는 각 원자 probe의 친화성부위 검색에서 얻어진 부위를 지표로 하여 결합양식을 추정한다. 친화성부위의 아미노산 잔기와 리간드의 작용기의 거리를 설정하여 DG법 등을 이용하면 리간드의 conformation을 바꾸면서 목적위치에 docking이 가능하다(그림 9 · 29).

결합분자의 자동적검색에서는 원자반경 등에 대응한 반경을 가진 공을 probe로 하여 결합부위에 순차적으로 채워 넣으면,결합부위에 상보적인 구조를 가진 probe의 덩어리(리간드의 원형)가 얻어진다(그림 9 · 29의 적색부분). 이 리간드의 원형을 구성하는 공의 중심의 위치와 리간드분자중의 원자와의 대응이 가장 좋은 것이 결합후보분자로서 선정된다. 더욱이, 결합후보분자의 conformation검색에서 얻어진 입체구조군 중에 가장 대응관계가 좋은 구조가 가능성이 보다 높은 결합구조가 된다. 또한, probe구조의 수소결합부위에 위치한 공의 중심이 리간드의 수소결합가능한 원자와 대응하고 있을 때, 형상과 수소결합의 상보적인 관계를 가진 입체구조가 선택된다.

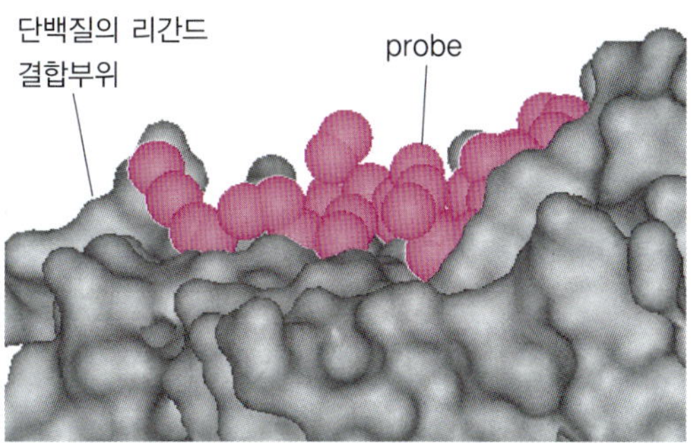

그림 9 · 29 리간드결합부위에 probe 원자(공)를 배치해, 리간드의 원형을 얻은 예.

결정구조해석과 homology modeling 등에 의해 얻어진 단백질의 입체구조를 사용하면, 단백질의 리간드결합부위에 결합하는 새로운 리간드를 화합물의 데이터베이스로부터 컴퓨터상에서 가상적으로 screening가능하다(그림 9 · 30). 컴퓨터상에서 screening을 행하는 장점을 아래에 나타낸다.

1) 리간드화합물은 실제로 합성되어 있는 물질에 한정되지 않는다.
2) 결정구조 등 실험적인 입체구조정보를 필요로 하지 않는다.
3) 굉장히 대량의 화합물을 신속하게 screening할 수 있다.
4) 얻어지는 복합체구조로부터, 결합에 중요한 분자간상호작용이 추측가능하다

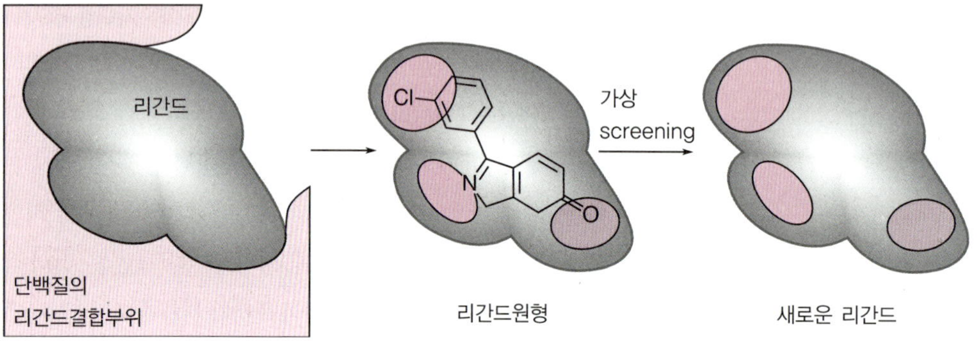

그림 9 · 30 새로운 리간드의 가상적 screening

컴퓨터상에서의 리간드screening은 보통 고정한 단백질의 리간드결합부위로부터 얻어진 리간드의 원형과 데이터베이스 중의 리간드와 형상을 비교해 행해진다. 또한, 결합부위공간을 grid로 구획하여, 그 격자점에 대해 친화성이 높은 probe원자를 검색해 grid격자점에 분포한 친화성이 높은 probe원자의 집합을 리간드의 원형으로 해서, 친화성 probe원자와 가장 많이 겹치는 원자를 가진 분자를 screening하는 것이 가능하다(그림 9 · 31a). 이 방법에서는 결합부위의 정전기적 환경에 잘 맞는 분자가 발견된다. 그림 9 · 31(b)는 리간드후보화합물의 복합체구조모델과 grid격자점을 겹쳐서 표시한 것이다. 일반적으로, 수만에서 수십만종류의 화합물을 screening하기위해, 리간드분자의 구조는 고정하여 사용한다. 그러나, 구조를 고정하면 검색은 빠르지만 결합 가능성이 있는 화합물을 버리기 쉬운 위험성이 있다. 즉 리간드분자를 flexible한 구조로 취급하면, 보다 유효한

화합물screening이 가능하게 된다. 분자동력학과 Monte Carlo법을 사용하여 약간의 conformation을 발생시키면서 검색하는 일도 가능하지만, 일반적으로 screening시간이 굉장히 증대된다. 예를들어 컴퓨터를 이용한 특유의 신속한 방법으로서 유전자 algorithm이 사용된다. 유전자변환 양식(교차, 돌연변이)을 분자의 구조정보(좌표)에 적용하면 비교적 많은 구조를 발생시킬 수 있다. 이와 같은 algorithm을 사용하면 시간적인 제약이 적어지게 되어 복수의 conformation을 포함한 많은 화합물을 screening할 수 있다.

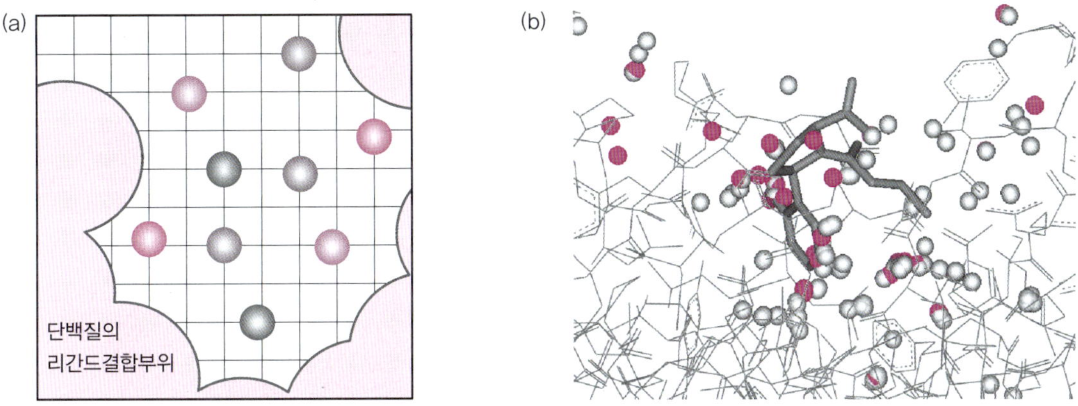

그림 9 · 31 (a) 격자점 상에 가장 친화성이 높은 probe 원자(공)를 계산에 의해 배치한 예, (b) probe 원자의 덩어리와 잘 겹쳐지는 분자를 스크리닝함.

b. 화합물구조데이터베이스와 가상적 combinatorial 라이브러리

가상적screening에 사용하는 화합물 데이터베이스에는 ① 결정구조, ② 결정구조는 사용하지않으나 입수가능한 화합물구조, ③ 지금까지 합성된 기존 화합물구조, ④ 합성되어 있지 않은 가상적 화합물구조 등

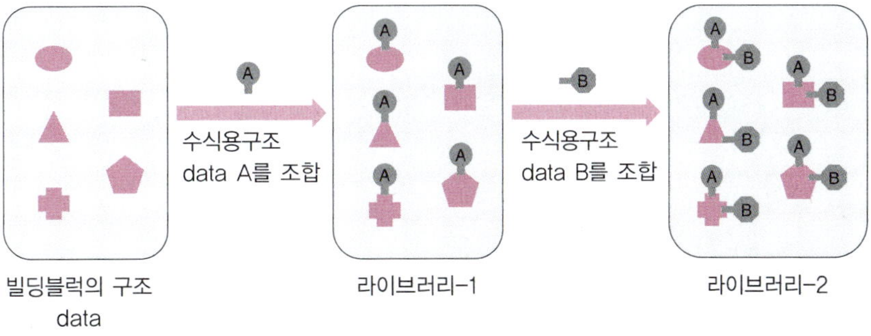

그림 9 · 32 가상적 combinatorial 라이브러리

으로 분류된다. ②와 ③은 수십만이라는 화합물의 화학구조에서 입체구조를 고속으로 발생시키는 프로그램이다. ④에서는 기존의 화합물의 입체구조로부터 기본이 되는 부분입체구조(building block)의 라이브러리를 작성하고, 다시 하나의 빌딩블럭과 조합해서 새롭게 화합물 구조라이브러리를 작성하는 것으로 virtual combinatorial library라고도 불린다(그림 9 · 32). 이 라이브러리는 목적에 대응해 데이터베이스가 작성된다. 먼저, 타겟이 되는 단백질에 결합하는 것으로 알려진 화합물과 크게 다른 구조의 화합물을 찾고자 할 경우에는, 각각의 구조가 크게 다르고 다양성이 높은 빌딩블럭을 선택해 화합물라이브러리를 작성한다. 한편, 패밀리단백질의 어느 하나에 친화성을 나타내는 기존화합물의 부분구조를 빌딩블럭으로서 사용하면 결합가능성이 높아지므로 패밀리단백질을 지향한 화합물라이브러리가 작성가능하다.

9 · 2 · 4 단백질결합부위에 있어서 de novo 리간드디자인

리간드결합부위의 해석에 의해 결합부위공간의 크기와 작용기의 친화성부위의 분포 등을 예측할 수 있는 것은 이미 기술하였다(§9 · 2 · 2c). 이 정보를 리간드분자의 구조의 디자인에 적용하면, pharmacopore의 공간배치가 예측가능하다. 앞에서 기술한 것과 같이 pharmacopore는 일련의 활성화합물군에 공통으로 보여지는 부분구조(작용기)로, 단백질과 유효하게 상호작용하는 분자의 부분구조이다. 후보가 되는 pharmacopore를 실제로 결합부위의 친화성부위에 배치해, 이들 부분구조를 연결해 맞춤으로써 새로운 분자구조를 디자인 할 수 있다. 이것은 화합물 데이터베이스를 이용하는 것이 아니라 리간드결합부위에 원자 또는 구조 fragment만을 이용하는 것에서 *de novo* 디자인이라 불린다. 실제로는 디자인의 출발점으로서 리

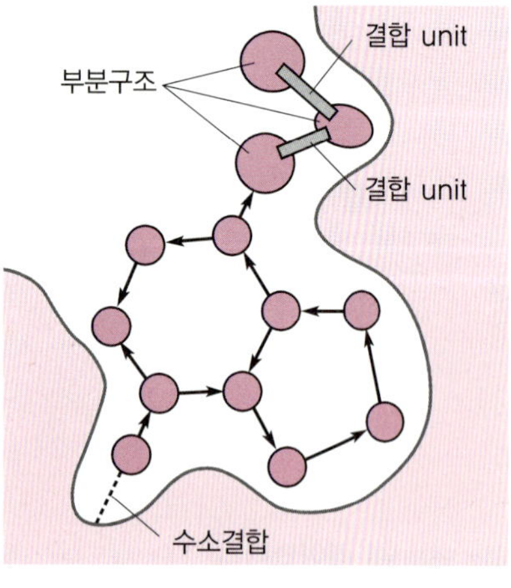

그림 9 · 33 *de novo* 디자인 수소결합하는 위치에서 순차적으로 화살표와 같이 원자를 결합시켜 분자구조를 조립함.

간드와 특이적으로 결합하는 것으로 예측가능한 부위, 예를 들면 수소결합에 유리한 부위를 리간드를 사용한 친화성부위검색으로 검색하여, 수소결합하는 원자의 결합후보부위를 결정한다. 이 위치에서 순차적으로, 결합부위의 공간에 화학결합의 규칙(결합거리와 결합각)을 토대로 원자를 배치하거나, 방향환과 그 밖의 관능기(또는 pharmacopore)를 순차배치하여, 결합부위의 형상과 electrostatic potential을 만족하는 화학구조를 조립한다(그림 9 · 33). 예를들면, 펩타이드성 리간드의 디자인에서는 결합부위에 친화성을 나타내는 아미노산잔기를 배치한 후, 펩타이드결합으로 순차 결합시키면 활성부위에 새로운 펩타이드배열이 발생한다. 이때, 아미노산은 L형만이 아닌 D형 등 비천연형의 아미노산을 사용하는 것도 가능하다. 더욱이 아미노산만이 아닌 당유도체와 그 밖에 사용하고 싶은 골격을 fragment로서 사용하면, 이것을 조합한 새로운 분자를 디자인 할 수 있다.

9 · 2 · 5 수용체의 구조변화와 의약품설계

단백질의 결정구조해석으로부터 얻어지는 입체구조는 창약연구에 있어서 아주 중요한 정보이다. 그러나, 일반적으로 결정구조는 결정화 조건하에 있는 일정한 정적인 구조이다. 단백질은 동적인 움직임을 수반해 움직이고 있기 때문에, 이 동적인 구조를 해명할 필요가 있다.

효소의 결정구조해석에서는 저해제와 리간드 등이 결합한 복합체구조와 이것들이 결합하지 않은 단백질만의 구조가 밝혀지고 있다. 이들 구조 중에는 저해제와 리간드 등의 결합에 의해 결합부위의 구조가 변화하는 것이 알려져 있다. 그 예로서 그림 9 · 34에 리파아제의 결합부위의 구조변화를 나타내었다. 리파아제는 리간드로서 소수성이 풍부한 분자를 소수성인 환경에서 생긴 결합부위에 흡수하기 때문에, 리간드가 결합하지 않는 상태에서는 소수성잔기가 풍부한 결합부위가 닫혀진 구조가 되고, 리간드가 결

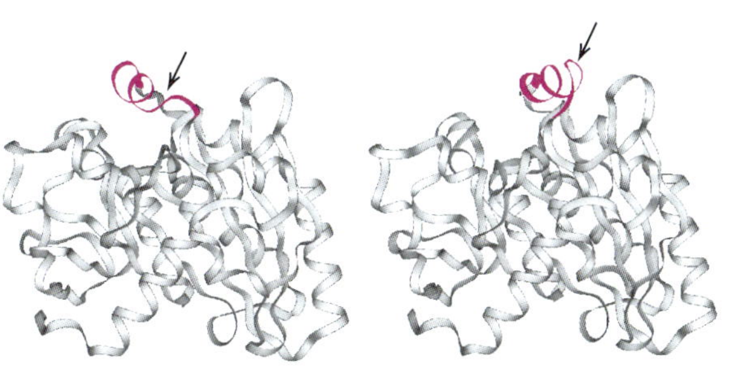

그림 9 · 34 리파아제의 결합부위의 구조변화 화살표의 부분이 움직여 활성부위가 개폐함(오른쪽이 열린 상태)

합할 때에만 결합부의 문이 열린다. 그림 9 · 35(a) 에서는 물분자는 소수성 리간드의 주위를 규칙적으로 둘러싸고 있으나, 기질이 효소와 복합체를 형성함으로써 랜덤하게 되는 것을 나타내고 있다. 물분자가 리간드결합할 때 엔트로피변화와 관계있는 것이 이해될 것이다. 한편, 그림 9 · 35(b)에 나타난 것과 같이 친수성 리간드를 섭취하는 효소에서의 결합부위는 비교적 친수적인 아미노산잔기로 이루어져, 리간드가 결합하지 않는 결합부위에는 물분자가 삽입되어 있다. 친수성 리간드 주위에는 불규칙적으로 물분자가 둘러싸고 있고, 리간드가 결합할 때에 물분자의 불규칙성이 증대하지 않고, 결합부위에서도 물분자가 리간드와 치환되는 것뿐이기 때문에 리간드의 결합에 의해 효소의 구조가 크게 변화하지 않는다. 일반적으로 이들의 2가지 양식이 조합되어 있어, 리간드를 삽입할 때에 구조변화하지 않는 부위와 구조변화하는 부위를, 컴퓨터에 의해 동적구조변화의 시뮬레이션으로 예측하는 일이 합리적인 디자인에서 이루어지고 있다.

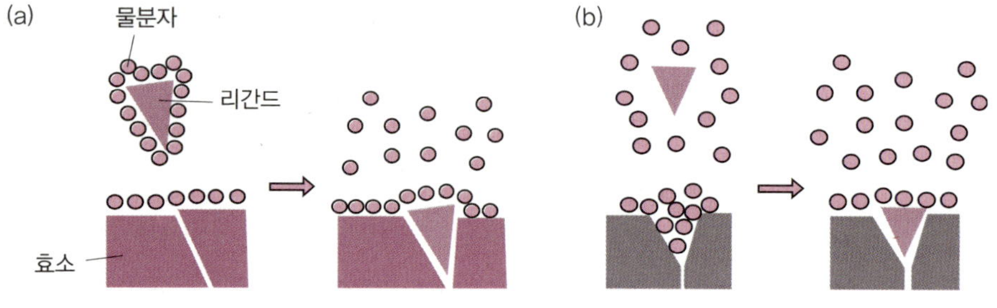

그림 9 · 35 효소의 리간드 결합부위의 구조변화의 모식도 (a) 소수성리간드, (b) 친수성리간드.

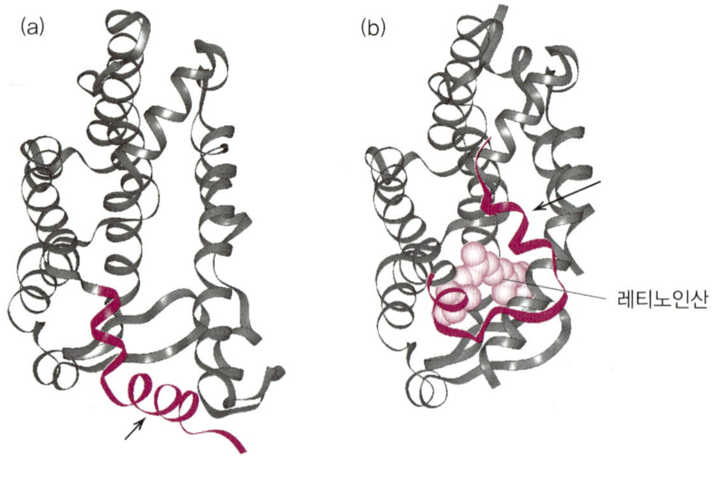

그림 9 · 36 레티노인산 수용체의 구조변화 (a) 불활성형(apo), (b) 활성형(holo), 화살표의 부분이 리간드의 결합에 의해 크게 구조변화함.

약물수용체(리셉터) 등의 정보전달 역할을 하는 단백질은 리간드의 결합에 의해 크게 구조가 변화되는데 이 구조변화를 통해 관련된 다음의 단백질에 정보를 전달한다. 예를들면, 유전자정보를 제어하는 수용체의 하나인 레티노인산 수용체는 레티노인산의 결합에 의해 구조변화가 생기는데 이는 리간드의 결합, 비결합의 2가지 상태의 결정구조로부터 밝혀지게 되었다(그림 9 · 36). 세포외의 정보를 세포내에 전달하는 수용체에서는 그림 9 · 37과 같이, 리간드(이 경우는 단백질)가 결합하면 세포외의 이량체(dimer)가 형상변화하여 세포내에서의 효소부분(JAK2: 티록신키나아제)의 이합체화를 촉진시켜, 단위체에는 불활성인 효소부분이 이합체로 될 때 활성화된다.

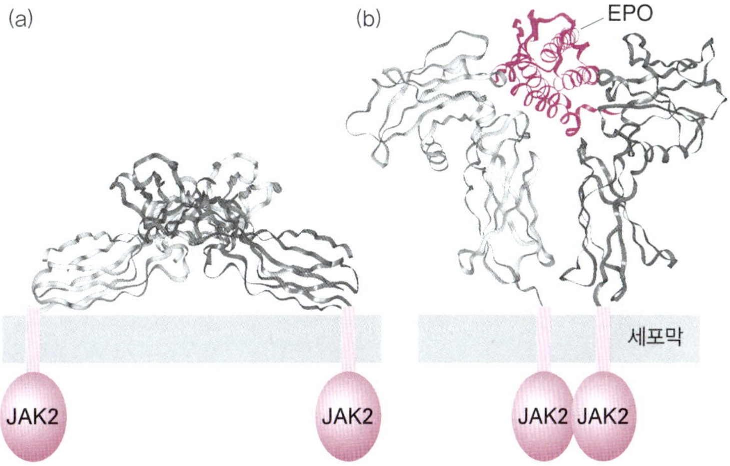

그림 9 · 37 Erythropoietin(EPO)의 결합과 erythropoietin 수용체의 JAK2의 이량체화 (a) 불활성형, (b) 활성형.

현재까지 의약품설계의 대상이 되어 온 많은 생리활성 정보전달물질이 결합하는 수용체는 α 헬릭스가 세포막을 7회 관통한 수용체패밀리(그림 9 · 38)를 형성하고 있다. 이 수용체가 agonist에 의해 활성화되면 6번째의

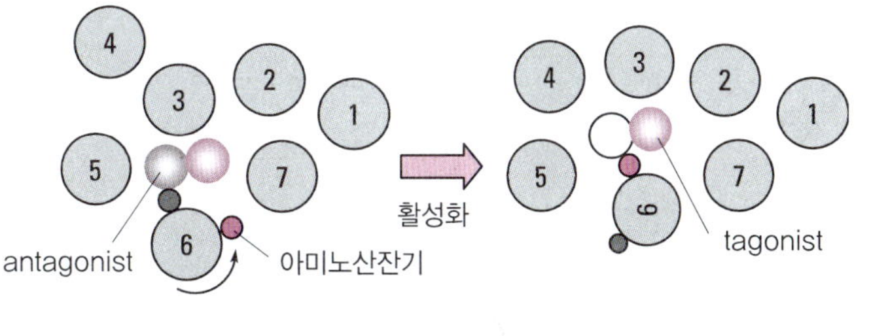

그림 9 · 38 7회 관통 수용체의 활성화

막관통헬릭스가 크게 회전한다. 이 구조변화가 세포내막에 존재하는 G-단백질을 활성화한다. 한편, antagonist의 결합은 수용체의 구조를 변화시키지 않는다. 이와 같이 수용체의 구조는 agonist와 antagonist의 결합에 의해 다른 것이 밝혀지게 되어, 리간드에 의해 구조변화를 일으키는 단백질의 구조의 이해가 합리적인 드럭디자인에 필요하다. 그러나, 수용체의 활성화에 수반하는 큰 구조변화에는 밀리초(10^{-3}s)정도의 시간이 소요되는데 반해 컴퓨터를 이용한 단백질 분자동력학계산에서는 현재 수 마이크로초(10^{-6}s)가 한도이기 때문에, 구조변화의 모든 과정을 시뮬레이션하는 것이 불가능하다. 여기에서 결정구조를 근거로하여 실험으로부터 예상되는 변화된 구조를 모델링하는 방법이 취해진다. 이것에 의해 리간드의 인식양식의 차이를 파악하게되고, 이 정보는 새로운 리간드분자의 디자인에 활용된다. 컴퓨터 계산능력의 향상과 함께 단백질이 기능하는 시간범위를 마이크로초에서 밀리초로 시뮬레이션할 수 있으면, 단백질이 활동하는 모습을 "보는" 일이 가능해질 것으로 기대된다.

대표적 의약품의 발명 · 발견, 개발의 경위

10 · 1 안지오텐신변환효소저해제(captopril)*

10 · 1 · 1 레닌–안지오텐신계와 약물

1898년 R. Tigerstedt 등에 의해 토끼의 신장추출물에서 레닌이 발견된 이래, **레닌-안지오텐신계**(renin-angiotensin system: RAS)의 연구는 약 100년을 경과했다. 당초 RAS는 생체에 있어서 중요한 순환기호르몬계로서 작용하고 있다고 확신되지는 않았다. 그러나 1980년대 초에 등장한 **안지오텐신변환효소**(angiotensin-converting enzyme: ACE)저해제가 우수한 혈압강하효과를 가짐과 동시에 울혈성 심부전과 당뇨병성 신장증세 등에도 유효한 것이 밝혀짐에 따라, RAS가 혈압과 물 · 전해질 대사조절만이 아닌 고혈압과 그 합병증의 발병 · 진전에도 굉장히 중요한 역할을 하는 것이 확인되게 되었다.

RAS를 제어하는 약물의 연구는 1960년대 후반부터 이미 시작되어 RAS의 활성호르몬인 안지오텐신II(angiotensin II: A II, Asp-Arg-Val-Tyr-Ile-His-Pro-Phe)의 생산계를 억제하는 **레닌저해제** 및 **ACE 저해제**, 또한 수용체 레벨로 AII의 작용을 저해하는 **AII수용체길항제**(angiotensin II receptor blocker: **ARB**)등의 연구개발이 장기간 행해져왔다(그림 10 · 1). 레닌저해제는 경구흡수성과 지속성 등의 문제로 이때까지 실용화에

*집필자: 仲 建彦 (§10 · 1, §10 · 2)

이르지 못했다. ACE저해제는 1982년 captopril의 발매이래 안전하고 유용한 혈압강하제로 평가를 얻고 있고 2002년에는 세계에서 11종이 사용되고 있다.

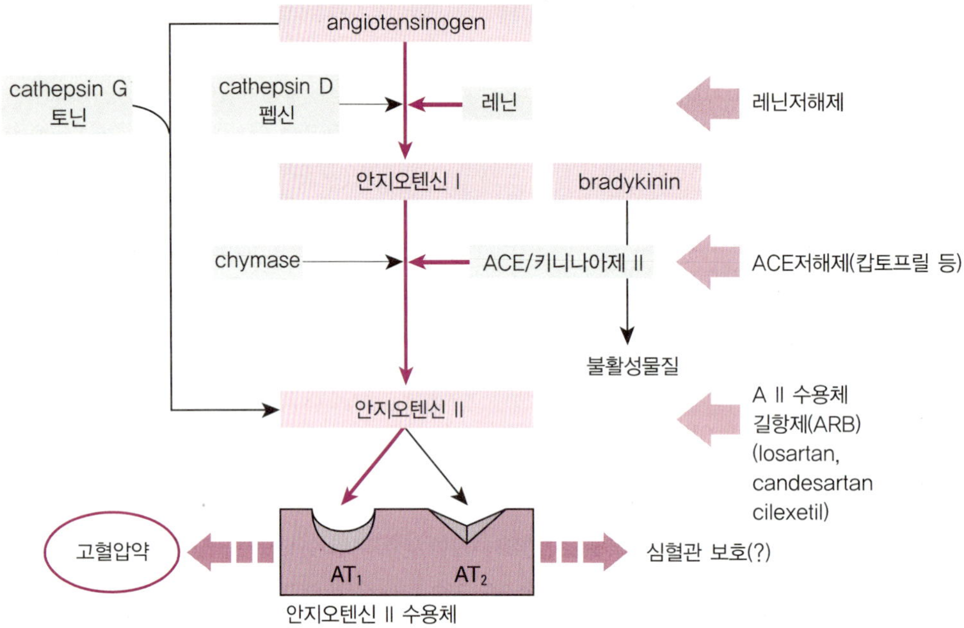

그림 10 · 1 레닌-안지오텐신계와 약물 AT_1, AT_2는 수용체 subtype

10 · 1 · 2 뱀독으로부터 teprotide발견

ACE저해제의 연구는 1968년 미국의 Sqibb사(현 Bristol-Myers Squibb사)에서 뱀독의 연구에서 시작되었다. 당시, Squibb사에서는 뱀독에 포함된 브래디키닌(BK) 증강물질(bradykinin potentiating peptide: BPP)을 찾아낸 S. H. Ferreira 및 ACE저해제를 연구하고 있던 M. A. Ondetti와 D. W. Cushman 등의 2개의 뱀독연구 그룹이 있고, 후에 노벨의학생리학상을 수상한 J. R. Vane이 고문을 하고 있었다. 2개의 그룹에서 각각의 목적에 맞는 아주 유사한 구조를 가진 펩타이드군이 발견되어, 그 중에서 강력한 ACE저해작용을 가진 SQ20881(teprotide)와 BK증강작용을 가진 BPP9a의 2가지 펩타이드를 발견했다(그림 10 · 2a). 놀랍게도 이것들은 9개의 아미노산으로 이루어진 동일한 펩타이드(teprotide)인 것을 알았다. 그 후에, ACE와 BK불활성화효소의 하나인 키니나아제 II가 동일효소인 것이 밝혀졌는데, 2개의 그룹은 결국 동일한 물질을 추구하고 있었던 것이었다.

1973년, Squibb사는 영국에서 teprotide의 임상시험을 실시하여 정맥투여된 teprotide가 사람에서 AII 혈압상승을 억제하는 것, 또한 혈장레닌활성이 높은 환자만이 아닌 정상인 레닌환자에도 혈압강하 효과가 확인됨으로써 ACE저해 혈압강하제으로서 가능성이 넓어졌다. 이 결과로 Squibb사에서는 teprotide를 대신하여 경구투여로 효과가 기대될 수 있는 비펩타이드형의 저분자 화합물의 탐색을 개시하였다. 약 2000종의 화합물의 랜덤 screening이 행해져 이 가운데에서 ACE저해작용을 나타내고, 적출한 回腸(ileum)의 **안지오텐신** I (angiotensin I : **A I**, Asp-Arg-Val-Tyr-Ile-His-Pro-Phe-His-Leu)의 수축반응을 억제하는 유일한 화합물인 2,3-quinoxalinedithiol이 발견되었다(그림 10 · 2b). 이 화합물은 dithiol구조에서 기인한다고 여겨지는 강한 독성 때문에 임상개발까지는 이르지 않았으나 captopril 합성 시에 SH기 도입에의 힌트가 되었다.

(a)

Glu-Trp-Pro-Arg-Pro-Gln-Ile-Pro-Pro

(b)

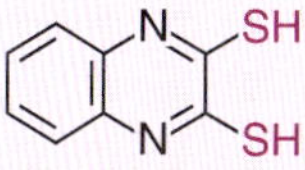

그림 10 · 2 ACE 저해작용을 가진 화합물의 구조 (a) teprotide(SQ20881, BPP9a), (b) 2,3-quinoxalinedithiol.

10 · 1 · 3 Benzylsuccinic acid로 부터의 새로운 디자인 합성

1974년 봄, 암초에 부딪혀보였던 ACE 프로젝트는 carboxypeptidase A(CPA)가 2-D-benzylsuccinic acid에 의해 저해된다는 하나의 논문을 계기로 다시 움직이기 시작하였다. ACE와 효소화학적인 성질이 유사한 소화효소 CPA는, ACE와 동일하게 아연을 함유한 exopeptidase이며, 그 때 이미 입체구조와 활성부위 등이 밝혀져 있었다. 신속하게 그림 10 · 3(a)에 나타낸 CPA의 활성부위에 benzylsuccinic acid가 결합하는 작업가설을 세워나갔다. 즉, 저해제 benzylsuccinic acid는 CPA의 활성중심의 3점(Zn, 소수성 포켓, 양전하)에 결합하여, 기질펩타이드의 결합을 저해하는 것으로 생각했다. CPA와 ACE의 차이는, CPA가 기질인 올리고펩타이드의 C말단의 아미노산을 1개만 잘라내는 것에 대해, ACE는 아미노산 2개를 한번에 절단하는 점이다(A I 의 C말단의 His-Leu을 잘라냄). 여기에서 ACE 저해제의 경우에는, 아연과 양전하와의 거리가 CPA의 경우보다 아미노산 1개분의 길이만큼 더 길 필요가 있다고 생각했다(그림 10 · 3b). 프롤린유도체의 teprotide

가 강력한 ACE저해작용을 나타낸 점에서 먼저 succinylproline유도체의 합성으로부터 출발하기로 하였다.

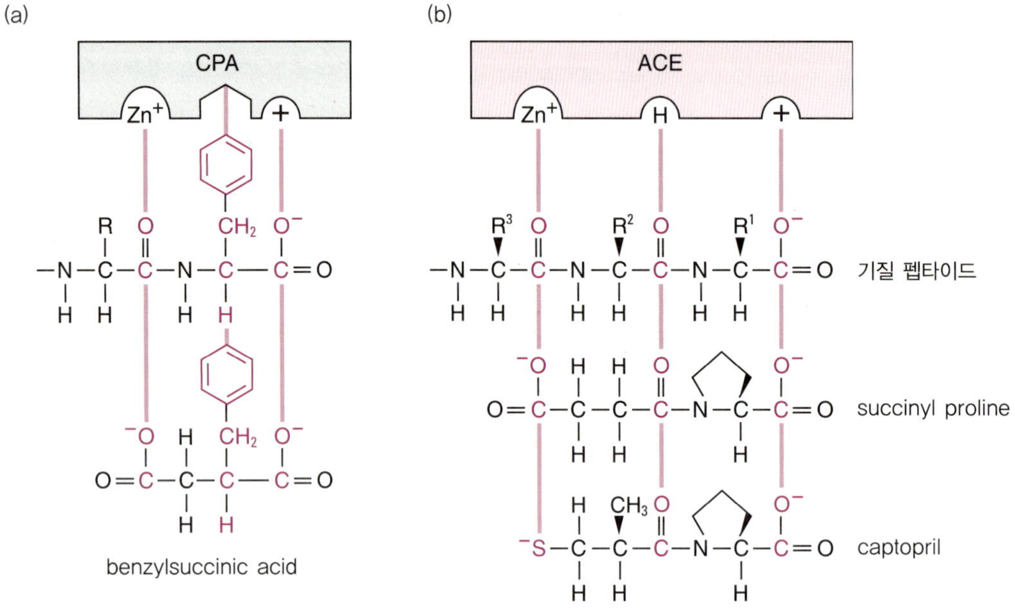

그림 10 · 3 활성부위와 저해제의 결합양식 (a) CPA, (b) ACE.

표 10 · 1 succinyl proline으로 부터 captopril로의 구조변환경위

화합물	토끼폐 ACE저해제 IC_{50} [μM]	몰모트 회장 수축저해 IC_{50} [μM]
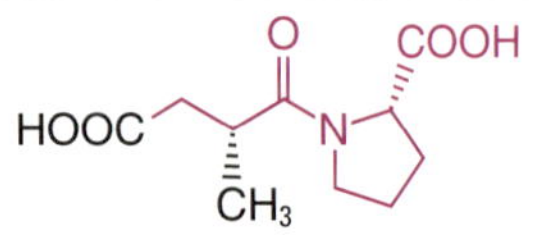 SQ13297	22	18
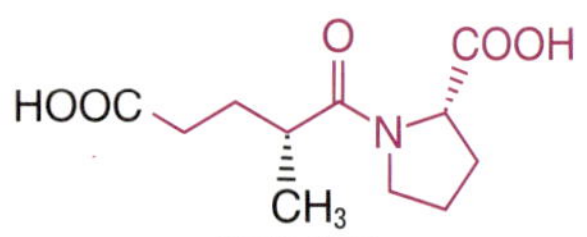 SQ14102	4.9	23
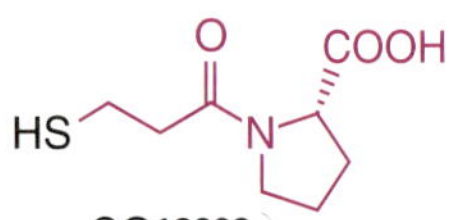 SQ13863	0.20	0.30
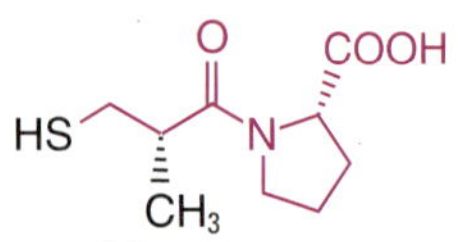 SQ14225 캅토프릴	0.023	0.023

10 · 1 · 4 Captopril의 발견

다수의 succinylproline유도체가 합성되어, 이들의 ACE저해작용 및 적출 ileum에 있어서의 약리작용이 조사되었다. 당초 합성된 SQ13297의 ACE 저해활성은 약하지만, A I 수축반응을 저해하는 동시에 BK이완작용을 증강한다고 하는 리드화합물로서 충분한 약리학적 성질을 갖추고 있다는 사실로부터, 본격적인 최적화연구가 행해졌다. Succinylproline을 리드로하여 표 10 · 1에 표시된 것과 같은 경위로 측쇄의 구조변환이 이루어졌다. 그러나, dicarboxylic acid를 기본으로 한 구조변환으로는 저해활성(IC_{50}값)이 μM 이하로 강력해지는 것이 불가능했다. 여기서 왼쪽의 carboxyl acid를 아연과의 보다 강력한 결합이 기대될 수 있는 SH기로의 변환을 시행한 결과, 한번에 μM의 벽을 돌파하여, 최종적으로는 리드화합물보다 1000배나 강력한 저해활성을 가진 화합물 captopril을 발견하기에 이르렀다.

10 · 1 · 5 Captopril개발의 문제점

1976년 captopril의 임상시험이 시작됐으나, 혈압강하제로서의 임상개발이 그리 순조롭지는 않았다. 미국에서 임상시험의 1일 용량을 75~600mg로 상당히 높여서 진행한 결과, 발진, 미각상실, 호중구감소증 등의 부작용이 다발하여, 1981년의 발매시에는 경증, 중등증의 본태성 고혈압에의 사용에는 인정되지 않았다. 이것을 받아들여 일본에서는 안전성을 중시하는 소량 투여로 시작하여 조금씩 투여량을 늘여가는 치료법이 성공되어 1982년에는 세계에서 처음으로 정상 및 저레닌환자에의 적용이 허용되었다. 이후 구미에서 치험이 다시 시작되어 captopril은 세계에서 안전성이 높은 혈압강하제로서 장기간 사용되고 있다.

10 · 1 · 6 새로운 ACE 저해제의 연구개발

1977년 captopril의 임상결과가 보고되면서, 각 제약사는 경쟁하여 새로운 화학구조의 ACE저해제의 연구개발에 착수했다. 구조변환의 포인트는 captopril의 proline부분과 SH기의 변환 2가지였다. 미국의 Merck사의 연구진은 captopril에서 확인된 부작용은 SH기가 원인이라 생각하고, 아연과의 결합에 필요한 SH를 카르복실기로 대체하는 화합물을 디자인 · 합성한 결과, 최강의 ACE저해제인 에날라프릴(enalapril)을 발견해냈다. 아연과의 결합을 상정해 카르복실기를 SH기로 변환시킨 captopril에서의 디자인이, 에날라프릴에서는 다시 카르복실기로 되돌리는 흥미깊은 경위를 밟게 된 것이다. 그 이후에 SH기를 가지지 않은 ACE저해제의 연구개발이 주류가 되어, 주로 프롤린부위를 변환시킨 새로운 ACE저해제의 개발이 전개되었다. 대표적인 물질을 그림 10 · 4에 나타내었다.

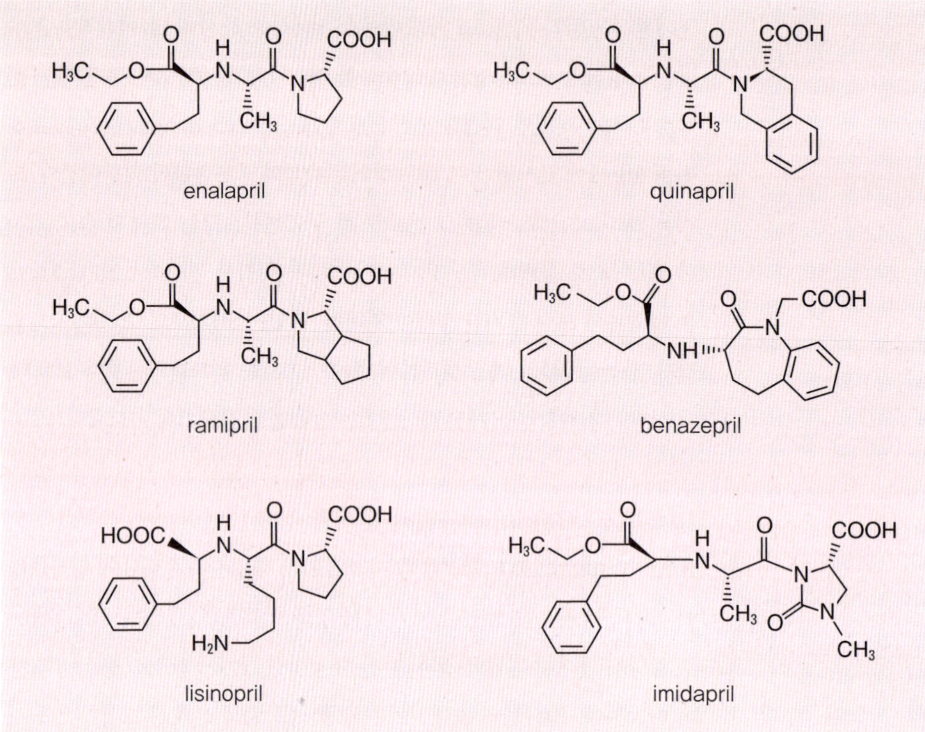

그림 10 · 4 대표적인 ACE 저해제

10 · 2 비펩타이드형 안지오텐신II 수용체길항제 (losartan, candesartan cilexetil)

ACE 저해제는 유용한 혈압강하제로 평가되고 있다. 그러나, 한편으로 ACE저해제는 브래디키닌을 불활성물질로 변환하는 스텝도 저해하기(그림 10 · 1) 때문에 부작용으로 헛기침이 생기며, 또한 레닌과 ACE이외의 효소(예: chymase)에 의해 생산되는 AII를 제어하지 못하는 문제점이 있다. 이것들을 극복하는 이상적인 혈압강하제으로서 등장한 것이 비펩타이드형 ARB이다.

10 · 2 · 1 펩타이드형 안지오텐신II 수용체길항제

펩타이드형 AII 수용체길항제 (펩타이드형 ARB)의 연구는 ACE저해제와 거의 동시에 개시되었다. 1970년대 초기 AII 유사펩타이드가 200종 정도

합성되어, 그 AII 길항활성이 상세히 조사된 결과, 강력한 펩타이드형 ARB로서 saralasin(〔Sar^1-Ala^8〕 AII) 등이 발견되었다. 그러나 이것들은 펩타이드형으로 낮은 경구흡수성과 짧은 작용지속성 및 partial agonist 활성 등의 문제점이 있어 의약품으로서 평가는 그다지 높지 않았다. 당시, 비펩타이드형 ARB합성으로의 계기가 전혀 없어, RAS를 억제하는 약물의 관심은 경구투여 가능한 ACE저해제의 연구개발로 향해졌다.

10 · 2 · 2 리드화합물의 발견

1970년대 후반, 실마리조차 찾아내지 못했던 비펩타이드형 ARB의 연구는 다케다약품공업에서 개시되었다. 당시, 신규합성중간체 ADAN(2-amino-3,3-dichloroacrylonitrile)을 이용하여 새로운 약리작용을 가진 헤테로고리 화합물의 합성연구가 행해졌다. Random screening의 결과, 이 화합물군 중에서 강력한 이뇨작용을 가진 imidazoleacetic acid 유도체 CV-2198이 발견되었다. 그 작용기전의 검토로부터, 토끼 대동맥편 표본에서의 AII 혈관수축반응을 억제하는 흥미있는 결과가 얻어져, 본 계통의 화합물이 세계 최초의 비펩타이드형 ARB인 것으로 밝혀졌다. 새로운 합성법의 개발과 새로운 screening계의 구축이 훌륭하게 조합된 결과라 할 수 있다. 여기에서 찾아낸 화합물이 가지는 페닐기, 이미다졸환, 카르복실기, 알킬기 등의 부분구조는 AII의 화학구조를 비슷하게 한것이다. 다시 최적화연구가 개시되어 이뇨작용과 AII 길항작용을 다 가지는 2-페닐유도체(예: CV-2973)및 AII 길항작용을 가지지만 이뇨작용이 없는 2-알킬유도체(예: CV-2961)의 두 계통의 화합물군이 발견되었다. 이 가운데에서, CV-2973의 임상시험이 시도되었지만, 건강한 정상인에서 AII 혈압상승을 억제하는 효과가 확인되지 않았다. 이 당시에는 ACE저해제가 임상응용되어 평가도 높아지고 있어, 세계적으로 차세대 혈압강하제로서 그 연구개발이 활발한 상황이었던 점등으로 인해, 이 이미다졸초산유도체의 연구개발은 일시 단념되었다.

10 · 2 · 3 로살탄(losartan)으로의 발전

그러나 1982년, 미국에서 상기의 비펩타이드형 ARB의 특허가 공개되어, 그 화학구조가 세계의 연구자의 눈에 접하게 되었다. 이 특허는 그때까지 펩타이드형을 빠지지 않고 세밀하게 연구를 계속해 왔던 본 영역의 연구자에게 좋은 재료를 제공하는 것이 되었다. 그 당시, ACE저해제를 개발하고 있지 않은 기업을 중심으로 하여 연구가 개시되었다. DuPont사의 연구자는 benzylimidazoleacetic acid 유도체의 분자가 AII 분자에 비해서 너무 작은 것에 착안하여, 벤질부분의 연장을 주목적으로 하여 화학구조변환을 전개하였다(그림 10.5). 즉, 벤젠환의 p위치에서 아미드결합, 케톤, 헤테로원자 등을 매개로 한 페닐치환유도체의 합성에 정력적으로 힘쓴 결과, 테트라졸릴비페닐구조를 가진 일련의 화합물군에 도달했다. 한편, 워너램버트사의 연구자는 이미다졸환의 수식을 시도하였다.

이로부터 5년후인 1987년, 먼저 워너램버트사의 imidazopyridine 유도체(PD-123177) 특허와 DuPont사의 tetrazolylbiphenylmethyl 유도체〔DuP753, 로살탄칼슘, 이하 **로살탄**(losartan)〕특허가 차례로 공개되었다(그림 10 · 5). 이것은 둘다 다케다약품공업의 ARB를 훨씬 뛰어넘는 AII 수용체길항작용을 가지고 있었다. 그러나, 사이언스의 여신은 한쪽에만 미소를 보냈다. 전자는 나중에 밝혀진 것처럼 AII수용체의 서브타입의 하나로 생리작용이 밝혀지지 않은 (심혈관계보호작용에 연관되는 것으로 추정) AT_2수용체(그림 10 · 1)에 특이적으로 작용해 혈압강하작용을 나타내

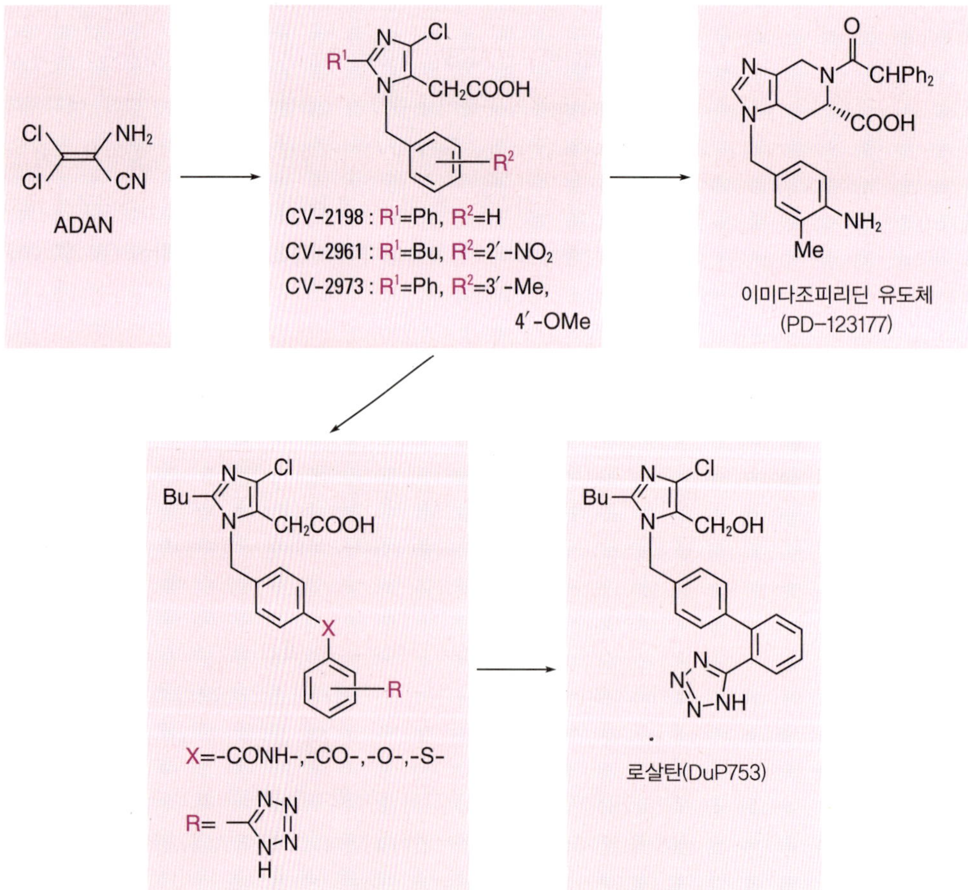

그림 10 · 5 로살탄의 연구개발 경위

지 않은 것에 반해, 후자는 생리학적으로 중요한 서브타입 AT_1수용체(그림 10 · 1)에 특이적으로 혈압강하작용을 나타내었다. DuPont사는 신속하게 Merck사와의 공동개발을 추진하여, 1995년에는 세계에서 최초의 비펩타이드형 ARB로서 DuP753(로살탄)을 출시하여 현재 블록버스터로서 크게 성장하는 세계적인 혈압강하제가 되었다.

10 · 2 · 4 칸데살탄(candesartan)의 발견

1989년 겨울, Gordon 회의에서 DuPont사에 의한 로살탄의 발표는 큰 반향을 불러 일으켰다. 세계의 주요 제약기업은 신규 ARB연구개발을 목적으로 일제히 스타트 라인에 섰다. 다케다약품공업에서는 리드화합물 발견 시에 얻었던, 타사에는 없는 많은 화합물정보를 바탕으로 하여, AII길항작용 발현에 중요한 카르복실기를 가지는 화합물의 디자인 · 합성에 매진한 결과, 1990년 후반에 강력하고도 지속적인 작용을 나타내는 벤즈이미다졸-7-카르본산을 발견하였다. 합성한 화합물의 가운데에서도 벤즈이미다졸유도체의 구조활성상관은 굉장히 특징적으로, 7-카르본산(CV-11974, **칸데살탄**, candesartan)이 다른 6-, 5-, 4-카르본산에 비교해, 특히 강력한 *in vivo* 및 *in vitro*의 AII길항작용을 나타내었다. 또한, 2위치의 적당한 길이의 알킬기와 비페닐메틸테트라졸 측쇄 및 7위치의 카르복실기가 인접한 구조를 가진 것이 강력한 AII수용체 길항작용 발현에 필수인 것도 밝혀지게 되었다(그림 10 · 6).

10 · 2 · 5 칸데살탄 실렉세틸의 개발

칸데살탄은 강력한 AT_1결합저해작용 (K_i값=0.64nM)과 혈압강하작용 (랫트, ED_{25}값*1=0.68mg/kg. p.o.*2)를 나타내지만, 약물동태시험의 결과, bioavailability(BA, 생체내이용율)가 5%정도로 낮고, 개발을 진행해가기 위해서 10%로 높일 필요가 있었다. 그 때, 카르복실기를 수식한 메틸에스테르체가 40%정도의 BA를 가지는 데이터를 얻었다. 이것은 피상적으로도 작용증강에 연결되는 카르복실기의 도입이 약물동태의 악화의 원인이 되는 것을 시사하고 있다.

여기서 BA개선을 목적으로 경구항생물질에서는 보통 double ester prodrug 방법을 이용하여 50종 정도 합성한 결과, BA가 많이 개선된 것은

---

*1 ED_{25}값: 본태성고혈압 랫트의 평균혈압을 25mmHg저하시키는데 필요한 약물의 용량.

*2 p.o.(per oral): 경구투여

그 중 2종이었다. 운이 좋게도, 그 하나인 cyclohexyloxycarbonyloxyethyl ester 유도체 (TCV-116)의 에스테르 부분은 다케다약품공업에서 이미 시판되어 있던 경구항생물질에서 사용되고 있던 물질과 동일하여, 안전성이 확립되어 있었다(그림 10 · 6). TCV-116(**칸데살탄 실렉세틸**, candesartan cilexitil)은 1991년 임상시험에 들어가, 6년후 1997년에 영국에서 발매되었다. 높은 안전성과 강력한 지속적 혈압강하효과로 인해, 2002년에 일본과 구미를 중심으로 약 60개국 이상에서 발매되어 블록버스터로 성장하고 있다.

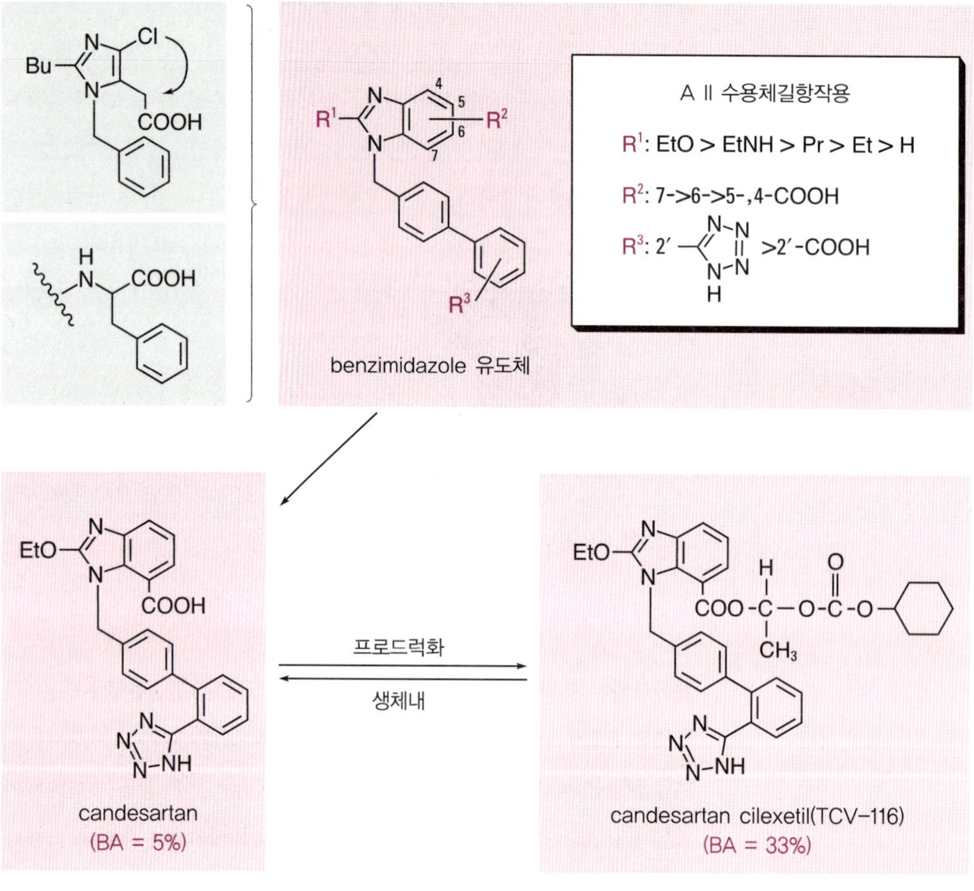

그림 10 · 6 Candesartan의 프로드럭화

10 · 2 · 6 그 밖의 ARB의 연구개발

1970년대 중반에 시작한 비펩타이드형 ARB의 연구개발은 다케다약품공업의 리드화합물 발견에서 로살탄을 거쳐, 1989년~1995년 사이에 실제로 60개사에서 600건이상의 특허출원이 되는 치열한 연구개발 경쟁이 일어났었다. 그 중에서 2003년에는 로살탄, 칸데살탄 실렉세틸, 발사르탄

(valsartan), eprosartan, irbesartan, telmisartan 및 olmesaltan의 7가지 ARB가 시판되고 있다(그림 10 · 7). 1999년 WHO/ISH 고혈압치료제 가이드라인에 있어서 혈압강하제의 제1차 선택제로서 위치를 굳히고, 가까운 장래 ACE저해제를 대체할 가장 중요한 혈압강하제가 될 것 같다. 또한, ARB의 개발이 RAS의 생리적인 역할의 해명과 AII 수용체와 그 서브타입의 발견과 그 역할 해명에 지대한 공헌을 했었다는 것을 잊어서는 안될 것이다.

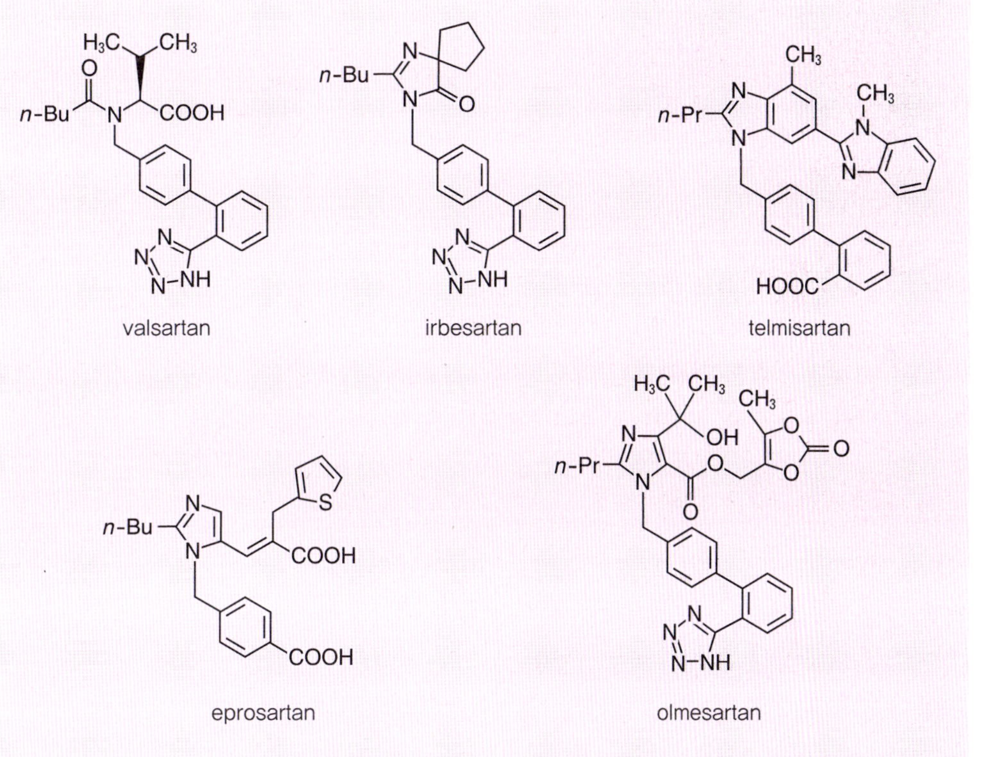

그림 10 · 7 주요 AII 수용체 길항제

■ **參考文獻**(§10 · 1, §10 · 2)

- W. Sneader, "Drug Prototypes and Their Exploitation", p.451~457, John Wiley & Sons, New York (1988).
- 小池博之, "薬の發明:そのたどた途1(ファアルマッアレビュ-18)", p.39-53, 日本薬学会 (1986).
- 仲 建彦, 蛋白質 核酸 酵素, **45(6)**, 956~960 (2000).

10 · 3 칼슘길항제(Diltiazem)*

염산 diltiazem〔이하, **딜티아젬**(diltiazem, 그림 10 · 8)〕은 1,5-benzothiazepine유도체의 **칼슘길항제**(Ca^{2+} channel blocker)이다. Diltiazem은 일본에서 개발되어 세계적평가를 얻은 최초의 합성의약품이며, 페닐알킬아민계의 **verapamil**과 1,4-디하이드로피리딘계의 **nifedipine**과 나란히 Ca길항제의 영역을 개척했다. 이 개발의 독창성이 높은 것이 평가되어 제1회 일본약학회기술상(현 창약과학상)을 얻었다.

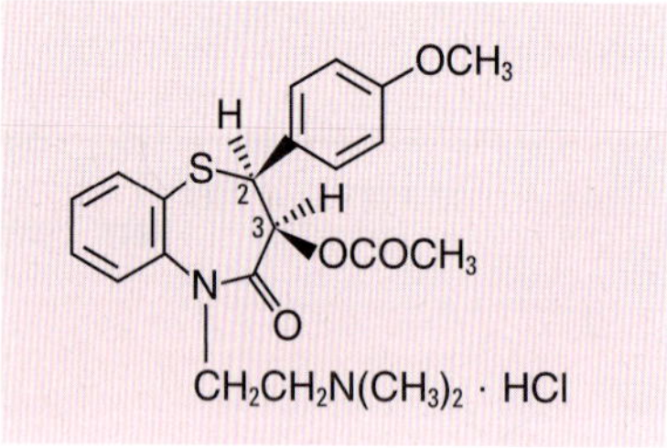

그림 10 · 8 딜티아젬

10 · 3 · 1 유효한 항협심증제를 찾아서-랜덤 screening

1960년대 중반, 관상동맥을 확장시키는 관확장제가 협심증의 치료약으로서 사용되었다. 니트로글리세린이 관상동맥을 확장시키는 것으로부터, 관

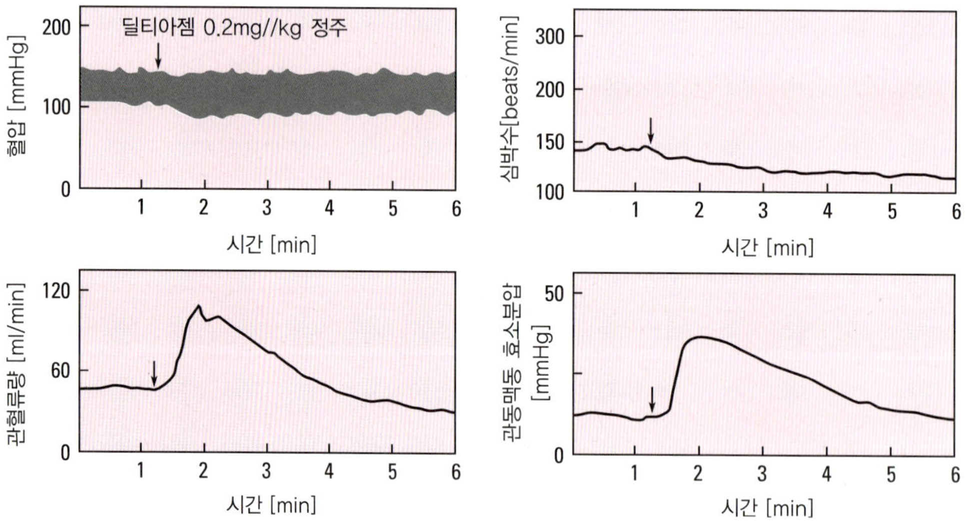

그림 10 · 9 마취 개에서 딜티아젬 투여에 의한 혈압 및 심박수변화, 관 혈류량, 관정맥동효소분압증가 작용.

*집필자: 長尾 拓 (§10 · 3)

혈관을 확장시키면 협심증에 효과가 있다고 생각되어 왔다. 흥미롭게도 다른 화학구조의 화합물은 동물에서 관혈관 확장작용을 나타내었지만, 임상효과에 있어서 확실한 것이 아니었다. 새로운 구조의 화합물을 찾아서 랜덤 screening이 행해졌다. 보다 정밀도를 높이기 위해 심실세동을 일으킨 몰모트의 심장에 소량의 토끼 적혈구를 첨가한 영양액으로 관류시킨 정량성이 좋은 표본이 개발되었다. 그후 수개월 뒤에 타이밍좋게 신규 1,5-benzodiazepine유도체로부터 관혈관확장 작용이 발견되었다. 마취한 개에서 약리작용이 검토된 결과, 강력한 관확장작용과 미터기가 흔들려 끊어질 정도의 강력한 관정맥혈의 효소분압의 상승이 관찰되었다. 그림 10 · 9는 그 작용을 diltiazem으로 재현시킨 것이다. 가벼운 혈압강하작용과 심박수 감소작용(심근효소 소비의 감소작용) 및 관혈류증가와 관정맥동효소분압(p_{O_2})의 증가(효소의 공급 증가작용)를 가지는 것으로부터 항협심증 작용이 기대되었다.

10 · 3 · 2 Diltiazem의 개발

당초, 중추에 작용하는 약을 검색하는 목적으로 신규 1,5-benzothiazepine 유도체가 디자인되었다(그림 10 · 10). 이미, thiazesim은 동물에서 항우울 작용이 보고되었고, oxazepam은 하이드록시기의 도입에 의해 tranquilizer작용이 강하게 되는 것으로 보고되었다. 3위치에 산소 치환기가 도입된 신 1,5-benzothiazepine유도체 (***1***)에는, 2,3-cis체와 2,3-trans체가 있고, 각각의 합성법이 확립되었다. 합성된 유도체들은 중추작용의 screening 테스트를 병행하여, 새로운 약효가 기대되어 랜덤screening 테스트에도 행해진 결과, 관혈관확장작용이 발견되었다.

Diltiazem과 그 유도체에 대해 전신의 혈류증가를 검사한 결과, 신장혈류의 증가작용이 강했다. 당시에는 관혈관확장작용제는 신장혈류가 감소

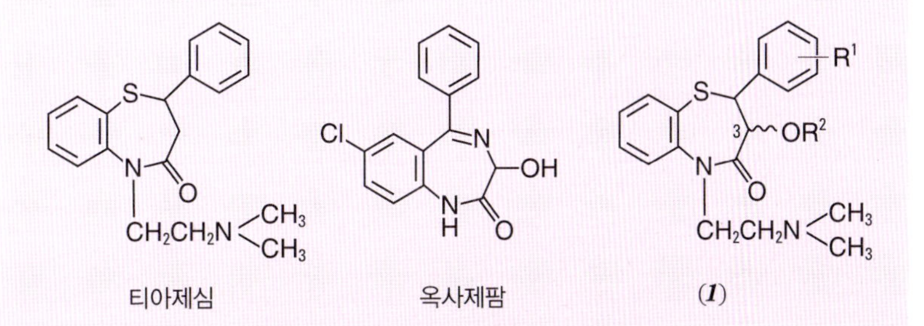

그림 10 · 10 항우울제로서의 디자인

하는 것이 있어, 이들과는 전혀 작용기전이 다른 것으로 판명되고, 고혈압의 치료에도 연결되는 효과가 얻어진 것이다. 이들의 성질과 독성시험 등의 결과를 합하여 diltiazem이 선택되었다.

구조활성상관은 마취 개의 관혈관확장작용 검사를 통해 상세하게 검토되었다. 그 결과 (+)-cis체에만 작용이 있고, trans체와 (−)-cis체의 혈관확장작용은 아주 약하다는 큰 특징이 밝혀지게 되었다. 최종적으로는 관혈관(coronary)의 C, 신혈관(renal)의 R, (+)-체(*d*체)의 D를 따서, CRD-401이

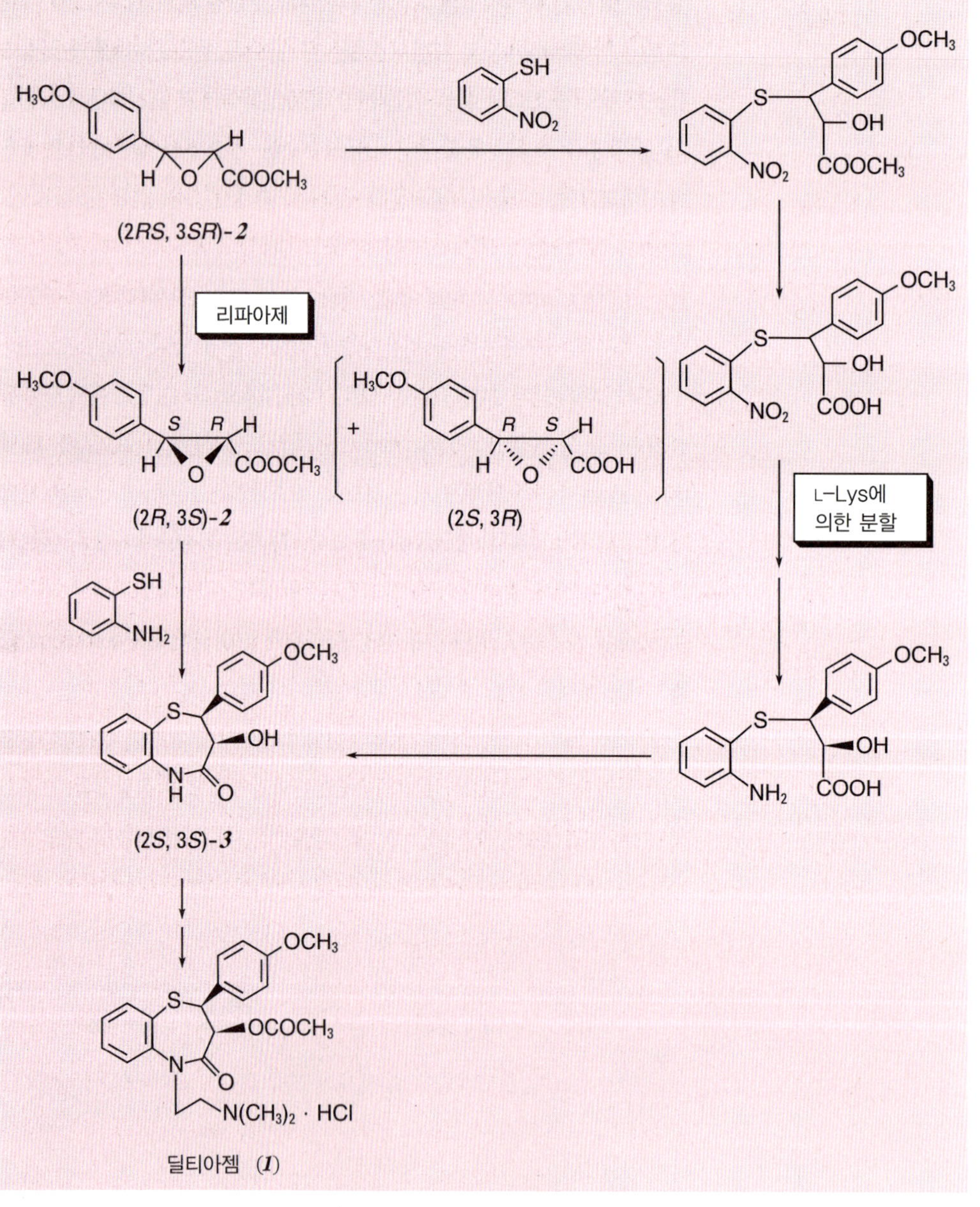

그림 10 · 11 딜티아젬의 합성

라는 코드번호로 昭和 44년(1969년) 1월(401)에 개발이 결정되었다. 후에 시판될 때, 일반명으로 diltiazem이라 명명되었다.

Diltiazem의 화학적 특징은, 약리 · 독성시험에 의해 (+)-cis체를 최종적으로 선택한 것이다.

랫트의 급성독성은 (+)체와 (−)-체에서 차가 없었으므로 혈관확장작용이 있는 (+)-체는 라세미체와 비교해 2배 안전성이 높은 것으로 된다. 보다 중요한 것은 라세미체와 (−)-체에는 마우스에서 경련이 있고, 중추작용이 없는 (+)-체를 선택했다. 이것은 후에 기술하는 것처럼 옳은 선택이었다.

(+)-cis체를 어떻게 효율좋게 합성하는 가가 문제였다. 당초에는 폐환하기 전의 단계에서 L-Lys을 사용하여diastereomer salt로서 분할하는 방법이 취해졌다. 최근에는 출발원료〔(*2RS,3SR*)-***2***〕의 단계에서 리파아제를 사용하여 불필요한 쪽을 가수분해하는 방법이 사용되고, 짧은 공정으로 (+)-diltiazem이 합성될 때까지 계속 개선되고 있다(그림 10 · 11).

10 · 3 · 3 약효 약리 —— 유효성평가

당초의 관혈관확장제는 약리작용은 있으나 임상에서는 효과가 없는 것으로 알려져 왔다. 한편, 협심증에 유효한 니트로글리세린의 관혈관확장 작용은 옛날부터 잘 알려져왔다. 가능한 하나의 설명으로 니트로글리세린이 큰 관상동맥을 확장시켜 허혈부의 혈류를 증가시키는 것이었다. 한편, β-blocker는 심근 산소소비의 증가를 억제하여 항협심증작용을 나타낸다.

Diltiazem은 심근효소소비를 감소시켰다. 이것은, 혈압과 심박수를 가볍게 낮추는 것으로부터 예측된 결과였다. 더욱이, 니트로글리세린형태의 작용을 기대하여, 큰 관동맥의 확장작용을 조사하는 것으로 하였다. 그림 10 · 12에 나타낸 것과 같이 혈관을 천천히 협착시키는 아메로이드 constrictor(혈관에 끼우는 팽윤성의 수지에 스텐레스 외환을 붙인 물질)를 개의 큰 관상동맥에 장착해, 관동맥측부혈행로를 충분히 발달시켜, 4주~6주후에 재수술을 행하여, diltiazem의 측부혈관확장작용을 평가했다. Diltiazem은 니트로글리세린의 같이 큰 관동맥의 확장작용을 나타냈다. 필자 등은, 임상에서 유효성을 확신했지만 실제로 협심증 치료제로서, 일본에서 최초의 본격적인 이중맹검시험이 행해져, 동물실험에서의 예상대로 유효성이 증명되었다. 이 결과가 유럽에서 평가되어, 해외진출의 계기가 되었다.

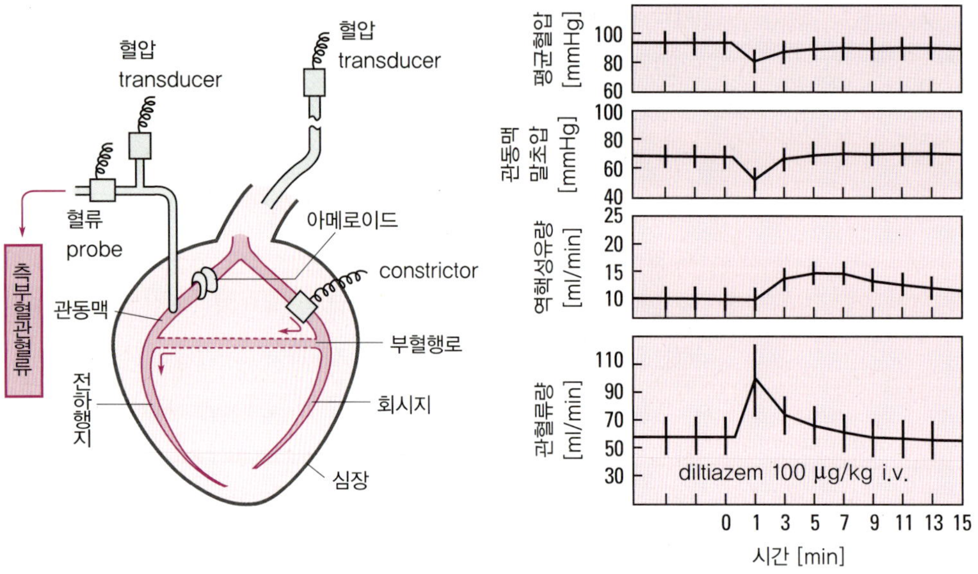

그림 10 · 12 개와 관동맥측 부혈행로 확장작(역행성혈류량의 증가)

10 · 3 · 4 칼슘길항작용의 발견

Diltiazem의 화학구조는 지금까지의 순환기계 약물에는 없는 독특한 물질이어서, 기존제제와의 작용기전의 차이가 예상되었다. Diltiazem의 관혈관확장 작용은 가장 많이 사용되어 온 디피리다몰(dipyridamol)과 달라, 고농도의 K^+관류액하에도 현저한 혈관확장작용을 나타내었다. 이것에 의해 diltiazem의 작용은 혈관평활직접작용으로 추정되었다. 적출한 혈관평활 표본의 고농도의 K^+영양액 중에서도 Ca^{2+}에 의해 일어나는 혈관수축을 diltiazem은 강력히 억제했다. 여기에서 diltiazem은 세포내로의 Ca^{2+}유입을 억제하는 것으로 생각되었다. 이 데이터는 diltiazem이 Ca^{2+}과 외관상 길항하는 것을 나타내고 있다. 한편, 심근에서는 독일의 Fleckenstain이 verapamil의 심근억제가 Ca^{2+}으로 회복되는 것으로부터 Ca^{2+}길항이라는 개념을 내놓았다. 후에 Ca^{2+}전류의 억제를 통해 결국 세포내로의 Ca^{2+}의 유입을 억제하는 것을 제안하였다. 이것은 심근억제의 부작용을 설명하는 메커니즘이기도하다. Diltiazem은 혈관에서 Ca^{2+}길항작용의 데이터를 토대로 세계최초로 Ca^{2+}길항이라는 메커니즘을 널리 알려 일본에서 시판되었다. 그 후 순환기계 치료제로 Ca길항제라는 말이 정착되었다. 이것은 江橋節郎 教授(당시 동경대학의학부)이 발표한 근수축 이완이 Ca^{2+}으로 제어된다는 사실이 널리 이해되었기 때문이다.

10 · 3 · 5 항고혈압작용

Diltiazem은 약리시험에서 신장혈관을 확장시키고, 조건에 따라 이뇨작용도 있고, 고혈압랫트에서 강한 혈압강하 작용이 있는 것으로부터 항협심증약으로서만이 아니라, 고혈압치료제로서도 임상개발이 진행되었다. 이것은 협심증약으로서 시판될 때부터, 정상혈압의 협심증환자에서는 혈압이 낮아지지 않는데, 고혈압환자에서는 혈압강하 작용이 발견되었기 때문이다. 본격적인 항고혈압제로서 개발이 진행되어, diltiazem이 1,4-dihydropyridine 화합물인 nicardipine과 같이 선구적으로 일본에서 항고혈압제로서 인정받았다. 현재, 혈압강하작용이 Ca길항제의 주요 약효로 되고 있다. Diltiazem은 초기의 Ca길항제로 서방제제가 사용된다.

10 · 3 · 6 국제개발

Diltiazem은 1974년에 일본에서 시판된 후 프랑스의 Synthelabo사, 미국의 Marion사 등으로의 수출이 결정되어, 본격적인 해외에서의 개발이 이루어졌다. 특히, Marion사가 diltiazem의 개발을 추진하여 1981년에 미국식품의약품국(FDA)의 허가를 얻었다. 이것은 일본의 순환기계약물로서 처음이었던 것이다. 미국에서의 개발로 특필되었던 것은, 대규모 시설의 장기 임상시험이 이루어졌기 때문이다. 심근경색 후의 재발 방지에 diltiazem이 유효한 것으로 나타났다. 대규모 임상시험이 도입되기 시작한 시기에 해당한다. 미국에서는 장시간형의 제제의 개발에 맞추어 혈압강하제로서도 판매되었다. 그래서, diltiazem은 심박수를 경도로 내리고 심장을 자극하지 않는 등, 부작용이 경미하고 프로필이 우수하기 때문에 높은 매출을 기록하였다.

Diltiazem의 개발은 일본 약학의 전통인 유기화학과, 약대에서 생긴 실험약리학, 전기생리학, 의대 약리학실의 근수축과 Ca^{2+}의 연구 등이 좋은 형태로 결합하여 성공한 것이다. 그 후 일본은 현재까지 Ca^{2+}의 생명과학에 대한 연구에서 세계를 리드하여 왔다. Ca길항제의 타겟인 Ca^{2+}채널은 沼正作 教授 (당시 교토대학 의대)등에 의해 세계에서 선구적으로 클로닝에 성공했다.

Ca^{2+}채널의 현재 추정되고 있는 구조를 10 · 13(a)에 나타내었다. Ca^{2+}채널로서 Ca^{2+}을 투과시키고, 또한 Ca길항제가 결합하는 것은 α_1 subunit이다. α_1 subunit는 막을 6회 관통하는 영역(S1~S6)이 4회 반복되는 (I~IV)구조를 하고 있고, IS5~S6, IIS1~S6, IIIS1~S6, IVS1~S6가 중심을 둘러싸듯이 배치되어 Ca^{2+}의 통로를 만들고 있다. IS5~S6, IIS5~S6, IIIS5~S6,

IVS5~S6에 보존되어 있는 글루타민산(그림 중에 E로 표시)이 Ca^{2+}의 선택적인 투과에 중요한 역할을 담당한다. 지금까지의 연구에서 diltiazem은 세포 밖에서 Ca^{2+}채널에 결합하여 Ca^{2+}채널을 불활성화 상태로 만들어 Ca^{2+}의 유입을 억제하는 것으로 밝혀져 있다. Ca^{2+}채널의 3차원구조는 아직 밝혀져 있지 않으나, 최근 해명된 K^+채널의 3차원구조〔R. MacKinnon 박사(2003년 노벨화학상수상)〕를 토대로 추정한 Ca^{2+}채널의 Ca^{2+}통로의 3차원구조와 diltiazem의 결합양식을 그림 10 · 13(b)에 표시하였다(III

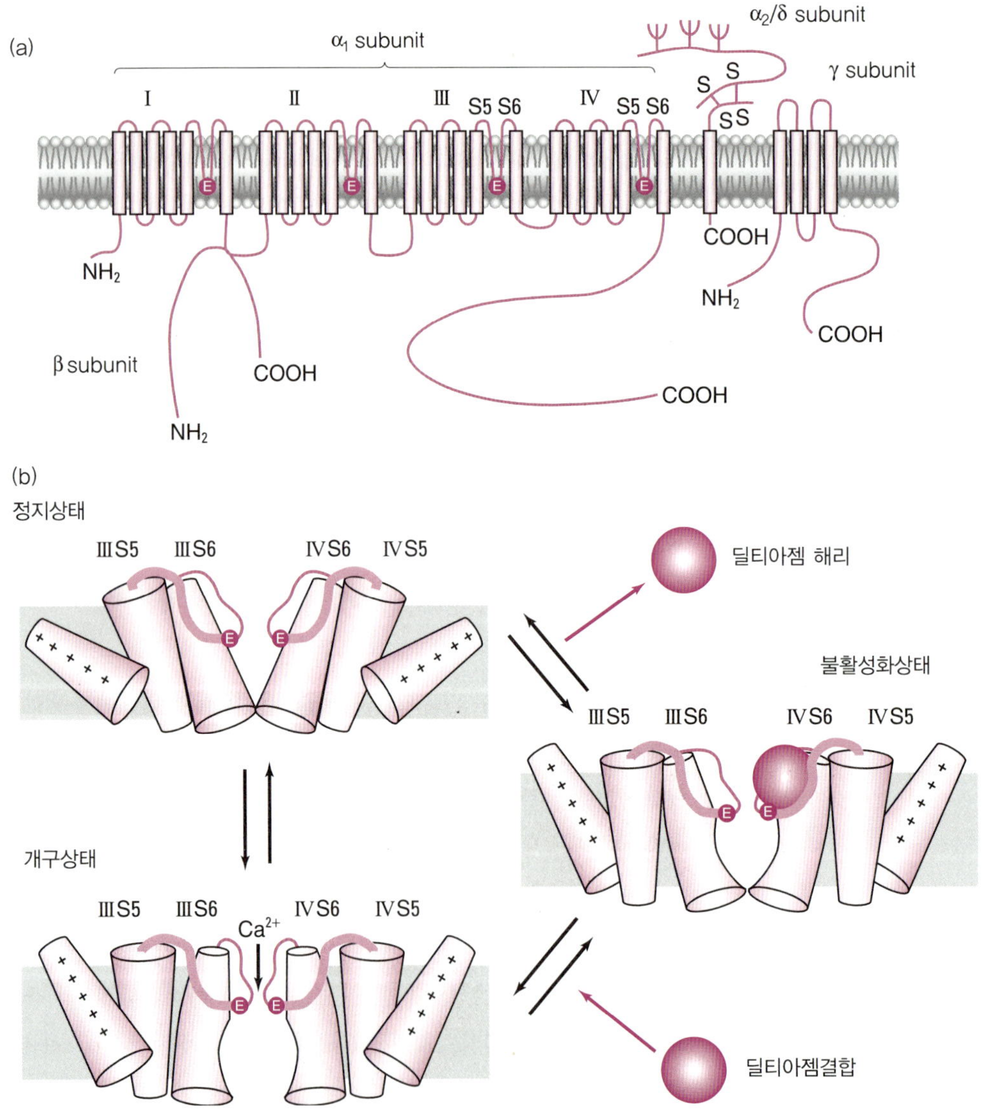

그림 10 · 13 (a) L형 Ca^{2+}채널의 추정구조. (b) 현재 추정된 딜티아젬의 결합양식(그림은 赤羽박사 제공).

S5~S6, IVS5~S6만 나타냄).

Diltiazem은 미국에서 큰 성공을 거두어 세계 100수십개국에서 사용되고 있고, 일본의 제약산업에 큰 자신을 주었다.

■ **參考文獻**(§10 · 3)

- H. Inoue, T. Nagao, "Chronicles of Drug Discovery", Vol. 3, ed. By Daniel Lednicer, p. 207~238, ACS Professional Reference Book (1993).
- 阿部久二, 井上博純, 長尾 拓, 薬学雑誌, **108**, 716~732 (1988).
- 長尾 拓, "薬の發明-そのたどた途", ファルマッアレビュ-編輯委員会編, p.93, 日本薬学会 (1986).

10 · 4 히스타민 H_2수용체 길항제(시메티딘, 파모티딘)*

히스타민은 생체내에 널리 분포하는 생리활성 아민의 하나로, 정보전달물질로서 소화관의 분비와 운동기능, 염증반응, 면역반응, 중추신경기능 등에 폭넓게 관여하고 있다. H_2수용체길항제는 위산분비를 억제함으로써 치료가 기대되는 질환(위십이지장궤양, 역류성식도염, 위염 등)을 적응증으로 하여, 의료의 현장에서 4반세기에 걸쳐 공헌하고 있다. 위산분비에 관여하는 히스타민은 위점막내의 벽세포 부근에 존재하는 ECL (enterochromaffin-like: 장크롬 친화성형)세포내에서 합성되며, 자극시에 유리되어 벽세포막상의 **히스타민 H_2수용체**에 결합함으로써 위산을 분비시킨다. 히스타민 H_2수용체길항제는 벽세포상의 히스타민 H_2수용체에 결합하여 히스타민이 수용체에 결합하는 것을 저지함으로써 위산분비를 억제한다.

10 · 4 · 1 히스타민 및 히스타민수용체 연구의 역사

히스타민의 약리작용과 정보전달물질로서의 역할에 대해서는, 20세기초부터 연구가 진행되어 실제로 100년 가까이 이르는 역사가 있다. 그 중에서도 1937년의 D. Bovet와 A. M. Staubb에 의한 히스타민 H_1수용체 길항제 929F의 발견, 1966년의 A. S. F. Ash와 H. O. Schild에 의한 히스타민수용체의 분류, 1972년의 J. W. Black등에 의한 H_2수용체 길항제(burimamide)의 발명 등은 히스타민 관련연구에 있어서 가장 빛나는 사건이다.

929F 등 초기 항히스타민제(고전적 항히스타민제, 현 H_1수용체길항

*집필자: 宮田桂司 (§10 · 4)

제)는, 히스타민의 여러부문에 걸친 생리작용 중에 기관지와 장관평활근의 수축에는 억제작용을 나타내지만, 위산분비와 심박수증가에는 영향을 주지 않는다. 이들 실험결과는 수용체의 분류에 연결되었다. 즉, 기관지와 장관평활근의 수축에 관여하는 것은 H_1수용체이며, 위산분비와 심박수증가에 관여하는 것은 H_2수용체다.

1983년에는 랫트대뇌피질에 H_3수용체가 존재하는 것이 보고되어, 현재에는 히스타민수용체가 H_1, H_2, H_3의 3개의 서브타입으로 분류되고 있다.

10 · 4 · 2 시메티딘의 창제(J. W. Black의 공적)

1972년 임상응용에 처음으로 성공한 H_2수용체길항제인 cimetidine의 발명에 가장 공헌한 사람은 당시 영국의 Smith Kline French사(SKF사, 현 GlaxoSmithKline사)에 있던 J. W. Black이다.

Black은 H_2수용체 길항제의 연구에 착수하기 앞서, ICI사(현 AstraZeneca사)에서 아드레날린 β수용체 차단제의 연구에 종사하고 있었다. 1964년에는 대표적인 카테콜아민의 하나인 isoproterenol (isoprenalin: β흥분제)의 유도체 합성연구로부터 임상응용 가능한 최초의 β 수용체 차단제인 propranolol의 개발에 성공하였다(그림 7 · 10). 그 때의 경

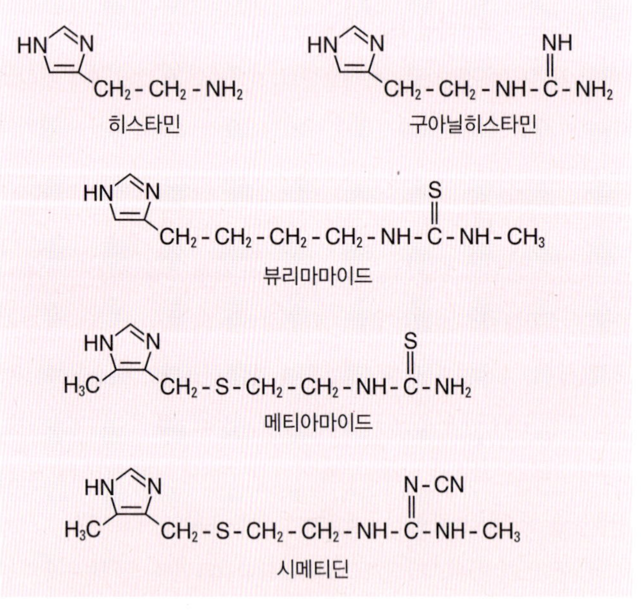

그림 10 · 14 이미다졸환을 가지는 히스타민 H_2 수용체 길항제의 화학구조

험을 살려 Black은 H_2수용체 길항제의 연구에서, H_2수용체 길항제의 구조식이 아닌, 히스타민의 구조에 착안하여 히스타민의 측쇄변환을 시도했다. 그 결과 partial H_2수용체 자극작용을 가진 길항제 N^{α}-구아닐히스타민을 리드화합물로 하여, 획기적인 H_2수용체 길항제 시메티딘의 prodrug인 burimamide의 합성에 성공했다(그림 10 · 14).

Burimamide의 H_2수용체 길항작용은 N^{α}-구아닐히스타민에 비교해 수백배 강했지만, 유감스럽게도 소화관에서의 흡수가 나빠, 경구제로서 임상응용되지 않았다. 이 burimamide의 구조수식으로 합성된 metiamide는 경구 흡수성이 개선되어 소화성궤양 치료제로서 임상평가도 행해졌으나, 개에게 장기반복투여 독성시험한 결과 신독성과 백혈구감소, 임상시험에서 과립구감소 등 부작용이 있어 개발이 중지되었다.

Metiamide에서 확인된 과립구감소는 그 후 연구에 의해 측쇄의 thioureid기에 기인한 것으로 생각되었기 때문에, 측쇄의 부분구조수식에 의해 cyanoguanyl기로 변환시켜, 메티아마이드와 동등한 히스타민 H_2수용체 길항작용을 가지면서 골수계에 대한 부작용을 가지지 않는 H_2수용체 길항제 시메티딘이 탄생했다. 시메티딘은 소화성궤양의 치료약으로서, 1976년에 영국에서 처음으로 발매되었다.

더욱이 2번째의 수용체를 "H_2수용체" 라고 명명한 것도 Black이며, 이상의 공적을 인정받아 Black은 노벨 의학생리학상을 수상하였다.

10 · 4 · 3 차세대 히스타민 H_2수용체 길항제의 등장

시메티딘은 처음으로 실용화된 H_2수용체 길항제로서 높은 평가를 얻었지만, 경구투여 후에 간장에 있어서 대사가 빨라 위산분비억제작용의 지속이 짧아서 고용량을 필요로 하였다. 더욱이, imidazole환에서 기인한다고 생각되는 약물대사효소 저해작용과 항남성호르몬작용을 가지는 등, 약물로서의 만족도 혹은 완성도는 높지 않았다. 여기서, 이들 문제점을 극복한 새로운 H_2수용체 길항제의 개발이 계속되었다.

히스타민의 발명 이후, 현재까지 많은 H_2수용체 길항제가 합성되어 화학구조에도 많은 변화를 보였다. H_2수용체 길항제는 헤테로고리 부분과 측쇄말단이 중간체인에 의해 연결되는 공통 기본구조를 가지고 있다(그림 10 · 15). 시메티딘이 합성될 때까지는 헤테로고리로서는 히스타민이 가지는 imidazole환이 H_2수용체와 결합에 필수적인 것으로 생각되었다. 그러나, 그 후 연구에 의해 측쇄말단부분과 같은 양상으로 imidazole부분도 구조변환의 자유도가 크다는 것이 판명되었다. 이와는 대조적으로 중간체인 부분의 수식은 길항활성을 잃기 쉬워서, 많은 H_2수용체 길항제의 중간체인은 시메티딘과 동일하게 2-thiabutyl기이다. Famotidine은 헤테로고리에 2-guanidinothiazole환을, 측쇄말단에 amidino기를, 그리고 중간체인에 2-thiabutyl기를 가지는 화합물로, screening의 결과 위산분비억제작용은 동물종에 따라 다르지만 시메티딘보다도 20배 이상 강하다.

1970년대 후반까지 위궤양과 십이지장궤양은 궤양부위를 절개하는 등의 외과적 치료에 주로 의존하여 왔다. 그러나, 시메티딘과 파모티딘 등의 H_2수용체 길항제가 의료현장에 등장하면서, 소위 패러다임시프트가 일어나, 외과수술의 빈도가 감소하고 많은 소화성 궤양이 내과적 치료로 낫게

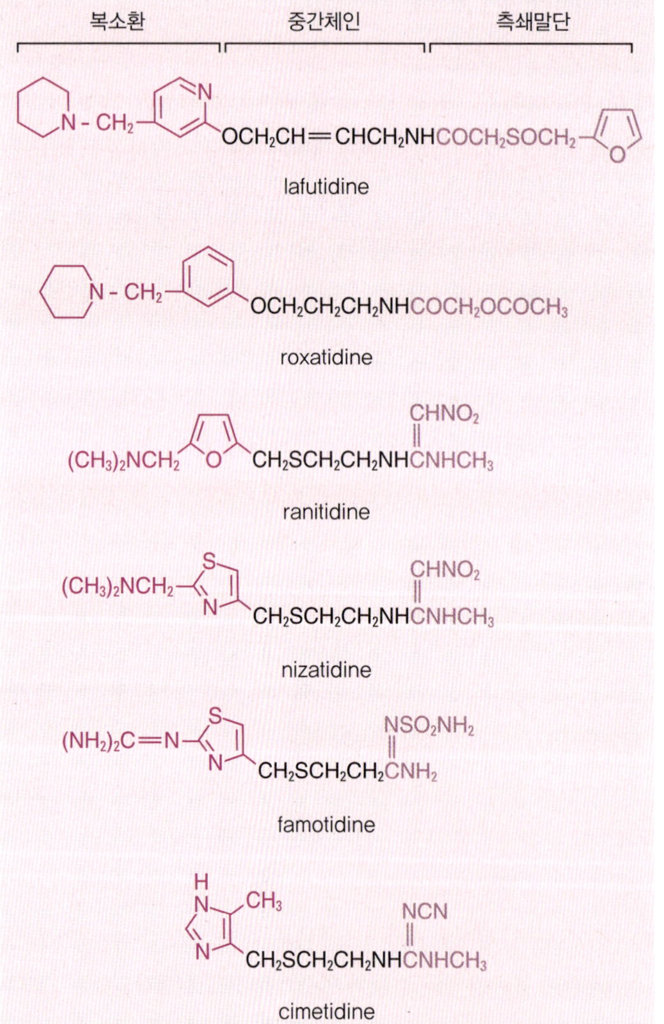

그림 10 · 15 히스타민 H_2 수용체 길항제

되었다. 따라서, H_2수용체 길항제의 의료경제상의 공헌도가 높다. 더욱이, 시메티딘과 파모티딘은 전문의약품에서 처방전을 필요로하지 않는 대중약으로 전용되어〔**스위치 OTC**(over the counter)약〕, 과음, 과식 등에 의한 위산과다에 기인한 위부불쾌감, 위중감, 가슴앓이, 위통 등의 개선에도 공헌하고 있다.

■ **參考文獻** (§10 · 4)

• J. W. Black, W. A. M. Duncan, G. J. Durant, C. R. Ganellin, E. M. Parsons, *Nature*(London), **236**, 385~390 (1972).

10 · 5 프로톤펌프저해제(오메프라졸, 란소프라졸, 라베프라졸나트륨)*

10 · 5 · 1 산분비 프로톤펌프

소화성궤양은 공격인자(산, 펩신, 헬리코박터 · 파이로리균 감염 등)와 방어인자(탄산수소이온분비, 점액분비, 프로스타글란딘류 등)와의 밸런스의 파괴에 의해 발생하는 것으로 생각되고 있다. 따라서, 소화성궤양의 치료에 있어서는 공격인자의 억제와 방어인자의 증강이 기본이다. H_2수용체 길항제인 시메티딘의 등장으로 궤양의 치유율이 현저히 향상되어, 산분비의 억제가 가장 확실한 치료법인 것이 밝혀졌다. 그러나, H_2수용체 길항제는 일반적으로 작용지속시간이 짧고, 또한 췌장의 가스트린분비세포의 종양화에 의한 Zollinger · Ellison 증후군처럼 H_2수용체 길항제에 내성인 궤양이 존재하기 때문에, 어떤 산분비 자극에 대해서도 유효하며, 지속시간이 긴 산분비억제제를 찾게 되었다.

위산분비를 담당하는 위점막의 벽세포에는 H_2수용체, 가스트린수용체 및 아세틸콜린 M_1수용체의 3종류의 수용체가 존재한다. 이들 수용체를 매개로한 산분비 촉진자극은, 세포내 cAMP농도의 상승과 Ca^{2+}동원 등 세포내 생화학반응을 일으켜, 최종적으로 벽세포의 頂端膜에 존재하는 H^+, K^+-ATPase가 활성화되어, 세포내의 H^+와 세포외 K^+가 일대일로 교환됨으로써 위내강으로 H^+가 분비된다(그림 10 · 16). 이 벽세포의 H^+분비기구를 프로톤펌프라고 하고, H^+,K^+-ATPase를 저해함으로써 H^+분비를 저지하는 강력한 산분비억제작용을 가지는 약물을 **프로톤펌프저해제**(PPI 또는 H^+,K^+-ATPase 저해제로도 불린다)이다.

---

*집필자: 久保惠司 (§ 10 · 5)

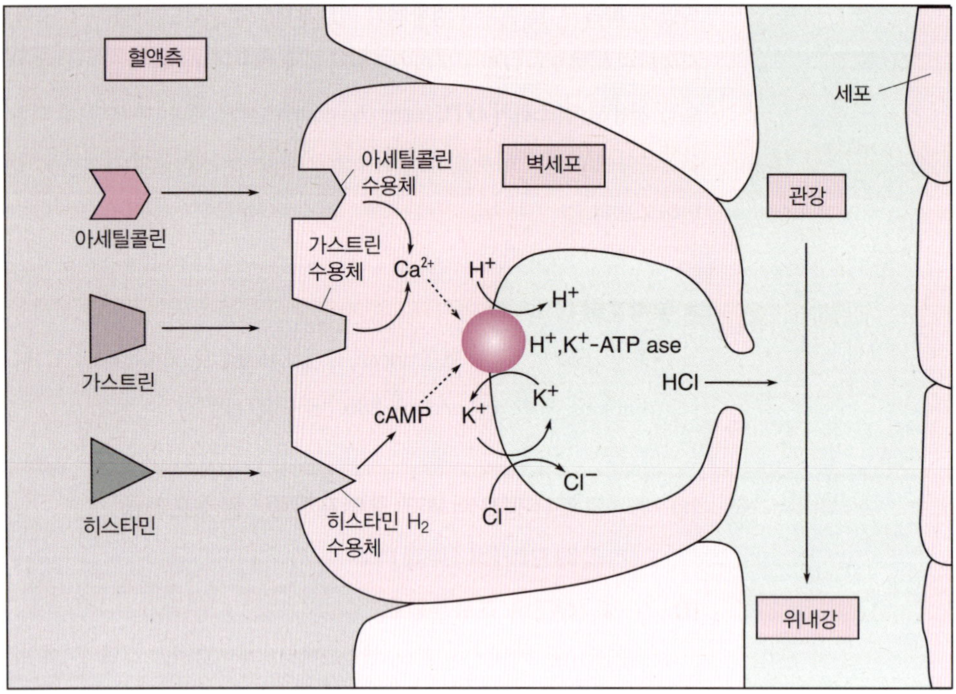

그림 10 · 16 벽세포에서 산분비기전

H^+,K^+-ATPase의 발견은, 1967년에 J. G. Forte 등이 토끼 위점막의 마이크로솜 획분에 K^+의존성 ATPase가 존재하는 것을 발견해낸 것으로 시작한다. 1974년, J. Lee 등에 의해 이 K^+의존성 ATPase가 H^+와 K^+를 교환수송하는 것, 즉, 소포막상의 K^+-ATP ase는 소포에서 K^+를 방출하는 것과 동시에 소포내에 H^+를 흡수하는 교환수송체(H^+, K^+-ATPase)인 사실이 알려졌다. 이후, H^+, K^+-ATPase는 다른 포유동물과 양생류에도 확인되어, 위에 특이적으로 존재하는 사실에서, 프로톤펌프의 본체인 것이 밝혀졌다.

10 · 5 · 2 프로톤펌프저해제(PPI) 의 발견

스웨덴의 A. B. Hässle사(현 AstraZeneca사)에서는 1966년부터 산분비억제제의 연구가 개시되었다. 당초, 국소마취제의 구조변환으로 카르바메이트류의 연구를 했으나, 1972년부터는 동물모델에서 산분비억제 작용이 확인된 2-pyridylthioacetamide(CMN131)를 리드화합물로 선정하여 그 작용증강과 독성경감을 목적으로 하는 연구로 방향 전환하였다. 그래서 곧 pyridylmethylthio기를 가진 헤테로고리 화합물에서 주목할 만한 활성을 발견하게 되었다. 1973년에는 강력한 산분비 억제작용을 가진 2-(2-pyridyl)methylthiobenzimidazole(H124/26)을 발견하였고, 이어 1974년에는 sulfoxide체(timoprazole, H83/69)가 합성되었다. 다시 1976년에 picoprazole(H149/94)을 거쳐, 1979년에 omeprazole(H168/68)의 발견에 이르게 되었다(그림 10 · 17). 그래서 세계 최초의 PPI로서 1990년에 미국에서, 1991년에는 일본에서 발매되었다.

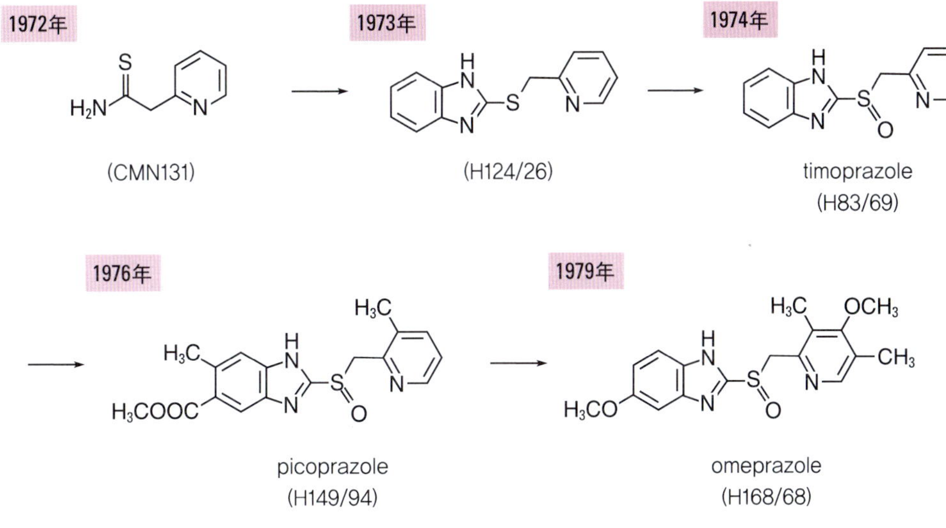

그림 10 · 17 Omeprazole의 개발

그러나, 이들 benzimidazole 유도체의 작용점 해명은 쉽지 않았다. Timoprazole이 개와 랫트에 있어서 히스타민 자극뿐만 아니라 penta gastrin 자극과 carbachol 자극에 의한 산분비도 강력하고 지속적으로 억제하는 것을 알았지만, 당시 그 작용점은 세포내이면서 cAMP 이후 과정에 있는 것까지 밖에 알지 못했다. 그 후, 미국의 G. Sachs로부터 제공된 돼지 H^+,K^+-ATPase를 저해하는 것을 A. B. Hässle사의 L. Olbe 등이 발견하고, 1979년에 벤즈이미다졸유도체가 H^+, K^+-ATPase 저해작용을 가지는 것을 처음으로 보고했다. 사람의 H^+, K^+-ATPase를 사용한 결과는 1981년에 같은 그룹에서 발표되었다.

한편, 일본에서 불소원자의 특성(활성의 증강 · 화합물의 화학적 안정화 및 대사안정화 · 지용성의 향상 등)을 살려 오메프라졸부터 우수한 활성을 발휘하는 lansoprazole과 의도적으로 지속성을 짧게 한 rabeprazole sodium이 개발되었다. 이들 이외에도 해외에서 pantoprazole과 esomeprazole[오메프라졸의 (*S*)-(−)-광학활성체]이 현재 임상에서 사용되고 있다(그림 10 · 18). 그림 10 · 18 에 나타낸 프로톤펌프저해제는 다 광학활성중심을 가진 화합물이며, 에스오메프라졸이외는 라세미체로 사용되고 있다. 에스오메프라졸은 오메프라졸의 (*S*)-(−)-광학활성이지만, 다음 항에서 기술할 H^+, K^+-ATPase 저해작용 기전에서 관찰되듯이 *in vitro*에서는 (*R*)-(+)-광학활성체와 저해작용에 전혀 차이가 없다. 그러나 *in vivo*에서는 약물동태에서 차이가 나타나기 때문에 에스오메프라졸은 라세미체의 오메프라졸보다 빠르게 약효를 발현한다.

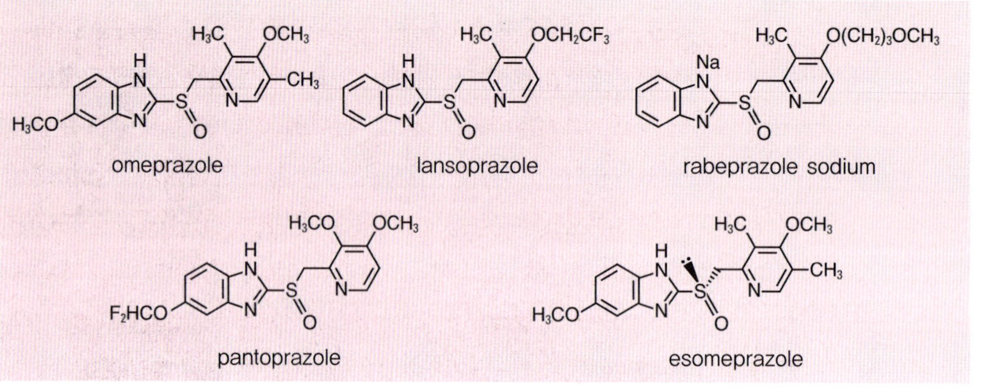

그림 10 · 18 주요 프로톤펌프저해제

일본에서 위궤양, anastomotic ulcer, 역류성 식도염에 8주간투여로, 십이지장궤양에는 6주간투여로 효과를 나타내었다. 나아가 Zollinger · Ellison증후군에 대해서 PPI의 적응이 인정되었고, H_2수용체 길항제 저항성의 난치성 위궤양에 대한 효과도 나타나고 있다.

10 · 5 · 3 H^+, K^+-ATPase 저해작용기전

경구 혹은 정맥으로 투여된 PPI는 혈중에서 벽세포내로 흡수된다. PPI는 중성 pH에서는 화학적으로 안정한 약염기성 화합물이지만, 분비세관내의 산성환경에서는 프로톤화되어 세포막투과성이 저하되기 때문에 세포내에 축적된다. 프로톤화된 PPI는 특이한 분자내 전위반응을 일으켜, 활성체인 sulfenamide로 된다. 이것들이 H^+,K^+-ATPase의 SH기와 disulfide 결합을 형성함으로써 비가역적인 효소저해작용을 발현한다(그림 10 · 19). 효소와 공유결합하여 저해작용을 발휘하는데, PPI의 혈중농도가 저하된 후에도 산분비억제작용이 나타난다고 하는 종래의 산분비억제제에서는 없는 특징을 가지고 있다. 분자내 전위반응에 의해 활성화된다고 하는 점에서

PPI는 독특한 prodrug이다. 더욱이, sulfenamide의 구조는 X선 결정구조 해석에 의해 확인된다. PPI의 종류에 따라 1개의 효소에 대해 결합하는 저해제의 분자수와 결합하는 시스테인 잔기가 다르다. 예를들면, 오메프라졸은 2개(813, 892위), 란소프라졸 및 라베프라졸은 3개의 시스테인 잔기(321, 813, 892위)와 결합한다. 이들 시스테인 잔기 가운데, 특히 813위의 시스테인 잔기가 산분비작용에 중요하다. 란소프라졸과 라베프라졸에서는 형성된 disulfide 결합이 세포내 glutathione 등에 의해 환원적으로 개열되어 일부 프로톤펌프가 회복된다. PPI의 높은 조직선택성은, 이와 같은 산성환경으로의 축적과 산촉매에 의한 활성체로의 변환에 의해 이루어진다. PPI는 구조상, 벤즈이미다졸환, 설피닐기, 및 피리딘환을 가지고 있고, 이들 3개의 구조가 효소저해활성에 필수인 것으로 되어 있다.

그림 10 · 19 PPI의 H⁺, K⁺-ATPase 저해기전

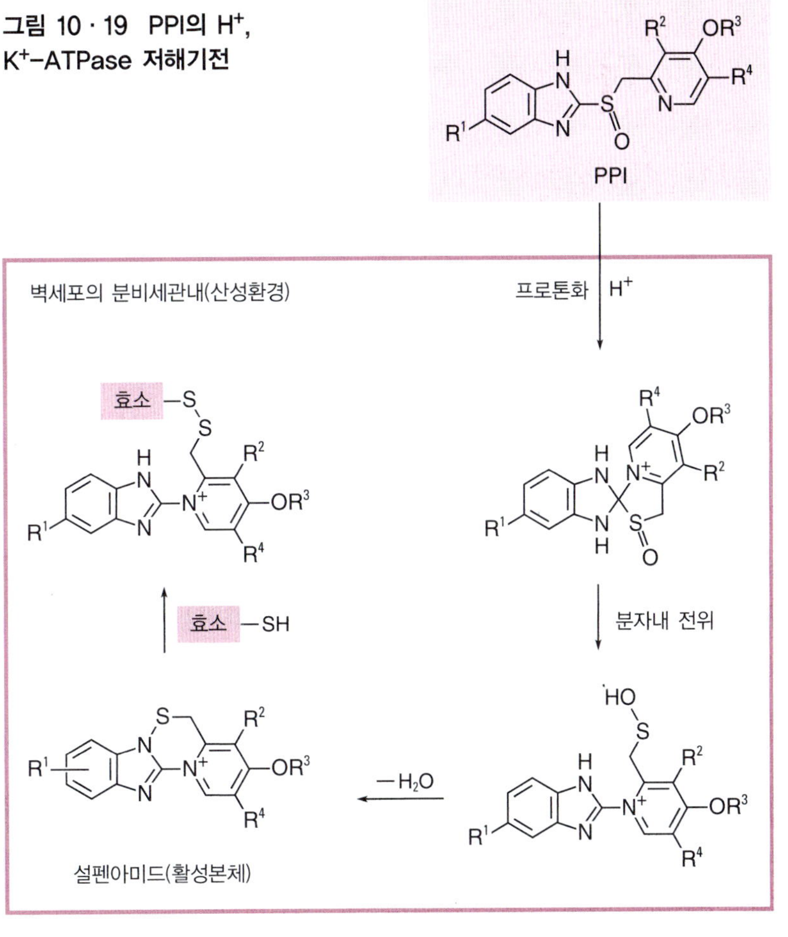

10 · 5 · 4 항헬리코박터 · 파이로리작용

나선상의 그램음성 간균인 헬리코박터 · 파이로리(*H. pylori*)가 1983년에 발견된 이래, 이 균감염과 소화성 궤양과의 연관에 관한 많은 연구가 이루어져, *H.pylori* 균을 없애는 것이 위염의 발증과 궤양의 재발을 효과적으로 억제하는 것이 밝혀졌다. PPI는 모두 항 *H.pylori* 활성을 가지고 있을 뿐만 아니라, 위내 pH상승효과에 따라 항균물질의 작용이 높아지기 때문에, PPI와 항생물질 2종(예: amoxicilline 및 clarithromycin)의 3제 병용에 의한 멸균요법이 효과적으로 사용되고 있다. 더욱이 시메티딘과 라니티딘 등의 H_2수용체길항제는 항 ***H. prlori*** 활성을 가지고 있지 않다.

■ **引用文獻**(§10 · 5)

- A. Brändstrom, P. Lindberg, U. Junggren, *Scan. J. Gastroenterol.*, **20** (suppl 108), 15~22 (1985).
- E. Fellenius, T. Berglindh, G. Sachs, L. Olbe, B. Elander, S,-E. Sjöstrand. B. Wallmark, *Nature* (London), **290**, 159~161 (1981).

■ **參考文獻**(§10 · 5)

- '特輯 新しい抗潰瘍薬 プロトソポソプソヒビタ- -基礎 と 臨床-', 日本臨床, **50**, 5~32 (1992).
- L. Olbe, E. Carlsson, P. Lindberg, *Nature Rev. Drug Discov.*, **2**, 132~139 (2003).

10 · 6 콜레스테롤생합성저해제(pravastatin)*

동맥경화증의 위험인자 중에 **고콜레스테롤혈증**이 중요한 역할을 하고 있는 것이 많은 역학조사 결과로 밝혀지고 있다. 생체의 콜레스테롤은 생합성과 식사로 흡수되어 축적되고, 주로 담즙산으로 대변 중에 배설되어, 일정의 밸런스가 이뤄지고 있다. 사람의 경우 생합성된 콜레스테롤의 양이 식사에서 흡수되는 양보다 2~3배 많은 것으로 여겨지기 때문에, 생합성을 저해함으로써 혈청 콜레스테롤을 저하시키는 것이 좋은 방법이다. 이 이론을 토대로 콜레스테롤의 생합성을 저해하는 물질이 미생물에서 발견되어, 그 유도체에서 **pravastatin**이 선택되어 고지혈증 치료제로서 개발되었다.

---

*집필자: 辻田代史雄(§10.6)

10 · 6 · 1 개발의 경위

콜레스테롤은 아세틸 CoA으로부터 이십여 단계의 복잡한 반응을 거쳐 생합성되지만, 본 합성계의 속도를 결정하는 율속효소는 HMG(3-hydroxy-3-methylglutaryl)-CoA를 mevalonic acid로 환원하는 HMG-CoA reductase이다(그림 10 · 20). 1971년에 랫트 간의 무세포 콜레스테롤합성계를 사용하여 콜레스테롤의 생합성을 저해하는 물질이 미생물 배양액으로부터 screening되었다. 약 1년반의 기간에 6000주의 미생물 배양액에 대해 screening하여 푸른곰팡이의 일종인 *Penicillium citrinum*에서 강력한 콜레스테롤합성저해물질로서 ML-236B(mevastatin)가 분리되었다(그림 10 · 21). 본 물질은 HMG-CoA reductase를 특이적이고도 강력하게 저해했다. ML-236B는 본 효소의 기질인 HMG-CoA의 HMG부분과 구조가 일부 유사한(그림 10 · 21의) 것 때문에 경쟁적 저해를 나타낸다. ML-236B는 초기의 동물실험에서 사용된 랫트와 마우스에서 혈청콜레스테롤저하작용(약효)을 나타내지 않았다. 그 후 여러가지 시행착오를 반복하여, 닭에 투

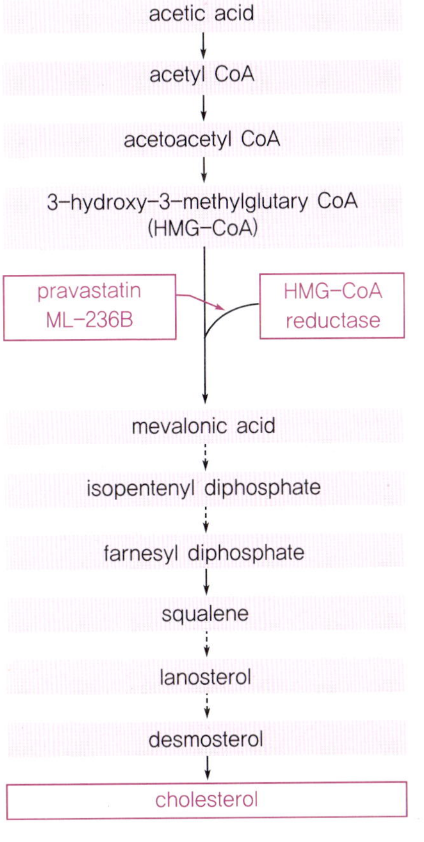

그림 10 · 20 콜레스테롤 생합성경로 콜레스테롤은 아세틸 CoA를 출발물질로 해서, 이십여단계의 반응을 거쳐 합성됨. 율속 효소는 HMG-CoA 리덕타아제로, 미생물에서 최초로 얻어진 ML-236B과 그 유도체인 프라바스타틴은, 이 효소의 특이적 저해제임. ⇢은 복수의 스텝을 나타냄.

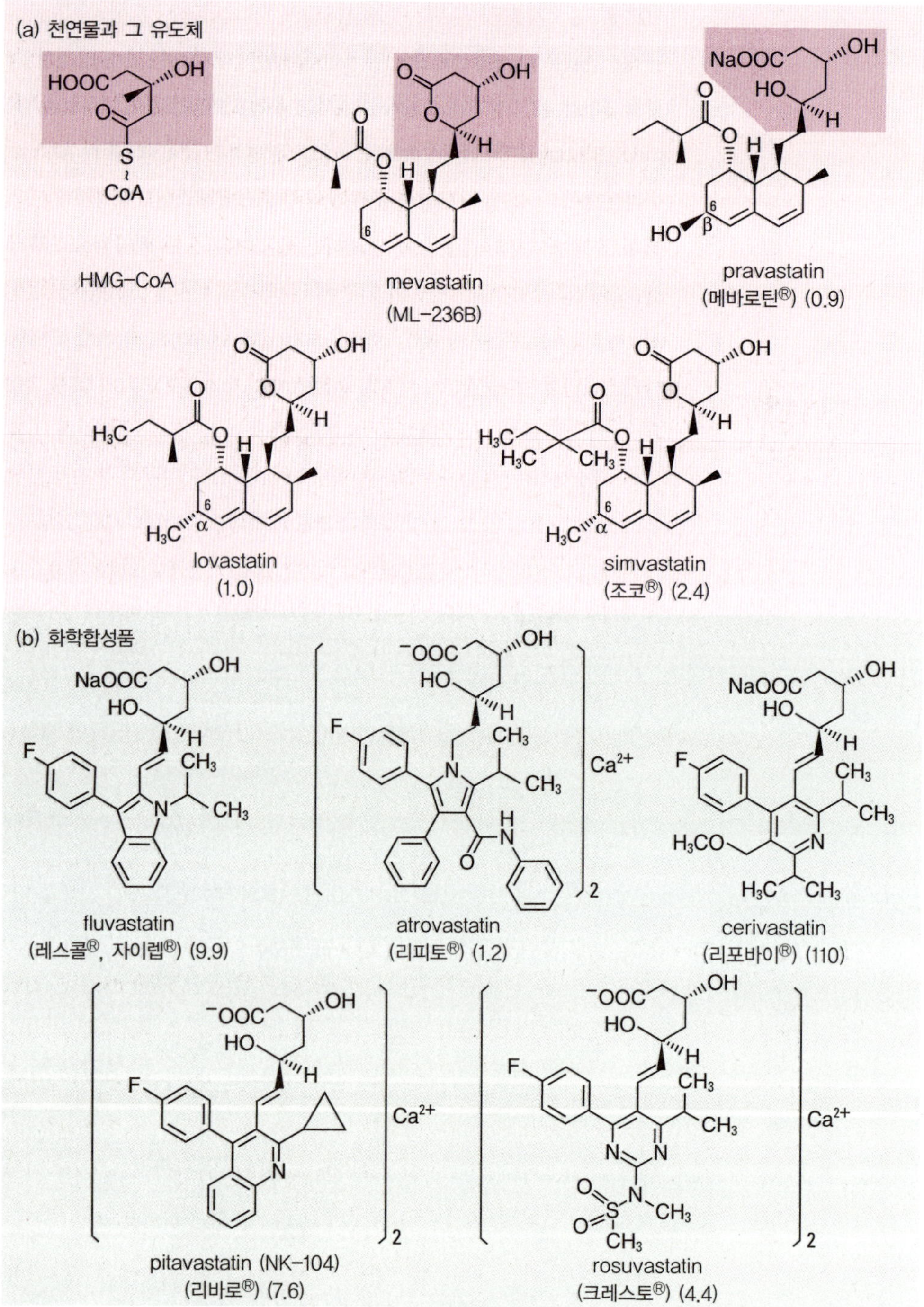

그림 10 · 21 HMG-CoA와 HMG-CoA reductase 저해제의 구조와 저해활성 (a) 천연물과 그 유도체, (b) 화학합성품, 상부의 구조는 HMG-CoA reductase의 기질의 HMG-CoA의 HMG 부분과 유사해, 그 부분(네모로 둘러싼 부분)은 모든 저해제에서 공통임. 세리바스타틴은 근독성이 있어서 2001년 8월 발매중지됨. ( )내의 수치는 로바스타틴의 HMG-CoA reductase 저해활성을 1.0으로 한 경우의 상대활성을 표시함.

여했을 때 강력한 약효를 나타낸 것을 알게되었고, 개, 원숭이 등에서도 강력한 약효를 나타내어, 약효발현에 명확하게 동물종차가 있음을 판명하였다(그림 10 · 22). 이 동물종차는 이들 동물이 콜레스테롤의 항상성 유지기능이 강하기 때문이다. 즉, 약제가 대사되고 난 후 콜레스테롤합성활성이 크게 상승하여(리바운드현상), 연속투여에서는 대조군보다 총합성량(단위시간당 합성량×시간)이 더 많게 증가해 버리는 것에 의한 것이다.

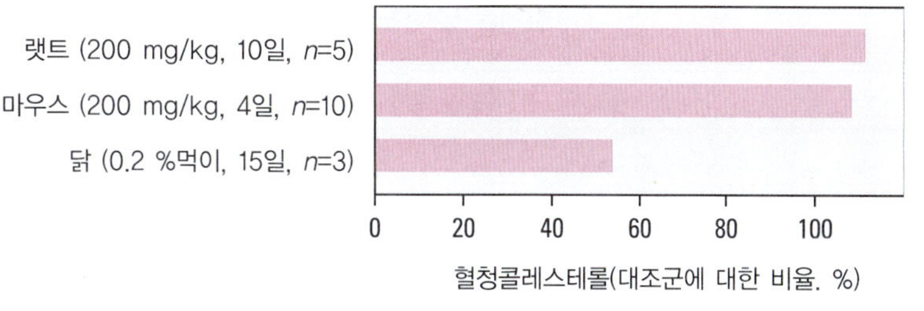

그림 10 · 22 랫트, 마우스 및 닭의 혈청콜레스테롤치에 대한 ML-236B의 작용 랫트, 마우스에 대해 ML-236B는 혈청콜레스테롤 저하작용(약효)을 나타내는데, 특히 닭에서 강력한 약효를 나타냄. ML-236B에서 약효발현에 동물종차가 확실히 있는 것이 판명되기까지 3년이 걸림.

그 후, 천연물과 화학수식 물질과 미생물변환물 등에서 얻어진 많은 ML-236B 유도체 중에서 저해활성이 강하고도 표적장기 선택성이 명확한 물질을 검색한 결과, 프라바스타틴을 선택하여 1981년부터 개발을 개시하였다. 본 약제는 처음 ML-236B를 투여한 개의 뇨중의 활성대사물로서 발견되었고, decalin 골격의 6β-위치에 하이드록시기가 결합되어 있어 친수성을 나타내는 것이 특징이다(그림 10 · 21). 1984년부터 임상시험을 개시, 1988년에 일본 후생성에 신청, 1989년 3월에 제조인가를 취득, 같은 해 10월부터 메바로틴®으로 발매하였다. 해외에서는 프라바스타틴은 미국의 Squibb사(현 Bristol-Myers Squibb사)에서 라이센스되었다(표 10 · 2).

현재, 프라바스타틴 외에 천연물유래의 HMG-CoA reductase 저해제로서 lovastatin과 simvastastin이 시판되고 있다(그림 10 · 21a).

로바스타틴은 데카린 골격의 6α위치에 메틸기를 갖고 있고, 심바스타틴은 로바스타틴의 측쇄에 메틸기가 하나 더 결합되어 있다(그림 10 · 21). 최근에는 그림 10 · 21(b)에 나타낸 것과 같이 천연물유래 저해제의 데카린 골격 대신에 화학합성에 의한 각종 헤테로고리 골격을 가진 HMG-CoA reductase 저해제도 시판되고 있다. 이들 화학합성품은 모두 윗부분은 천연물 유래의 약물과 공통인 구조를 가지고 있으며, 이들 하단부 주위를 4-fluorophenyl기와 isopropyl기(또는 cyclopropyl기)가 감싸는 형태로 위치하고 있다. 또한, 프라바스타틴의 개발에는 18년을 필요로 했지만, 현재에는 76개국에서 발매되고 평상시 450만인에 처방되고 있다. 이 개발기간 중에 텍사스대학의 J. I. Goldstein, M. S. Brown이 가족성 고콜레스테롤혈증

표 10 · 2 Pravastatin 개발의 경위

연도	pravastatin의 개발의 경위	세계의 동향
1971	미생물로부터 screening개시	
1973	*P. citrinum*에서 ML-236B 발견	Goldstein, Brown이 LDL경로 발표, 코오베대학 와다나베가 WHHL토끼 발견
1979	pravaststin 발견	
1980		Merck사가 pravastatin 발표
1981	pravastatin 개발개시	
1984	제 I 상임상시험	LRC-CPPT[†4] 발표(미국)
1985		Goldstein, Brown이 노벨상수상. 고지혈증가이드라인 설정(미국)
1987		lovastatin FDA승인 고지혈증가이드라인 설정(일본)
1988	후생성, 미국식품의약품국(FDA)신청	
1989	제조승인 · 허가취득, 발매(메바로틴®)	
1991	FDA승인	simvastatin(Merck사) 발매(일본)
1994		고지혈증가이드라인 개정(미국) pravastatin(Novartis사) FDA 승인
1995	WOS시험발표[†1]	
1996	CARE시험발표[†2]	
1997	LIPID시험발표[†3]	고지혈증가이드라인 개정(일본) cerivastatin(Bayer사), atrovastatin(Warner-Lambert사)이 구미에서 발매

†1 WOS 시험: West of Scotland Coronary Prevention Study

†2 CARE 시험: Cholesterol and Recurrent Event Trial

†3 LIPID 시험: Long-term Intervention with Pravastatin in Ischemic Disease

†4 LRC-CPPT: Lipid Research Clinics-Coronary Primary Prevention Trial

(FH)의 병인해석으로 노벨의학생리학상을 수상하였다. 또한 고지혈증 가이드라인이 일본과 미국에서 설정되는 등, 이 분야의 연구는 큰 진전을 보이고 세간의 관심이 높아졌다(표 10 · 2).

10 · 6 · 2 프라바스타틴의 장기선택적 콜레스테롤합성 저해활성

프라바스타틴은 친수성이므로 세포막의 지질 이중층을 통과하기 어려워 세포에 침투되기 어렵기 때문에, 간장이외의 각종 장기에서의 콜레스테롤 합성 저해활성이 현저히 약하다. 그러나, 간세포에는 유기anion의 transporter를 매개로 하여 능동적으로 흡수되기 때문에, 간세포에서는 콜레스테롤의 생합성을 강력히 저해한다. 이 저해로 인해 혈액 중의 콜레스테롤을 운반하는 **저밀도지질단백질**(low-density lipoprotein: LDL)의 수용체가 간장에 증가하게 된다. LDL이 간장에 의해 많이 흡수되어 결과적으로 혈청콜레스테롤이 저하한다. 한편, 친유성의 로바스타틴과 심바스타틴은 지질 이중층에 친화성이 있어 용이하게 세포막을 통과하기 때문에, 각종 장기에서 콜레스테롤의 합성을 저해하게 된다. 프라바스타틴의 세포선택성은 혈청 콜레스테롤을 저하시키기 위해 간장의 콜레스테롤합성을 저해하지만, 호르몬 생산장기와 근육 등의 장기의 콜레스테롤대사에는 영향을 미치기 어려운 것을 나타내고 있다.

10 · 6 · 3 프라바스타틴의 혈청지질 저하작용

프라바스타틴은 먼저 기술한 ML-236B와 같이 랫트와 마우스에 대해 약효를 전혀 나타내지 않으나, 비글개, 카네기원숭이, 토끼 등에 대해 강력한 약효를 나타낸다.

임상에서는, 10~20 mg/일의 프라바스타틴을 FH(헤테로복합체)와 비FH의 환자에게 투여하면, FH, 비FH에서 다같이 혈청콜레스테롤은 약20% 저하시키고, 이 후 저하된 값이 유지되었다. 특히, 몸에 좋지 않은 LDL-콜레스테롤은 25~30% 저하했다. 부작용의 발현빈도는 11,224에 가운데 2.93%로 낮았다.

10 · 6 · 4 프라바스타틴의 항동맥경화작용

WHHL(Watanabe-heritable hyperlipidemic 유전성고지혈증)토끼는 와다나베(전 코오베대학교수)에 의해 발견된 FH모델동물로, 태어날 때부터 혈청콜레스테롤이 정상 토끼의 10~20배 높고, 성숙연령에 도달하면 모든 토끼에서 동맥경화 증세가 나타난다. 본 chapter의 집필자인 辻田代史雄은 와다나베교수 그룹과 공동으로 프라바스타틴이 WHHL토끼의 동맥경화가 진전되는 것을 억제한다는 사실을 발표했다.

프라바스타틴의 동맥경화증에 대한 임상시험은 대부분 미국과 유럽에서 실시되었다. 이미 심근경색 등이 발병한 환자의 재발을 억제하는 것을 보는 재발억제시험에서 4개의 중규모 시험(PLAC-I, PLAC-II, KAPS, REGRESS)과 2개의 대규모시험(CARE,LIPID)이 행해져, 심근경색 등의 심혈관질환(협심증과 심근경색 등)을 억제하는 것을 나타내었다. 심혈관질환을 일으킨 적이 없는 환자의 질환발병억제시험은 1989년부터 스코틀랜드에서 행해졌다(WOS시험). Placebo군을 대조로 한 double blind test로 고지혈증 남성환자 6595인을 대상으로 실시하였다. 프라바스타틴을 40mg/일, 5년간 투여한 결과, LDL-콜레스테롤은 26% 저하하고, 심혈관계질환에 의한 사망률이 플라세보군에 비교해 32%로 확실히 저하했다. 임상에서 프라바스타틴의 항동맥경화작용이 나타남에 따라, 미국과 유럽에서는 프라바스타틴의 효능에 항동맥경화효능이 추가되었다.

■ **參考文獻** (§10 · 6)

- A. Endo, M. Kuroda, Y. Tsujita, *J. Antibiot.*, **29**, 1346~1348 (1976).
- Y. Tsujita, M. Kuroda, Y. Shimada, *et. al.*, *Biochim. Biophys. Acta*, **877**, 50~60 (1986).

10 · 7 당뇨병치료제(피오글리타존)*

"뇨에 개미가 모인다"라고 하는 인간**당뇨병**의 기록은 기원전 15세기의 Papyrus Ebers에 있는 것으로 알려져 있는데, 당뇨병 발병이 문제시되어 연구가 진전된 것은 飽食의 시대가 시작된 20세기부터이다. 당뇨병 연구의 큰 계기가 되었던 것은 1921년 F. G. Banting과 C. H. Best에 의한 **인슐린**의 발견이며, 당뇨병은 인슐린이 고갈된 상태로 이해되었다. 그 결과, 1936년에는 인슐린제제(프로타민인슐린)가 개발되어, 1950년대에는 췌장으로부터 인슐린분비를 촉진시키는 sulfonylurea제가 등장했다. 그러나, 1960년에 인슐린의 radioimmunoassay에 의한 측정법이 개발됨으로써 혈중 인슐린이 정상치 이상으로 있어도 당뇨병이 발병하는 예가 다수 존재하는 것이 밝혀져, 인슐린 표적조직에서의 작용부족(**인슐린저항성**)이라는 개념이 생겨났다. 당뇨병은 인슐린의 절대량 부족에 기인하는 **I 형 당뇨병**과, 인슐

---

*집필자: 左右田 隆(§10 · 7)

린작용부족에 기인하는 **II형 당뇨병**으로 크게 분류된다. 빈도로는 후자가 압도적으로 많아 90%를 넘는다. 일본에서 개발된 각종 당뇨병 모델 동물의 병태연구가 인슐린저항성의 이해에 큰 역할을 한 것과 병행하여, 1970년대에 다케다약품공업에서 개시된 **인슐린저항성개선제**의 합성 및 약리연구는 1999년 pioglitazone의 시판으로 연결되어, 과식이 많은 현대사회에서 널리 이용되게 되었다.

10 · 7 · 1 KK마우스의 연구

1963년에 나고야대학에서 개발된 자연발생 당뇨병모델 KK마우스는 보통식으로 사육해서는 명확한 고혈당을 발병하진 않았지만, 고칼로리식으로 사육하면 비만과 동시에 당뇨병이 발병하는 것으로 판명되었다. 또한, 비만 유전자 A^y를 도입한 유전성 당뇨병비만 KKA^y 마우스는 혈당, 혈중 트리글리세라이드(TG) 및 혈중 인슐린이 모두 현저히 높은 값을 나타내, 외인성 인슐린 주사에 대한 혈당저하반응이 현저하게 저하되어 있었다. 이들 병태연구에 의해 당뇨병의 발병에는 비만이 중요한 역할을 하고 있고, 이 상태에서 인슐린 저항성이 야기되는 것으로 밝혀졌다.

10 · 7 · 2 리드화합물(AL-294, AL-321)의 발견

1970년대 초부터 개시된 지질저하제 연구의 초기 단계에서 페닐알칸산 유도체로부터 랫트 혈중콜레스테롤 및 TG저하작용이 발견되었다. 이들 가운데 AL-294를 KKA^y마우스에 투여했을 때 혈중 지질 뿐만 아니라 혈당치도 명확하게 저하하여, 혈중 인슐린은 증가시키지 않고 역으로 저하되는 것이 밝혀졌다. AL-294 및 관련유도체는 세계에서 처음으로 발견된 인슐린저항성개선제(insulin sensitizer)이다. 그러나 AL-294의 혈당저하작용은 그다지 강한 것이 아니었기 때문에, 활성의 증강과 물성의 개선을 목표로 하여 유도체의 합성연구가 계속되었다.

에스테르유도체 AL-294의 활성본체는 카르본산이다. 여기서 카르본산과의 생물학적 동등성을 기대해서 산성헤테로고리 유도체를 중심으로 합성하여 KKA^y마우스에서의 혈당저하작용을 검토하였다. 그 결과, AL-294와 thiourea와의 반응 후, 산가수분해해서 얻어지는 2,4-thiazolidindione유도체 AL-321에서 AL-294보다 강한 혈당저하작용을 발견하였다(그림 10 · 23).

(a)

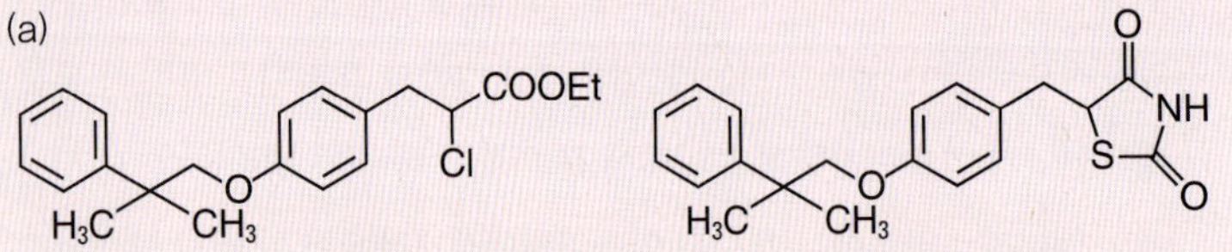

AL-294 AL-321

(b)

	대조군에 대한 저하율	
	혈당	Triglyceride
AL-294	41%	72%
AL-321	61%	31%

KKA^{y} 마우스, 0.1% 먹이와 섞어 투여 (4일간)

그림 10 · 23 리드화합물 (a) 분자구조, (b) 혈당저하작용.

10 · 7 · 3 피오글리타존(pioglitazone) 의 발견

그 후 AL-321을 리드화합물로 하여 2,4-thiazolidindione고리의 5번에 위치한 벤질기상의 치환기변환을 중심으로 최적화를 시행하였다. 그 결과, 4-알콕시벤질기가 활성 발현에 필수이며, 4-알콕시기로서는 비교적 부피가 큰 환상 알콕시, 헤테로고리 알콕시 등이 바람직한 것으로 판명됐다. 다시 상세한 활성 및 안전성 측면의 검토를 한 후, 1981년에 ADD-3878 **(sigli tazone)**이 개발후보화합물로서 선정되어, 임상시험이 개시되었다.

그러나, 임상초기 제 II상 시험결과, ADD-3878의 효력이 충분하지 않은 것으로 판명되어 활성증강이 필요하게 되었다. ADD-3878의 선정과정에서 합성한 화합물과 ADD-3878 대사물의 활성을 재검토하여, 벤질기 4번위치 치환기 부분에 극성기를 도입하는 것이 활성증강에 유효한 것을 알게 되었다. 특히, ADD-3878의 대사물 AD-4743 및 4-(2-피리딜에톡시)벤질유도체에서 ADD-3878의 5~10배의 활성을 확인했다. 이 사실을 토대로 다시 구조수식을 계속하여, ADD-3878의 100배이상의 혈당저하작용을 가지는 옥사졸유도체 AD-5061등을 발견하였다. 이들 활성이 비약적으로 증강된 유도체, AD-4743, AD-4833, AD-5061 등에 대한 상세한 약리, 동태 및 안전성시험을 행한 결과, 우수한 약효와 안전성 등의 프로필을 나타내는 AD-4833(pioglitazone)을 발견하였다(그림 10 · 24).

피오글리타존은 2,4-thiazolidindione 고리의 5위치에 비대칭탄소를 가

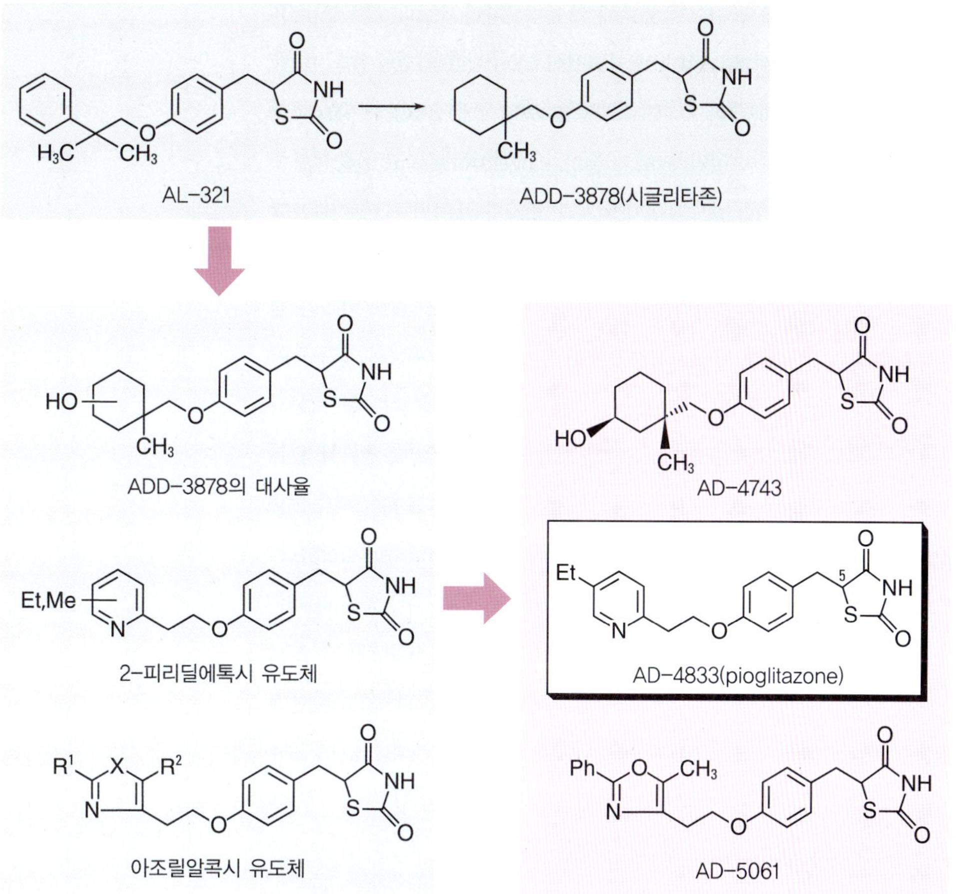

그림 10 · 24 Pioglitazone의 발견

지고, *R*-체와 *S*-체가 존재한다. 그러나, 생체내에서는 빠르게 이성화가 진행하고, 또한 그 결과 양 이성체 다 같이 활성이 거의 동등하는 것에서 연구개발은 라세미체로 진행되었다.

10 · 7 · 4 Pioglitazone의 약리작용

Pioglitazone은 KKA^{y}마우스와 같은 비만당뇨병 병태를 나타내는 WF(Wistar fatty)랫트 등의 고혈당, 고트리글리세라이드혈증 및 고인슐린혈증을 개선하고, WF랫트의 고혈당을 25% 저하시키는 용량은 0.5mg/kg/일이었다. 또한, WF랫트에서 耐糖기능장해(Impaired Glucose Tolerance 당부하후의 생체내의 당처리능이 저하하기 때문에 고혈당이 지속되는 상태), 인슐린 과분비 및 외인성 인슐린에 의한 혈당저하반응의 장해도 경감하였다. 한편, SD(Sprague Dawley)랫트의 정상 혈당치는 고용량의

pioglitazone을 투여해서도 저하되지 않았다. 따라서, pioglitazone은 sulfonylurea제와는 달리, 저혈당의 위험성이 없는 것을 시사하였다. 또한, 인슐린 분비량의 절대적인 저하를 특징으로 하는 스트렙토조신 당뇨병랫트의 고혈당에도 영향이 없었다. 이와 같이, pioglitazone은 고 인슐린혈증을 나타내는 비만형 당뇨병모델에서 현저한 효과가 보여진 것으로부터 그 작용은 인슐린저항성의 경감작용에 기인한 것으로 시사되었다.

그 후, 인슐린 표적세포에 있어서 인슐린 시그널 전달기전의 연구가 세계적으로 진행되어왔다. 인슐린저항성에서는 인슐린수용체에서 시작해 인슐린수용체 기질, 다시 phosphatidylinositol-3-kinase에 이르는 인산화 시그널부전이 존재하고, pioglitazone은 이것을 개선하는 것이 증명되었다.

더욱이, pioglitazone을 포함한 2,4-thiazolidindione 유도체는 핵내수용체인 **퍼옥시솜증식체활성화수용체**γ(PPARγ; peroxisome proliferator-activated receptor)의 리간드인 것이 밝혀지게 되었다. 또한, pioglitazone의 PPARγ에서 인슐린시그널 개선에 이르는 경로에는 인슐린저항성 야기분자의 하나로서 새로운 성격이 가해진 종양괴사인자 α[TNF-α]의 발현저하가 관여하고 있을 가능성도 나타나고 있다.

10 · 7 · 5 Pioglitazone의 임상개발

Pioglitazone은 물성면에서 검토한 결과, 염산염으로 임상개발되었다. 임상시험에서는 1일 1회 15~45 mg으로 용량의존적으로 안정된 혈당치 및 헤모글로빈(Hb)A_{1c} 저하가 확인되고, 인슐린제제, sulfonylurea제 혹은 biguanide제와의 병용효과도 확인되었다. 지질대사면에서는 혈중 TG의 저하에 더불어, 좋은 지방이라는 HDL-콜레스테롤의 상승이 확인되었다.

10 · 7 · 6 개발경쟁의 현상

시글리타존의 발표이래 다수의 2,4-thiazolidindione 유도체가 보고되어, 지금까지 인슐린저항성개선제로서 pioglitazone 이외에 **troglitazone** (Sankyo)과 **rosiglitazone**(SmithKline Beecham)이 시판되었다. 이 가운데 troglitazone은 독성때문에 판매정지되었다.

더욱이 2,4-thiazolidindione 골격에 관한 각종 생물학적등가체(bioisostere)도 발견되어 왔다. 특히, 2,4-thiazolidindione 유도체가 PPARγ의 리간드인 것으로 발표된 이래, 신규 screening계 설정이 가능하게 되어, 인슐린저항개선제를 목적으로 한 각 사의 개발경쟁이 격화되어, 현재 10개 이상의 화합물이 임상시험 중이다. 이들 개발연구를 통하여 작

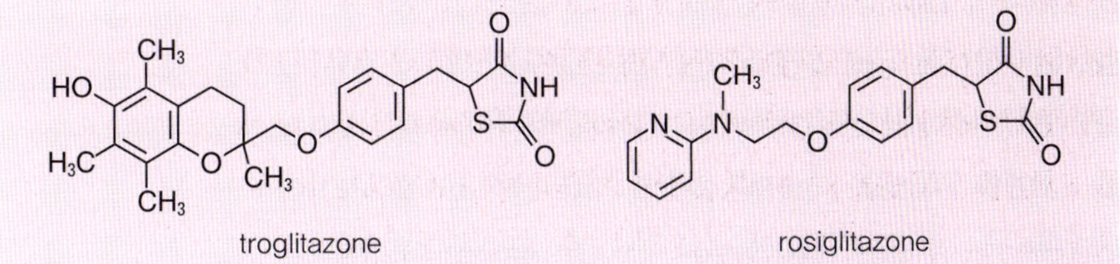

그림 10 · 25 Troglitazone과 rosiglitazone

용기전 해명과 함께, 인슐린저항성개선제의 연구가 더욱 진전될 것으로 기대되고 있다.

최근, 당뇨병의 진단기준치로서 절식혈당치는 140mg/*dl* 에서 126mg/*dl*로 인하되었다. 또한 당뇨병예비군, 즉 절식혈당치가 126mg/*dl* 이하이더라도 포도당 부하시험에 의한 혈당상승이 지속되는 집단의 당뇨병으로의 이행에 대해서, 혈당저하제가 유효한 것으로 결과가 나타났다. 더욱이, 일본, 미국, 유럽에서 대규모 임상시험 결과, 혈당치를 엄격하게 콘트롤한 당뇨병환자에서 신장, 신경 혹은 망막 등에 나타나는 합병증 발병을 확실하게 낮추는 것으로 증명되었다. 이와 같이 혈당 콘트롤을 보다 조기부터 엄격하게 실시할 필요성이 점차 인식되기 시작하고 있어, 과식사회에 있어서 당뇨병 배경인자로서의 인슐린저항성을 개선시키는 약제의 필요성이 높아지고 있다. Pioglitazone을 시작으로 하는 인슐린저항성개선제는 당뇨병환자에게 복음으로서 기대되고 있다.

10 · 8 알츠하이머병 치료제(도네페질)*

창약연구가 가장 홍미있을 때는 세계에서 선구적으로 독창적인 리드화합물이 얻어지는 때이다. 창약은 거기에서 전개되는 하나의 드라마이다. 드라마의 클라이막스는 임상시험에 도입된 화합물이 세계의 환자에 대해 확실한 효과가 확인되는 때이지 않을까. 이 효과가 알츠하이머처럼 난병 중의 난병에 대해 효과를 발휘할 때 환자에게는 큰 복음이 된다.

10 · 8 · 1 알츠하이머병과 콜린가설

알츠하이머병은 1907년에 독일의 신경병리학자 A. Alzheimer에 의해 최초로 보고되었기 때문에 그 이름을 붙였다. Alzheimer가 발견한 환자는 50

*집필자: 杉本八郎 (§10 · 8)

대에서 급격하게 치매증상을 나타낸 여성이다. 이여성은 기억장해, disorientation(자기가 어디에 있는지 모르는 장해)가 발병한지 4년 후에 사망했다. Alzheimer는 그 위축된 뇌에서 신경세포내에 은염색 양성의 세섬유(현재에서 말하는 알츠하이머신경 원섬유변화)와 대뇌피질의 특히 표면에 나타난 과립상물질(일반적으로 노인반으로 불림)을 발견해냈다.

1970년대에는 D. M. Bowen 등을 시작으로 소수의 독립한 그룹이 거의 동시에 알츠하이머병 환자의 사후 뇌에서 콜린작동성 신경이상을 보고했다. 그들은 알츠하이머병 환자 뇌의 대뇌피질에서 기억에 관계된 신경전달물질인 **아세틸콜린**(acetylcholine: ACh)의 합성효소인 **콜린아세틸트랜스페라아제**(choline acetyltransferase: ChAT) 활성이 대조군에 비해 저하되어 있는 것을 발견하였다. 신경은 한 줄의 선이 아닌 **시냅스간극**이라 불리

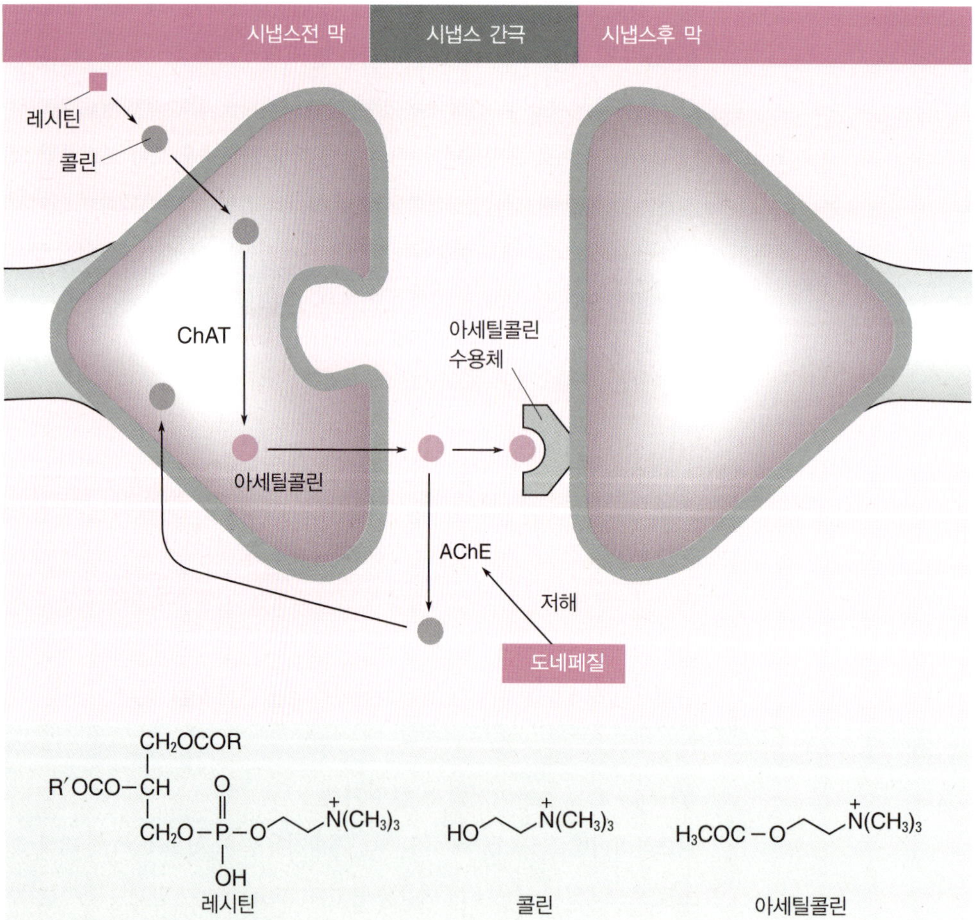

그림 10 · 26 콜린가설 AChE: acetylcholine esterase, ChAT: choline acetyltransferase.

는 끊어진 부분이 존재하고, 그 전후가 시냅스전막 및 후막이다. ACh는 시냅스간극에 있어서 기억정보의 파도를 탄 배와 같은 역할을 하고 있다(그림 10 · 26). 또한 E. K. Perry 등은 이 알츠하이머병 환자의 대뇌피질의 ChAT활성과 멘탈테스트 스코아로 본 인지기능과 상관이 있다는 것을 보고했다. 약리학적으로도 ACh수용체를 차단하는 항콜린제 스코폴라민에 의해 임상적으로 건망증이 일어나는 것도 알려져 있다. 이와 같은 배경에서 "알츠하이머병의 환자의 뇌내의 ACh농도를 높이면 기억을 개선하는 것이 가능하다" 고 말하는 콜린가설이 제창되었다.

콜린가설을 토대로 한 접근법에는 3가지 방법이 있다. 1) ACh 가 시냅스전막에서 유리되는 것을 촉진시킨다, 2) ACh의 분해효소인 **아세틸콜린에스테라아제**(AChE)를 저해하고, 시냅스 간극에 유리된 ACh의 농도를 높인다, 3) 시냅스후막에 있는 ACh 수용체에 agonist를 작용시킨다, 의 3가지이다.

10 · 8 · 2 우연한 발견에서의 출발

염산 도네페질(이하, **도네페질**, donepezil)의 개발은 콜린가설에 기초한 접근법 중에 ACh의 분해효소(AChE)를 저해하는 방법을 채용하였다. 연구의 시작은 종래의 알려진 타크린(tacrine, 표 10 · 3)을 리드화합물로서 합성 전개를 개시했으나 타크린 유도체는 부작용이 너무 강해, 단념할수 밖에 없었다. 이 때 다른 목적으로 합성한 화합물(***1***)(그림 10 · 27)이 약하지만 AChE저해작용을 가지는 것을 발견했다. 이 발견이 그 후 큰 발전의 계기가 된 것을 생각하면 확실히 이것이 씨드화합물(합성전개의 씨앗이 되는 화합물)로 불릴 수 있다. 특히 *in vitro*활성을 조사하기 위해 AChE의 효소원으로서 당시에 전기뱀장어유래의 효소를 사용한 것이 행운이었다. 이 방법에서 IC_{50}(50% 저해농도)은 620 nM(씨드화합물의 생리활성은 1000 nM 이하가 바람직하다)이었으나 후에 *in vivo* 실험을 행하는 동물인 랫트의 뇌 유래의 효소를 사용한 경우에서 IC_{50}는 12,600 nM로 현저히 약한 값이었다. 만약 처음부터 이 랫트의 뇌에서 온 효소를 사용했다면, 이 화합물에 주목하는 일은 없었을 지도 모른다.

10 · 8 · 3 세계최강의 화합물을 발견

화합물(***1***)(그림 10 · 27)을 토대로 합성전개를 시행하였다. 먼저, 화합물(***1***)의 피페라진을 피페리딘으로 변환시켜 활성이 비약적으로 증강했다. 다음에 에테르결합을 아미드결합으로 변환시켜 활성이 더욱 상승했다(그림

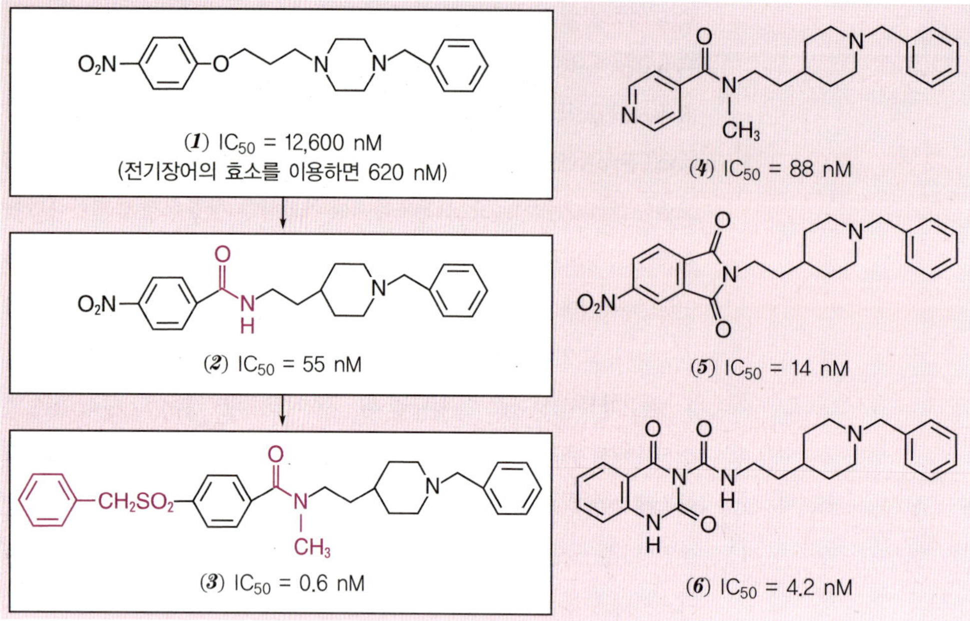

그림 10 · 27 세계 최강의 화합물 *(3)*을 발견

10 · 27, 2). 그래서 다시 한번 합성전개를 행해 구조활성을 검토하여, 1) benzamide의 파라위치에 부피가 큰 관능기를 도입하면 활성이 향상되는 것, 2) amide기의 질소원자에 메틸기, 에틸기 또는 페닐기를 도입하면 활성이 향상되는 것, 3) 벤질기로의 치환기 도입 혹은 다른 관능기로의 변환은 활성증강에 크게 기여하지 않는 것 등이 판명되었다. 그래서 예상대로 벤즈아미드의 파라위치에 벤질설포닐기를, amide기의 질소원자에 메틸기를 도입한 화합물 (***3***)(그림 10 · 27)은 당시 세계최강이라고 생각되는 IC_{50}=0.6 nM 라는 저해활성을 나타냈다. 이 값은 씨드화합물(***1***)의 값과 비교해 실제로 21,000배 강한 것이다.

이 때 임상시험도입 후보화합물로 이외에 (***4***), (***5***), (***6***)과 같은 물질을 얻었으나, (***4***), (***5***)에 대해서는 동물실험에서 간장장해를 시사하는 transaminase(GOT와 GPT)의 상승이 있었다. (***6***)은 주약효와 말초작용 발현 용량의 차가 거의 없었다. 따라서 이들 화합물은 제외되었다. 또한 화합물 (***3***)은 임상시험도입의 직전에 비글견에서 bioavailability(BA: 약물을 경구투여할 때 간장 등에서 대사되지 않고 미변화체로서 이용되는 비율)가 낮은 체내동태상의 결점을 가지고 있는 것이 판명되어, 다시 개발을 단념하지 않을 수 없었다.

10 · 8 · 4 도네페질로의 전개

그러나, 이 시점은 약리작용을 조사하는 평가계의 구축이 거의 완성되었고, 신규성이 높은 구조를 가지는 리드화합물을 발견한 상황이므로, 남겨진 과제인 체내동태의 개선에 초점을 맞추어 연구를 재개하였다. 그래서 amide계 화합물을 중심으로 합성전개를 행했지만 목적하는 체내동태가 개선된 화합물을 발견하는 것이 용이하지 않았다. 그래서 수많은 시행착오 후에 성공한 합성전개를 그림 10 · 28에 나타내었다. Amide결합의 질소원자에 알킬기를 도입하면 활성이 증강되는 것으로 인해 그 부분을 폐환으로 한 화합물(***8***)은 예상대로 활성이 증강되었다. 또한 Amide결합을 탄소-탄소결합으로 한 화합물(***9***)에서도 활성이 유지되었기 때문에 indanone 유도체(***10***)를 합성했을 때, 이 화합물은 거의 예상대로 활성을 나타냈을 뿐만 아니라 체내동태도 개선됐다. 창약의 원점에서 질이 좋은 리드화합물의 발견이 필수이지만, indanone 유도체에 이르러 마침내 목적을 실현할 수 있었다.

이 시점에서도 그림 10 · 28에 나타낸 것과 같이 약간의 임상후보화합물이 얻어졌다. 예를들면 (***11***), (***12***), (***13***)과 같은 물질이다. 그러나 (***11***)

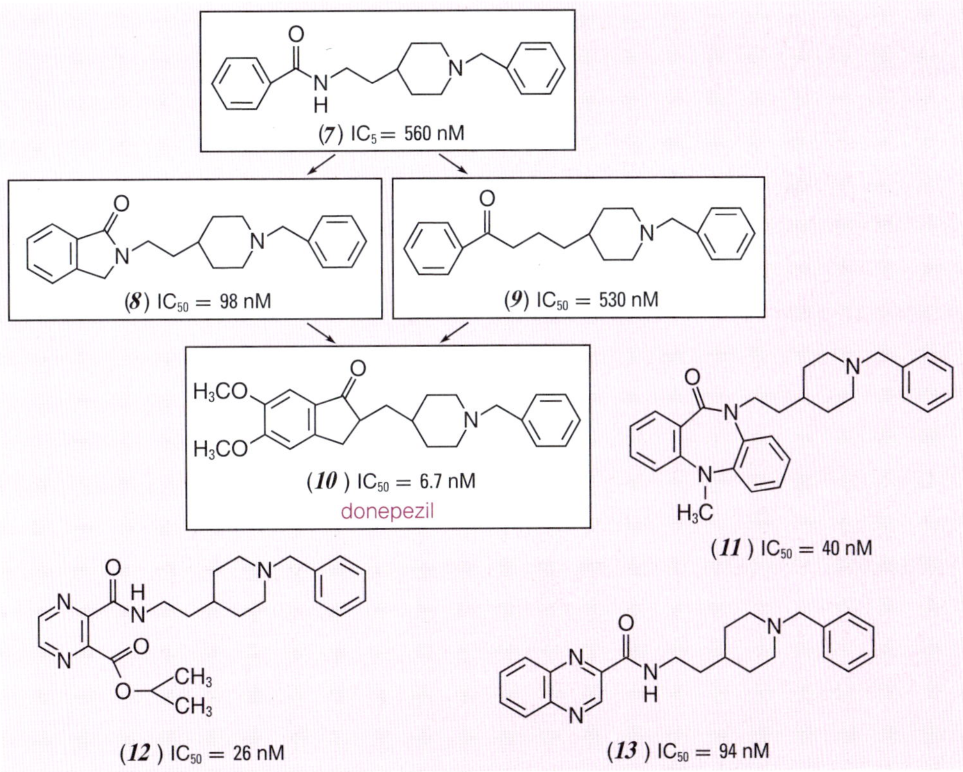

그림 10 · 28 Donepezil로의 전개

은 동물실험에서 transaminase의 상승이 확인되었다. (***12***)와 (***13***)은 주약효와 말초작용 발현 용량폭이 크고, 기대되었지만 (***13***)은 변이원성시험의 Ames test에 양성이었다. 또한, (***12***)는 말초작용이 현저히 경미하였기 때문에 기대되었지만 랫트에 경구투여하면 혈중에 미변화체가 검출되지 않았다. 이것은 약효를 설명하기 불가능하기 때문에 후보에서 제외했다. 최종적으로 얻어진 물질이 가장 밸런스가 좋은 화합물 도네페질(***10***, 상품명 아리셉트®)이었다.

10 · 8 · 5 약리작용

도네페질과 대조약인 physostigmine, tacrine과 나중에 시판된 rivastigmine, galanthamine에 대해 *in vitro*활성비교를 표 10 · 3에 나타내었다. 콜린에스테라아제에는 중추에 많이 존재하는 AChE 와 말초에 많은 butyl cholinesterase(BuChE)가 알려져 있다. AChE에 보다 선택성이 높을수록 말초 부작용이 경감할 가능성이 있다. 도네페질의 AChE에 대한 저해활성은 IC_{50}값이 6.7nM 이며, 한편 BuChE에 대해서는 7400nM였다. 이것은 타 대조약과 비교할 때 AChE에 대한 현저히 높은 선택성을 가진다는 것을 나타내고 있다. 도네페질은 임상에서 타약제와 비교할 때 부작용이 생기기 어려운 원인의 하나로 바로 이 선택성이 높은 것에 기인한다고 여겨지고 있다.

다음에 대표적인 *in vivo*실험인 학습장해 모델의 결과를 나타낸다. 대뇌기저핵(nucleus basalis magnocelullaris: NBM)은 ACh 신경을 대뇌피질에 투사하는 부위이다. 이 NBM을 신경독성물질인 ibotenic acid로 파괴하면 랫트의 대뇌피질내의 ACh함량은 저하되어 학습장해를 나타낸다. 또한 실험에서 그림 10 · 29에 나타낸 장치를 사용했다. 정상 랫트를 밝은 방에 두면, 그 습성에 의해 암실로 들어간다. Guillotine door를 닫고 상의 grid에 전기를 흘려보내 쇼크를 준다. 정상 랫트는 암실에 들어가면 위험한 것을 학습하게 되지만, NBM이 파괴된 랫트는 학습장해를 일으키므로 다시 밝은 방에 두어도 쉽게 암실로 들어가버린다. 이 암실로 들어가기까지 시간을 반응잠재시간으로 부른다. 이 반응잠재시간이 약물에 의해 연장되는가 어떤가로 약효를 판정한다. 그림 10 · 30에 나타난 것과 같이 도네페질은 경구투여로 0.125 mg/kg이라는 현저히 낮은 용량에서 상당한 개선효과를 나타냈다. 이에 비해 tacrine은 0.5mg/kg으로 효과를 나타내는 경향이 있었으나, 주목할 만한 것이 아니었다.

이상과 같이 도네페질의 구조의 신규성, 약효면에서 강력하고도 높은

표 10 · 3 Choline esterase 저해제의 AChE와 BuChE의 저해작용

화합물	IC_{50} [nM]		BuChE/AChE 비
	AChE	BuChE	
donepezil	6.7±0.35	7400±130	1100
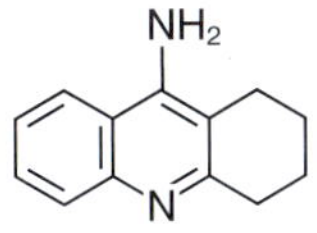 tacrine	77±1.4	69±1.4	0.90
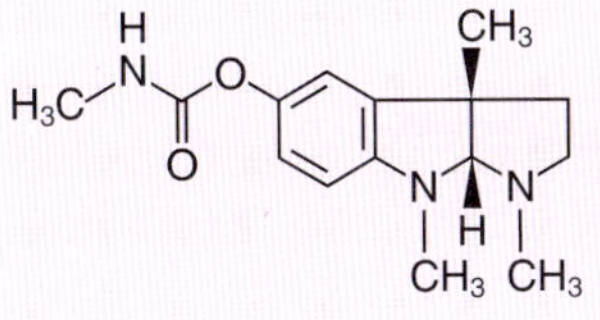 physostigmine	0.67±0.015	16±0.65	24
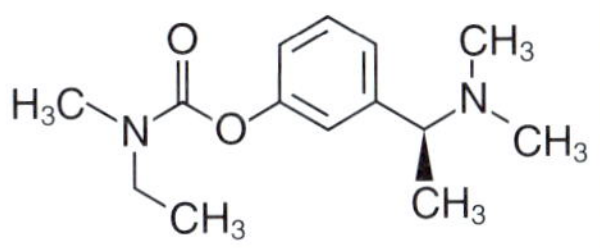 rivastigmine	4.3±0.087	31±2.0	7.2
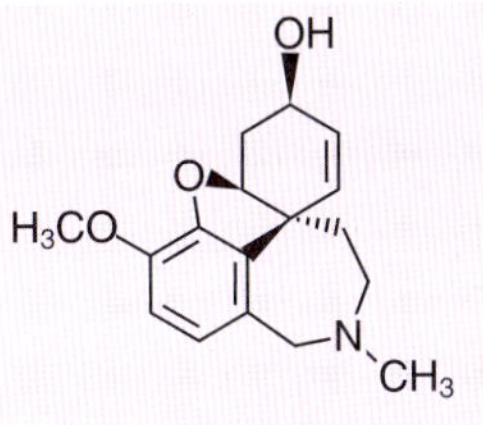 galanthamine	1200±33	18,000±333	15

선택성, 또한 안전성의 면에서 충분히 평가받을 만한 것이었다. 한편 최대 과제인 체내동태에서도 indanone 골격을 발견함으로써 임상시험으로 1일 1회 투여가 실현되어 해결됐다.

도네페질은 indanone 환의 2위치의 탄소가 비대칭 중심이다. 이것은 이중결합을 가진 합성중간체를 비대칭환원 시약을 이용하여 광학활성체를 얻었다. 그러나 비대칭환원에 의해 얻어진 광학활성체 사이에 활성이 그리 차이가 없었고, 또한 활성체를 동물에 투여했을 때 라세미체로 변화해 버리기 때문에 개발에는 라세미체를 사용했다.

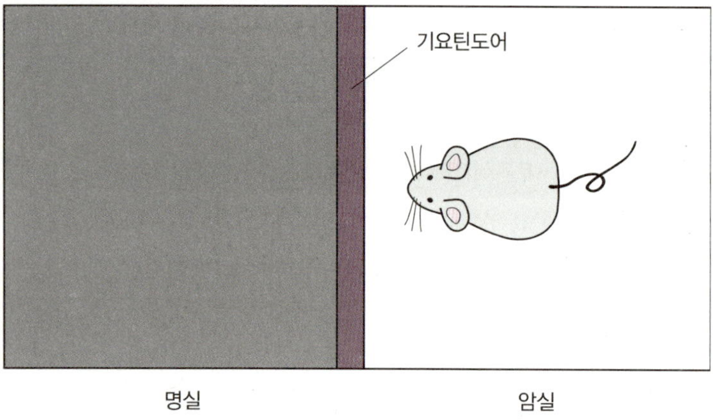

그림 10 · 29 랫트건망증 모델실험 암실의 상의 grid에 전기를 흘려 보내 쇼크를 줌.

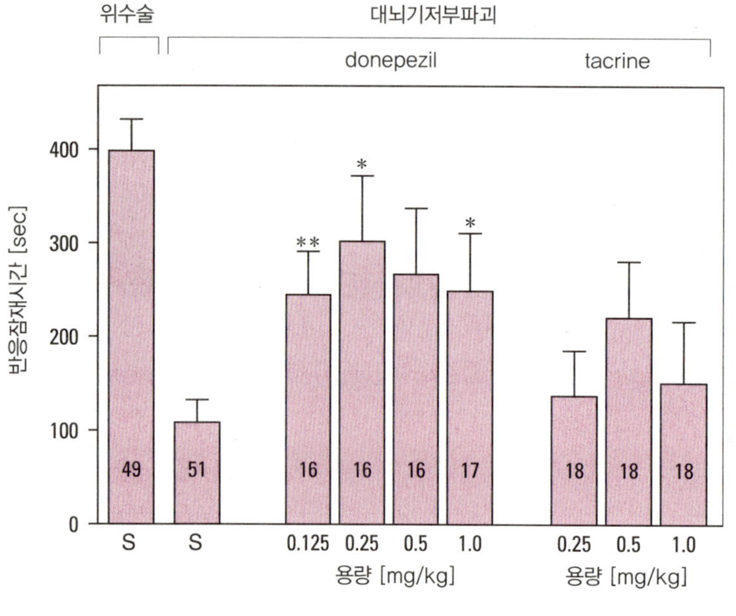

그림 10 · 30 랫트건망증 모델에 대한 기억개선작용 대뇌기저부파괴랫트의 수동회피반응장해에 대한 donepezil 및 tacrine의 작용. *, **: 각각 $p<0.05$, $p<0.01$ (Mann-whitney의 U-test), S: 생리식염수. 사용한 동물수를 각 컬럼내에 나타냄.

10 · 8 · 6 임상시험

도네페질은 일본에서1989년에, 미국에서 1991년에 임상 제 I 상시험이 시작됐다. 미국에서 1992년부터 임상 제II상시험이 개시되어, 임상 제III상시험(대규모 환자수로 이중맹검시험을 행하는 것)은 1994년부터 개시되었다. 제III상시험은 경도 및 중등도의 알츠하이머병 환자를 대상으로 플라세보군, 도네페질투여군(5mg 및 10mg, 1일 1회)의 3군 비교로, 1군 약 150사례의 이중맹검 비교시험을 실시했다. 또한 투여기간 12주간 및 24주간의 두 시험이 거의 동시에 스타트되었다. 약효의 평가에는 미국식품의약품국(FDA)이 권장하는 기억장해 개선의 지표로서 알츠하이머병 인지기능 평가법(Alzheimer' s Disease Assessment Scale Cognitive Subscale, ADAS-cog)이, 또한 환자의 일상생활동작의 지표로서 의사 · 간병인의 면접에 의한 전반개선도평가법(Clinician' s Interview-based Impression of Change Plus Caregiver Assessment, CIBIC-plus)이 사용되었다. ADAS-cog및 CIBIC-Plus의 2시험 모두에 있어서 통계학적으로 현저히 높은 주목할 만한 개선효과가 얻어졌다. 부작용에대해서는 약간의 구토, 구역 등이 인정된 정도로 간장 장해는 거의 확인되지 않았다. 이상의 결과를 가지고 1996년 3월에 신청해, 1996년 10월에 FDA로부터 알츠하이머병 치료제(상품명: Aricept®)로 승인을 얻게 되었다. 신청에서 승인까지 불과 8개월이라는 아주 단기간에 승인을 받는 것은 이례적인 것이다.

도네페질은 일본에서 개발된 알츠하이며병 치료제이지만, 세계에서 최초로 임상개발에 성공한 것은 미국에서라는 드문 케이스이다. 일본에서도 1999년에 승인 발매되어, 세계 약 60개국에서 발매되고 있다.

획기적인 신약은 의학 · 약학의 진보에 공헌하고, 인류의 건강과 복지에 공헌하고 있다. 미국에서 알츠하이머병은 "go home disease" 로 불린다. 의사가 환자를 알츠하이머병으로 진단하여도 치료하는 수단이 없었던 때에 붙여진 이름이다. 그러나 임상에서 콜린가설을 입증함으로써 의사들은 알츠하이머와 싸울 무기를 손에 넣은 것이다. 장래에는 알츠하이머병의 근본 치료제가 발견되기를 기대해본다.

■ **参考文獻** (§10 · 8)

- H. Sugimoto, Y. Tsuchiya, H. Sugimi, *et. al., J. Med. Chem.*, **33**, 1880~1887 (1990).
- H. Sugimoto, Y. Tsuchiya, H. Sugimi, *et. al., J. Med. Chem.*, **35**, 4542~4548 (1992).
- H. Sugimoto, Y. Imamura, Y. Yamanishi, *et. al., J. Med. Chem.*, **38**, 4821~4829 (1995).
- 杉本八郎, 有機合成化學協會, **56**, 320~332 (1998).

10 · 9 면역억제제(타크로리무스, tacrolimus)*

Tacrolimus 수화물[이하, **타크로리무스**(tacrolimus, 그림 10 · 31, 상품명 Prograf®)]는 1993년 일본에서, 또한 다음해 미국에서 "간이식에 있어서 거부반응의 억제" 의 효능 · 효과로 승인받았다. 현재, 세계 65개국에서 판매되어 간이식, 신장이식, 심장이식 등의 이식치료에 크게 공헌하고 있는 **면역억제제**이다. 또한 아토피성 피부염의 치료제로서 연고가 개발되어, 1999년에 일본에서 시판, 현재 구미를 시작으로 16개국에서 발매되어, 스테로이드제 이래 40년만의 아토피성 피부염치료의 신약으로서 주목받고 있다.

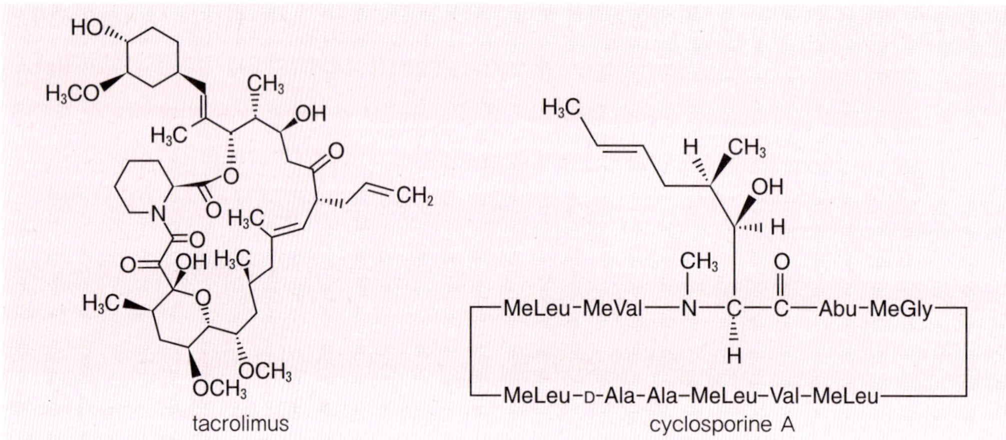

그림 10 · 31 Tacroimus와 cyclosporine A

타크로리무스는 이하 3조건을 만족시키는 것으로서 일본에서는 후생노동성이 "획기적 신약" 으로 인정한 의약품이다.

1) 전혀 새로운 착상에 의해 연구개발되었다.
2) 기존의 의약품에 비해, 확실히 높은 유효성과 안전성을 가진 것이 객관적이고도 과학적으로 실증되고 있다.
3) 대상질환의 의료체계에 중대한 영향을 주는 것이 예상되어, 치료방법의 개선 · 진보에의 현저한 공헌이 기대된다.

타크리무스의 창약에 대해서, 창약의 과정에 가장 중요한 단계, 즉 screening법의 구축, 검색을 중심으로 기술해 본다.

---

*집필자: 田中洋和 (§10 · 9)

10 · 9 · 1 테마설정 — 면역억제제를 창약타겟으로 정함

근래 심장, 폐, 간, 신장, 췌장 등 중요장기의 만성질환에 의한 기능부전이 증가하는 경향이 있다. 구미 등에서는 그 유력한 치료법의 하나로서 장기이식이 인지되어 있다. 일본에서도 1997년에 장기이식법이 성립하여, 치료법이 없는 중증환자에게 뇌사환자로부터 장기를 제공하는 것이 가능하게 되었다. 질병의 치료법의 하나로서 장기이식이 주목받게 되어, 생체 간이식과 신장이식이 새로운 치료법으로서 확고한 위치를 차지하게 되었다. 장기이식을 성공시키는 데는 거부반응 즉 환자자신의 면역반응에 의해 이식장기가 이물로서 인식되어 배제되어 버리는 것을 극복하지 않으면 안된다. 이 거부반응을 억제하는 것이 면역억제제이며, 예로부터 azathiopurine과 각종 스테로이드제가 사용되어 왔으나, 1970년대 후반에 곰팡이의 대사산물에서 강력한 면역억제작용을 가진 사이크로스포린 A (cyclosporine A: CyA, 그림 10 · 31)가 개발되어 장기이식의 성공율이 비약적으로 높아졌다. 그러나, CyA도 신장독성을 시작으로 한 중대한 부작용이 보고되고 있다. 여기서 종래의 어떤 면역억제제보다도 효과적으로 거부반응을 억제하면서도, 부작용이 적은 물질을 검색하는 것으로 정했다.

10 · 9 · 2 미생물생산물로부터의 면역억제제의 검색

미생물생산물에서 검색하는 것으로 한 것은 미생물이 항균항생물질, 항암항생물질을 시작으로 각종 생리활성물질을 생산하고, 미지의 구조를 가진 생리활성물질의 보고인 것으로 생각했기 때문이다. 천연물에서 신규의약품을 검색할 때의 가장 중요한 포인트는 질환의 발병기전를 이해하고, 적합한 screening계를 구축하는 일이다.

10 · 9 · 3 Screening법의 구축

장기이식에서의 거부반응의 주요한 발병기전은 T세포와 관련있는 이른바 세포성 면역이다. 즉 항원자극을 받은 감작 T세포가 T세포의 활성화 혹은 세포성 면역반응의 주요 인자인 인터루킨2 (IL-2)를 생산한다. IL-2에 의해 세포장해성 T세포(killer T세포)가 분화 · 증식하여, 이식된 장기를 공격하는 것으로 여겨지고 있다. 선택성이 우수한(특이성이 높은) 면역억제제를 미생물생산물에서 검색하기 위해, 이와 같은 병태와 발병메카니즘을 *in vitro*에서 반영하는 screening법을 구축하지 않으면 안된다.

*In vitro*의 이식면역모델로서, 혼합임파구반응(MLR, 그림 10 · 32 a)이 있다. 이것은 각각 다른 개체에서 조제한 임파구를 시험관 중에 함께 배

양해, 그 배양계에 있는 T 임파구의 증식을 ^{3}H-thymidine의 섭취량에 의해 측정하는 방법으로, 이식면역반응을 직접 반영하는 방법이다. 생리활성물질을 발견하기 위한 screening은 수많은 시료를 신속하지만 값싸게 검색할 필요가 있다. 여기에서, 이 MLR을 개량해, 96구 마이크로플레이트를 사용하여, ^{3}H-thymidine을 집어넣는 시험대신에, 현미경으로 T임파구의 분화 · 증식을 관찰하는 방법을 screening법으로 채용했다.

Screening법을 그림 10 · 32(b)에 나타내었다. 다른 개체에서 조제된 임파구를 섞으면, 서로 이물질로 인식하여 증식한다. 여기에 피검화합물이 존재하여 증식을 억제할 경우, 피검화합물은 면역억제작용을 가지는 것으로 판정한다. 현미경아래에서 관찰된 MLR로부터 T임파구가 芽球化(blastogenesis)되어 증식하는 모습을 그림 10 · 33(a)에, 이 반응이 면역억제제에 의해 억제되는 상태를 그림 10 · 33(b)에 나타내었다.

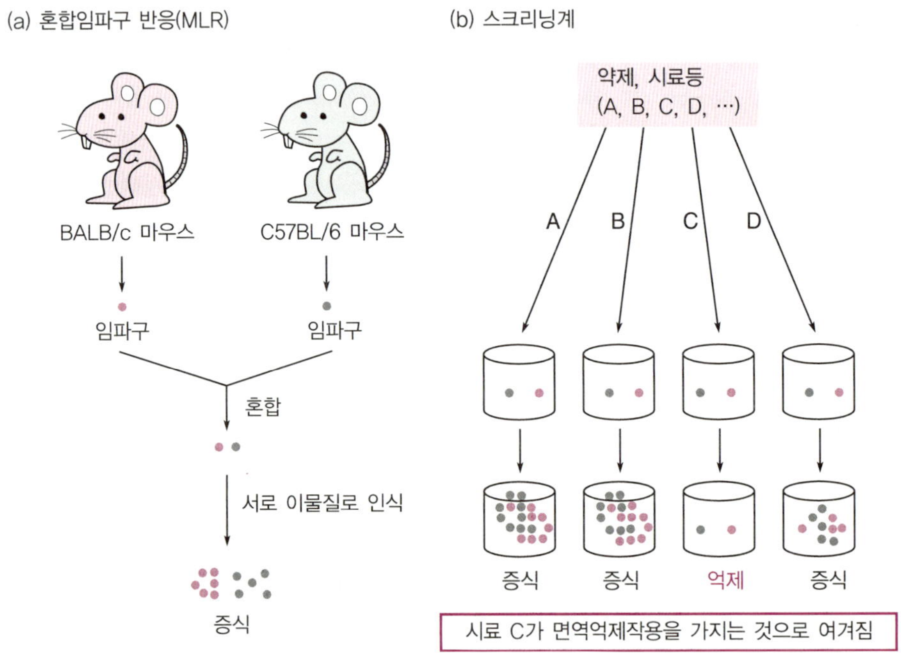

그림 10 · 32 스크리닝법의 구축 (a) 혼합임파구 반응(MLR). 각각 임파구를 섞으면 서로 이물질로 인식해 증식함. (b) 스크리닝계, 시료(피험 화합물)를 첨가해, 증식이 억제된 경우, 면역억제작용을 가지는 것으로 판정함.

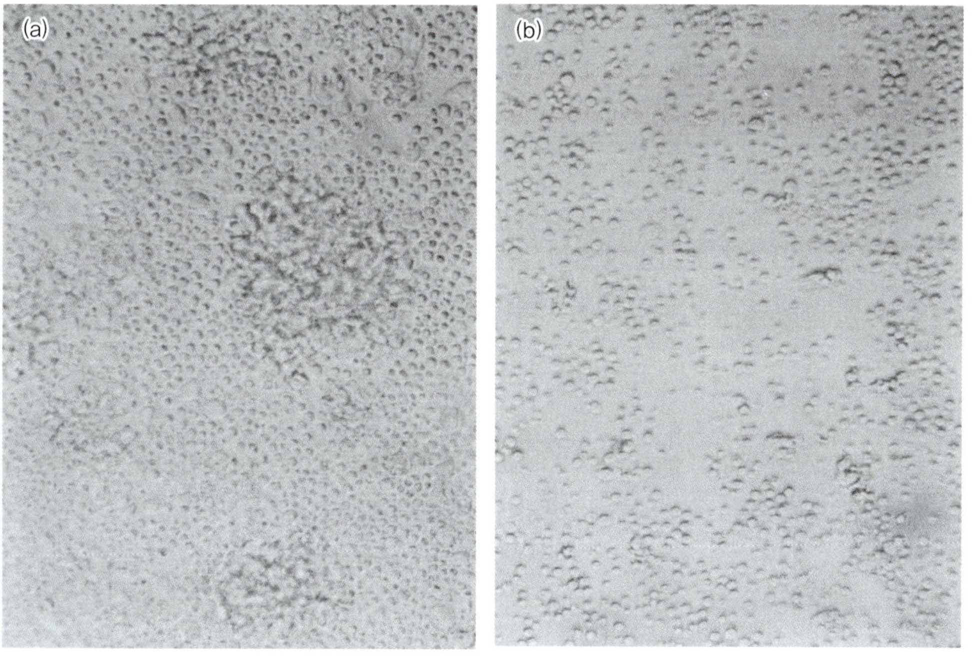

그림 10 · 33 T임파구의 증식과 억제 (a) MLR에 의해 T임파구가 아구화되어 증식한 모습, (b) 면역억제제의 첨가에 의해, T임파구의 증식이 억제된 모습.

10 · 9 · 4 신규면역억제제의 검색

상술한 screening법으로 곰팡이 약 8000 주, 방선균 약 12,000 주의 배양여액을 screening한 결과, MLR을 0.1 nM order(IC_{50})로 저해하는 물질을 생산하는 균주를 발견했다. 이 균주는 이바라키현 츠쿠바산 근교의 토양에서 분리된 방선균인 것에서 *Streptomyces tsukubaensis* No.9993으로 명명했다. 이 생산균을 대량으로 배양해, 배양액과 균체의 추출액을 각종 크로마토그래피 등으로 정제하여, 최종적으로 분자식 $C_{44}H_{69}NO_{12} \cdot H_2O$의 무색 프리즘 결정이 분리되었다. 이 화학구조는 사이크로스포린A(CyA)와 전혀 다른 23원환 macrolide 구조를 가지는 신규화합물로 타크로리무스로 명명되었다.

10 · 9 · 5 타크로리무스의 생물활성

a. *In vitro*에 있어서 면역억제작용 ________ 타크로리무스의 면역계에 미치는 작용을 현재 임상에서 사용되고 있는 스테로이드제인 프레드니솔론(prednisolone:PRD) 및 사이크로스포린(CyA)을 대조약으로 하여 사람 및 마우스세포에서 검토했다(표 10 · 4). 타크로리무스는 MLR과 세포장해성 T세포의 유도를 억제하면서도 IL-2 비의존성 마우스 골수세포증식 억제

작용은 현저히 낮아, 현저한 세포독성을 나타내지 않았다. 또한 IL-2 생산, IL-2 수용체의 발현, IL-2 mRNA발현을 저해했다. 더욱이 인터루킨3 및 γ-인터페론의 생산도 저해했다.

표 10 · 4 *in vitro* 면역억제제의 비교

평가계	종	IC_{50}[nM]		
		tacrolimus	CyA†1	PRD†2
혼합임파구반응(MLR)	사람 마우스	0.22 0.32	14 27	 17
세포장해성 T 임파구유도	마우스	0.20	24	
interleukin 2 생산	사람	0.10	10	
interleukin 2 mRNA 발현	사람	0.06	5	
interleukin 2 수용체 발현	사람	0.10	10	
골수세포증식	마우스	1400.00	800	140

†1 cyclosporine A. †2 prednisolone.

장기이식에 사용하는 면역억제제로서는 관여하는 세포군만을 특이적으로 불활성화하고, 그 이외의 세포군에는 작용하지 않는 것이 바람직하다. 타크로리무스, CyA는 작용에 선택성을 보이고 있어서 면역억제제로서 우수하다. 한편, 스테로이드제 프레드니솔론은 면역억제작용도 강하지만 부작용도 강한 것을 알 수 있다.

b. *in vivo*에 있어서 면역억제작용 ________ 세포성 및 체액성 면역응답을 각각 마우스지연형 과민반응(DTH), 마우스항체생산(PFC)으로, 또한 *in vivo*이식모델의 하나인 이식편대숙주반응(GvH Graft vs Host Reaction)을 사용하여 검토한 결과, 타크로리무스는 이 모든 것을 억제하면서도 그 작용이 CyA보다 강했다(표 10 · 5)

표 10 · 5 *in vitro* 면역억제작용(경구투여)

평가계	종	ED_{50}[mg/kg]	
		타크로리무스	CyA
플라크(치구) 형성세포반응	마우스	4.4	39
지연형과민반응	마우스	14.0	40
이식편대숙주반응	마우스	32.0	100

10 · 9 · 6 동물이식모델에서의 면역억제작용

a. 랫트피부이식모델 ________ 랫트피부이식모델로서 장기 제공자(donor)로 F344랫트, 장기이식자(recipient)로 WKA랫트를 사용했다. Donor의 귀 표피를 recipient의 흉부하단에 이식 후, 붕대로 감아서 고정시키고, 5일째에 붕대를 제거한다. 처리하지 않은 랫트에서는 평균 6.4일에 피부이식조각이 거부당해 괴사로 인해 탈락한다. 타크로리무스를 이식 직후부터 매일 근육내투여하면, 0.32mg/kg으로14일간 살아 붙어있었다. 3.2 mg/kg 투여로 14일에 투여를 중지해도 이식조각은 평균 43일간 붙어있었다. CyA로는 40일간 붙어있으려면 100mg/kg의 대량투여를 요하는 것과 비교할 때, 굉장히 소량으로 유효한 것을 알 수 있다.

거부반응에 의한 피부가 괴사한 상태를 그림 10 · 34(a)에, 타크로리무스의 투여로 피부가 살아 붙어있는 상태를 그림 10 · 34(b)에 나타내었다.

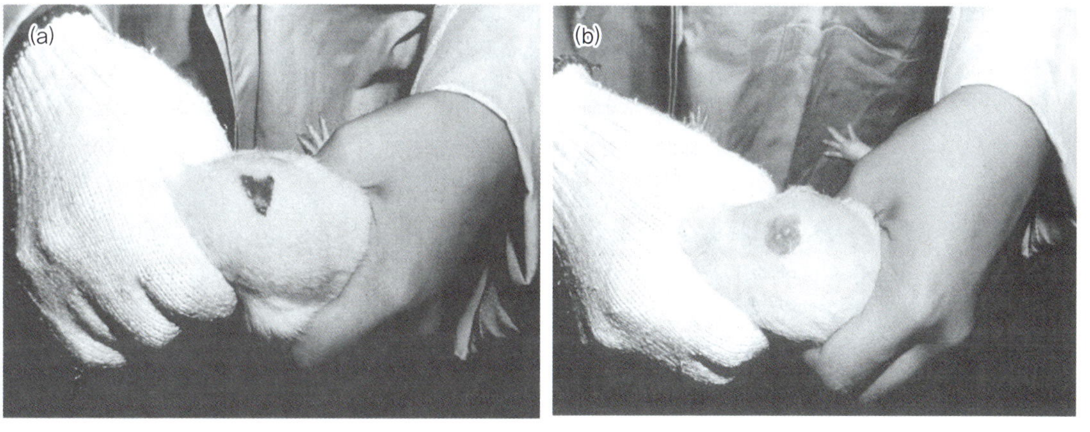

그림 10 · 34 동물피부이식 (a) 거부반응에 의해 피부가 괴사한 상태. (b) tacrolimus의 투여에 의해 피부가 생착한 상태.

b. 개의 신장이식모델 ________ 비글견의 신장이식실험에서 대조군이 거부반응에 의한 신부전으로 24일째에 모두 사망한 것과 비교해, 타크로리무스 1.0mg/kg의 연일 경구투여로, 확실히 연명효과가 확인되었다.

이 밖의 각종 동물이식모델에서의 실험결과를 표 10 · 6에 나타내었다. 모든 모델에 있어서 타크로리무스의 면역억제작용이 확인되고, 또한 작용강도는 CyA를 훨씬 상회하는 것이었다.

표 10·6 동물이식모델에서의 면역억제작용

이식모델	종	투여경로†	ED_{50}[mg/kg]	
			타크로리무스	CyA
피부	랫트	im	0.32	32
심장	랫트	po	1.00	10
신장	개	po	1.00	–
간장	랫트	im	0.10	20
	개	im	1.00	20
	비비	po	10.00	–
폐	개	im	0.10	–
소장	랫트	im	0.32	30

† im: 근육내주사, po: 경구투여

10·9·7 타크로리무스의 개발

지금까지 기술한 *in vitro*, *in vivo*에서의 면역억제작용의 실험과 각종 동물을 사용한 이식실험 등에서 타크로리무스의 약효를 확인한 후, 각종 동물에서의 안전성시험, 일반약리시험, 체내동태의 검토를 순차적으로 진행되었다. 제제학적 검토로서 경구용 및 주사제의 개발이 행해지고 1989년에 미국에서, 다음으로 1990년에 일본에서 임상시험이 개시되었다. 임상성적으로부터 현저한 유용성이 확인되어 세계각국에서 "간이식을 시작으로 이식에 있어서 거부반응의 억제" 로 신청 · 승인받았다.

이상 타크로리무스를 예로하여 창약의 과정을 기술해왔으나, 새로운 의약품이 시장에 나오는데는 유연한 발상과 꾸준한 노력이 필요하다는 것을 강조하고 싶다.

10·10 합성항균제(레보플록사신)*

레보플록사신(LVFX: levofloxacin)은 **퀴놀론계 합성항균제**(퀴놀론)중에

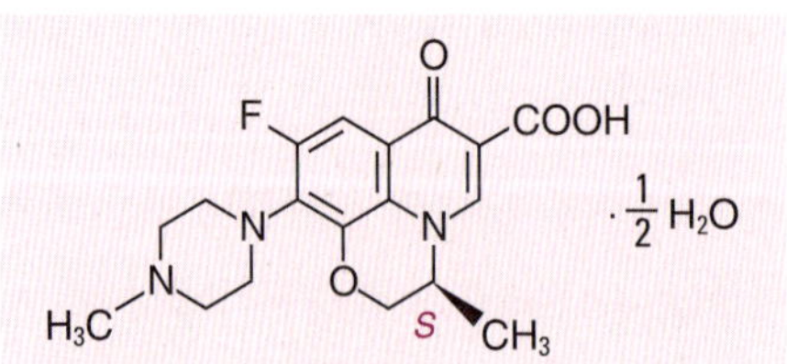

그림 10·35 Levofloxacin(LVFX)

*집필자: 早川勇夫 (§10·10)

뉴퀴놀론으로 총칭되는 그룹에 속하며, 퀴놀론에서는 최초의 광학활성체이다(그림 10 · 35).

그람음성균, 양성균에 대한 강한 항균활성과 넓은 항균스펙트럼, 사람에 있어서 양호한 체내동태, 높은 안전성 등이 임상에서 좋은 결과를 나타내었다. 전신 및 각종 감염증에 우수한 치료효과를 나타내어 일본보다 세계에서 더 범용되고 있다. LVFX의 개발경위는 라세미체인 **오플록사신**(ofloxacin:OFLX)의 개발 없이는 말할 수가 없다.

10 · 10 · 1 오플록사신에 이르는 퀴놀론의 역사

퀴놀론은 1962년에 미국의 Winthrop사의 G. R. Lesher에 의해 개발된 nalidixic acid(NA)에서 시작한다. NA는 새로운 작용기전을 가진 경구항균제였으나 그람 음성균 밖에 활성을 나타내지 않고 체내동태도 나빴기 때문에, 요로, 장관이라는 한정된 감염증 외에는 사용할 수 없는 약제였다. 그러나, NA의 결점을 개선한 전신감염증에 유효한 약제를 발견해내기 위한 꾸준한 개량연구의 노력이 약 20년 후, 뉴퀴놀론으로서 개화하였다. 1980년 전후에 norfloxacin(NFLX), ofloxacin(OFLX), enoxcin (ENX), ciprofloxacin(CPFX)이라는 분자 내에 F와 piperazine이 인접한 구조를 가짐으로써 그람음성과 양성에 효과적인 뉴퀴놀론이 차례차례로 개발되었다(그림 10 · 36).

뉴퀴놀론은 녹농균을 포함한 그람 음성균에 대한 강한 활성과 함께 그람 양성균까지 항균스펙트럼이 광범위하게 확장되었다. 더욱이 양호한 조

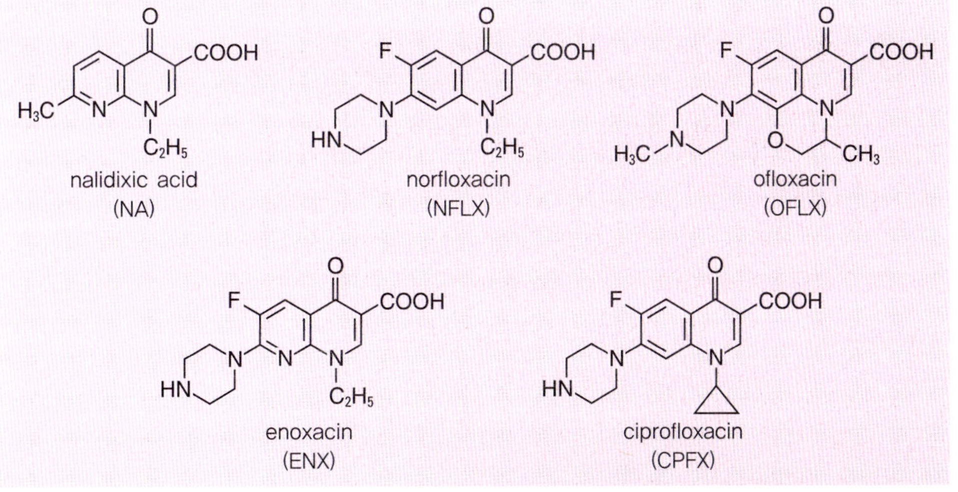

그림 10 · 36 퀴놀론계합성항균제

직이행성도 겸비하여 호흡기를 포함한 각종 감염증에 우수한 임상효과를 나타내어 신규 경구항균제(외국에서는 주사제도)로서 세계의 주목을 받았다. 이 가운데에도 OFLX는 그람 양성균, 음성균에 대해 강한 밸런스를 띤 항균활성과 사람에서 우수한 체내동태가 나타나, 각종 감염증에 높은 유효성을 나타내어 의료현장에서 높이 평가받았다(표 10 · 7, 표 10 · 8).

표 10 · 7 OFLX의 적응증의 임상효과

질환군명	판정 증례수	유효율 (%)
호흡기감염증	828	80.7
요로감염증	1564	85.6
부인과감염증	151	92.7
피부연화조직감염증	472	83.7
이비과감염증	92	73.9
안과감염증	106	71.7
장관감염증	149	94.6
계(기타포함)	108	99.1
	3535	84.4

표 10 · 8 OFLX와 기타 항균제의 적응균종

항균제 \ 균종	포도구균	화농렌사균	용혈렌사균	장구균	폐렴구균	임균	대장균	시트로박터균	적리균	폐렴간균	엔테로박터속	영균	변형균	녹농균	인플루엔자균	아시네트박터속	칸필로박터속	장염비브리오	펩토스트렙트 코커스속
nalidixicacid	—	—	—	○	—	—	○	—	○	○	—	—	○	—	—	—	—	○	—
ofloxacin	●	●	●	●	●	●	●	●	●	●	●	●	●	●	●	●	●	—	●
세파크롤	○	—	○	—	○	—	○	—	○	○	—	—	—	—	○	—	—	—	—
암피실린	○	—	○	○	○	○	○	—	—	—	—	—	—	—	○	—	—	—	—

그 결과, 더욱 우수한 뉴퀴놀론의 창제를 목표로 많은 그룹이 이 영역에 참여하여 개발 경쟁이 전개되게 되었다. 전성기에는 그룹이 20개가 넘는 것으로 추정된다. 조만간 개발될 것 같은 OFLX 을 능가하는 뉴퀴놀론의 출현에 대비하여 검색연구를 계속하게 되었다.

10 · 10 · 2 레보플록사신의 개발

연구를 계속하기 전에, 앞서 시판된 뉴퀴놀론과 개발 중인 수종의 뉴퀴놀론들의 구조와 물리화학적 성질, 동물, 사람에서의 체내동태를 상세히 해석했다. 그결과 우수한 체내동태를 나타내는 데는 적당한 지용성과 높은 수용성이 필수인 점과 OFLX은 거의 최적의 물성을 가진 것으로 결론지었다. 따라서, OFLX과 유사한 물성을 가지는 점을 포스트오플록사신 개발후보품으로서의 선발 필수조건의 하나로 결정했다. 이 후 어떤 강한 활성을 나타내는 화합물도 이 조건에 맞지 않는 화합물은 개발후보의약품으로 선발하지 않았다.

공개되기 시작한 많은 구조활성상관의 데이터에 의해 항균활성을 강하게 하기 위해서는 골격과 치환기의 조합이 중요하다는 것이 명백하였다. 그러나, 연구의 독자성을 고려해 포스트오플록사신도 OFLX과 유사한 삼환성 모핵을 가지는 화합물 중에서 검색하는 것을 연구방침으로 세웠다. 이것은 회사측의 요망이었다. 이것이 연구를 필연적으로 광학활성체의 합성으로 향하게 하는 것이 되었다. OFLX 주변화합물의 구조활성상관은 이미 OFLX의 특허대책에서 상세히 검토되어, 라세미체에서는 OFLX를 능가하는 화합물이 없는 것이 거의 명백하게 되어 있었다. 한편, 다른 그룹의 발표에서 퀴놀론골격 7위치 환상아민에 piperazine보다도 3-aminopyrrolidine, 3-aminomethylpyrrolidine(모두 다 라세미체)를 가진 CI-934, AT-3925라고 하는 뉴퀴놀론이 강력한 항그람양성균 활성을 나타내는 것으로 알려졌다(그림 10 · 37). 이 사실을 오플록사신에 넣기 위해서는 diastereomer의 생성을 피하기 위해 모핵, 치환기 다 광학활성체로 하는 것이 필요하였다. (diastereomer는 혼합물이기 때문에, 약으로서 개발하는 것은 어렵다).

한편, OFLX의 광학활성체와 항균활성의 관계에 대한 의문은 이전 OFLX의 개발 때보다 자주 다가오게 되었다. OFLX유도체의 구조활성상관의 결과로부터 OFLX(라세미체)은 각각의 거울상이성체(enantiomer)의 활성은 거의 같을 것으로 예측했다. 즉, 옥사딘환 3위치의 메틸기의 입체배열은 항균활성의 강약에는 영향이 없을 것으로 예측했다.

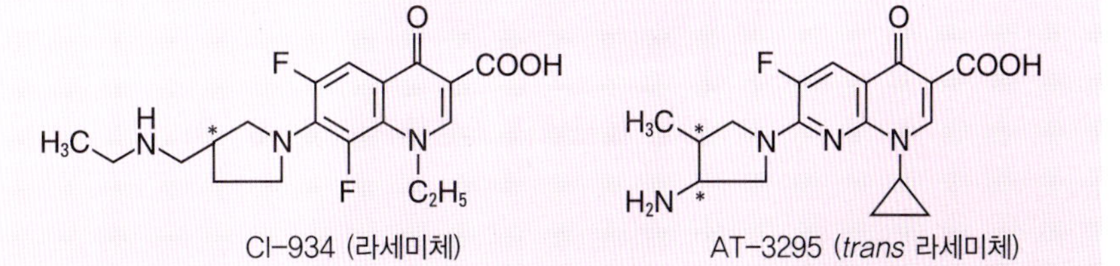

그림 10 · 37 그람양성균에 강한 활성을 나타내는 뉴퀴놀론(*: 비대칭 탄소)

그러나, 이번에는 탐색연구의 전개를 위해 어떻게든지 OFLX의 광학활성 모핵이 필요하여 먼저 OFLX의 광학분할에 본격적으로 뛰어 들게 되었다.

1980년대 초부터 라세미체보다는 광학활성체를 투여하는 것이 사람에게는 좋다는 인식이 일반화되어 가고 있었다. 광학활성의약품에 대한 관심이 높아지고 있어 광학분할용 액체크로마토그래피컬럼이 발매되기 시작한 시점이기도 하였다. OFLX유도체의 합성중간체가 스미펙스 4200® 이라는 키랄컬럼으로 분할된다는 것을 찾아내어 OFLX의 거울상이성체를 수 mg씩 얻는 일에 성공하였다(그림 10 · 38). 항균활성을 측정했을 때(−)−체(LVFX)가 OFLX의 약 2배의 활성을 보였다. 그러나, (+)−체(DR-3354)는 1/10~1/100의 활성 밖에 가지지 않는다는 예상외의 결과가 얻어졌다. 다시 개량루트로 얻어진 광학활성모핵을 사용하여 얼마간의 광학활성 피롤리딘을 치환기로 하는 신규유도체를 합성하는 것과 함께 OFLX의 (−)−체, (+)−체를 추가 합성해 그 물성, 안전성 등을 정밀조사하였다(표 10 · 9).

광학활성 피롤리딘유도체(그림 10 · 39)는 다 강한 그람음성균활성을

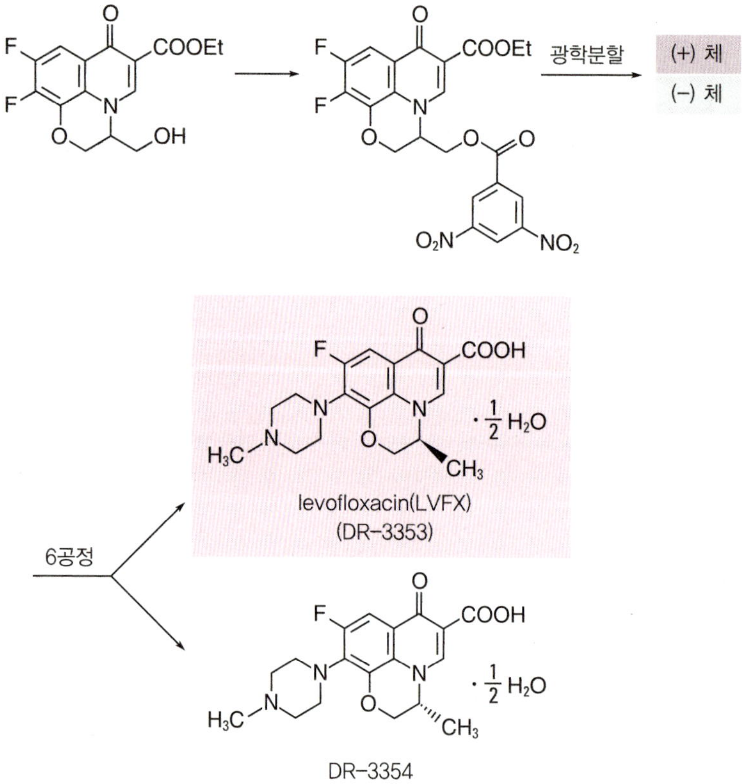

그림 10 · 38 OFLX의 광학분할

표 10 · 9 OFLX(라세미체), LVFX(*S*-체), DR-3354(*R*-체)의 항균활성과 물리화학적 성질

	OFLX (라세미체)	LVFX (*S*-체)	DR-3354 (*R*-체)
항균활성(MIC,μg/mℓ)			
S. aureus 209P	0.20	0.10	25
S. faecalis ATCC 19433	3.13	1.56	>100
E. coli NIHJ	0.025	0.013	0.39
P. aeruginosa 08601	0.78	0.39	12.5
마우스급성독성			
LD_{50}:mg/kg, i.v.	208	248	163
물리화학적성질			
비선광도 $[\alpha]_D^{23}$ (0.05M, NaOH)	—	−76.8°	+76.7°
융점[℃]	260~270	225~229	226~230
분배계수	4.9~5.1	5.1	5.1
수용해도[μg/mℓ]	2400	24,500	25,800

나타냈지만, 안전성, 물성의 관점에서 평가기준을 만족시키지 못했다. 한편, OFLX의 광학활성체는 다 OFLX와 동등의 지용성을 나타내는 것만이 아니라, 물에 대한 용해도도 약 10배 향상된다는 굉장히 좋은 물성을 나타냈다. 이를 토대로 (−)−체 쪽이 (+)−체와 라세미체(OFLX) 보다도 정맥내 주사로 마우스급성독성이 약한 것으로 밝혀지게 되었을 때, (−)−체(LVFX)의 상품화를 위한 개발을 결정하였다. 실제로는 OFLX에는 아주 약한 불면 부작용이 있어서 많은 사람이 OFLX을 취침 전에 200 mg복용했을 때, 잘 잠이 오지 않거나 한밤 중에 눈이 떠지는 것을 경험하였다. OFLX의 불면 부작용이 중대한 것은 아니지만, 극복해야 할 문제였다. 그동안에, 동물실험으로 (−)−체인 LVFX이 대응하는 (+)-체, 라세미체인 OFLX과

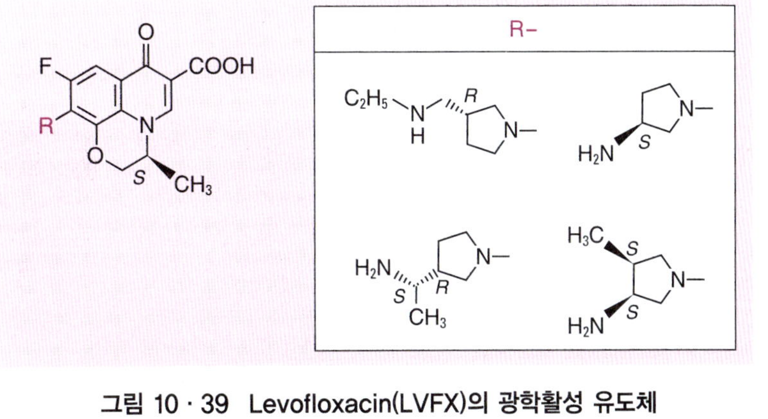

그림 10 · 39 Levofloxacin(LVFX)의 광학활성 유도체

비교해 불면작용이 가장 약한 데이터가 얻어졌다. 합성에서 임상시험을 거쳐 8년 6개월 후에 출시되었다. OFLX(600mg, 200× 3/일)과 LVFX(300mg, 100× 3/일)의 이중맹검비교시험결과, 유효성에는 차이가 없었지만, 부작용의 발현율에는 차이가 확인됐다. 불면 부작용의 발현율이 1/3으로 줄어들었다. 부작용이 낮아진 것은 시판 6년 후의 재평가에서 증명되었다.

광학활성체인 레보플록사신의 대량합성법으로서는 비천연계의 (*R*)-methyl lactate에서 얻어진 (2*R*)-2-[(tetrahydro-2H-pyran-2-yl)oxy]-1-propanol(***1***)을 원료로 한 합성법이 개발되었다(그림 10 · 40). 본 방법이 공업적 합성법의 기본루트로 되어있다. 다시, (*R*)- methyl lactate의 합성에는 Noyori (野依良治, 나고야대학, 현 명예교수) 교수의 노벨화학상의 수상대상이 됐던 BINAP-Ru착체를 촉매로 한 비대칭 환원기술이 사용되었다.

우수한 의약품은 "복용하기 쉽고, 잘 듣고, 안전한 약제" 이며, LVFX는 이것을 만족시키는 항균제의 하나이다. 이 후에도 높은 치료효과를 나타내는 항균력이 강한 뉴퀴놀론이 차례차례로 개발되었지만, 간독성(trobafloxacin), 저혈당(temafloxacin), 심독성〔QT(심실재분극지연)의 연장(그레파플록사신)〕등의 부작용이 있어 시장에서 추방당하게 되었다. 적어도 뉴퀴놀론의 안전성에 대해서는 엄격한 시선이 향해져 있는 것이 현실이

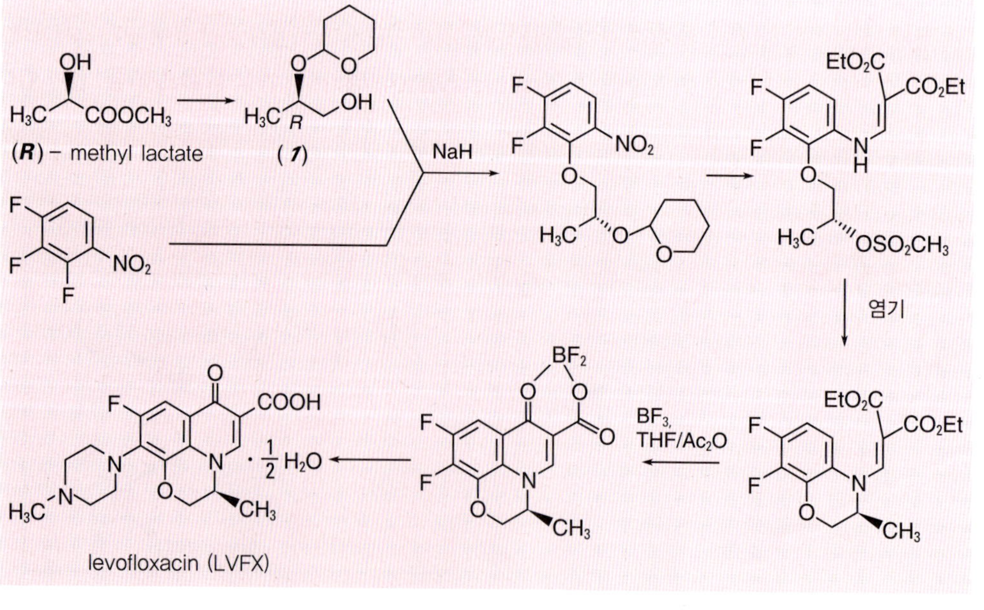

그림 10 · 40 Levofloxacin(LVFX)의 대량합성법

다. 이와 같은 상황 중에 LVFX은 그런 부작용을 거의 나타내지 않고, 효과가 좋고, 안전성이 높은 항균제로서 연간 2,000만인의 세계인에게 처방되고 있다.

■ **參考文獻** (§10 · 10)

• 早川勇夫ら, "生物活性物質の分子設計", 吉岡宏輔, 首藤紘一編, p. 220~234, ソフトサイエンス (1986).

• 早川勇夫ら, "分子設計(醫藥品の開發7)", 首藤紘一編, p. 247~277, 廣川書店 (1991).

10 · 11 항종양제(Leuprorelin)*

지금부터 약 40년전, R. Guillemin (베라의과대학)과 A. Schally (튜렌대학 의학부)는 **시상하부호르몬**〔**TRH**(tyrotropin-releasing hormone: **갑상선자극호르몬방출호르몬**과 **LH-RH**(leutenizing hormone-releasing hormone: **황체형성호르몬 방출호르몬**)〕의 발견에 관한 격렬한 연구경쟁을 전개하고 있었다. 이를두고 후에 "노벨상의 결투"라고 까지 말했을 정도였다. 필자는 그 와중에 텍사스대학 (휴스턴)에 유학하고 있어, 이들 생리활성펩타이드가 그 정도로 연구자에게 집착과 집념을 가져다 주는 것에 놀라, 이 화학구조가 해명된 후에 필히 획기적인 약이 생기겠다는 것을 예감했다. 그 후 한참만에 TRH의 화학구조가 Guillemin, D. N. Ward 등에 의해 결정되었다는 보고에 접하고, 바로 TRH(pGlu-His-Pro-NH_2)의 공업적으로 실용가능한 합성법의 검토를 개시했다. 그 요점은 보호기의 사용을 최소로 억제하는 것과 무수물에서 간단하게 제조가능한 HONB(*N*-hydroxy-5-norbornene-2,3-dicarboximide)를 활성에스테르로서 사용하는 것이었다. 이 방법론으로 연구실 레벨에서도 kg 스케일의 TRH를 주석산염 형태의 깨끗한 결정으로서 취득하는 것이 가능하게 되어, 이것은 현재도 hirutonin® 이라는 상품명으로 척수소뇌변성증(spinocerebellar degeneration)치료제 등으로서 시판되고 있다.

이 TRH의 합성연구가 종료한 즈음에 LH-RH가 생리활성펩타이드 연

5-옥소- Pro-His-Trp-Ser-Tyr-Gly-Leu-Arg-Pro-Gly-NH_2

그림 10 · 41 LH-RH의 화학구조

---

*집필자: 藤野政彦 (§10 · 11)

구영역에 등장하였다. 미국의 1970년대 후반에, Abbott사의 제안으로 다케다약품공업과 공동으로 LH-RH합성과 약리의 공동연구를 개시했다. 이 공동연구는 기본적으로는 다케다약품공업이 합성을 담당하고, Abbott사가 생리작용의 screening을 담당하는 것으로 개시했지만, 서서히 양사 모두가 합성과 생리활성에 손을 대게 되었다.

필자 등은 먼저 기술한 TRH의 합성에서얻은 노하우를 바탕으로 비교적 빠르게 수많은 LH-RH 유도체를 합성할 수 있었다. 이 연구 프로젝트의 당초의 목적은 산부인과영역에서 배란촉진제로서 사용될 약제를 만드는 일이었다. 당시는 이 목적으로 임신한 말의 뇨의 당단백질호르몬제제가 사용되고 있었다. 그러나, 때때로 심각한 알레르기를 야기하는 것이 알려져 보다 안전한 약제가 요망되고 있었던 터였다. 그러나, 합성한 유도체 중에서 현재의 강력한 작용보다 더 강한 super agonist라고 불리게 된 유도체 **"leuprorelin"** 이 출현했다. 류프로렐린은 강력한 호르몬 분비활성에 의해 패러독시컬하게 역작용(성선기능의 억제)이 나오는 것을 알게 되었고, 배란촉진활성이 아닌, 호르몬의존성 질환인 전립선암의 치료제로서 개발되기에 이르렀다. 이와 같이 아고티스트작용이 너무 강하기 때문에, 역작용을 발현하는 화합물을 **super agonist**라고 부르고 있다. 이것은 굉장한 행운이었던 것이다. 당시 예상도 하지 못했던 용도가 열렸기 때문이다. 이 개발과정에 대해서 이하에 상세히 기술한다.

10 · 11 · 1 LH-RH 유도체의 합성법

LH-RH 유도체의 합성법은, 당초에는 8번째의 아미노산인 아르기닌(Arg)의 측쇄보호기로서 니트로기를 사용하고, 최후에는 불화수소(HF)로 탈보호를 시행하는 방법을 취했다. 그러나, 이 방법으로 대량합성하는데는 대형의 불소 수지반응기를 필요로하고, 또한, 양의 증가에 따른 알킬화 등의 부반응도 증가했다. 여기에서, Arg 측쇄의 새로운 보호기로서 메톡시벤젠설포닐(MBS)기를 개발했다. 이 보호기는 메탄설폰산(CH_3SO_3H)으로 용이하게 절단할 수 있기 때문에, 특별한 반응기를 필요로 하지 않는다. 이 보호기와 TRH의 합성에 응용한 HONB법을 조합해 LH-RH 유도체를 합성하여, 최종적으로 약 150종류의 관련 펩타이드를 합성했다.

10 · 11 · 2 LH-RH 유사펩타이드의 생리활성

당시(1970년대 후반), 생리활성펩타이드의 합성연구, 특히 유도체의 합성연구에서는 일반적으로 구성 아미노산 잔기를 다른 L-아미노산 잔기로 치환하는 일이 행해지고 있었고, 여기에서 아미노산의 측쇄의 생리활성에 미치는 영향을 조사하는 구조-활성상관의 연구가 주류였다. 여기에서, LH-RH 관련펩타이드의 합성에서도, 먼저 각각의 L-아미노산 잔기를 다른 L-아미노산 잔기로 치환하는 것부터 시작했다. 그러나 대부분의 합성관련 펩타이드는, 뇌하수체의 절편을 사용한 *in vitro*에서의 LH 분비활성과 랫트에서의 배란촉진활성을 보이는 정도로, 천연형의 LH-RH의 수%의 활성밖에 나타나지 않았다. 단지 2번 위치의 히스티딘(His)을 페닐알라닌(Phe)으로 치환시킨 유도체, 5번 위치의 Tyr을 Phe으로 치환한 유도체, 7번 위치의 Leu을 Ile과 Met으로 치환한 유도체 정도가 10%정도의 생리활성을 나타내었다. 여기에서 분자 중의 C말단에 있는 글리신아미드(Gly-NH_2)에 주목하여, 이 부분을 Gly-NH_2와 크기가 유사한 알킬아미민으로 치환해 보았다. 이것은 LH-RH의 생체내의 분해가 deaminase에 의한 탈아미드일 가능성을 생각했기 때문이었다. 치환실험은 여러가지 알킬아민으로 시행했는데, Gly-NH_2의 크기와 유사한 에틸아민, 에탄올아민, 프로필아민이 강한 생리활성을 나타내고, 그중에서도 에틸아민으로 치환한 유도체(TAP-031)는 천연형 LH-RH의 약 5배의 배란촉진작용을 나타내었다. 이 유도체가 천연호르몬보다 활성이 강한 최초의 예가 되었다. 이 펩타이드는 현재 conceral®이라는 상품명으로 동물의 번식장해치료제로서 시판되고 있다. 다음에 이 유도체를 기본으로하여 다른 아미노산 잔기를 치환하는 일을 시도했는

표 10 · 10 LH-RH 유사 peptide류의 생리활성 (5-옥소-Pro-His-Trp-Ser-Tyr-Gly-Leu-Arg-Pro -Gly-NH_2)
(A_6 = Gly, A_{10} = Gly-NH_2)

유 도 체		상대적활성(LH-RH=1.0)	
A_6	A_{10}	배란유발 (랫 트)	LH 방출활성 (*in vitro*)
Gly	Gly-NH_2	1.0	1.0(LH-RH)
Gly	ethylamine	6.7	3.0(TAP-031)[†1]
Gly	*n* -propylamine	3.8	1.9
Gly	*n* -butylamine	0.04	0.07
D-Ala	ethylamine	76.4	2.7
D-Leu	ethylamine	76.4	2.75(TAP-144)[†2]
D-Ser	ethylamine	61.4	
D-Phe	ethylamine	69.0	

†1 콘세랄®. †2 leuprorelin

데, 여기에서 6번 위치의 Gly잔기에 주목해서 6번 위치를 중심으로 시행하는 것으로 했다. 이것은 당시 NMR의 검토로부터 LH-RH가 6번 위치 Gly부분에서 접혀 구부러진 구조를 하고 있는 것 같다는 정보를 토대로 6위치 Gly를 치환하면 흥미있는 결과가 얻어질수 있을 것이라는 예상 때문이었다.

먼저 여러가지 L-아미노산으로 치환했는데, 모두 거의 활성을 나타내지 않는 것을 알고, 6번 위치에서 접혀 구부러진 구조의 타당성이 생각되었기 때문에 측쇄가 접혀 구부러진 구조를 안정화시키는 것으로 예상된 D-아미노산으로의 치환을 시도했다.

이 결과, 표 10 · 10에 생리활성을 나타낸 것과 같이, 6번 위치 D-아미노산의 치환은 보통 천연형 LH-RH보다 배란활성에서 60배이상의 강한 활성을 나타내는 것을 알았다.

10 · 11 · 3 류프로렐린의 약리작용

필자 등은 합성펩타이드 중에서 물성이 좋은 D-로이신(D-Leu)체인 TAP-144를 선정하여 생리활성을 조사하였다. 이와 같은 super agonist를 동물에 연속투여하면 다운레귤레션에 의해 마치 antagonist를 투여한 것과 같이 혈중의 성호르몬이 격감하는 사실을 알았다. 이 사실은 성호르몬 의존성의 유방암과 전립선암에 효과가 기대되는 것을 의미한다. 여기에서 먼저 유방암에서의 치료효과를 검토하였다. 동물의 약물유도 유방암에서 기대한 대로 효과가 확인되었으나, 임상시험에서는 초기환자에게 사용상의 어려움도 있어서 미국에서 전립선암에 임상시험을 먼저 했다. 이것은 구미에서는 식생활의 영향도 있고, 전립선암 환자가 굉장히 많다는 사실에 의거 판단한 것이다.

그 결과 TAP-144는 종래의 여성호르몬 제제에 의한 내분비 요법과 같이 유효율이 높고, 화학적거세(chemical castration)제로서 미국식품의약품국(FDA)으로부터도 높이 평가받아, 1985년 5월에 미국에서 Lupron® 의 상품명으로 판매가 개시되었다. 그 후 다케다약품공업제제연구소에서 월 1회투여의 DDS제제의 검토가 행해졌다. 생체내 분해성의 젖산과 글리콜산의 공중합물(PLGA)로 W/O에멀젼을 만들어, 다시 폴리비닐알콜(PVA)로 W/O/W 에멀젼으로 하여, 1개월간에 걸쳐 균일하게 TAP-144를 방출하는 제제를 완성했다. 본제는 평균입자경이 20μm이어서 피하주사에 의한 투여가 가능하여 매일 주사할 필요가 없게 되었다. 이 DDS제제는 1989년에 미국에서 Lupron Depot® 라는 상품명(일반명: 류프로렐린)으로 판매가 개시되었다. 현재, 세계에서 널리 사용되고, 블록버스터의 하나로 되었다. 그 후, 본제는 자궁내막증과 유방암에도 효능이 확대되고 있다.

그 후, 류프로렐린의 개발연구는 구미의 제약회사에 큰 임팩트를 주어, Hoechst사(현 Aventis Pharma사)와 ICI사 (현 AstraZeneca사)는 유사 LH-RH 유도체를 연구개발하고 있다. 류프로렐린은 일본에서 시작된 국제적 창약연구의 선구였지만, 당시 일본에서는 특허제도가 제조법의 시대였기 때문에 완전한 특허보호가 불가능했던 것이 유감이다.

■ **參考文獻** (§10 · 11)

• 藤野政彦, 蛋白質 核酸 酵素, **45**, 362~366 (2000).

INDEX

국문 찾아보기

INDEX

영문 찾아보기

E

F

G

H

I

L

M

N

O

P

Q

R

S

T

V

Z

기타